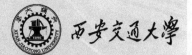 

西安交通大学 研究生创新教育系列教材

U0303807

康复工程基础

——辅助技术

主编 王 珏

主审 金德闻 张济川

编者 （以姓氏笔画为序）

王 珏（西安交通大学）

王人成（清华大学）

闫相国（西安交通大学）

张 彤（西安交通大学）

李 玲（解放军301医院）

杨宇祥（西安交通大学）

连 岑（西安交通大学）

周薛正和（美国春藤医学中心）

岳 静（西安交通大学）

易 南（第四军医大学）

黄力宇（西安电子科技大学）

薛 枫（西安交通大学）

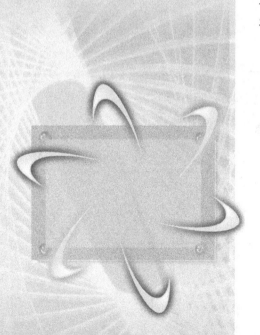

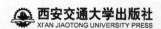

西安交通大学出版社

XI'AN JIAOTONG UNIVERSITY PRESS

内 容 简 介

本教材较系统地介绍了康复工程中辅助技术的基本理论、方法以及国内外最新研究成果和发展动态。全书共有十一章,包括:绪论、辅助技术设计基础、辅助器具及计算机的人-机界面、辅助操作与环境控制技术、远程康复与个性化网络化设计、坐姿与坐具系统、压疮与防压疮技术、轮椅技术、语言交流障碍及增强替代方法、视觉及听觉损伤的辅助技术和假肢等。

本书既可作为高等院校生物医学工程专业、康复科学与技术专业、康复医学工程专业和精密仪器专业的教材和教学参考书,也可作为医学院校康复医学与理疗学专业的教师、研究生及临床科研人员的科研参考书。此外,本书还可供广大从事临床康复服务的辅助技术医师、辅助技术工程师和辅助技术提供者(如康复辅具研究机构、康复与辅助器具的生产厂家和公司)在实际工作中参考。

图书在版编目(CIP)数据

康复工程基础——辅助技术/王珏主编. —西安:西安交通大学出版社,2008.1(2018.12 重印)

ISBN 978-7-5605-2631-7

Ⅰ.康… Ⅱ.王… Ⅲ.康复医学-医学工程

Ⅳ.R496

中国版本图书馆 CIP 数据核字(2007)第 194308 号

书　　名	康复工程基础——辅助技术	
主　　编	王　珏	
责任编辑	吴　杰	
出版发行	西安交通大学出版社	
	(西安市兴庆南路 10 号　邮政编码 710049)	
网　　址	http://www.xjtupress.com	
电　　话	(029)82668357　82667874(发行部)	
	(029)82668315(总编办)	
印　　刷	北京虎彩文化传播有限公司	
开　　本	727mm×960mm　1/6　印张 27.5　字数 507 千字	
版次印次	2008 年 1 月第 1 版　2018 年 12 月第 2 次印刷	
书　　号	ISBN 978-7-5605-2631-7	
定　　价	56.00	

读者购书、书店添货或发现印装质量问题,请与本社营销中心联系、调换。

订购热线:(029)82665248　(029)82665249

投稿热线:(029)82664954

读者信箱:jdlgy31@126.com

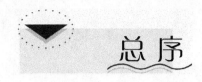

总　序

　　创新是一个民族的灵魂，也是高层次人才水平的集中体现。因此，创新能力的培养应贯穿于研究生培养的各个环节，包括课程学习、文献阅读、课题研究等。文献阅读与课题研究无疑是培养研究生创新能力的重要手段，同样，课程学习也是培养研究生创新能力的重要环节。通过课程学习，使研究生在教师指导下，获取知识的同时理解知识创新过程与创新方法，对培养研究生创新能力具有极其重要的意义。

　　西安交通大学研究生院围绕研究生创新意识与创新能力改革研究生课程体系的同时，开设了一批研究型课程，支持编写了一批研究型课程的教材，目的是为了推动在课程教学环节加强研究生创新意识与创新能力的培养，进一步提高研究生培养质量。

　　研究型课程是指以激发研究生批判性思维、创新意识为主要目标，由具有高学术水平的教授作为任课教师参与指导，以本学科领域最新研究和前沿知识为内容，以探索式的教学方式为主导，适合于师生互动，使学生有更大的思维空间的课程。研究型教材应使学生在学习过程中可以掌握最新的科学知识，了解最新的前沿动态，激发研究生科学研究的兴趣，掌握基本的科学方法，把教师为中心的教学模式转变为以学生为中心教师为主导的教学模式，把学生被动接受知识转变为在探索研究与自主学习中掌握知识和培养能力。

　　出版研究型课程系列教材，是一项探索性的工作，有许多艰苦的工作。虽然已出版的教材凝聚了作者的大量心血，但毕竟是一项在实践中不断完善的工作。我们深信，通过研究型系列教材的出版与完善，必定能够促进研究生创新能力的培养。

西安交通大学研究生院

前　言

　　康复工程是以技术、工程方法和科学原理的系统应用为手段,研究满足残疾人在教育、康复、就业、交通、独立生活和再创造领域中需要的一门科学。它主要涉及到生理学、解剖学、神经科学、生物力学、辅助技术、环境工程、心理学、理疗、职业治疗、教育、专业技能培训等,是一门跨学科的新兴边缘学科。它的根本任务和最终目标是利用一切现代科学技术手段,提取功能障碍者自身残留的控制信息,为他们提供辅助器具,使他们尽可能恢复至健全人的功能,全方位地回归社会。

　　近半个世纪以来,随着社会、经济、文化、科学、技术的迅猛发展,人类对自身健康的关注不仅仅在于对疾病的治疗和存活,而更多地关注生活质量的提高,特别是存活后的心身、生活、社会、职业能力的恢复与改善。目前,"生理-心理-社会-环境"的综合医学模式正在形成,康复科学与技术已形成了跨学科的复合体系,其中,康复医学作为医学的重要分支,已与保健医学、预防医学、临床医学并列,形成了全面的医学体系。康复工程以解决康复医学中所遇到的工程和技术问题为核心任务,以医工结合、康复对象介入为主要特色,取得了长足的发展,并形成了独特的学科体系。

　　当前,我国残疾人和老年人的人数居世界之最,而康复工程起步较晚,迫切需要大量的专业技术人才从事该领域的研究与开发,培养从事康复领域教学与科研的专业技术人才迫切需要高等院校开设康复工程专业课程和能反映当今国际康复领域科技发展动态的教材。为此目的,我们编写了《康复工程基础——辅助技术》这本教材。它的读者主要是康复科学与技术专业、生物医学工程专业、康复医学工程专业和精密仪器专业的高年级本科生、研究生和教师。它也为医学院校康复医学专业的教师、研究生、临床科研人员,为从事临床康复服务的辅助技术医师、辅助技术工程师和辅助技术提供者提供了很好的教学、科研和临床康复评价方面的参考。

　　本教材是国内第一本系统论述辅助技术的教材。由于国内缺乏参考资料,而绝大多数教师和研究生均属初次涉及这个领域的教学与研究工作,在理解外文资料中的新理念、新技术、新内涵方面均不到位,这也加大了编写这本教材的难度和工作量。经过五年的努力,《康复工程基础——辅助技术》终于要和读者见面了。本教材(试用本)自 2004 年以来一直作为西安交通大学生物医学工程、机械电子工程、康复医学与理疗学专业研究生课程和生物医学工程专业的大学四年级本科生课程的教材。本次编写中也融入了这五年的教学实践经验。

　　在编写过程中我们发现,要想囊括当今康复领域的所有科研成果是很困难的。因此,本书力图突出以下三个特点:①引进国外的、以康复服务对象为中心的康复工程发展模式;②体现多学科交叉,将康复工程作为一个由电子工程师、机械工程师、康复医师和用户共同参与完成的过程;③既吸收现代康复工程的理论与方法,反映当前国际康复工程领域最新科研成果和前沿动态,又将介绍重点放在与我国现有国情发展相适应的科研方向上,以配合康复领域的科研与教学。本教材还配有学习要点和思考题,供复习使用。

本书由西安交通大学生命科学与技术学院、清华大学康复医学工程研究中心、第四军医大学康复科、西安电子科技大学生物医学工程系和电子系的有关专业人员共同编写。第1章由王珏教授编写,第2章由王珏、易南高级工程师编写,第3章由闫相国教授、王珏和张彤副教授编写,第4、5章由张彤、王珏编写,第6、7章由王珏、岳静博士生、杨宇祥博士生共同编写,第8章由黄力宇教授编写,第9章由黄力宇、王珏共同编写,第10章由黄力宇、薛枫副教授、王珏共同编写,第11章由易南、王人成副教授、王珏、岳静共同编写。北京301医院康复科主任李玲教授参与了本书初期的组织和编写工作,美国春藤医学中心资深康复医师周薛正和博士给本书提出了许多有价值的修改意见。

作者由衷地感谢北美洲康复工程和辅助技术协会主席,国际康复科学与技术领域的著名学者和活动家,美国Pittsburgh大学健康与康复科学学院康复科学与技术系主任、教授Rory A. Cooper博士在本书编写过程中所给予的大力支持。作者也衷心感谢美国Alberta大学康复医学教授Albert M. Cook博士、Susan M. Hussey教授,及其他国外的同行们,感谢他们在康复评价方面所具有的独特眼光、临床经验和对康复工程发展方面的卓越贡献,感谢他们允许本教材引用他们专著和论文中所展示的图片和资料。作者还诚挚地感谢我国康复工程界的老前辈、清华大学金德闻教授和张济川教授,感谢他们在审阅本教材的过程中所提出的许多宝贵意见。另外,本教材还有少量图片没找到出处。在此,也对这些图片的所有者表示衷心的感谢。

本教材的编写得到了西安交通大学研究生院和西安交通大学出版社的大力支持和资助。西安交通大学康复科学与技术研究中心的研究生们在这本教材素材和资料收集、整理及校对的过程中做了大量的工作。没有这么众多人的帮助和协同努力这本书的问世几乎是不可能的。在此,表示衷心的感谢!

康复工程是年轻而发展最迅速的领域之一。国际上许多理念、概念、模式和方法亦处在不断实践、不断更新过程中。本教材力图能体现这一领域的最新进展。但由于时间仓促,加之编者水平有限,本教材的内容和形式都难免有许多不妥和尚待商榷之处,欢迎广大读者给予指正,以求在新版中予以修正和补充。

编　者

2007 年 8 月

目　录

1 绪 论

学习要点

　　了解康复、康复学、康复医学、康复工程、辅助技术，以及康复科学与技术的定义及基本概念；了解康复工程在康复学中的地位和作用，以及它们与康复医学之间的关系；了解残疾的定义、分类与评价，以及我国的残疾流行分布；了解国际康复工程的发展史；了解公共政策、法规和社会文化对康复工程发展的影响；了解辅助技术服务及辅助技术工业；了解康复工程与辅助技术之间的关系，辅助技术工程师应具备的条件，以及辅助技术产品与辅助技术服务的标准等内容。

1.1　定义与基本概念

　　康复(rehabilitation)一词从广义上讲，指复原，恢复人的权利、财产、名誉、地位等。从1910年开始，rehabilitation一词被正式用于特指残疾人身心功能的复原，恢复正常生活能力，包括生活自理能力、就业能力以及社会生活的参与能力。

　　1981年，世界卫生组织(World Health Organization，WHO)定义：康复学是指综合利用各种有效的科学理论、方法和技术手段，促使身心障碍者最大限度地恢复或重建其活动能力、生活自理能力及职业劳动等社会参与能力；社会要为他们创造无障碍的环境条件，不断满足他们物质生活和精神生活的特殊需求，以利于他们更好地融入不断发展变化的人类社会。从这一定义出发，康复领域的涉及面非常广，包括医疗康复、教育康复、职业康复和社会康复。

　　在康复的四方面中，康复医学(rehabilitation medicine，RM)是发展最快的一个分支。它是与医学、心理学、社会学、工程学等相互渗透而形成的边缘学科，是促进病、伤、残者康复的医学分支。它的任务是研究有关功能障碍的预防、评定和处理(治疗、训练)等问题。它的目的是利用工程装置和医学手段,治疗因外伤或疾病而遗留的功能疾病并导致生活、工作能力暂时或永久性地减弱或丧失,以致独立生活有困难的躯体性残疾者,使其功能复原到可能达到的最大限度,为他们重返社会创造条件。康复医学是医学的第四个方面,与保健医学、预防医学和临床医学共同组成全面医学(comprehensive medicine)。

康复工程(rehabilitation engineering,RE)是实现四方面康复的手段和桥梁。它是工程技术人员、康复工作者与功能障碍者密切合作,研究并应用现代科学技术手段,帮助功能障碍者最大限度地开发潜能,以恢复其独立生活、工作和回归社会能力的边缘学科。根据美国公共法 99 - 506 定义:康复工程是技术、工程方法,或科学原理的系统应用,以满足功能障碍者在教育、康复、就业、交通、独立生活、娱乐等方面的需要,消除他们在这些方面的障碍。

从上述定义看,康复医学与康复工程存在着千丝万缕的联系。首先,它们的最终目标都是尽可能地恢复功能障碍者的各种功能,使他们回归社会,并在生理上、心理上和社会上恢复功能障碍者独立性的最高水平。其次,它们有着相辅相成的关系。康复工程为康复医学提供了技术、工程方法,通过科学技术原理的系统应用,使解决原本医学上束手无策的难题成为可能;而康复医学则为康复工程提出了研究课题。从某种意义上讲,没有医学科学问题的提出,就没有康复工程技术的发展。由此可见,要实现功能障碍者康复的总目标,就必须强调医工结合。

随着社会经济、文化和科学技术的发展,"全面康复"的理念已成为康复界同仁们的共识。它是以最大限度地校正和代偿由于各种原因造成缺陷的功能为目的,以功能障碍者融入社会为最终目标。"全面康复"涉及的内容相当广泛(图 1 - 1),它涉及到生理学、康复医学、康复工程、生物医学工程、生物力学、机械电子工程、辅助技术、康复咨询、心理学、神经科学、言语治疗学、作业治疗学、物理治疗学、特殊教育学、社会学、法学、社会保障体系等学科知识。成功的康复要求拥有这些学科背景知识和技术的专家组成一个康复团队,以功能障碍者为中心协同工作,提供与个体功能障碍者预设定的康复目标相匹配的辅助技术装置与辅助技术服务。同时,康复也是一个网络体系,涉及到社会的各个方面。各个学科和技术领域围绕康复这一命题所取得的研究成果及其进展将构成康复领域全面发展的重要支撑点。这些支撑点的发展既相互促进,也相互制约,总体影响着整个康复事业的发展进程。基于上述理念,一门新兴学科——康复科学与技术学科(rehabilitation science and technology)正在西方兴起。它是一门与医学及其他自然科学、社会科学和工程技术科学相互交叉、融合而形成的边缘学科。它的任务是研究康复实践中的科学基础问题和康复技术(康复工程、辅助技术装置和辅助技术服务)(《美国康复

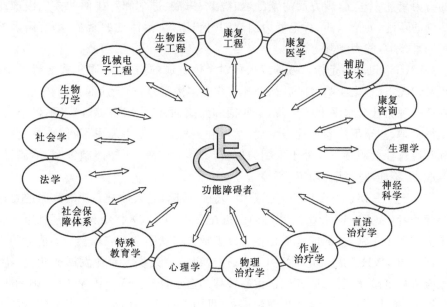

图 1-1　全面康复的理念

法》,1973 年)。

1.2　残疾的基本概念与分类

　　康复的主要对象是功能障碍者,因此,现代康复的发展是建立在对残疾学研究的基础之上的。在过去几十年中,人们对残疾的认识也发生了很大的变化。1980年,WHO 依据疾病→残损→残疾→残障的模式,推出了《国际残损、残疾、残障分类》(International Classification of Impairments, Disabilities, and Handicaps,ICIDH)标准。第一次将残疾划分为残损、残疾、残障三个独立类别,并作了如下定义:

　　残损(impairments)是指心理、生理、解剖结构或功能的任何异常或丧失,可能是暂时性或永久性的。残损的特征主要表现为组织器官水平上的障碍,是病理状态的外部表现。包括畸形、缺损或丧失肢体、器官、组织或身体的其他结构,其中也包括精神心理方面。这里,残损不是疾病,而是疾病的后果,如失去一个肢体或脏器,手指麻木,对周围人失去信心等。

　　残疾(disabilities)是指能力在残损后受到限制或缺乏,不能以正常方式或在正常范围内进行正常活动。残疾的特征表现为个人水平上的活动能力和行为障碍,而这些活动和行为被认为是日常生活中的重要组成部分。包括在合适举止方面的行为紊乱,个人自理方面的紊乱,如洗漱、沐浴、进食和对排便的控制困难;运动活动的紊乱,如拾东西、行走能力困难;其他日常生活活动的紊乱,如言语困难、书写困难、学习能力受限等。

残障(handicaps)是指由残损或残疾对个体造成的损害,它限制或妨碍了个体在正常情况下(根据年龄、性别、社会和文化等诸因素)对社会应起到的作用。残障的特征表现为社会水平上的障碍,是残损和残疾的社会表现。残障者不但个人生活不能自理,甚至不能参加社会生活、学习和工作。因能力障碍,他们在享受社会权利和履行社会职责方面处于不利的地位,如不能工作,不能照顾家庭,不能行使母亲职责,不能履行社会职责,等等。

广义上的残疾(disability)包括残损、残疾、残障,是人体身心功能障碍的总称。功能障碍者(people with disabilities)则指在心理、生理、人体结构上,某种组织、功能丧失或者不正常,全部或者部分丧失以正常方式从事个人或社会活动能力的人。

2001 年,WHO 依据世界各国卫生、保健事业及残疾人事业发展的状况,特别是社会人口老龄化、医疗服务工作重心转移的需求,经过 65 个国家 10 年国际性的合作努力,推出了新的社会文化理论模式(见图 1-2),并由此导出了新的《国际功能、残疾和健康分类》(International Classification of Functioning, Disability and Health,ICF)标准。这个标准将健康成分归纳为两个部分,第一部分为功能与残疾,它包括身体功能、身体结构、活动能力和社会参与;第二部分为背景性因素,包括环境因素和个人因素。其中,身体功能和结构障碍是指身体结构、生理功能和心理功能的缺失和异常,但不包括细胞和组织水平的缺失和异常。活动能力受限是描述完成活动的各种困难,包括质和量的改变。它可以是暂时的或永久的、可逆的或不可逆的、进展性的或恢复性的、简单的或复杂的。需要的帮助包括使用辅助用具及他人的帮助。社会参与是指个人参与社会生活的程度,是个体健康状况与环境之间的复杂联系或相互作用的结果。

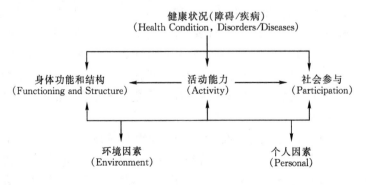

图 1-2　ICF 理论模型

与 ICIDH 相比,ICF 具有三个鲜明的特征:①强调在身体、个体和社会三个健康状况水平上所发生的功能变化和异常。②从形式、内容、用词和文化上,彻底地消除对功能障碍者的歧视,承认功能障碍者的权利。如将所有人的健康状况均放在同一分类系统中进行评估,不再将残疾群体单列分类;类目中使用中性词语来说明每个维度的积极与消极方面,避免对功能障碍者使用带有贬义的消极词汇;用“活动”这个中性词代替“残疾”,并使用严重程度指标来描述限制活动的情况。③摒弃了过去忽略主观障碍对健康状况的影响,以及忽略环境方面的阻碍因素与技能障碍、能力障碍之间相互作用导致对社会的不利影响,将影响健康状况的两部分因素,环境因素和个人因素有机地结合起来,强调促进功能障碍者充分参与社会活动,并用“社会参与”替代“残障”,列举了一系列环境因素,以确定参与社会活动的能力。

ICF 分类系统建立了一种国际统一的、标准化的术语系统。它对健康状态的结果进行分类,并提供了参考性的理论框架,是一个综合分析身体、心理、社会和环境因素的有效的系统性工具。它将在残疾公共政策、保健、保险、社会保障、就业、人权、科学研究、教育和训练以及经济和人类发展等各个领域得到广泛的应用。例如:它可作为统计工具,用于人口研究、功能障碍者管理系统等数据采集与编码;作为研究工具,测量健康状态、生活质量或环境因素;作为临床工具,进行职业评定和康复效果评定;作为制定和实施社会政策的工具,制定社会保障计划,建立保险赔偿系统;作为教育的工具,进行课程设计,确定认知和社会行动需要等。因此,对于工作在健康与康复领域的医师、辅助技术工程师、教师和科研人员来说,学习和掌握 ICF 十分重要。

1.3　残疾的流行分布

1950 年,联合国报告全世界有 3% 的残疾人口。1983 年,联合国的调查显示全世界共有 5 亿人患有精神、肢体或感官残疾,占世界总人口的 10.7%,其中 80% 居住在农村,发展中国家的 50% 人口受到残疾的影响(包括残疾人的父母、子女和亲属)。2005 年,世界卫生组织在《有关残疾和康复的行动计划(2006 年—2011 年)》中指出:全世界有 6 亿多人患有精神、肢体或感官残疾,涉及相关亲属 20 多亿人。残疾人占全世界人口的 10%,残疾人中的 80% 人口生活在发展中国家,而仅有 5% 的残疾人能获得卫生服务及康复治疗。

2006 年,我国进行了第二次全国残疾人口抽样调查。结果显示:全国现有各类残疾人 8 296 万,涉及到全国 17.80% 的家庭。残疾人占全国总人口数的 6.34%,比 1987 年第一次全国残疾人口抽样调查的结果上升 1.44%。

· 各类残疾人群构成　残疾类别分布如图 1-3 所示:视力残疾人 1 233 万,

占残疾人口总数的 14.86%；听力残疾人 2 004 万，占残疾人口总数的 24.16%；言语残疾者 127 万，占残疾人总数的 1.53%；肢体残疾人 2 412 万（其中截肢者 89 万，占残疾人总数的 1.07%），占残疾人口总数的 29.07 %；智力残疾人 554 万，占残疾人口总数的 6.68%；精神残疾人 614 万，占残疾人口总数的 7.40%；多重残疾人 1 352 万，占残疾人口总数的 16.30%。

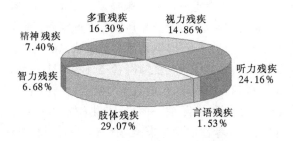

图 1-3　我国各类残疾人群构成比

• 残疾人年龄、性别构成　残疾人年龄分布如图 1-4 所示：我国现有 0～14 岁的残疾人 387 万，占总残疾人数的 4.66%；15～59 岁的残疾人 3 493 万，占总残疾人数的 42.11%；60 岁及以上老年残疾人为 4 416 万，占残疾人口总数的 53.23%。与 1987 年调查数据相比，老年残疾人数上升了

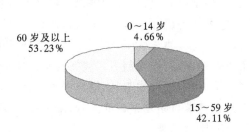

图 1-4　我国各类残疾人年龄构成比

13.52%，主要原因为生理机能衰退，脑血管疾病、骨关节病、痴呆等疾病的致残率明显增高。

　　残疾人的男女性别比基本平衡，男性：女性为 106.42：100，但在残疾儿童和肢体残疾人中，男性比例明显高于女性。在残疾儿童中，男孩：女孩为 142.75：100；肢体残疾人中，男性：女性为 128.71：100。

　　现有 74.53% 的残疾人生活在农村，而健全人有 70.91% 生活在农村。同时，农村的现残率（5.15%）明显高于城市（4.03%）。其中，在听力残疾、言语残疾、智力残疾和视力残疾方面，农村明显高于城市，而在肢体残疾和精神残疾方面，农村略低于城市。

　　• 残疾人受教育程度构成　6 岁以下残疾人 138.51 万，占残疾人总数的 1.67%，6 岁及以上残疾人共 8 157.49 万，占残疾人口的 98.33%。其中（图 1-5）：不识字人口约 3 586.86 万，占残疾人口总数的 43.24%；未上过学的残疾人

91.40万,占残疾人口总数的1.10%;小学文化程度人口为2 622.70万,占残疾人口总数的31.61%;初中文化程度人口为1 294.50万,占残疾人口总数的15.60%;中专及高中人口为444.34万,占总残疾人口数的5.36%;大学本专科人口为116.57万,占总残疾人口数的1.41%;研究生及以上人口为1.13万,占总残疾人口数的0.01%。

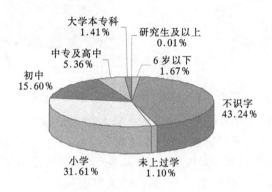

图1-5　我国各类残疾人受教育程度构成比

• **残疾人婚姻状况构成**　15岁以下残疾人388.86万,占残疾人口总数的4.69%;15岁及以上残疾人共7 907.14万,占残疾人口总数的95.31%。其中(图1-6):未婚人口约983.99万,占总残疾人口数的11.86%;初婚有配偶者4 616.05万,占总残疾人口的55.64%;再婚有配偶者208.74万,占总残疾人口的2.52%;离婚者为150.58万,占总残疾人口的1.81%;丧偶者为1 947.78万,占总残疾人口数的23.48%。

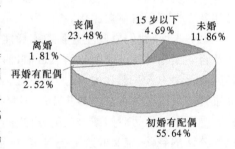

图1-6　我国各类残疾人婚姻状况构成比

• **残疾人就业、未就业状况构成**　在我国7 907.14万15岁及以上的残疾人中,就业人数为2 401.89万,占总残疾人数的28.95%,未工作人数为5 505.25万,占总残疾人口数的66.36%(图1-7)。其中(图1-8),在未工作残疾人中,在校学生47.57万,占总未工作残疾人数的0.86%;离退休人员为955.42万,占总未工作残疾人数的17.35%;在家料理家务的为1 193.14万,占总未工作残疾人数的21.67%;丧失劳动能力的为3 034.06万,占总未工作残疾人数的55.11%;毕业后未工作的为20.55万,占总未工作残疾人数的0.37%;因单位或个人原因失去工作者133.42万,占总未工作残疾人数的2.42%;承包土地被征用者17.78

万,占未工作残疾人口总数的 0.32%;其他原因人口为 103.31 万,占总未工作残疾人数的 1.88%。

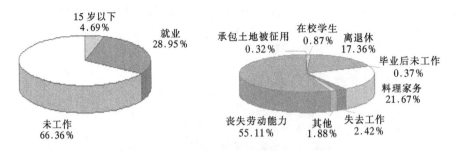

图 1-7　我国各类残疾人就业状况构成比　　图 1-8　我国未就业残疾人成因构成比

　　• 残疾人的致残原因构成　残疾人的致残原因分布如下:视力残疾的主要原因有白内障(56.7%)、视网膜和/或色素膜病变(14.1%)、角膜病(10.3%);听力残疾的主要原因为老年性耳聋(56.4%)、中耳炎(12.4%)、原因不明(14.7%);肢体残疾的主要原因是脑血管疾病(20.1%)、骨关节病(18.5%)、其他外伤(17.1%);智力残疾的主要原因是脑疾病(28.9%)、原因不明(30.3%);精神残疾的主要原因是精神分裂症(48.2%)、痴呆(12.7%)、癫痫(8.6%)。在各类致残原因中,先天遗传和老年性疾病占很大比例。

　　另一方面,我们应该注意到残疾标准不是静态的,而是动态的,是随着社会、经济及科学文化的发展而变化的。目前,西方一些发达国家,不仅把疾病造成内脏损伤因而置换为人工器官的,如人工心脏、人工膀胱等列为残疾,而且将老年人也列为康复的关注群体。在世界 191 个国家共同签署的 ICF 条款中,明确定义:活动能力受限可以是暂时的或永久的、可逆的或不可逆的、进展性的或恢复性的。这一国际公认的条款、定义的改变与实施,将会带来康复领域一系列概念、政策的变化和发展。如根据国际相关调查统计证明:一个人一生中有过暂时性残疾的人超过70%,而有约 80% 的老年人至少有一种或一种以上的慢性疾病。这预示着,在我国康复服务关注的对象不仅仅是 8 296 万残疾人,还应包括 80% 的老年人以及占人口总数 70% 以上暂时性残疾和亚急性群体。那么,以老年人为例,我国的状况又是怎样的呢? 按照国家统计局公布的 2005 年末全国人口统计数据,我国 60 岁以上的人口为 1.45 亿,占人口总数的 11%,并预计到 2040 年,60 岁以上人口将达约 3.74 亿人,占总人口的 24.48%。

1.4　康复工程发展简史

　　康复工程的形成和发展经历了漫长的历史过程。可分为萌芽期、形成期、确立期和发展期等四个时期。

1. 萌芽期(1910 年以前)

康复工程的历史可以追溯到古石器时代。一个人在打猎探险中摔断了腿,他没有石膏绷带帮助固定,等伤好了以后,他成了瘸子。然而,为了养家糊口,他就近找到一根树枝来帮助走路。于是,经过构思、制造到投入使用,产生了世界上第一个辅助技术装置——拐杖。又过了几代人,人们偶然发现一个空心的动物角能放大声音,并可用来补偿因年老产生的耳聋,这就产生了辅助技术装置——助听器的理念。如我们所知,我国古代轮子最早的用途之一就是运载人,而现代轮椅的关键部件却出奇地与其相似。据报道,希腊出土的古代文物上已绘有"假足"的图案。这些都是早期康复工程发展的例子。

19 世纪,美国南北战争促进了假肢,特别是下肢假肢行业的发展。1863 年,Parmelee 用木头和皮革为下肢假肢研制了第一个假肢接受腔。尽管现今的假肢接受腔在减小骨盆绷带引起的不舒适度、对线问题和关节折断的危险性方面有了很大改进,但 Parmelee 接受腔的结构形式一直被沿用至今。19 世纪 90 年代,第一个人造助听器专利诞生。虽然在没有电子技术的时代,这个助听器显得很粗笨,而且保真度很低,但这种以放大声音为主要功能的特征却一直保留至今。

总的说来,史前期虽已出现了康复工程的萌芽,但人们对康复的认识尚处在朦胧状态之中。

2. 形成期(1910—1954 年)

康复工程的形成与康复医学的诞生密切相关。1910 年,美国首先将"康复"一词正式应用于功能障碍者,并赋予康复全新的概念,它标志着康复进入了新时代。现代康复的概念已不同于人们头脑中常有的疾病康复概念,而是特指功能障碍的康复。1917 年,美国陆军军医总监部设立了世界上最早的康复机构——身体功能重建部和康复部;纽约成立了世界上最早的功能障碍者综合康复中心——残疾和丧失劳动能力者康复机构,对伤残人进行康复和职业训练。1920 年,美国政府制定了法律,保障给身体残疾的人发放辅助支具,安排就业。

战争和致残性流行性疾病催化了康复医学的成长。在第一次、第二次世界大战期间,物理医学和康复医学获得了较快的发展。英国著名骨科专家 Robert Jones 首先开展了对伤员进行作业训练,使他们在战后能重返工作岗位。第一次世界大战后,战伤及脊髓灰质炎的流行使功能障碍者增多,刺激了物理学的迅速发展,如电诊断和电疗技术不仅用于治疗,还用于诊断及预防残疾,进而发展成为物理医学。第二次世界大战期间伤员较多,为使伤员尽快返回前线,现今被认为是康复医学之父的 H. A. Rusk 教授(1901—1989 年)在物理医学的基础上采用多学科综合应用,如物理治疗、心理治疗、作业治疗,言语治疗、假肢、矫形支具装配等,大大提高了康复效果。第二次世界大战结束后 Rusk 教授等大力提倡康复医学,把战伤的康复经验运用于和平时期。他在美国纽约大学建立了康复医学研究所,专门从事康复医学的研究和康复专业人才的培训。他主张康复治疗应采取一种综合的、积极的功能训练方案。康复的原则是使伤者在身体上和精神上都要得到康复。康复治疗的对象应该是整个人,而不仅仅是疾病。这些理念奠定了现代康复医学的理论基础。

与康复医学的发展相比,现代康复工程的起步要晚几十年。第二次世界大战期间的客观需求极大地促进了康复工程的发展。1945 年,美国国家科学院(National Academy of Science,NAS)在康复工程领域创立了第一个人工肢体研究项目(artificial limb program),为第二次世界大战伤残退役的军人装配假肢。1948年,美国国会批准每年提供 100 万美金,创建研发基金,专门资助假肢、矫形器以及感觉辅助器具的研究与开发。1954 年,美国国会通过了就业康复协议。之后,一些项目开始资助以退伍军人事务部、卫生部,教育及社会福利为一体的合作科研,这形成了康复工程的最初形态。

在这个时期,现代康复的概念被提出并逐渐普及,建立了物理医学和康复医学的理论基础,特殊教育、职业训练、社会福利等方面都得到发展,医学及其相关领域之间开始了协作,行政方面的体系也逐渐完善起来,出现了康复工程的雏形。

3. 确立期(1954－1990 年)

20 世纪 50 年代至 60 年代初,西方国家相继发生了流行性脊髓灰质炎以及怀孕早期妇女使用药物"反应停"和止痛药而导致的大批新生儿肢体畸形这两大国际性灾难。加拿大、西欧等重灾区相继成立了研究中心,研制儿童用假肢。尽管针对肢体畸形儿童的假肢做得不是太成功,但这些中心已将工程师作为团队成员,与医师们一起从事临床研究工作。很快,这些工程师就贡献出他们的聪敏才智,为孩子和成年人研制出个性化的坐具、移动工具、计算机等一系列康复用品用具。从1960 至 1965 年,加拿大成立了 4 个康复研究中心,专门为肢体功能障碍者研制假肢。之后,越南战争又造成许多军人脊髓损伤,这些伤残军人的康复需求促进了轮椅、感觉辅助装置和环境控制系统等技术的发展。

1970 年,美国国家科学院下属的假肢研究开发委员会(Committee on Prosthetic Research and Development,CPRD)建立了专题研讨组,研究一个 5～10 年国家级的发展计划,即:将医药、工程和相关科学结合起来,探索全面康复的途径,并用工程的手段改善身体残疾者的生活质量。之后,卫生、教育、福利部(Department of Health, Education, and Welfare,DHEW)在美国各医疗中心和康复医院相继建立了康复工程中心(rehabilitation engineering center)。1973 年,康复工程中心计划被写进美国康复法(Rehabilitation Act)。从此,DHEW 的社会和康复服务部将康复工程定为优先资助项目。美国退伍军人事务部也通过在荣军医疗中心建立康复工程中心,系统地扩展了他们的资助对象与职责范围,以满足退伍军人对康复技术的需要。1978 年,康复服务管理并入康复协议。美国教育部设立了国家残疾与康复研究院(National Institute on Disability and Rehabilitation Research,NIDRR),专门负责以往被康复服务管理部门资助的科研项目,包括康复工程中心计划。

从 1970 年至 1980 年,美国有 15 个专题研讨组,专门研究康复领域的各种专题。1976 年,美国国家健康与康复研究院资助田纳西大学成立康复工程教育专题研讨组,研讨如何培养 250 名康复工程师,以满足 2 000 个康复研究项目之急需。康复工程之父—Colin Mclaurin 主持了早期类似"康复工程周"的活动。政府部门资助这些活动,以展示康复工程的作用。1979 年,北美洲康复工程与辅助技术学会(Rehabilitation Engineering and Assistive Technology Society of North America,RESNA)成立。它标志着北美洲康复工程的诞生。之后,RESNA 经历了幼年、少年和青年的成长期。至 1990 年,已经发展成为拥有 1 300 多名会员的学术组织,每年的年会就康复领域的 28 个专题进行学术交流,并办有自己的学术刊物 *Assistive Technology*(《辅助技术》)。

世界其他国家康复工程的发展也很迅速。在欧洲,英国、法国、德国、荷兰和瑞典等国的国家保险均为康复医疗支付必需的辅助技术费用。英国于 20 世纪 80 年代末研制成功了用非接触测量方法测出残端形状,用数控加工方法制取假肢模型的工艺技术。在澳洲,澳大利亚和新西兰的残疾辅助技术组织成立于 1970 年,他们运用多学科交叉的方法,为功能障碍者提供自愿的辅助技术服务商业。在亚洲,日本于 20 世纪 60 年代后半期,从研究肌电控制假手入手,开始了康复工程的研究;20 世纪 70 年代后半期,开始研究视觉、听觉功能障碍者用机器人;1979 年,设立国立肢体功能障碍者康复中心和国立职业康复中心;1986 年,日本政府制定长寿社会对策大纲。印度的康复工程开始于 20 世纪 70 年代,建立专家委员会制度,定期召集会议,发现新领域,评议新建议,进行项目决策,监督项目实施。

我国自行研制的实用型肌电假手出现于 1970 年,同年为烧伤女工安装了前臂肌电假手。然而,真正引进国外现代康复理念,发展康复事业则要晚十几年。20 世纪 80 年代,在民政部、卫生部和中国残疾人联合会的倡导和康复领域专家们的努力下,我国引进了国外康复体系,建成了集康复临床医学、基础医学、康复工程研究和康复专业人才培训于一体的中国康复研究中心。清华大学和上海交通大学也分别成立了康复医学工程研究中心和康复工程研究室,并与国家民政部假肢研究所一起,合作研制了我国第一代肌电假手产品。

总体说来,在这一时期,康复医学的概念得以确立并成为医学领域中一门独立的科学。康复工程的结构体系走向成熟。像美国这样现代康复起步较早的国家,其康复的目标已从单纯地为了帮助第二次世界大战伤残退役的老兵转变到改善所有功能障碍者的生活质量,并为功能障碍者进一步回归社会准备了条件。各康复领域形成了规范化的体系,通过科技和康复服务管理等社会网络体系给功能障碍者提供医疗、教育、技术培训和就业服务。其他国家的康复事业也奋起直追,联合国将1982～1992年定为"国际残疾者10年",大大促进了相关各部门、各领域之间的协作和国际间的交流。

4. 发展期(1990—今)

1991年,美国残疾人法(Americans with Disabilities Act,ADA)成为国家最终法令。它标志着残疾人康复事业进入了成熟发展的新阶段,即公民权利/人权政策阶段。这段时期康复工程的总体目标是:利用和发展现代化科技装置和康复服务等社会网络体系,给残疾人重新注入活力,创造可供他们独立生活与工作的环境和条件,让他们全方位地回归到社会中去。

ADA对残疾进行了重新定义,即"残疾是描述身体缺陷与生活环境之间的一种关系"。并明确指出:在就业、交通、公共场所、商务、远程通信等方面"清楚而全面地消除对功能障碍者的歧视"。功能障碍者有享受健全人所享有的一切权力。这些权力包括:①就业:在劳动就业中,禁止排斥有能力的功能障碍者;②公共服务:禁止在公共实体举办的活动和经营的项目中,排斥功能障碍者参与公共活动或享受公共服务,如参与会议、享受公共交通等;③私人实体经营的公共设施与服务:禁止任何拥有或经营旅馆、酒店、健康护理等公共设施的业主和人员歧视功能障碍者;④远程通信:保证在最大范围内为聋哑人士提供中继服务。1996年又追加了远程通信法案,要求通信管制国家的通信设备具有无障碍使用性。

为了配合政策、法律、法规的实施,美国的许多国家级科研基金组织,如国家残疾与康复研究院(NIDRR),退伍军人管理部(Veterans' Administration,VA),国家健康研究院(National Institute of Health,NIH)和国家科学基金(National Science Foundation,NSF)等,纷纷资助功能障碍者康复领域的科研与产品开发。为了保证科研能最大程度地满足功能障碍者的需要,他们采用了一系列有效的手段,如:①资助设在大学和非营利科研机构中的15个国家康复工程研究中心(Rehabilitation Engineering Research Center,RERC),每个研究中心集中研究一个专题。这些研究中心有效地促进了康复工程领域技术革新和辅助技术的发展。②组织评审顾问团,定期评审科研项目,及时给予指导。这个评审顾问团由技术专家、功能障碍者和企业家组成。功能障碍者和企业家直接介入决策领域,有效地保证科研针对功能障碍者的需要及市场需求。③资助大约2 500个小公司,以刺激他们将康复工程领域的最新科技成果转化到市场上去。④功能障碍者直接参与康复工程领域的科研与教学并担任重要领导职务,成为决策者。⑤发展康复服务业——辅助技术门诊,将功能障碍者的需要与市场产品及产品质量连在一起。这种康复服务及评价产品的过程亦有利于发现康复产品中的问题,并拓宽了研究领域。这里,特别值得注意的是:在经过了形成期、确立期的摸索之后,康复科学与技术已走上成熟发展的道路。与三十年前相比,政府在康复领域的投资更注重功能障碍者急需的项目,而不是单纯注重医疗条件和追求高、精、尖技术的发展。

ADA 的颁布极大地促进了康复工程的发展。康复领域中的重要任务就是拆除功能障碍者与健全人之间的隔墙。于是,市场上出版了大量的图书,详细地向公共设施的管理者、各行业老板、建设者、设计者和用户介绍为功能障碍者方便进出、房屋修复、改造所需的预算等。这些内容包括停车、道路、斜坡、电梯、门的宽度、走廊、电话、饮水台、报警、信号、厕所、洗澡设施、柜台、安全装置、厨房、储藏室、沙滩、游泳池、卧室和其他几百万种公共设施,等等。

根据 ADA 要求,康复工程建设必须保证美国公共和私人的交通服务,包括公路、公共汽车、火车、飞机等允许功能障碍者进入,全国各州的饭馆、图书馆、诊所、公园、戏院全面对功能障碍者开放。听力和言语功能障碍者可以享用国家通信系统。凡是健全人可到的地方,都必须允许功能障碍者进入。同时,随着高新技术步入人们的日常生活,政府、学校等公共部门的网页是否能无障碍地供盲人和听力障碍者使用已提到议事日程上来。目前,美国已将功能障碍者上网率纳入考核功能障碍者融入社会程度的重要指标。总体说来,残疾人法的实施、康复科学与技术的介入已使整个康复领域的面貌为之一新。残疾人的生活质量大大改善,残疾人与健全人之间的隔墙正在拆除,残疾人回归社会的道路正被铺平。

20 世纪下半叶,机-电一体化技术和以电脑为中心的微电子技术、信息技术、网络技术及各种新材料突飞猛进地发展,使一大批具有高科技含量的康复工程产品不断问世。在假肢和矫形器方面,先后有高性能储能脚 Seattle 脚(美),高强度、高弹性的碳纤维复合材料制成的 Flex 脚(美)、比例控制的肌电和电动假手(美、德)、植入电极提取信号的肌电控制方法(美)、液压或气动膝关节假肢(德、美),带微机控制的智能型膝关节(英、日),直接联骨式假肢(瑞典),无动力式交替步行矫形器(reciprocating gait orthosis)(英、美);在轮椅、助行、助站装置方面,有爬楼梯轮椅(美)、气动式助行装置(日);在使盲人、聋人康复的器械方面,以超声、光电技术和计算机处理技术为核心的盲人用步行辅助器(日)、盲人用的自动翻页读书器(日)、自动判别盲文复制系统(日)、盲人用三维信息显示系统(日)、带有微型电视摄像机、超声测距传感器和微处理功能的,经植入式电极刺激脑内视觉皮层,进而能使患者恢复部分"视力"的电子眼(多贝尔眼)(美)、植入式人工中耳超小型助听器(日)、用于毛细胞损伤的深度耳聋患者的电子耳蜗(欧、美)、能测量出听力特征并能自适应调整参数的数字助听器(日)。另外,北美和西欧还纷纷建立包括全部康复信息的远程康复通信系统,以解决边远地区康复资源缺乏的问题,并对其有效性、工作效率、安全性、舒适性进行检测和评价。值得注意的是:近几年,以佩戴式技术为核心的自适应矫形器和假体形成的闭环系统、佩戴式智能电子辅助康复用品用具、以用户为中心的移动远程康复技术、家庭个体健康状态监护系统出现了良好的发展势头(美、欧)。可以预见,佩戴式传感器与微电子机械系统(micro-electronic mechanical system,MEMS)技术、无线通信网络技术、多源数据融合及海量数据挖掘技术等现代科技成果结合实现家庭化的医疗保健和康复服务,将成为 21 世纪人们最希望看到的医疗模式和发展趋势。

近十多年来,我国在国家民政部和国家自然科学基金委的支持下,通过医工结合的方式,已经取得了许多科研成果,如有感假手、储能下肢假肢、智能膝关节、助行装置、外动力步行器、多功能轮椅、移动式护理机器人、室内环境控制装置及康复训练仪器等等,这些科技成果初步形成了向产业化发展的趋势。但总体说来,我国康复产品种类少、档次低,远远不能满足广大功能障碍者日益增长的需求,特别是制约我国康复事业全面发展的瓶颈——康复服务的第三产业尚待开发。

纵观近百年来康复工程的发展史,不难发现三个重要特点:①康复工程的发展总是与功能障碍者康复事业的发展息息相关,它需要社会、经济、公共政策、文化的进步和发展的支撑和支持。②康复是一个网络体系,而康复工程在整个康复体系中扮演着十分重要的角色。它需要所涉及的各个学科、各个部门(包括政府职能部门、医院、学校、非营利的科研机构及私人团体)协同工作。③康复科学技术及工程的介入给康复领域注入了新的活力,是整个康复事业发展的根本出路和必然趋势。

当人类走进 21 世纪,社会老龄人口大大增加,随着功能障碍者争取人权、反对歧视运动的蓬勃发展,人们对自身生活质量的需求大大提高,功能障碍者与健全人之间的界线在淡化。康复领域的学者及工程技术人员不仅关注终身残疾,而且开始关注长期/短期外部功能障碍者、亚急性人群和慢性病患者,这一切意味着康复的概念正在发生进一步变化,广泛的社会需求将促进康复工程的迅猛发展,而康复工程的发展也将为广义的功能障碍者提供更全面、更有效的服务。

1.5　公共政策、法律及社会文化对康复工程发展的影响

康复工程作为一个与功能障碍者康复事业息息相关的工程技术领域,它的发展受到许多方面的影响和制约。这不得不引起我们每个从事康复工程领域研究、开发、生产和康复服务的有志之士的关注与思考,以便更有效地制定我们康复工程领域的近期和远期发展规划,乃至具体康复工程产品的研发计划。

1.5.1 国家公共政策和法规的作用

在全面康复的网络体系中,政府的公共政策、法律、法规对康复事业的发展始终起着导向性的作用。

这里,让我们先来回顾一下近半个世纪以来美国康复工程发展成功过程中,国家残疾政策和法规的变迁。总体说来,康复残疾政策在不同时期有不同的目标。在形成期,康复政策的目标仅仅是帮助战争中受伤退役下来的残疾军人;在确立期,康复政策的目标是改善功能障碍者的生活质量;而在成熟发展期,康复政策的目标是维护消费者权益,让功能障碍者回归社会。与目标相配套的政策大致可分为三个阶段。第一阶段:收入及健康福利政策,主要有:收入福利立法,包括1956年颁布的给功能障碍者提供福利的社会安全残疾保险法案和1974年颁布的给功能障碍者、盲人、贫穷老人提供福利的额外安全收入法案。健康立法,包括1965年颁布的实行医疗补助、医疗保险的社会安全法,这个法的内容包括建立各级政府部门间伙伴关系、加强对贫困人口的健康保险和改善健康保险质量,其主要福利包括医院及医生的服务、儿童疾病的诊断与治疗,其可选福利包括功能障碍者辅助用具的提供及家庭护理。而医疗保险的受益者则是65岁以上老年人、患有残疾并获得社会安全补助金的人以及晚期肾病患者。医疗保险分为两个部分,即医院费用和免费服务费用。医院费用包括特殊时期的住院费用,免费服务包括医生和门诊服务、外科处理、救护车,但不包括长期护理费用。第二阶段:教育就业服务政策及其立法,包括:要求联邦政府给肢体功能障碍者和精神功能障碍者提供职业训练以及就业机会的康复医学法(1973年);要求各州为残疾儿童(5～22岁)提供免费的、最少限制的、合适的公共教育的残疾儿童教育法(PL94-142,1975年)。第二阶段与第三阶段之间,政府颁布了一系列技术支撑法案,它们包括:科学研究及无障碍环境政策及其立法,包括在建筑物环境中为轮椅用户或其他人士提供无障碍通道的建筑物障碍法案(1968年)。为重听者提供电话使用的听觉辅助法案(1988年)。为失聪者提供电话服务的远程通信无障碍增强法案(1988年)。与技术相关的功能障碍者辅助法案(辅助技术法案,1998年),要求将辅助技术整合到功能障碍者生活中(包括在家庭、学校、工作及社会生活中),并支持技术性的帮助,培训、经费资助及信息传播。康复医学法案(1988年)第508节强制要求联邦政府机构的电子与信息技术应具有可获得性,其中包括所有电子设备,如电脑、复印机及电话等。电视解码系统法案(1990年)要求为耳聋失聪、重听及嘈杂环境下的人们提供电视字幕通用性设计。第三阶段:公民权利/人权政策,即1990年,美国残疾人法要求在就业、交通、公共场所、商务、远程通信等方面"清楚而全面地消除对功能障碍者的歧视",全方位地对功能障碍者开放。

　　从以上回顾,我们至少可以得到三点启示:①康复科学与技术是一个特殊的学科领域,国家的残疾政策从中起着重要的导向性作用,并为康复工程的发展提供了契机;②国家的残疾政策不是一步到位的,国家的相关政策和法案一步一步出台,是与每个时期经济、文化的发展状况和人民需求相适应的;③康复科学与技术的发展与功能障碍者争取自身人权利益的成果息息相关,并存在着互动关系。没有功能障碍者走出家庭,让社会知道他们的需求,争取国家立法、政策的保障,康复工程乃至整个康复事业的发展就不可能有今天。同时,如果没有康复工程的发展,为功能障碍者创造众多的辅助用品、工具和无障碍环境设施,功能障碍者将继续在远离社会主流的条件下生活,社会将无法听到他们的声音。

　　新中国成立以后,我国政府出台了一系列法律、法规和政策(如表1-1所示)。这为保护功能障碍者的合法权益,改善他们的生活质量提供了法律基础,为康复事业的发展提供了强有力的支撑,也对康复工程的发展起到了积极的推动作用。

表1-1　建国后我国政府出台的法律及相关政策

名　　称	颁布年份	核心内容
《中华人民共和国宪法》第2章第45条	1982	国家和社会帮助安排盲、聋、哑和其他有残疾的公民的劳动、生活和教育。
《关于对残疾人员个体开业给予免征营业税照顾的通知》	1984	对功能障碍者个人从事劳务、修理、服务性业务取得的收入免征营业税;个人从事商业经营,纳税后有困难的,可给予定期减免税照顾。
《国家教委、国家计委、财政部、劳动人事部关于实施〈义务教育法〉若干问题的意见》第31条、第32条	1986	"重视盲、聋哑、弱智等残疾儿童的义务教育,有计划、有步骤地解决残疾儿童入学问题。""盲、聋哑、弱智儿童的入学年龄可以适当放宽,由各地根据城乡不同条件确定。办学形式要灵活多样,除设特殊教育学校外,还可在普通中小学中附设特殊教学班。应该把那些虽有残疾,但不妨碍正常学习的儿童吸收到普通中小学上学"。
《中华人民共和国残疾人保障法》	1990	维护功能障碍者的合法权益,发展功能障碍者事业,保障功能障碍者平等充分地参与社会生活,共享社会物质文化成果。

续表 1-1

名　称	颁布年份	核心内容
《社会福利企业管理暂行办法》	1990	对社会福利企业安置残疾职工达到一定比例的,实行税收减免。
《康复医学事业"八五"规划要点》	1991	计划采取一系列的具体措施,以推动康复医学事业的发展。
《残疾人教育条例》	1994	团体、社会、学校、家庭对功能障碍者有实施教育的义务和责任。
《残疾人就业保障金管理暂行规定》	1995	对功能障碍者就业保障金的收缴、管理、使用做出规定。
《中华人民共和国老年人权益保障法》	1996	对于老年人的康复设施做出规定。
《残疾人专用品免征进口税收的暂行规定》	1997	对有关功能障碍者专用品进口免征关税、增值税、消费税做出规定。
《关于进一步做好残疾人劳动就业工作的若干意见》	1999	明确了功能障碍者劳动就业的工作方针和今后一个时期的主要任务,全面系统地提出了劳动就业工作各个方面的政策和基本要求。
《城市道路和建筑物无障碍设计规范》	2001	关于城市道路、大型公共建筑、居住区等建设的无障碍设计的强制性规范。
《中华人民共和国国民经济和社会发展的第十个五年计划纲要》	2001	重申要发展康复医疗的决策,同时提出了要"发展社区卫生服务","加强老年人服务设施建设","加强残疾人事业,帮助残疾人康复"等任务。
国家六部委(民政部、教育部、卫生部、公安部、劳动部、中残联)召开联席会议决议	2002	提出 2015 年实现残疾人"人人享受康复服务"的目标。

　　然而,残疾人法的执行会受到社会政策、经济和资源条件的影响和制约。发达国家,能给功能障碍者康复项目以最广泛的财政支持,从而减轻了残疾的影响。而在发展中国家,由于不利的经济条件,往往在最需要康复服务的地方却没有可供使用的康复资源,如大多数的康复中心位于城市的大医院附近,而不是在乡村。这常常使国家

的残疾政策缺乏广泛性和可执行性,进而限制了对康复设施的使用和发展。

1.5.2　社会文化、习俗的影响

康复事业的发展也面临社会文化、习俗和知识的挑战。几千年中国社会文化受儒家思想的影响根深蒂固,中国崇尚大家庭的温暖,即使在今天,三代同堂也是常见的现象。因此,敬老、爱幼、助残,同情弱者形成一种美德,广为提倡。一旦家中出现功能障碍者,家人和功能障碍者本人都认为,其是理所当然的被照顾对象。而在西方国家,人们崇尚独立、鼓励孩子自立。即使是老年人和功能障碍者也仍愿意自理生活。20世纪80年代,功能障碍者发出呐喊:我们不是被帮助的对象,我们"不要怜悯"。我们是社会的一分子,我们与健全人一起共同创造着这个世界,我们要享受公共设施、教育、就业、社会竞争、娱乐和网络通信等健全人所享有的一切权力。怜悯只能在功能障碍者与健全人之间建筑一堵墙!如今,这种理念被写进ADA,美国上上下下都在为拆除这堵墙而奋斗。

中国旧社会习俗对残疾态度的负面效应较多,如家里出现功能障碍者被认为是丢脸的事,家中人不愿谈及他,更不愿让外界人知道,功能障碍者本人也有自愧不如他人的感觉,这对他们走出家庭造成障碍;而在贫穷落后的偏远农村,甚至还会将残疾归咎于其父母、先辈或孩子前世作孽的缘故,是对不正确行为的一种惩罚,等等。据有关调查报道,中国人对肢体功能障碍者的态度好于对精神功能障碍者,而在对待这两类功能障碍者方面,西方人的态度则更积极、友好一些。

知识的缺乏对功能障碍者康复、回归社会也产生负面影响。在贫穷落后、缺医少药的边远山区、农村,当出现健康问题时乡村的迷信者常常去求神拜佛。即使在小城镇,人们对一些特殊的疾病、残疾,也流露出极度的恐惧、疏远和责备。在对待残疾的问题上,东方文化系统注重追究残疾的原因和责任,而西方文化系统则倾向于承认、接受现实,注重寻找解决治疗的方法。

尽管我国政府于1995年发布了《残疾人就业保障金管理暂行规定》,对功能障碍者就业保障金的收缴、管理、使用做出规定,即:对接受功能障碍者的单位实行减税、免税政策,但一般用人单位仍然不愿意接受功能障碍者。因为怕他们增加单位负担、开支,怕影响本单位的对外形象、吓跑顾客,等等。大多数单位仍不能提供无障碍环境,更缺乏要为就业功能障碍者设计与之配套的工作环境的理念。另一方面,功能障碍者接受教育,职业培训,提高自己的技术、技能水平和文化教育水平也是十分重要的。相对而言,西方的社区对功能障碍者的职业培训较为重视,用人单位也较容易接纳和包容残疾就业者。

总的说来,全世界各个国家都在努力试图通过立法,使功能障碍者融入到社会的各个方面,但是只获得了部分成功。功能障碍者,特别是发展中国家的功能障者,要摆脱经济和旧的社会文化、家庭信仰、风俗习俗的影响,重新融入社会,还有一段很长的路。这里,关键是政策的授权和功能障碍者的自我导向。功能障碍者只有用自己的技术、能力、水平和法律手段去影响政府的残疾公共政策、社会的关注程度及商家的商业决策,才有可能使自己完全地融入社会。

1.6　康复工程和辅助技术

如前所述,康复工程的目的是充分应用现代科学技术手段克服人类由于意外事故、先天缺陷、疾病、战争和机体老化等因素产生的功能障碍或残疾,使功能障碍者原有的功能得到最大程度的恢复或代偿,实现最大限度的生活自理乃至回归社会。而康复工程的任务则是应用一切现代科学和工程技术的手段,研究"残疾"和"健全"状态之间的"边界",提取功能障碍者本身存在的残留控制信息,建立"功能障碍者-机器设施-社会、空间环境系统"的接口装置,为他们提供工具和环境,使他们能从事健全人所能做的一切事情。这一实际应用学科的最终成果是形成产品。康复工程产品包括两大类,一类是康复治疗、理疗设备(不在本教材的讨论范围之列),另一类是各种辅助技术装置。

1. 辅助技术

辅助技术是指为改善功能障碍者所面临的问题而构想和利用的装置、服务、策略和实践,它包括辅助技术装置和辅助技术服务。

辅助技术装置是指任何能解决功能障碍者日常生活、工作、娱乐和生活自理中的问题,能给他们提供更多的选择,增加他们的参与性,使他们有更多的控制力或耐受力,获得更多的娱乐和自主能力的装置(美国公共法,PL100-407)。简单地说,辅助技术装置是可用于增加或改善功能障碍者功能的任何项目、设备或产品。辅助技术装置有三个特点:①广泛性:它包括市场现有的、改进的或定做的;②强调对功能能力的补偿,这是唯一用来衡量辅助技术装置成功与否的标准;③个体性:每一种装置的应用都是独立的,特殊的。

辅助技术服务则指能直接帮助功能障碍者在选择、获得或应用辅助技术装置方面提供的服务。这些服务包括:①评价个体功能障碍者的需要和辅助技师的技能;②提出所需辅助技术装置的要求;③选择、设计、修理和制造辅助技术系统;④与其他理疗和作业治疗项目合作,开展服务;⑤培训功能障碍者以及陪伴功能障碍者使用辅助技术装置的人员。

2. 康复工程与辅助技术的关系

图1-9示出了康复工程与辅助技术的概貌,并进一步展示了康复工程与辅助

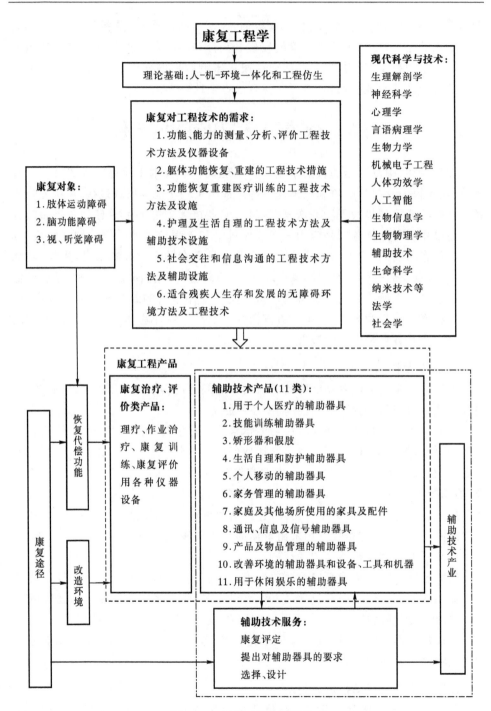

图 1-9　康复工程与辅助技术

技术之间的关系。如图所示,康复工程学是现代科学技术与人体康复需求相结合的产物。它的理论基础是人-机-环境一体化和工程仿生,在此基础上研究服务于各种康复目的的理论、技术和方法,以及仪器、设备和装置。从个体和无障碍环境两个方面出发,研制和开发的辅助技术产品包括 11 大类,它们通过辅助技术服务门诊的方式被推荐到用户手中。个体性辅助器具的研制开发、公共环境无障碍设施的建设,以及辅助技术服务三者的结合,形成了辅助技术工业的发展模式。

　　一般说来,康复工程的研究对象主要涉及人体的外部功能,而不涉及人体的内脏功能。人体外部功能障碍可归纳为以下四类,①运动:即截肢、脑瘫(cerebral palsy)、偏瘫、截瘫、脑外伤(traumatic brain injuries)、多发性硬化症(multiple sclerosis)、肌肉萎缩(muscular dystrophy)引起的肢体活动功能障碍。在临床上常表现为耐受力低(low endurance)、共济失调(poor coordination)、胳膊和腿肌力减弱(loss of strength in arms or legs)、运动范围减小(loss of range of motion)。②脑:由先天性脑疾病、脑损伤及老年性脑疾病引起的包括学习能力、记忆能力、平衡能力等方面的缺陷,如记忆或判断力减弱(poor memory or judgment)。③感官:由先天或后天疾病引起的视觉、听觉障碍,如视力或听力减弱(poor vision or hearing)。④语言交流:由先天或后天疾病引起的语言能力障碍。另外还有孤独症、自我评价低下等精神功能障碍和紊乱等。

　　康复对工程技术的基本要求可归纳为以下几点:①提供功能障碍者功能、能力的测量、分析、评价的工程技术方法及仪器设备;②提供功能障碍者躯体功能恢复、重建的工程技术措施,如假肢、矫形器、助听器和组织工程技术等;③提供功能障碍者功能恢复重建的医疗训练工程技术方法及设施;④提供功能障碍者护理及生活自理的工程技术方法及辅助技术设施;⑤提供功能障碍者社会交往和信息沟通的工程技术方法及辅助设施;⑥建立适合功能障碍者生存和发展的无障碍环境的方法及工程技术。

　　康复的途径包括两个方面,即个体功能的恢复和代偿,以及无障碍环境的建立。依据国际标准化组织(International Organization for Standardization,ISO)在 1992 年颁布的国际标准 ISO-9999《残疾人辅助器具分类》(Technical Aids for Disabled Persons-Classification),所研制的辅助技术产品被分为下述 11 大类。

　　(1) 用于个人医疗的辅助器具

　　包括用于改善、监控和维护个人医疗条件的辅助器具,如呼吸治疗辅助器具,供氧器,血液循环治疗辅助器具,光疗辅助器具,透析治疗辅助器具,药品分发辅助器具,身体、生化和生化检测设备及材料,各类刺激器,防压疮辅助器具,感觉训练辅助器具,脊柱牵引辅助器具和运动、肌力、平衡训练设备等。

　　(2) 技能训练辅助器具

包括用于增强体质、提高智力和社会生存能力的辅助器具,如交流治疗和训练辅助设备,选择语言和扩展语言交流训练辅助器具,认知技能训练辅助器具,职业训练辅助器具,各类教育课程训练辅助器具,训练控制输入器具和产品、物品管理辅助器具等。

（3）矫形器和假肢

矫形器,用于改变神经肌肉和骨骼系统的结构和功能特性的外置装置,如脊柱矫形器系统,上肢矫形器系统,下肢矫形器系统等。

假肢,用体外器具代替人体缺失的某一部位的全部或部分,如上肢假肢系统,装饰用和非功能性上肢假肢,下肢假肢系统,装饰用和非功能性下肢假肢,不同于假肢的假肢部件（如假发、假眼、假鼻）,矫形鞋等。

（4）生活自理和防护辅助设备

包括用于失禁患者和做造瘘术的患者穿脱衣服、鞋袜,以及用于体温计、计时器和人体称量的辅助器具,如特殊用途的衣服和鞋,裹身防护辅助器具,穿脱衣服的辅助器具,如厕辅助器具,气管切开术辅助器具,造瘘术辅助器具,护肤、洁肤辅助器具,尿流装置,尿液吸收和洁净辅助器具,清洗、盆浴和淋浴辅助器具,体重和生理指标的测量辅助器具等。

（5）个人移动辅助器

包括用于搬运货物的辅助器具,如单臂操作助行器,双臂操作助行器,助行器附件,特制汽车,汽车改装,机动脚踏两用车和摩托车,轮椅车,轮椅车附件,运载工具,移动辅助器具,翻身辅助器具,升降辅助器具,导向辅助器具等。

（6）家务管理辅助器具

包括食饮的辅助器具,如食物和饮料预备的辅助器具,盘子清洗辅助器具,食饮辅助器具,房内清洁用辅助器具,纺织品制作和维护的辅助器具等。

（7）家庭及其他场所使用的家具及适配件

包括用于休息或工作的家具、厨具和辅助器具的附件,如桌子、电灯组件,坐用器具,床具,可调节家具高度的辅助器具,支撑装置,门、窗和窗帘开关器,家庭和其他场所的结构件,梯子和阶梯,家庭和其他场所的安全设施,储藏用家具等。

（8）通信、信息及信号类辅助器具

包括读、写辅助器具和电话、安全报警器,如视觉辅助器,光电辅助器具,特殊用法计算机,打字机和文字处理机,计算器,画图和书写辅助器具,非光学阅读辅助器具,声音记录器和接收器,电视和影像设备,电话和通话辅助用具,声音传输系统,面对面交流辅助器具,助听器,讯号和指示辅助器具,报警系统,可选择的读物（如有声书籍）等。

（9）产品及物品管理辅助器具

　　为解决功能障碍者生活自理而建立的一些操作控制的特殊设备,如标志材料和标识工具,操作容器的辅助器具,操作控制器及装置,电脑和电子设备的输入装置,环境控制系统,定时开关,协助或代替臂、手和手指功能的辅助器具,延伸取物辅助器具,固定辅助器具,用于变换位置和升降的辅助器具,搬运和运输辅助器具(个人用),工业用运输车,传送装置等。

　　(10) 用于环境改善的辅助器具和设备、工具及机器

　　包括环境改善辅助器具,测量器具,工作用家具,机器、电动工具和附件等。

　　(11) 休闲娱乐辅助器具

　　包括玩耍、业余爱好、运动和其他休闲活动使用的环境改善的辅助器具,如玩具,游戏用具,锻炼和运动辅助器具,音乐器材,相片、电影和录像制作辅助器具,手工工艺工具、材料和设备,维护室内和室外的辅助器具,吸烟辅助器具,宠物护理辅助器具等。

　　到目前为止,辅助器具的 11 大类,135 个小类,721 个不同品种规格的辅助器具已被研究开发。这些特殊界面/接口装置,再加上无障碍设施,已构成了功能障碍者回归社会的全方位、多层次的康复工程框架体系。可以预见,随着对康复工程及其技术的深入研究,将会出现大量高新技术产品来满足功能障碍者日益增长的需求。

　　目前,康复工程的第三产业——辅助技术服务业正在全世界范围内悄然兴起。辅助技术产品的特殊性在于它们的个体性。每个服务对象的个体特征不同,康复目标不同,则会要求不同的康复产品,有些可以对市场产品进行改装,有些则必须定做,这就如同我们装牙齿必须到牙科医院去一样。针对康复工程产业的这一特征,许多国家已建立起辅助技术门诊(assistive technology workshop)。在辅助技术门诊中,康复医师、辅助技术工程师、作业治疗师、理疗师、厂家的辅助技术供应师等组成一个团队,掌握大量的康复技术产品资源,康复医院将功能障碍者转到这里,由多学科交叉团队对其功能障碍程度、需求等进行康复评价,开出康复处方,选择辅助器具,并按用户特征改进器具的设计直到用户满意为止,最后,进行佩戴后的康复功能训练。通过这样一种辅助技术服务的方式,将大量康复产品推荐给用户,是辅助技术产业中重要的一环。

1.7　辅助技术产品和康复服务的标准

　　辅助技术产品涉及到功能障碍者的人身安全和生活质量,因此,产品的安全性和有效性是特别重要的。国际上有一整套质量保证体系来规范产品的研制、生产、服务和销售。我国加入了世界贸易组织(World Trade Organization,WTO)后,应

当服从国际贸易规则,参照发达国家先进的管理体系,规范我国辅助技术产品和器具的行业管理。那么,辅助技术产业都涉及到哪些标准和道德规范呢?

1.7.1　辅助技术产品的质量认证与标准

首先,辅助技术产品和器具要受到质量认证制度和产品标准的规范。在我国,由国家食品药品监督管理局(Food and Drug Administration,FDA)统一管理,需服从医疗器械产品安全性标准。按照产品的安全性,可分为三类,第Ⅰ类产品,如各类设备的附件,属危险性最小的产品;第Ⅱ类产品,如电动轮椅、机动三轮车,要求满足执行标准;第Ⅲ类产品,如爬楼梯轮椅,则要求获得 FDA 批准后,方可进入市场。因此,在辅助技术产品的研制、生产和销售中,必须严格按照 FDA 于 2004年 6 月 25 日发布的《医疗器械生产监督管理办法》的要求,办理相关申报手续,执行规范操作程序,接受质量监督检验。大多数康复、辅助技术产品被归类到Ⅰ类或Ⅱ类。虽然研制和试验方面的限制相对少些,但仍需要履行审批手续。

其次,为了确保辅助技术产品和器具具有预期的安全性和有效性,产品在投放市场之前必须要经过临床试验验证。而辅助技术产品和器具的临床试验要受到科研伦理准则的规范。1964 年,第 18 届世界医学大会通过的赫尔辛基宣言规定:人体医学研究应当遵守道德原则,公正、尊重人格、力求使受试者最大程度受益和尽可能避免伤害。之后,世界医学大会又对该宣言进行了 5 次修改,使科研伦理准则日臻完善。2004 年 1 月,我国国家食品药品监督管理局发布第 5 号令,要求各相关科研机构从 2004 年 4 月 1 日开始实施国家《医疗器械临床试验规定》,遵守《世界医学大会赫尔辛基宣言人体医学研究的伦理准则》的各项条款,开展科研活动。根据这些法律和准则,①所有从事与动物和人体有关的临床试验,必须事先向当地的科研伦理委员会提出申请,详实地报告所做试验的原理、方法和实施步骤,及其对人体或动物体可能造成的危害性、安全性、风险性及不适感觉等;②临床试验人员必须在所提申请获得科研伦理委员会批准,并取得受试者的《知情同意书》后,方能开始从事临床试验;③受试者享有知情权,医疗机构有义务向受试者提供与该临床试验有关的信息资料;④受试者个人信息资料必须严格保密,不得对外披露;⑤因受试产品原因造成受试者损害的,实施者应对受试者给予相应的补偿。近几年,我国各相关大专院校和科研机构已陆续成立了科研伦理委员会,专门负责审查涉及敏感科技伦理问题。

产品质量保证的另一条途径是产品的标准化。国际上一直非常重视辅助技术产品的标准化工作。各研究机构几乎是从研制产品的初始阶段,就着手制订产品标准。如,北美洲康复工程与辅助技术学会技术指导委员会(RESNA's Technical Guidelines Committee)于 1998 年授权组成轮椅与坐具标准化委员会,以及其他四个相关标准工作小组,即:姿势测量术语和定义小组(WG-TD)、软组织整合性和压力管理(WG-PM)小组、姿势支撑装置(WG-PS)小组和机动车用坐具小组(WG-MV),专门讨论和制定轮椅、坐具标准。目前,已有 22 个轮椅方面的相关标准已被批准或正在制定过程中,它们是:7176-00:术语、专用术语、定义;7176-01:静态稳定的确定;7176-02:电动轮椅的动态稳定性的确定;7176-03:车闸有效性的确定;7176-04:电动轮椅评价范围的确定;7176-05:总体尺寸、重量和旋转空间的确定;7176-06:电动轮椅最大速度、加速度和减速度的确定;7176-07:坐具和尺寸的确定;7176-08:静态、碰撞和疲劳强度试验;7176-09:电动轮椅的气候条件试验;7176-10:电动轮椅翻越障碍物能力的确定;7176-11:轮椅试验模型;7176-13:试验表面摩擦系数的确定;7176-14:电动轮椅的动力系统和控制系统的试验;7176-15:要求公布信息、文件编制和标签;7176-16:易燃性的确定;7176-17:串行界面兼容性(多主机、多从机);7176-18:爬楼梯轮椅试验;7176-19:轮椅的限制和占有者约束;7176-20:直立式轮椅演示的确定;7176-21:电动轮椅的电磁兼容性;7176-22:轮椅试验设置程序。

目前,国际上既能注重功能障碍者的需求,又能指导企业为功能障碍者提供满意的产品和服务的管理模式(方法)就是 ISO9000 系列标准。其中:ISO9000-2000(国标 GB/T19000-2000)提供了 8 项质量管理原则和 12 条质量管理基础及 80 个有关质量的术语;ISO9001-2000(国标 GB/T19001-2000)提供了"通用的"质量管理体系,该体系"适用于各种类型、不同规模和提供不同产品的组织",该标准是进行质量体系认证的依据;ISO9004-2000(国标 GB/T19004-2000)提供了质量管理体系持续改进及更宽范围目标的指南。"以顾客为关注焦点"是 ISO9001 标准强调的质量管理原则。通过质量体系认证贯彻这一原则,能够促进辅助器具生产企业全面准确地理解功能障碍者及其相关方的需要,确保企业能直接根据功能障碍者的需要和期望建立相关的质量目标,以便对功能障碍者的需求变化迅速做出反应,提高市场占有率和经营业绩。

我国于 1978 年成立了中国标准信息中心,并于同年申请加入了国际标准化组织(ISO)。有关功能障碍者的评定、康复、专用设施、设备、器具等技术标准的制定是由全国残疾人康复和专用设备标准化技术委员会(简称:标委会)归口管理。该标委会于 1989 年成立,其任务是在国家质量技术监督局领导下,并依照《中华人民共和国标准化法》开展工作。目前,已制定了 74 个国家标准和行业标准,如:机动三轮车、电动轮椅、手摇轮椅、拐杖、手杖、助行架、假眼、助听器、假肢、矫形器、肢体功能障碍者驾驶汽车用的操纵辅助装置、残疾人运送升降架——技术要求和实验方法、肘拐杖、康复训练床等。在我国加入 WTO 后,残疾人用品用具领域近几年的任务主要是根据 57 项国际标准,通过采用或等同采用的方法,翻译并制定出我国的国家标准。

　　我国产品质量认证的法律、法规完全适用于功能障碍者辅助器具。虽然国家还没有批准成立功能障碍者辅助器具的认证机构,但目前已批准成立的 23 个认证机构中,医疗器械产品认证和方圆标志认证适合功能障碍者辅助器具的产品质量认证工作。功能障碍者辅助器具产品质量认证的依据是国家标准和行业标准。现有 74 个国家标准和行业标准为开展辅助器具产品质量认证工作打下了基础。功能障碍者辅助器具的产品质量认证由辅助器具生产企业向认证机构提出申请,认证机构受理后组成审查组,对企业的质量管理体系进行评审,对申请认证的产品抽样并依据产品标准和相关技术要求进行检验。认证机构对质量体系评审和样品检验报告进行全面审查,做出产品是否符合标准、企业能否稳定地生产合格产品的结论。如符合规定条件,则批准认证,颁发认证证书,准许使用规定的认证标志。对通过认证的企业和产品,认证机构还要按年度(一般两年一次)组织实施跟踪监督检查。辅助器具的产品质量认证是保证产品质量、提高产品信誉、增强产品竞争能力、扩大和促进对外贸易的有效方法。对功能障碍者来说,产品质量认证为他们选购适用的辅助器具提供了质量信息,认证标志成为指导他们选购的指南。对辅助器具生产企业来说,通过产品质量认证提高了企业的信誉,促使企业建立和完善了质量体系,而且,产品质量认证也是推动企业进一步加强管理的动力,认证标志更是产品销往国内、国际市场的通行证。

1.7.2　辅助技术服务及其从业人员的资格认证

　　在国外的辅助技术产业中,除了必须执行辅助技术产品的相关标准和质量认证外,还对从事康复和辅助技术领域的工作人员进行资格认证。RESNA 作为一个各学科间的、在技术与功能障碍者之间有着共同利益的协会,发布了在康复和辅助技术行业提供服务所需要的三种资格认证:

　　• 辅助技术从业者(assistive technology practitioner,ATP),介入分析消费者需求并训练他们使用特殊辅助设备的服务提供者。

　　• 辅助技术供应商(assistive technology supplier,ATS),提供销售的人员,包括帮助消费者决定其需求的物品、康复服务设备、辅助技术和可用的商业产品和设备。

　　• 康复工程技术专家(rehabilitation engineering technologist,RET),将工程原理应用到辅助技术产品的设计、修正、个人定制和/或装配的人员。

　　在西方国家,辅助技术工程师可能是工程师所从事的职业中回报最丰厚的职业之一。鉴于这样的任务和要求,辅助技术工程师必须掌握三种基本技能,即:工程专业技能、科学专业技能和辅助技术专业技能。首先,工程设计是主要职责,涉及的辅助技术面很广,包括移动性设计、感觉辅助、机器人、交流的增强与替代、计算机无障碍通路、建筑通路、社区康复、知觉辅助、定量评估、假肢和矫形器,等等。尽管很少有人能成为所有工程领域里的专家,但作为一个辅助技术工程师,至少应该掌握电子和电路设计、机械设计、信号与系统、材料力学和计算机等方面的基本知识。其次,与其他工程领域相比,辅助技术工程是一个更注重以人为本的领域。任何设计的出发点总是从人开始,谋求技术或方法与实现康复目标的个人之间有最好的相互作用。为了评估技术或方法的效率,辅助技术工程师必须掌握专业的科学技术,依靠科学方法和用户反馈来评估技术或方法的效率,如必须熟悉临床医师所使用的评估方法,并具有在实验设计和统计分析方面渊博的知识。第三,现有的辅助技术和工艺的知识对于辅助技术工程师的成功非常重要,他们必须对可用设备和资源十分了解。辅助技术工程师必须具备评估、修改和综合辅助技术的能力。他们还必须具有能把人与技术结合起来的系统观点。在不损害个人目标的前提下,求得最高的成本效益。除此之外,辅助技术工程师还必须要有与其他康复工程专业人员进行交流的能力和在康复团队中工作的能力。

辅助技术的从业者(ATP)、辅助技术提供者(ATS)和康复工程技术专家(RET)需要具备一定的条件。①必须具备专业背景,如工程、作业治疗、理疗、特殊教育或者言语病理等。②必须熟悉辅助技术领域的一套专业技能和辅助技术产业的整体情况,如资源信息、社会保障信息、法律信息等。对直接面向功能障碍者的辅助技术领域从业人员,还必须具有辅助技术开业者的道德标准规范。1991年,RESNA为所有从事康复和辅助技术行业工作的人员制定了道德准则。

RESNA 道德准则

RESNA 是一个促进康复和辅助技术发展的学科间协会。它坚持并且提倡最高道德标准,RESNA 的成员需要做到:

☆ 从专业角度维护被服务人的最大福利。

☆ 仅从事自己权限范围内的开业工作,并维护开业的高标准。

☆ 确保用户特许信息的机密性。

☆ 不参与那些有利益冲突或与行医道德相违背的事件。

☆ 服务后索要合理的报酬。

☆ 向大众宣传教育康复/辅助技术领域的知识及它们的应用范围。

☆ 发表公开陈述时,需要持客观、诚实的态度。

☆ 遵循开业者专业指南的法规和政策。

之后,RESNA又进一步制定了辅助技术开业者和提供者的开业标准。这些道德和标准常常是专业证书培训计划中的基础课程。

辅助技术从业者和提供者的 RESNA 开业标准

开业者标准制定基本概念和规则,以在进行辅助技术评价、需求分析、介绍和提供辅助技术服务的人群中倡导最高的道德标准。在履行他们的专业职责中,从业者和提供者需要执行以下伦理规范及规则:

☆ 应该确保被服务人的最大福利。

☆ 仅从事自己权限范围内的开业服务工作。要考虑自己的受教育水平、工作经验和培训情况,应该认识到自己在任何专业领域中技能和知识的局限性。

☆ 在决定开业范围时,ATP 和 ATS 应该遵守所有的适用许可法律,考虑资质证明或者由那些以 AT 行业为第一职业的公认权威提供的专业证书,并且遵守所有关于开业的相关准则和道德标准,包括 RENSA 的道德规范。

☆ 应该真诚、完全、明确地说明代表自己资质、能力、教育背景、训练程度以及在 AT 行业和自己在第一职业中的工作经验。若要扩展自己的开业范围,个人可以各种交流形式展示自己的第一职业,包括自己在辅助技术资质方面的广告。

☆ 至少应将其每一种雇佣关系、任何可能影响推荐意见的经济和专业利益,告知消费者或他们的支持者。在某些情况下,这样的雇佣关系和利益可能被认为会损害专业评估,则拒绝提供辅助技术服务或者辅助技术供应的公正性。

☆ 应该尽可能地利用可用的资源,以确保满足消费者的需求,包括推荐其他能够提供服务或者产品供应的从业者和供应商。

☆ 当为消费者提供服务时,应该与其他专业的成员进行适当合作,并且当消费者的需求要求探索其他解决方法时,应该积极地参与团队工作。

☆ 应该提供适当的辅助技术服务工作,包括评价、评估、推荐、训练、交接过程中的调整,以及售后跟踪服务和修改。

☆ 应该通过直接评价或者与消费者共同进行评估来确认消费者的需求。

☆ 在制定调整策略时,应该确保消费者完全参与,并且将所有合理的可能选择告诉他们,而不管他们的经济状况如何。

☆ 在研讨干预策略的推荐中,应确保该消费者始终参与,并忽略价格因素,将所有合理的可供考虑的选择方案告知消费者。

☆ 应该避免提供和执行那些给消费者带来过度风险的技术,且应该将所知道的风险尽可能地告诉消费者。在要求用调节、使用指南或必须的修正来避免或将此类风险降到最小程度的地方,应确保已向用户提供所有的相关信息或服务。

☆ 应该完全告诉消费者或其支持者所有相关问题,包括提供最终推荐的所有技术所需的经费、不应担保任何服务或技术的后果。然而,可以提供有关预后的合理陈述。

☆ 应该保持技术评估、评价、推荐、服务和提供产品的足够记录,并确保所存纪录的机密性,除非法律或者个人福利保护机构等需要查看。

☆ 应尽一切努力,通过包括继续教育在内的形式,在与开业相关的辅助技术方面跟踪正在进展中的专业研究,在包括可获得的资料、科研立项、法律和公共刊物,或是推荐的康复实践和新兴技术的各个方面,紧跟发展潮流。

☆ 在不断改进的基础上努力创建程序,去评价、促进和提高面向所有消费者的服务质量。

☆ 诚实、准确地向公众陈述 AT、ATP、ATS 提供的服务和分发的辅助技术产品。

☆ 在提供服务和产品供应时,不因残疾、种族、国籍、宗教、信仰、性别、年龄或性定向等原因歧视消费者。

☆ 对那些未提出的服务、任何未正确解释的服务、返还性或任何其他用途分发的产品,一概不收费。

☆ 不参与诈骗、欺诈或任何类型的误传,不参与任何对 AT 领域的产品或对消费者提供专业服务的个人健康计划有负面影响的行为。

☆ 那些因物品滥用或健康状况对专业服务有负面影响的个人应该接受忠告,离开受其影响的开业领域,去其他适当的地方。

　　RESNA 设立了与上述资格认证配套的辅助技术专业证书培训计划,使辅助技术提供者具有与康复/辅助技术领域从业者相一致的知识和一套专业技能,通过笔试,评价个体对这些技能领域所具备的知识,发给辅助技术专业证书。这里需说明的是：RESNA 的 ATP、ATS、RET 资格证书不是一个营业执照，而只是给那些能成功地在 AT 领域服务工作的候选人提供一个资质证明。该开业标准仅表示持证人具有在 AT 领域和原先的职业领域中工作的资质和经验。

除了上述的资格认证外，RESNA 还必须建立辅助技术专业证书项目，陈述辅助技术领域的特殊要求，提供培训，发放其他专业的资质证书或营业执照，如培训注册作业治疗师（Registered Occupational Therapist，OT）、注册理疗师（Registered Physical Therapist，PT）、专业工程师（Professional Engineer，PE）和临床-言语病理专业证书（Certificate of Clinical Competence-Speech Pathology，CCC-SP）等。

在我国，中国残疾人联合会也提出了 2005～2015 年对康复人才的培养规划及其实施细则，对各级辅助器具服务机构人员实行上岗培训，提高辅助器具服务系统专业人员的整体素质。国家正在探索开展辅助器具从业人员的执业资格和技术职务的评审工作。规定各级假肢、矫形器制作机构要配备具备执业资格的专业人员。

由此可见，用国际标准和道德准则规范辅助技术产品与器具的研制、临床试验、生产、销售、辅助技术服务等活动是我国康复工程和辅助技术发展的必由之路。

思考题

1. 与其他学科相比，康复工程有什么特殊性？它与法律之间有什么关系？它与康复医学又是什么关系？

2. 请描述现代康复科学与技术新理念的特征。在康复事业发展中，跨学科学术团队有什么优点？

3. 从康复工程的角度考虑，找出世界卫生组织颁布的《国际功能、残疾和健康分类》与 1980 年颁布的《国际残疾分类》的差异。

4. 什么是残疾的新定义？这样的定义有何意义？

5. 公共政策和立法对辅助技术设备和服务在实用性方面有什么影响？

6. 至少列出四种政策、法规影响辅助技术传播的方式。

7. 从表 1-1 中任意选取一条立法项目，并给出它在 AT 发展和应用方面的影响。

8. 什么是康复工程及其使命，它的研究范围包括哪些方面？

9. 什么是辅助技术，它与康复工程又是什么关系？

10. 为什么消费者也被认为是康复工程的合作研发人员？

11. 康复工程师应具备哪些基本知识？

12. 为什么要在康复工程领域制定道德规范？

13. 道德规范与开业标准有什么不同？

14. 什么是 FDA,它的职能是什么？为什么辅助技术产品要申请 FDA 批准？

15. ISO 代表什么？ISO9000 系列标准是怎样的质量管理体系？

16. 为什么要考虑辅助技术产品的标准化？它的核心指导思想是什么？它与质量认证体系又是什么关系？

17. RESNA 对辅助技术行业人员做哪些资格认证？为什么要做这样的认证？

18. 什么是辅助技术开业者必须考虑的两种职责？

19. 从绪论中你学到了什么,受何启发,有何感想？

20. 本章讨论的内容跟你以前对康复工程的一些认识是否相差很远？请谈谈你的想法与收获。

参考文献

[1] 中国国家食品药品监督管理局. 局令第 5 号 2004 年 医疗器械临床试验规定[S].

[2] 中华人民共和国国家质量监督检验检疫总局 中国国家标准化管理委员会. GB/T 16432 —2004 残疾人辅助器具分类和术语[S]. 北京:中国标准出版社,2004.

[3] 国家食品药品监督管理局. 局令第 12 号 2004 年 医疗器械生产监督管理办法[S].

[4] 中国国务院. 中国国务院令第 276 号 2000 年 医疗器械监督管理条例[S].

[5] 世界卫生组织分类、评定、调查与术语项目小组. 世界卫生组织残疾评定项目及其与国际功能、残疾和健康分类的关系[J]. 张爱民,蔡飞鸣,鲁玉红,译. 中国康复理论与实践, 2003, 9(1):15-17.

[6] 姚景川. 第一次全国残疾人抽样调查回顾[J]. 中国康复理论与实践,2004,10(6):338- 339.

[7] 王亚玲. ICF 的历史及发展研究[J]. 中国康复理论与实践,2003,9(1):5-6.

[8] 王娜,李萌,田宝. 智力落后的概念与国际功能、残疾和健康分类框架应用[J]. 中国康复理论与实践,2004,10(6):331-333.

[9] 世界卫生组织分类、评定、调查与术语项目小组. 《国际功能、残疾和健康分类》检查表:发展和应用[J]. 中国康复理论与实践,2003,9(1):13-14.

[10] 世界卫生组织分类、评定、调查与术语项目小组. 《国际功能、残疾和健康分类》在世界健康调查项目中的应用[J]. 中国康复理论与实践,2003,9(1):9-11.

[11] 权绍琦,王保华. 残疾人辅助器具的质量认证[J]. 中国康复理论与实践,2002,8(8): 509-510.

[12] 邱卓英,张爱民. 《国际功能、残疾和健康分类》应用指导(一)[J]. 中国康复理论与实践,2003,9(1):20-34.

[13] 邱卓英. 国际残疾调查与统计的主要方法研究[J]. 中国康复理论与实践,2004,10(6): 321-325.

[14] 邱卓英. 《国际功能、残疾和健康分类》研究总论[J]. 中国康复理论与实践,2003,9(1):

2-5.

[15] 刘志泉. 我国残疾人概况介绍[J]. 假肢与矫形器，2001，2：27-35.

[16] 刘永斌，丁海曙，张济川，等. 康复与康复工程[J]. 中国康复理论与实践，2000，6(3)：126-130.

[17] 金德闻，张济川. 康复工程学的研究与发展[J]. 现代康复，2000，4(5)：643-646.

[18] 黄松波，王茂斌. 国际残损、残疾和残障分类进展[J]. 中国康复医学杂志，2001，16(6)：374-376.

[19] 胡英，孟庆普. 全国残疾人抽样调查统计方法探讨[J]. 中国康复理论与实践，2004，10(6)：337-338.

[20] 何静杰. 从 ICIDH 到 ICF 的变革[J]. 中国康复理论与实践，2003，9(1)：18-19.

[21] 董景五. 试论"国际疾病分类第 10 次修订本"和"国际功能分类"的关系[J]. 中国康复理论与实践，2003，9(1)：7-8.

[22] 初山泰弘. 残疾康复与相关职业[J]. 中国康复理论与实践，2001，7(4)：148-150.

[23] 陈仲武. 我国现代康复医学事业的发展历程[J]. 中国康复理论与实践，2001，7(3)：97-100.

[24] 陈光，许晓鸣. 我国残疾人用品生产供应概况及发展[J]. 中国康复理论与实践，2002，8(8)：506-508.

[25] HOBSON D A. RESNA：yesterday，today，and tomorrow [J]. Everest and Jennings Distinguished Lecture，1996，8(2)：131-134.

[26] 斯扬，胡天培，高忠华，等. 康复工程在上海交通大学[C]//. 2002 年国际康复工程与临床康复学术讨论会论文集. 大连：[出版者不详]，2002.

[27] SEELMAN K D. Disability and public policy in the United States[C]//. The 3rd Chinese Conference on Rehabilitation Medicine. Beijing：[s. n.]，2001.

[28] RICHARD S M L，WILKIE D. Technology & disability：research，design，practice，and policy. Proceedings of the RESNA International Conference[C]//. Minneapolis：RESNA，2002.

[29] KATHERINE D，SEELMAN D M B，WANG J. The recent development of rehabilitation engineering in America[C]//. The 3rd Chinese Conference on Rehabilitation Medicine. Beijing：[s. n.]，2001.

[30] 第 52 届世界医学大会.世界医学大会赫尔辛基宣言人体医学研究的伦理准则[C]. 爱丁堡：[出版者不详]，2000.

[31] 陈传宏，杨哲，王澍仁. 中国生物医学工程科技产业[M]. 北京：中国农业出版社，2000.

[32] 卓大宏. 中国康复医学[M]. 北京：华夏出版社，2003.

[33] 南登昆，缪鸿石. 康复医学[M]. 北京：人民卫生出版社，1993.

[34] 缪鸿石. 康复医学与理论实践(上册)[M]. 上海：上海科学技术出版社，2000.

[35] 林良明，范玉杰. 现代康复医学工程[M]. 上海：上海交通大学出版社，1992.

［36］ 陈景藻. 康复医学［M］. 北京:高等教育出版社，2001.

［37］ RUTH C. The law of disability discrimination［M］. 3rd ed. Dayton:LexisNexis，2000.

［38］ LIU G Z. Chinese culture and disability:information for U. S. service providers［C］//. CIRRIE Monograph Series. New York:Univers of Buff，2001.

［39］ COOPER R A. Rehabilitation engineering applied to mobility and manipulation institute of physics［M］. Bristol and Philadelphia:Institute of Physics Publishing，1995.

［40］ COOK A M，HUSSEY S M. Assistive technologies:principles and practice［M］. St. Louis:Mosby-Year Book Inc. ，1995.

［41］ 第二次全国残疾人抽样调查办公室.第二次全国残疾人抽样调查主要数据手册［M］.北京:华夏出版社，2007.

辅助技术设计基础

学习要点

　　了解辅助技术的特征及辅助技术工业的要素；了解辅助技术模型及消费者的角色；掌握人体构成要素，包括辅助技术系统用户的信息处理模型，与辅助技术应用有关的感受器功能、知觉功能、认知功能及发育、社会心理因素、运动控制及效应器功能；了解与辅助技术应用有关的生物力学基本知识，包括与人的站立状态和行走功能评价相关的生物力学分析，以及脊柱和坐姿下软组织生物力学分析的基础知识。

2.1　辅助技术工业及其特征

　　今天，辅助技术工业已经具备了基本形态和工作模式。图 2－1 示出了辅助技术工业各组成要素及其相互之间的关联。

2.1.1　辅助技术工业的核心

　　在所有要素中，用户是整个辅助技术工业的核心，满足用户的需求和增强他们的功能是辅助技术工业的最终目标。用户，即消费者，影响着辅助技术工业的各个方面，他们既是被服务的对象，又是辅助技术装置进一步研发和改进的信息来源。美国国家残疾与康复研究院（National Institute on Disability and Rehabilitation Research，NIDRR）强调消费者参与科研的重要性，他们参加辅助技术产品的设计，执行研究成果的传播，还可有效地训练其他人如何使用这些特殊的装置。只有用户才能清楚地告诉我们他们需要什么，什么东西用起来最舒服。用户的这种作用是任何健全人难以替代的。

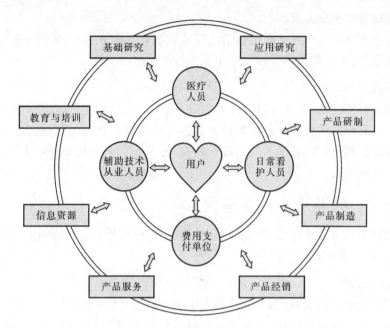

图 2-1　辅助技术工业的基本形态和工作模式示意图

（引自 A. M. Cook, S. M. Hussey 等人所著 *Assistive Technologies : Principle and Practice* , 1995. ）

2.1.2　辅助技术服务人员

　　除了用户之外,所有参与对功能障碍者提供直接和间接服务的人员(如医疗人员、日常看护人员、辅助技术从业人员、费用支付单位等)既是辅助技术工业的服务人员,又是辅助技术工业的服务对象。辅助技术工业的各方面必须与以上人员和单位密切配合,才能使所有康复工作达到最好的效果,并满足所有参与者对辅助技术装置的要求。

1. 医疗人员

　　医疗人员包括临床康复医生、理疗师、作业治疗师、语言治疗师。他们对用户现存功能进行评估,对用户所需辅助装置提出意见并开出康复处方。

2. 日常看护人员

　　日常看护人员包括家属、雇佣和非雇佣的日常护理人员。他们对用户的需求提供信息,并接受使用辅助装置的训练。

3. 辅助技术从业人员

辅助技术从业人员包括辅助技术工程师和辅助器具供应者,他们要参与评估、选择合适器具、改制和训练等辅助技术服务指导工作。

4. 费用支付单位

费用支付单位,通常由支付医疗费用的保险公司或政府职能部门担任。这些负责支付或分摊支付辅助器具的单位和团体必须确信并满意地知道:用户所选择使用的辅助器具是能增强其功能的最佳装置,并且是在其所能提供的经费范围内所做出的最好选择。

2.1.3　辅助技术基本要素

辅助技术基本要素包括:基础研究、应用研究、产品研制、产品制造、产品经销、产品服务、信息资源和教育培训。

1. 基础研究

基础研究的目的是:探索功能障碍发生和功能康复的机制,为正确设计辅助技术装置提供理论依据。例如,对基础神经科学的研究可引导人们理解功能障碍产生的病因学机制,从而为进一步寻找出对人体功能进行正确、合理补偿的方式,为设计新的控制界面提供理论依据。

2. 应用研究

应用研究的任务是:①试验辅助技术装置,发现在不同条件下可能出现的问题;②基于临床需要和基础研究中的发现,研制新的辅助装置;③对残疾人应用辅助装置中存在的问题进行研究;④提出新的评价和培训方法,研制新材料,制定产品标准及应用。

3. 产品研制

产品研制主要是从事工程与工艺设计,将样机转化为小批量生产,并进行潜在的用户试验。其目的是:①发现产品潜在的毛病;②评价产品手册是否实用,表述是否清楚;③正确评价产品的使用群体。

4. 产品制造

产品制造是将工作样机转化为大批量的产品生产制造技术。需做产品成本核算,包括材料成本和劳务费用。功能障碍者用品市场的特征是:总需求量大、品种繁多,需针对功能障碍者的个体性特征提供辅助技术产品。因此,市场对精确一致的产品需求量小。

5. 产品经销

产品经销是通过治疗师、工程师、咨询服务等人员将产品传送到用户手中。辅助技术产品的经销可以通过多种途径。在我国,有四条残疾人用品用具销售途径:①通过厂家或公司代表直接销售,如中国康复辅具研究中心(原民政部假肢研究所)和民政部分布在各省的假肢中心;②通过国家康复服务站点销售,如中国残疾人联合会下属的中国残疾人辅具中心(原名:残疾人康复用品用具供应总站)及其在全国各省、市、县的分站;③通过全国各医院康复科、康复治疗中心;④通过民营和个体的康复服务公司。

6. 产品服务

产品服务是指在产品销售过程中,辅助技术产品生产厂家或公司的工程技术人员必须参与用户评估和辅助技术产品适配的全过程,依据辅助技术评估专家组的意见,改进产品相关附件的设计,及时提供适配个体性的产品。同时,辅助技术产品生产厂家或公司还需对用户使用中的问题,以及产品的长期保养与维修等提供良好的技术支持。

7. 信息资源

信息资源是提供良好的辅助技术服务最重要和最基本的条件。世界上最著名的、拥有最大信息量的残疾人辅助技术产品资源库是 NIDRR 于 20 世纪 70 年代开发的 ABLEDATA 资源库和近几年流行的电子 Listserves。ABLEDATA 数据库安装在 Silver Spring 中心的计算机系统里。它与美国教育部计算中心接口相连,由此进入国际互联网络。ABLEDATA 资源库目前已经发展成为拥有 32 000 种产品的资源库,其中超过 21 000 种产品能直接提供给市场。数据库信息总量巨大、内容完善。它不仅提供产品的性能、特点、价格以及产品生产者等各种信息,而且还提供一些非市场化的样品信息、定制产品及产品部件、自行设计制作的产品,以及一些非盈利性的辅助技术信息。数据库信息每天都可能在更新变化,而信息涉及到的辅助技术装置均可从国际市场上得到,因此它是当今辅助技术现状、消费者的需求,以及未来的发展等诸多信息的交汇点。ABLEDATA 资源库的网站(www.abledata.com)提供四种查询功能:①关键词和短语;②辅助装置的名称;③厂家或代销站点的名字;④Boolean 搜索,即将多项关键信息词汇放在一起,进行关联搜索。若网站无法传送信息,还可通过电话、传真或信函获取信息。电子Listservs是获取信息的另一渠道,即将辅助技术领域中具有相同兴趣的人的电子邮件信箱地址放在同一电子目录 Listservs 中,每个用户可通过自己的电子邮件系统提出问题、解答问题和获取信息。该目录中的所有成员共享所有信息。这种电子 Listservs 起源于有共同兴趣的爱好者,目前,已经有某些专业协会为其服务,如北美洲康复工程与辅助技术学会（Rehabilitation Engineering and Assistive Technology Society of North America，RESNA）、美国作业治疗师协会（American Occupational Therapy Association，AOTA）、美国言语听力协会（American Speech-Language Hearing Association，ASHA）、美国理疗师协会（American Physical Therapy Association，APTA）。它们根据不同的专题，组成了许多 Listservs，大家互通有无，解决临床服务中遇到的实际问题，这很受辅助技术从业者、理疗师、作业治疗师和辅助技术工程师的欢迎，成为辅助技术领域中康复服务和康复产品的重要信息来源。

近几年，随着我国网络技术突飞猛进地发展，这两种信息资源应用技术也在我国康复领域迅速兴起。如，中国康复研究中心网站，内容涉及康复医疗、社区康复、康复教育研究、康复工程，以及最新康复发展信息等各种康复服务的重要信息；中国残疾人联合会网站，内容则涉及有关残疾人教育、就业、政策法规等相关的信息；中国残疾人辅助器具网，涵盖了各种辅助器具的功能介绍、使用及其注意事项和辅助器具最新资讯等各种辅助器具的重要信息。除此之外，民政部假肢研究所也建立了自己的网站，还有一些个体的康复中心和康复城都建立自己的网站来宣传各种康复用品用具和提供各种康复服务的信息。需要特别指出的是，深圳残疾人康复用品用具服务站已着手组建我国的残疾人用品用具信息资源库。可以肯定，随着面向用户的辅助技术产品和服务信息量的增加，建立一个能不断更新内容，并具有精确、良好信息质量的资源网络体系对辅助技术工业进一步发展将起到重要的推动作用。

8. 教育与培训

教育与培训是提高康复服务质量的重要保证。辅助技术服务需要临床和工程技术两方面的知识。国外通过许多方式，如在大型学术会议前通过培训班、短训班等形式来培训康复领域的专业工作人员。辅助技术领域，在面向从业者进行的小型、短期的临床教学活动中，集中讨论某个特殊专题。大学和康复中心通过远程教育网开展辅助技术课程和教育项目的教学活动。还有许多专业期刊，如：RESNA 组办的 *Assistive Technology*（《辅助技术》）期刊。服务前教育活动是本科以上水平的特殊专业从业培训的一部分，如作业治疗、理疗、休闲娱乐治疗、言语病理和职业康复咨询等。传统的作业治疗（occupational therapy，OT）培训项目包括低技术装置，如延伸棒、夹板和日常生活辅助器具的应用训练。环境控制单元、计算机、特殊机动轮椅等高科技产品应用培训被限制在 OT 开业前的培训项目中进行。大多数专业的康复教育计划已经认识到正规辅助技术应用训练的重要性。甚至有人已经提出：辅助技术从业人员至少应具有硕士学历。硕士水平的教学计划要求学生获得四方面知识：①残疾与技术；②一般康复系统；③应用技能；④终身不断学习的态度和方法。从业前培训将对提供良好的辅助技术服务、辅助技术装置的适配、对新型辅助技术产品的研发以及对与功能障碍者生活相关的系统改进等都起到重要的作用。

辅助技术有三大基本特征：与教育培训的不可分离性；品种多样性；个性化和个体适配性。首先，辅助技术与康复和教育构成一个技术链。辅助技术总是服务于各类功能障碍者，以满足他们各种功能补偿的需求，而这些功能补偿又是人们康复教育培训和整个康复计划的一个重要环节。其次，辅助技术产品涵盖广泛，品种繁多。它们既有经济实用、制作简单、价廉物美的低技术产品，如改进的吃饭器皿、简单夹板；又有制作难度大的高科技产品，如智能轮椅、人工视网膜。辅助技术又可分为功能增强技术，如自动喂食器、助行器；功能替代技术，如电子耳蜗、语音交流装置。同时，辅助技术还包括能帮助功能障碍者作决定，提供解决具体问题的应用策略，针对某种功能障碍的训练方法，以及新概念、新理念等。第三，辅助技术需要针对功能障碍者的个体特性，解决辅助技术装置的个体适配性。因此，辅助技术既包括应用于一般用途的技术，如控制技术和计算机制造技术，也包括在一个独特领域内有助于执行功能的特殊技术，如语言交流装置和助听器制造技术。这些技术既可以是市场技术，可以是市场改进型技术，也可以是定做技术。例如，市场上有大量的计算机，但对于具有骨盆畸形且手部残疾（手活动范围小或无法做精细动作）的功能障碍者来说，由于市场上现有的计算机不能满足他们的需求，要进行改进，给计算机配备一个特殊的键盘输入装置和相应的编码软件，供他们使用，这就形成了市场上的改进型计算机。又因为其是骨盆畸形的瘫痪者，市场供应的大批标准化坐具和改进型坐具系统均不能满足他们的个体需求，因此，就需要为他们定做符合他们个体特征的防压疮轮椅坐具系统。

2.2　人类活动的辅助技术模型

人的活动分为人的行为（human behavior）和人的行为效果（human performance）。两者的概念是不同的。人的行为是由一组特定动作构成的，它是无法度量的。而行为的结果（称为行为效果）是对人体功能的描述，是可以度量，并需要建立度量的标准和方法的。如，强制性脑瘫病人不能控制说、写和面部表达。我们就不能用健全人的标准去测量他的面部表达，但我们能制定标准，以每分钟能传递多少信息、多少字来评价他的能力。辅助技术开业者的主要目标是推荐一个辅助技术装置，满足功能障碍者的特殊需要。因此，推荐的装置要与他们掌握操作技能的能力相一致，使他能在所处的环境中完成独特的功能。这里，我们强调辅助技术服务应尽可能地利用功能障碍者现有的技能。所以，人的行为效果是辅助技术系统的中心。

　　下面,我们重点介绍人类活动的辅助技术模型(human activity assistive technology model,HAAT)。

　　1989 年,R. W. Bailey 提出了人类活动的模型(图 2-2)。这一模型描述了操作者在给定的环境中执行一个给定任务时的行为效果。人类因素工程师和心理学家已经将它广泛应用于许多领域的设计和技术应用,包括计算机、无线电通讯设备、工业加工和职业任务等。这一模型在成批生产的设计和用于健全人的商业化装置中显得非常有价值。然而,功能障碍者活动时,需要辅助技术帮助完成各种活动。

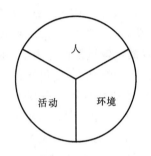
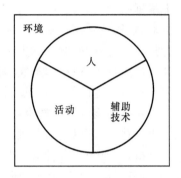

　　　图 2-2　Bailey 人类活动模型　　　　　图 2-3　HAAT 模型

(引自 A. M. Cook,S. M. Hussey 等人所著 *Assistive Technologies*:
Principle and Practice,1995.)

　　为了更精确地描述辅助技术模型,A. M. Cook 在 Bailey 模型的基础上提出了 HAAT 模型(图 2-3)。与 Bailey 模型相比,HAAT 模型有两个变化:①环境被扩展到社会和文化影响以及社区环境和物理条件(如温度、噪音水平、照明)等各个方面;②辅助技术的作用被显示出来。活动(如做饭、写作、打网球)定义为辅助技术系统的目标,每项活动都在环境中执行,功能障碍者则需借助辅助技术的帮助。

　　HAAT 模型非常适合于我们对辅助技术系统的论述。它将辅助技术系统设置在某一特定的环境中,并分为三部分:辅助技术装置、操作辅助技术装置的用户和执行功能的活动。在 HAAT 模型中(见图 2-4),活动是基本要素,也是做事情的过程,代表人们行为效果的功能性结果,可以是我们日常生活的一部分,如生活自理、工作、上学、娱乐和休闲等。那么,执行活动的人应该具备哪些条件呢?这里引入了内部使能的概念。使能可从三个途径进行:①感受器输入,如聋人通过助听器降低听力阈值增强自己的听觉能力,盲人用触觉读盲文替代视觉输入;②中枢处

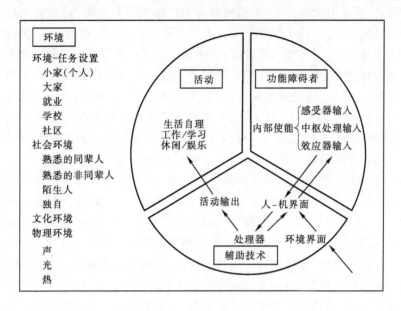

图 2-4 HAAT 模型解析

理输入,如可用提示程序降低对记忆力缺损患者操作技能的要求;③效应器输入,如电子假手直接感受外界的反作用力,进而调整断手臂者假手的握持力。作为辅助技术师或康复医师,首先,应依据上述三个途径判断用户的基本能力;其次,要开发培训计划,逐步训练用户的操作技能,使之成为操作特定辅助器具的专家。

环境常常是决定辅助技术成败的重要因素,涉及到环境-任务定位、社会环境、文化环境和物理环境。①环境-任务定位包括个人小家庭的环境设置、具有相同需求的功能障碍群体居住环境、工作环境、学习环境和社区环境。②社会环境影响到人的正常需求和期望值,也影响到残疾人与外界相互交流的质量。在对执行特定活动的给定用户选择辅助技术装置时,必须考虑三个水平的社会环境因素,即大系统水平、中系统水平和小系统水平。大系统水平需要考虑社会大环境与辅助技术应用相关的政策、资金资助情况、外界无障碍环境设施情况。中系统水平需要考虑个人的局部环境,如社区、邻居、个人可能卷入的活动和任务,个人起居住处、上学、工作、劳动场所的无障碍通道情况。大、中系统水平还包括影响移动、交流和商务服务的无障碍设施。小系统水平则需要分析个体用户立即可以获得辅助技术装置的环境现状。③文化环境也是不可忽略的因素。文化是过去所学行为模式的系统,不属于个人私有财产,而是与群体内成员共享行为,包括与其他人和与环境(社会环境和物理环境)相互作用的有效机制。许多文化因素可以影响个体对辅助技术的选取和发展的取舍,如时间的支配、工作与娱乐的关系、家庭角色的定位、因果关系的信念、感情的表达方式、对残疾和有关信息的了解程度、对自立重要性的认识、对来自他人帮助的接受程度等等。由于供需双方的文化背景不同,因此在设计辅助技术装置、执行辅助技术服务时,往往难以满足用户需要。④辅助技术装置总是放在某种特定的物理环境中使用,影响辅助技术装置执行其操作功能的物理环境主要是声、光、热。辅助技术装置,如语音增强与交流替代(augmentative and alternative communication,AAC)系统产生的噪声往往影响其在教室中的使用。过热和过冷的温度都会影响制作材料的特性(如制作防压疮坐具系统的材料),进而影响整个辅助技术装置的使用质量。

辅助技术为了增强人体对外界操控的能力,必须使人-技术界面与处理器相连接。处理器检测到外部环境信息后,通过人-技术界面来增加用户对外界环境控制的能力。人-技术界面允许个人操作的辅助技术装置显示操作结果。处理器可以处理数据,完成所请求的任务,如机动轮椅和环境控制单元中的处理器。环境界面包括看、听、感觉界面,如照相机可以代替眼睛,以满足盲人阅读、定向行走的需要;微型电话可用作环境界面,帮助聋人与外界交流;压力、温度和湿度传感器可以替代触觉输入,帮助肢体损伤者感受外界信息。活动的输出则包括言语交流、移动、生活自理、工作、学习、娱乐等。

HAAT 模型各成分之间是相互联系,并具有交互作用的。例如,记者张先生遭受脊柱损伤后,不能再使用双手写报道了,但他可以很清楚地用语言表达自己的思想,于是,辅助技术装置——语音识别系统就可以用来帮助他,即用他的说话技能来完成写作活动。当他说话时,语音识别系统需要将他所说的语音信号转化为计算机能识别的字符。这里,辅助技术识别他所说的词句,同时输送给计算机,使其就如同键盘输入操作一样。然而,当还有其他人在办公室时,张先生就需使用去噪音型麦克风来去除语音识别中的错误,如果在配音室工作就可以避免打扰其他工作人员。因此,需要从更长远的角度来定义辅助技术系统的环境。张先生的辅助技术系统包含活动(写作)、环境(工作在嘈杂的办公室)、人的技能(说话)和辅助技术(语音识别系统)这四个要素之间的联系和交互作用。

在了解整个辅助技术系统及其要素构成以后,就可以针对每个功能障碍者的特殊性设计辅助技术系统,掌握辅助技术服务的主动权。图 2-5 为辅助技术服务流程图。首先,根据康复目标,制定康复服务计划;然后,将用户放入辅助技术系统中,根据其所在的特定环境、想要执行的活动、个人身体状况、可供利用的残留功能信息评价,以及最大限度保护和利用其现存功能的原则,选择、设计或改制辅助技术装置,进行配置和康复训练,并测量其功能性结果。一般情况下,功能性结果的测量与装置配置、修改、功能性康复训练之间需多次反复才能完成。若仍不能达到康复目标,则需要修改康复服务计划。进入下一循环操作,直至用户满意为止。

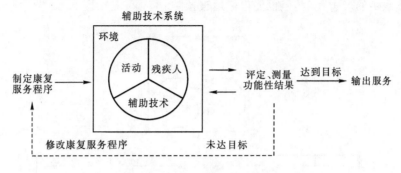

图 2-5 辅助技术服务流程图

2.3　辅助技术服务的模式

　　对于康复服务领域的辅助技术医师、职业治疗师和康复工程师来说,一切问题的出发点从人开始。对于服务对象来说,什么是最重要的(需求)? 什么是以前能做到的(技能)? 什么是以前不能做到的(限制)? 他们感到什么东西对他们有用(动机)? 什么能使生活变得有意义(目标)? 这里,首先需要倾听,其次需要探索多种选择,最后要求找到最佳解决方法。

　　那么,康复专家应从何处着手了解辅助技术的应用呢? 选择一个好的模式是良好的开端。这里,我们重温 ADA 对残疾的新定义:"残疾是身体缺陷与生活环境之间的一种关系"。从这个定义出发,可以引出一个基本概念,即:人与环境之间的矛盾是自人类历史以来始终存在的一对矛盾。几千年的文明史就是人类不断挑战自然,创造现代文明环境的历史。残疾人与健全人一样有所能有所不能,当有所不能时,我们就要考虑改造环境。下面,我们从这个观点出发,讨论辅助技术的使能-致残过程,以及人与环境之间的相互作用。

　　根据 S. Nagi 的表述以及美国医学研究院(Institute of Medicine,IOM)建立的残疾模型(见图 2-6、图 2-7),残疾有四个主要的部分:病理、残损、功能受限和残疾。病理是指由于疾病、感染、损伤、先天条件或其他因素导致的分子、细胞或组织的病变。残损发生在器官或器官系统水平上,导致个体智力的、生理的或生化功能的缺少或畸形。功能受限是在执行特殊任务时所表现出的功能缺失或受阻。残疾是个体在执行特定任务或角色时所受的限制,表现为个体能力与环境要求之间的差距。个体能力受限与社会和自然环境因素间存在互相作用。生物的、环境的(物理的和社会的)以及生活方式、行为因素在致残和康复过程中发挥着重要作用。而很多残疾状态通过合理的、足够的康复以及环境的配合是可预防的或是可逆的。继发残疾是指主要的残疾导致额外的生理和精神状态的改变。继发残疾通常会增加个体残疾的严重程度,但也能很好地被预防。

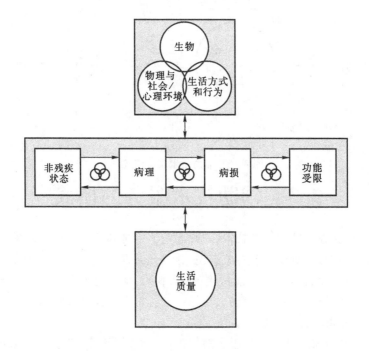

图 2-6　使能-致残过程

(引自 N. E dward 等人所著 *Enabling America：Assessing the Role of Rehabilitation*,1997.)

　　图 2-7进一步描述了人与环境的相互作用。该模型以人为研究对象,人总是被考虑处在外界环境之中,这个环境就相当于一个垫子,环境包括社会环境与物理环境。当大多数健全人站在这个"环境垫子"之中时,他们陷得很浅,能得到很好的支持,可以很容易地在垫子上行走,环境这个垫子能支持、允许他们执行各种功能活动,如工作、学习、照顾自己和他人等。当发生用药物等医疗手段和方法不能解决的损伤,并引起残疾时,他们就难以或不能在垫子上行走,也不能执行各种功能活动,甚至深深地陷入"环境垫子"中,不能自拔。遭受的伤残越严重,则陷得越深。这些功能障碍包括:不能照顾自己与他人,不能为社会做出贡献,情感受挫和羞愧,生活质量下降等。康复的目标是将永久性伤残所带来的影响降到最低程度。当我们不能改变人的残疾结果时,我们能为他们做什么? 唯一能考虑的因素就是改造环境这个"垫子"。如,残疾人要执行功能,应当首先激发他们的潜在执行功能,增强环境适应性,创造便于他们独立活动的环境。这里,残疾人要求更具支撑力的"环境垫子"。试比较:在柏油马路上走路省劲还是在沙滩上走路省劲? 当然是在柏油马路上走路省劲! 那么,我们就需要来模拟"柏油马路",改造"环境垫子",补

偿伤残带来的影响,使残疾人能轻松地在"环境垫子"中行走。

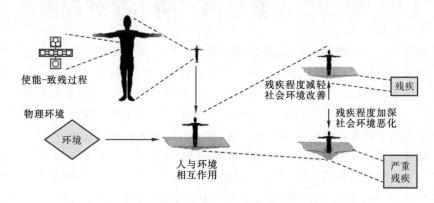

图2-7　功能障碍者的失能与使能过程

(引自 N. Edward 等人所著 *Enabling America：Assessing the Role of Rehabilitation*,1997.)

　　辅助技术为改造"环境垫子"提供了可能。主要是通过以下方式使"环境垫子"更具支撑力:①改造物理环境,提供装置增强、替代残疾人失去的功能。这里有辅助技术应用的几个例子。a)下肢假肢可以替代人的腿和足,帮助完成行走功能;轮椅可用来补偿瘫痪、肌无力和运动不协调造成的功能障碍,使肢体残疾患者参加体育活动、入学、步入社会成为可能。辅助技术满足了使用者的需求,实现了他们想要外出的愿望;b)人造假手能感应人所需要的握持力,使残疾人能恢复双手的功能,回到工作中去;c)交流放大设备可实现对失声的补偿,当失声或语音发育不全时,基于微处理器和语音数字化技术的语言交流输出设备使得残疾人参与社会、沟通、学习和完全的语言发育成为可能;d)适配性的计算机输入装置使失明、瘫痪、运动失调和衰弱等患者无障碍地使用计算机,使他们可以接受教育,参加交流、工作、管理和娱乐活动。②改造社会环境。无障碍环境就是要去除建筑物和外界大环境的物理障碍,为残疾人提供行走通道,修造斜坡,使之能自由移动,并具备安全设施,克服外部环境对伤残的影响,为残疾人融入社会创造条件。③将辅助技术方案整合到个人生活、家庭管理、教育和工作中去。作为辅助技术医师、辅助技术工程师,如何才能知道哪种方案对哪种特殊个体最适用呢? 应首先询问他们需要完成什么? 达到什么目标? 每个人都有自己的才能、兴趣和未来的心愿,每个人都有对其社会角色的期望。

　　辅助技术服务的成果包括:①满足残疾人对环境-任务设置的需求;②使用当前康复专业的知识,使残疾人适应地理、气候、社会和文化等环境条件;③帮助残疾人融入社会,促使社会对他们的理解和接纳。

2.4　辅助技术系统用户的信息处理模型

在这一节里,我们要了解辅助技术系统用户的信息处理模型,人的中枢神经系统及其传导通路,与辅助技术应用有关的感受器、知觉、认知功能及发育、运动控制以及效应器的功能。这里需要强调的是:辅助技术的目标是用辅助技术系统增强或替代功能障碍者的某种功能,增加残疾人功能上的独立性。因此,辅助技术的出发点是尽量保持功能障碍者原有的功能,而不是损伤或摒弃它们。

辅助技术系统用户的信息处理模型如图 2-8 所示。从辅助技术的角度来看人神经系统的信息处理机制,可分为感受器、中枢处理系统和效应器三大部分。感受器包括视、听、味、嗅、触、痛、温度觉等。中枢处理系统分为知觉、比较、认知和运动控制。这里应注意区分感觉、知觉与认知之间的差别。我们说,感觉是感受器感受外界信息;知觉是解释并给来自感受器的数据赋予定义;而比较是将感觉与记忆中的信息,以及效应器前馈信息三者之间的相互作用综合起来,进行比较;认知将比较的结果加以鉴别后,做出决定,解决问题、整合语言和处理其他任务;运动控制是将感受器、知觉、认知分量整合到运动方式中去,发出运动控制指令。效应器则是神经、肌肉、骨骼的共同作用,提供协同运动输出。这里举两个例子说明:①当手上的温度感受器受到热刺激时,将其变为神经冲动,上传到中枢,中枢知觉系统立即解释这是热刺激,中枢认知系统则将其与以前所受到的热刺激相比较,发出"太烫了,我受不了了,赶快将手抽回来"的指令;②如果信息处理机制出了问题,当人拿器皿吃饭时,感受器和知觉障碍患者就不能将食物与器皿分开,认知障碍者则是忘了执行任务的顺序,运动控制障碍患者不能激活控制界面,缺乏原始运动控制指

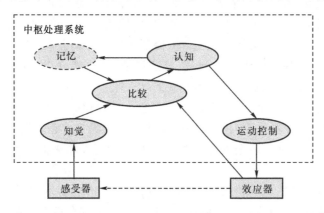

图 2-8　辅助技术系统用户的信息处理模型

令,而导致不能将食物送到口中,效应器障碍患者则可能因共济运动失调,不能随心所欲地将食物送到口中。

2.4.1 中枢神经系统及神经传导通路

这里我们来简要重温一下中枢神经系统的基本结构。中枢神经系统由脑中枢和脊髓中枢组成。Brodmann 将大脑皮层(图 2-9)分为 52 个区。人的运动区位于中央前回(4 区)、运动前区(6 区),人的感觉区位于中央后回(1、2、3 区),感觉联络区位于(5、7 区)后颅顶叶皮层,视觉区(17 区)、视觉联络区(18、19 区)位于枕叶,听觉区(41、42 区)、运动语言区(44 区,亦称 Broca's 区)、语言联络区(22 区,亦称 Wernick's 区)位于颞叶。小脑位于大脑的后下方。基底神经节位于大脑内部纵向裂的下端。

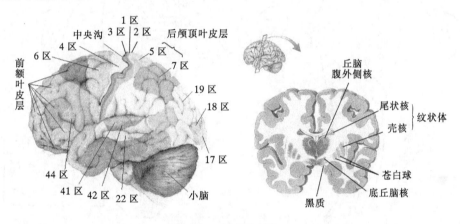

图 2-9 人脑的结构

脊髓中枢系统包括 8 节颈髓、12 节胸髓、5 节腰髓和 5 节骶髓。脊神经包括 8 对颈神经、12 对胸神经、5 对腰神经、5 对骶神经和 1 对尾神经。一般来讲,感觉传导神经在脊髓背侧上行,运动控制神经在脊髓腹侧下行。

1. 感觉系统的神经传导通路

图 2-10 为躯体感觉区分布示意图。颈神经管理上肢,胸神经管理胸部和部分上肢的前侧,腰神经管理腰部和下肢的前侧,骶神经管理臀部和下肢的后侧。躯体感觉输入及其神经上行传导通路如图 2-11 所示。表面压力、振动觉、本体感受、两点区分和轻触觉的神经冲动进入脊髓不同节段后,在同侧上行至延髓交叉后,进入大脑皮层。触觉、痛觉、冷-热温度觉的神经冲动进入脊髓不同节段后,先交叉至对侧,再上行进入大脑皮层。来自不同类型感受器的感觉轴突和肌肉轴突

的传导速度被展示在表2-1,以供对用户进行康复评价、分析时参考。

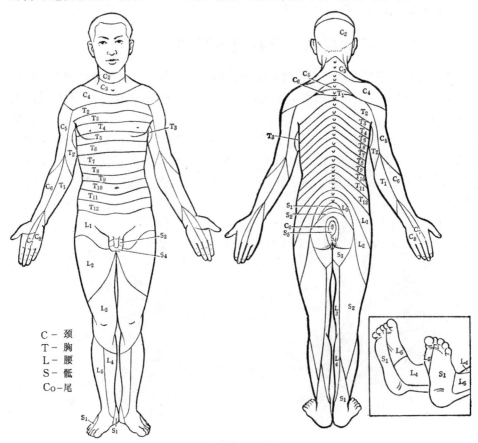

C - 颈
T - 胸
L - 腰
S - 骶
Co-尾

图2-10　躯体感觉神经分布区域图

表2-1　来自不同类型感受器的感觉轴突和肌肉轴突的传导速度

来自皮肤的感觉轴突	A_α	A_β	A_δ	C
来自肌肉的轴突	Ⅰ组	Ⅱ组	Ⅲ组	Ⅳ组
直径/μm	13~20	6~12	1~5	0.2~1.5
传导速度/m·s^{-1}	80~120	35~75	5~30	0.5~2
感受器	骨骼肌本体感受器	皮肤的机械感受器	疼痛、温度	温度、疼痛、痒

　　感觉神经的分布及感觉神经系统上行传导通路的知识为评价残疾人身体状

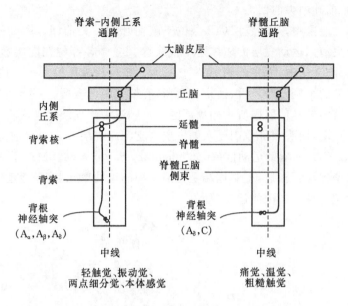

脊索-内侧丘系通路　脊髓丘脑通路

大脑皮层

丘脑

内侧丘系　延髓

背索核　脊髓

脊髓丘脑侧束

背索

背根神经轴突(A_α,A_β,A_δ)　背根神经轴突(A_δ,C)

中线　中线

轻触觉、振动觉、两点细分觉、本体感觉　痛觉、温觉、粗糙触觉

图 2-11　躯体感觉输入及神经上行传导通路

（引自 F. Mark 等人所著 *Neuroscience：Exploring the Brain*，1996.）

况、设计辅助技术装置提供了非常有用的信息。根据人体不同部位对表面压力、振动觉、本体感受、两点区分、轻触觉、触觉、痛觉和温度觉的感受,结合其运动控制的状况,我们可以初步判定残疾人感觉神经系统的受伤部位和状况。在为其设计和选择辅助技术装置时,应尽可能保持功能障碍者的功能,并充分利用残留的信息输入功能。

2. 大脑运动控制系统及其功能

运动控制系统是一个复杂的、具有自适应反馈调节的网络体系。总体来讲,大脑皮层通过外延固有的和非固有的连接,扩展人体感觉-运动的全部技能。运动控制系统包括:①独立移动身体区段的能力,控制参加运动行为的肌肉数量。②控制到定向目标运动行为的速度、敏捷度、正确性和适配性。③精细运动学习,增强在执行技能任务中的运动操作能力。④定义和提炼知觉的能力及操纵环境的能力:a)用工具时,改善手部动作的机敏性和手、眼的共济协调性;b)改善人的交流技能和表达技能,如写、读、画、跳舞、运动、计算和抽象表达的控制能力。⑤将我们的理念、思想和意愿转换到立即或延后的行动中,这要求计划、编程和判断,以产生和调节定向目标行为。

（1）大脑前叶中央前回

在大脑皮层区中，运动皮层（4区）位于脑前叶的中央前回。图2－12示出了大脑皮层中央前回运动皮层的躯体运动代表区。身体各部位在皮层运动区呈"倒置"的投影。腿在内侧、面在外侧、手臂在其间。皮层代表区的大小与技能有关，对于能精细运动的结构，如唇、舌、拇指和食指，有较大的代表区。手指和脚趾所占的皮层面积比肢体的其他肌肉所占的皮层区大。刺激一侧皮层运动区将引起对侧相应躯体出现运动，而头面部肌肉受双侧皮层区支配。皮层6区包含前运动区（premotor area，PMA）和辅助运动区（supplementary motor area，SMA）。前运动区主要与网状脊髓神经元相连，控制近端受神经支配的运动单元，辅助运动区的轴突直接连接到远端受神经支配的运动单元。

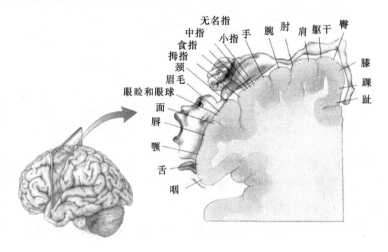

图2－12　运动皮层（4区）的躯体运动代表区

（引自 F. Mark 等人所著 *Neuroscience：Exploring the Brain*，1996.）

（2）大脑前额叶

大脑前额叶皮层负责：①运动计划；②运动判断，具有解决运动问题的能力；③根据环境优势、前因后果的分析、社会因素、心理价值、动机和动力等，选择适当的行为，抑制不适当的行为；④给予具体的记忆，塑造行为；⑤临时组织运动时间的顺序。

当前脑受损伤时，可能引起的后果是：①多动和无目的运动；②增加错乱、难以抑制新刺激的定向反应；③缺乏流畅、主动行为，行为分裂；④眼运动不足，产生视觉忽略；⑤不正常的固执，尽管行为对目标无用，但仍重复运动；⑥行为变化无常，对社会冷淡，反应迟钝，缺乏感情，动机下降，在社会行为方面缺乏竞争能力。

（3）大脑后颅顶叶

大脑的后颅顶叶皮层负责：①维持思维空间参考系统，如想象身体，利用个人的内外空间感知、指导行为；②动态制定计划，产生与注意有关的意图和刺激；③该皮层中神经元的接收场是复杂的，依赖其当时所处的状态和具有多类型的整合功能；④对于大多数人，大脑的右半球管理着人体的某些特殊功能。

这部分区域损伤产生的可能效应是：①视觉定向障碍和临时障碍，光学运动失调和错误到达目标；②粗心或忽略对侧身体和/或空间；③左右定向障碍；④不能识别手指；⑤神经性视觉障碍；⑥空间思维紊乱；⑦计算困难；⑧语言障碍等。

3. 运动神经下行传导通路

图 2-13 显示的是参与运动控制的大脑皮层、两个重要下行通路和两个主要调节环路。大脑皮层主要包括运动皮层（4 区、6 区）、前额叶皮层和后顶叶皮层。下行的外侧神经通路直接受控于大脑皮层，负责远端肌肉的自主运动。腹内侧神经通路在脑干的控制下负责姿势和运动控制。基底神经节调节环路负责选择和发动有意向的运动。外侧小脑调节环路负责精细调节。

（1）外侧神经通路

外侧神经下行通路有两条下行神经束。最重要的一条是皮质脊髓束（cortico-spinal tract）。它的 2/3 的轴突起源于运动皮层，近 1/3 的轴突起源于顶叶皮层的躯体感受器区域。轴突经内囊→终脑和丘脑→中脑、脑桥，在延髓底部形成锥体束，并交叉到对侧后形成侧向皮质脊髓束，下行至脊髓。皮质脊髓束的轴突终止于脊髓腹角的背外侧区域和灰质内中侧。另一条是红核脊髓束（rubrospinal tract）。红核脊髓束起源于红核（red nucleus），在脑桥交叉，并在脊髓侧柱中并入皮质脊髓束。外侧神经通路控制远端肌肉，尤其是屈肌。外侧神经通路损伤时，仅能坐直和站立，不能做投球动作。

（2）腹内侧神经通路

腹内侧神经通路包括四条下行神经束：前庭脊髓束、顶盖脊髓束、脑桥网状脊髓束和延髓网状脊髓束。它们起源于脑干的若干区域，终止于脊髓的中间神经元。这些神经元在脊髓交换神经元后，再进一步控制近端和远端肌肉群。从功能上讲，可分为两组：①前庭-脊髓束和顶盖-脊髓束，控制头和颈部的姿势；②脑桥网状脊髓束和延髓网状脊髓束，控制躯干和肢体的抗重力肌。它们主要是维持姿势和某些特定反射运动。值得注意的是：自主运动的发起和投掷式运动需要各部分协调作用。运动皮层沿外侧通路下发指令，直接激活脊髓运动神经元，同时，运动皮层又与腹侧通路的神经核联络，反射控制，释放这些神经冲动。这里，大脑皮层是自主运动和行为的关键。

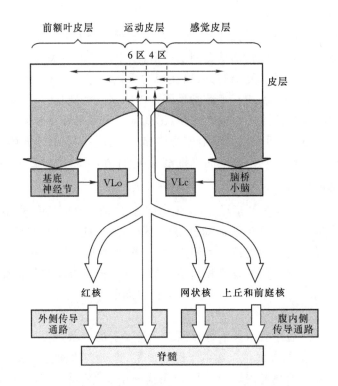

图 2-13　主要运动控制下行通路及调节环路

(引自 F. Mark 等人所著 *Neuroscience：Exploring the Brain*，1996.)

（3）基底神经节

基底神经节由纹状体（尾状核、壳核）、苍白球和底丘脑核组成。基底神经节主要的工作环路为：大脑皮层→纹状体→苍白球→丘脑的腹外侧核（VLo）→大脑皮层（6 区中的辅助运动区，SMA）。基底神经节主要是选择和发动意向性运动，包括：自动执行已学过的运动计划；将运动编程增强到有效的定目标运动计划；根据当时所处状态（如记忆指导、自我初始化、外部线索、延时的运动设置等）完成同时或相继的运动程序；做出运动选择，如：控制开关和整合不同的运动策略，合并知觉、判断、驱动、记忆、外部条件和对动作计划的影响；运动的赋能，如设置动作的动力学水平、调整肌肉硬度、预设置等。基底神经节损伤的典型病征是帕金森病、亨廷顿病和偏身投掷症。帕金森病主要表现为运动减退、迟缓和困难；亨廷顿病主要表现为多动；偏身投掷症主要表现为运动机能亢进，做猛烈的、投掷式的运动。

（4）小脑

小脑位于大脑的后下方，内含 10 个小叶（lobule），虽然体积只有大脑的十分之一,但却包含中枢神经系统 50% 以上的神经元。简单的经小脑的运动环路为:来自感觉运动皮层(4 区、6 区、中央后回的躯体感受器区和后颅顶叶皮层)第 V 层的锥体细胞的轴突 →脑桥 →小脑 →丘脑的腹外侧核(VLc)→运动皮层。小脑的功能包括:①姿势和移动动作的计量协调,它包括方向、速度、时间等。②误差监测与修正:a)现行的控制包括:行为的进展进程,比较内部想要达到的模式与来自外周实际的反馈信息,以及来自身体区段运动中心的输出拷贝;b)结果调节:大量重复的输出调节。③合力:在运动形式和姿势调节中,以协力和/或按肌肉收缩的先后次序,精确控制收缩肌、协同器官和拮抗肌。④发起并调节自主和有意向的编程输出,以执行有技能的运动任务。⑤运动学习。⑥运动增益调节和肌肉硬度调节。小脑损伤将影响计划的执行、自主运动和多关节参与的联动运动。如,小脑损伤病人不能在闭眼的情况下用手指鼻子。

了解中枢神经系统的结构、神经信息传导通路、脑皮层各分区功能及其损伤特征,是我们对用户进行康复评价的基础。例如,脑外伤(traumatic brain injury)和缺氧症(anoxia)是严重的外伤性运动障碍的两个主要因素,然而,它们所产生的神经损伤效应是不一样的。在脑外伤中,除弥漫性细胞损伤外,主要投射的神经大面积丧失,影响下行控制。而在缺氧症中,由于脊髓中枢的局部缺血,主要损伤的是神经树突的丧失。两种情况突触表面都有可能产生闭塞,引起神经传导受阻,但两种情况给残疾人造成损伤的特性是不同的,因此,在帮助残疾人选择辅助器具和设计辅助装置时都需要充分考虑。

2.4.2 与辅助技术应用有关的感受器功能

与辅助技术应用有关的感受器功能有很多,这里着重讨论视觉功能、听觉功能、本体感受器功能、姿势定位的控制。

1. 视觉功能

图 2-14 是简约眼(reduced eye)的图解。眼内物质是均匀的,具有水的折光

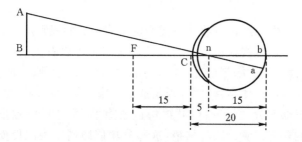

图 2-14 简约眼的图解

率(1.333)。角膜表面 C 的曲率半径为 5 mm,它的曲度中心是眼这个光学系统的节点(n, nodel point)。视网膜位于节点后的 15 mm,距角膜 20 mm 处。主聚焦(principle focal distence)为 20 mm。后焦点在视网膜上,远处物体的像正聚焦在视网膜上。图中示出了视角的概念。眼的最小视角阈值是 1 秒弧度,正常光线下视角阈值是 15 分弧度,弱光线下视角阈值是 21 分弧度。视角被定义为角膜前部物体 AB 形成的角度。视敏度包括物体的大小、背景与物体的对比度、物体与周围背景物之间的空间。

　　一般来讲,颜色敏感区被限制在头中线两侧 60°范围之内(见图 2-15)。眼对不同颜色的敏感响应随视角的变化而变化。从图中可看出,人眼对绿色的敏感响应仅在 70°视角内,对红色的敏感响应在 75°视角,对黄色的敏感响应在 85°视角,蓝色的敏感响应视角最大,为 93°。这些生理特征常被用于临床诊断评估之中。

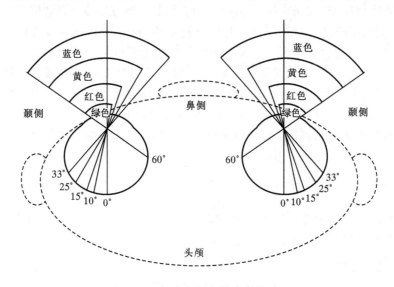

图 2-15　视角与颜色敏感度的关系

　　图 2-16 为视觉神经传导通路不同部位损伤造成的视野障碍类型。临床诊断中常借助于视场来评价视损伤发生的部位。从图中可以看出:视网膜损伤造成单眼盲点;视神经损伤造成同侧全盲;视交叉部位损伤造成双眼外侧偏盲;视束或侧膝状束损伤造成双眼对侧半盲;颞叶损伤造成双眼对侧上部四分之一盲;顶叶损伤造成双眼对侧下部四分之一盲;枕叶损伤造成除了中心圆斑外的双眼对侧半盲。涉及视觉功能的还有视觉跟踪与扫描,这部分功能障碍是由眼肌疾患所致。视调节(visual accommodation)涉及到晶状体的调节,它由眼肌障碍引起。据调查,在脑瘫儿童中,92%有眼肌障碍,40%有折射误差,56%有斜视,100%调节功能不全,

100%缺乏方向感,78%视感觉功能障碍。

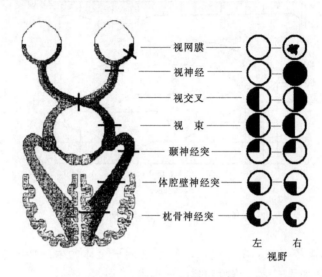

——视网膜
——视神经
——视交叉
——视　束
——颞神经突
——体腔壁神经突
——枕骨神经突

左　　右
视野

图 2-16　由视觉神经传导通路不同部位损伤造成的视野障碍类型

在辅助技术装置的配置和设计中,运用上述知识做好康复评估是非常重要的。例如,当考虑给有视觉调节障碍的人配置一个带键盘和屏幕显示装置时,这两个系统部件往往分开放置,要求不断进行视调节,使聚焦点在两个部件上来回交换。适当地将键盘和显示器放在一起,能有效地降低视调节量,从而改善具有视调节障碍人的整体系统执行效果。

2. 听觉功能

图 2-17 为健全人耳对声音频率敏感度的示意图。图中作了归一化处理,即:人耳在频率为 1 000 Hz 刚能听到的声音定为 0 dB(参考测试声压为 2×10^{-5} Pa)。从图中,我们可以看出,人对声音的敏感程度符合对数关系。健全人的听觉频率范在 20~20 000 Hz。听力阈值即:人耳刚能听到的声音强度,通常用声音的幅度和频率来描述。声音的幅度通常借助于 dB 来表示。图中下部的曲线为听力阈值曲线。它显示人对不同频率的听觉阈值是不一样的。对健全人来说,在 200 Hz 时,听力阈值是 22.5 dB,而在 3 000 Hz 时,听力阈值则约在 -10 dB。也就是说,人对 3 000 Hz 的声音最敏感。对于使用辅助技术装置来说,听力功能的评价是重要的。作为一种辅助技术装置的设计参考,飞机起飞和降落时的声音超过 140 dB,舞会中的嘈杂声约为 120 dB,交通要道、车辆行驶造成的噪音达 90 dB,办公场所,正常交谈,1 m 范围之内,声音为 50~60 dB,安静无人处,声音为 30 dB。因此,当我们设计语言增强与交流替代(augmentative and alternative communication,

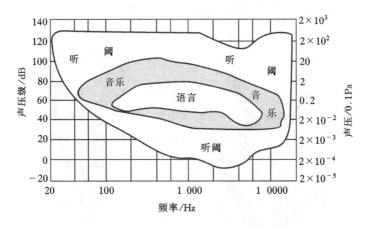

图 2-17 人耳朵对声音频率的敏感曲线

AAC)装置时,需依据其使用环境、人,特别是用户个体的生理特征来适当设计和选择 AAC 装置的声音放大倍数和信噪比等参数。

  图 2-18 为临床评价听力的单音调听力测试曲线图。它通过测试耳朵的单频特性来决定听力阈值。正常生理阈值被定在 0 dB。所测试曲线显示人耳听力的损伤程度。图中以"→"标记的为骨传导听力测试曲线,以"×"标记的为气传导听力测试曲线。根据 WHO 和 ISO 国际标准,表 2-2 示出了听力障碍分级与建议的

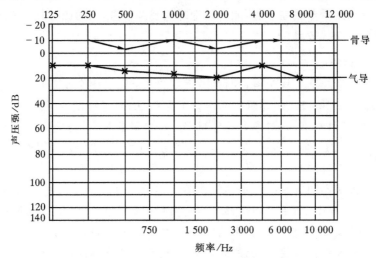

图 2-18 典型的单音调听力测试曲线

(引自孔维佳所著《耳鼻咽喉头颈外科学》,人民卫生出版社,2005 年 8 月.)

康复措施。表中耳朵的平均听力分贝数由分别在 500 Hz、1 000 Hz 和 2 000 Hz 下测得的分贝值之和除以 3 的商获得。常见的听力损伤有：中耳病理缺陷造成的传导性听力丧失、耳蜗或听神经缺陷造成感受器神经损伤、大脑听觉皮层的中枢损伤、感觉缺陷引起的功能性耳聋。不同类型损伤要选择不同的助听装置。

表 2 - 2   听力障碍分级与康复措施

等级	困难程度	耳朵的平均听力	语言的理解力	语言听力康复措施
A	正常	0～25 dB	能听见微弱语音	不需要
B	轻度	26～40 dB	对微弱语音理解困难	一般不需要助听器
C	中度	41～55 dB	对普通讲话理解困难	配助听器维持语言发展
D	中重度	56～70 dB	对高频语声往往理解困难	六岁前坚持使用助听器
E	重度	71～90 dB	能理解强声和放大的语声	六岁前坚持使用助听器，最好植入人工电子耳蜗
F	深度	91～110 dB	难以理解放大的语声	需植入人工电子耳蜗
G	全聋	> 110 dB	助听器无效	植入人工电子耳蜗

3. 本体感受器功能

本体感受器在设计和选择辅助技术中的基本角色是提供身体的位置觉，这在决定辅助技术有效性方面起着关键的作用。

由于运动与感觉系统之间存在着紧密的依存关系，因此在本体感受器损伤的情况下，运动控制能力将大大降低。如麻风病人失去外周感觉，从而导致失去运动系统的反馈信息，最终运动功能也将丧失。又例如，脊髓损伤病人缺少感觉系统的输入，长久施压导致压疮的产生。

4. 姿势和身体位置的控制

姿势和身体位置的控制是成功应用辅助技术的基础。腿和头的移动要求内部感觉与运动控制系统维持功能姿势。对外部力（重力和移动）的包容性也要求不断地调节姿势。姿势和身体位置的控制需综合视觉、前庭、本体感觉、运动觉、躯干、骨盆和下肢的运动分量，共济协调地动作。视觉与前庭系统的紧密耦合，提供了视觉的纠正和前庭感受器的输入，即有关身体怎样与外界环境发生作用的信息。这些信息与其他感受器提供的数据综合，影响身体位置的控制，并通过移动，改变环境的数据。身体位置的改变是由于内部力和外部力共同作用的结果。一个复杂控制系统应能通过反馈和前馈的方法，提供必要的补偿力、神经中枢的和感受器的变化。例如，为了帮助一个丧失感觉与运动控制系统功能的残疾人能很好地控制姿势,我们能设计坐具和定位系统帮助他稳定坐姿,并保持良好的功能位,使他易于执行某些操作任务。然而,通常的坐具与定位系统总是静态的,仅能固定某一特定的姿势,它不符合正常的定位要求。正常的功能定位应是动态的,允许人的移动,并保证用户在执行各种操作任务时,仍能平稳地保持身体平衡,不发生意外。

2.4.3　与辅助技术应用有关的知觉功能

如前所述,知觉(perception)的功能是给感觉(sensation)的数据赋予含义。许多人们感觉到的东西,并没有知觉到,而有些知觉到的东西往往可以加深人的感觉。人类对感觉事件的解释是基于两个方面:①生理学功能,如痛觉;②过去的感觉和知觉的经历,总将新获得的数据与过去的经历和经验相比较。如,当人看到玫瑰花时,闻到一种香味,他立即与记忆中的洋葱进行比较,得出知觉的结论:这是玫瑰花而不是洋葱。所有感觉系统均有生理的和知觉的阈值。如心因性疼痛,疼痛的感觉中包含有心理因素,感觉阈值就低。又如,人们都有久闻不知其香和久闻不知其臭的经历。另外,当人从亮处到暗处时,都有看不见的过程,过了几分钟,逐渐适应后,即可看见暗中之物了,这个过程称为暗适应。同样,也存在着亮适应现象。所有这些例子都说明生理的和知觉的阈值不是一成不变的。

2.4.4　与辅助技术应用有关的认知功能及发育

认知功能在辅助技术的应用方面扮演着重要的角色,它常常影响辅助技术系统的设计。如,一个脑部损伤并丧失决定能力的人,是不可能很好地驾驶电动轮椅的。而一个不识字母的孩子,是无法让其操作标有诸多字母的 AAC 装置键盘的。然而,用图案表达键含义的键盘则可能给他提供很好的辅助交流的工具。因此,在提供辅助技术装置之前,对认知方面的评估是绝对必要的。这里,涉及到的认知功能包括认知发育、发育迟缓和认知缺陷,记忆,语言、语言发育,解决问题、决定能力等方面。

当考虑脑外伤引起的认知缺陷和发育迟缓时,要考虑与发育阶段相适应的个体功能能力。作为认知能力评价的参考,表 2-3 和表 2-4 列出了不同年龄健康人在坐姿、物体操作和认知发育方面的行为表现特征。

这里需要注意的是:残疾个体神经系统的发育状况与神经系统发育完好的健全人之间存在明显差异。在评价其认知功能水平时,应充分考虑到除认知缺陷和发育迟缓以外的其他因素。另外,残疾人有可能在一个领域里呈现非常好的技能,但在其他方面则呈现严重缺损。如,国内有一位残疾儿童,他能指挥乐队,但在生活自理方面却有严重障碍。因此,评价用户的个体技能时,应从多方面着手综合进行评价。如,对神经系统障碍者,应进一步确认是发育迟缓还是认知障碍。发育迟

表 2-3 正常人在感觉运动系统发育阶段早期在坐姿、物体操作方面的情况

发育月份	行 为	发育月份	行 为
5	坐时头可竖直且稳定	12～14	捏起瓶外的小球丸,但不主动放到瓶内
6	仰卧时可翻身俯卧	12～13	扶栏杆行步
6	紧握拨浪鼓不落地	13～15	可模仿叠搭积木,但不成功
6～9	坐座椅时躯干竖直	15	会走数步,并自行停止
7	可竖直坐片刻	15～18	上台阶
8～10	玩耍时可持续追逐远处的玩具	15～18	走累了会坐下
8	用手交替拿物并看该物体	15～19	爬楼梯
8～9	可竖直独坐一分钟但不稳定	18～20	自己坐到小椅子上
8～10	俯卧时把腹部作中心,整个躯干向左右旋转	18～21	须牵着一只手步行上楼梯
9	稳定坐 10 分钟以上	21	叠方积木 5～6 块
12	左右转动自如	24	玩行走游戏时可蹲下

表 2-4 不同年龄健康人认知发育状况

阶段	年龄段	特 征
I	出生～2 岁	感知运动阶段:渐形成物体永久性意识、有一定空间-时间组织能力、出现因果关系的萌芽
II	2～7 岁	前运算阶段:借助于表象进行思维、思维不可逆、自我中心
III	7～11 岁	具体运算阶段:形成较系统的逻辑思维能力
IV	11～成年	形势运算阶段:运用语言、文字陈述、假设等为基础运算

缓是神经系统正在沿着正常的发育路径,缓慢发育、进展滞后,不存在认知障碍。因此,可通过加强刺激和训练改善其认知功能水平。先天或后天的认知缺陷则可能引起许多临床现象,如注意力不集中、记忆力下降、解决问题能力减弱、语言交流障碍等等。对这类用户提供服务时,应仔细考虑使用装置的认知要求,并在辅助技术装置的总体系统中增加学习和操作方面的帮助。综上所述,只有在配置辅助技

术装置之前对用户的认知功能状况和水平进行充分的分析与评估,才能使辅助技术的应用更加有效。

记忆对有效地应用辅助技术是十分重要的。在设计辅助技术装置时,常常需要考虑人的记忆功能在成功应用辅助技术装置中的角色。记忆分为感受器记忆(sensory memory)、短期记忆(short-term memory)和长期记忆(long-term memory)。①感受器记忆的数据存储时间非常短暂。最重要的两种记忆类型,如听觉记忆能保留 5 s,而视觉记忆仅可保留 250ms。辅助技术装置常常提取感受器记忆信息来实现其功能。如路径搜索增强交流系统,用 16×18 阵列的灯依次闪烁,监测器检测光点,并通过激活光点指示的键来选择系统功能。②短期记忆一般能保留20~30 s,短期记忆的内存容量大约在 7 项,也就是说,一个人若没有反复记忆将有关信息转换到长期记忆中去,他则难以记住多于 7 项的内容。这个特性也常被用在辅助技术装置的设计中。如用菜单查询的方法,操作辅助技术装置。菜单上一次出现的项目不要超过 7 项,菜单上的项目按一定的顺序排列等等。也可采用若干步骤尽量扩大短期记忆的应用,如系统中每项任务的设计采取相类似的步骤,将会使用户更易学会操作规程。③长期记忆指保留在脑中永远不会忘记的记忆。它是通过编码、存储、重新获得这三个步骤来达到记忆的目的。例如,将“妈妈”两个字编为“M”,将“工作”两个字编为“W”;然后,将“M”和“W”存储在记忆中;最后是搜索记忆,重新获得。长期记忆在训练用户使用辅助技术装置中尤为重要。有许多常用方法都可帮助建立长期记忆。

辅助技术应用中要考虑的是避免前项活动干扰和回溯性活动干扰。前项活动干扰指前一项学习任务的操作规程干扰后一项任务的学习。回溯性活动干扰指学习了第二项任务后,再让其操作第一项任务时,用户已忘记了如何操作第一项任务。这里,若能让用户在开始学习第二项任务前,有足够的时间学习、训练,掌握操作第一项任务的要领,则可避免回溯性活动干扰。另外,回忆(recall)与再认识(recognition)在辅助技术应用中也起着重要的作用。回忆是用户在没有系统帮助的情况下,绝对依靠本人的记忆能力所完成的任务,而再认识则要求用户根据系统提示,辨别哪种选择最适合自己的要求。因此,在辅助技术应用中,AAC 装置的键盘标签,图形用户界面(再认识技术)比指令界面(回忆技术)更易被用户所掌握。

语言是由一类符号组成的一种系统,包括手势语和口语。这些符号是根据说者和听者之间都同意的一系列规则组成。这些规则包括:语音学(phonology)、语法(ayntax)、词法(morphology)、语意学(semantics)和语用论(pragmatics)。这里,语音学代表任何特殊语言所用的声音和组织规则。语法是句子的结构学。词法是语言中的最小意群。语意学指词与词义之间的关系,即词的定义。语用论是语言与语言用户之间的关系,即词典。语意学和语用论在设计辅助技术装置中非常有用。如,在 AAC 装置设计中,如何用最少的键表达最多的含义?如何用最少的键盘操作和最快的速度,调用出用户所需发出的声音,表达出用户想表达的意思?语言应用分类及人语言早期发育阶段的特征(表 2-5)在辅助技术装置设计和辅助技术服务中都有广泛的应用,尤其在 AAC 装置的设计中存在着许多设计技巧。我们在后续章节中将专门讨论。

表 2-5　正常人语言早期发育阶段的特征

年龄段	语言表达能力
0～4 个月	单音节阶段
4～10 个月	多音节阶段
11～13 个月	学话萌语阶段
13～17 个月	理解语言阶段
17～36 月	积极的语言活动发展阶段

解决问题和作决定是辅助技术应用的重要方面。它强调过去的经历和记忆。解决问题一般分若干步骤:①对问题的认识;②给问题下定义;③定义目标;④选择处理策略;⑤产生替代性的方法;⑥对替代性的方法进行评价;⑦选择并执行一种方法。

对于解决问题能力差的残疾人来说,辅助技术可以考虑运用某些技巧补偿这种能力缺陷。如,给电动轮椅装上避障装置。又如,AAC 装置的分类法,大大降低了要求用户作决定的技能。因为,它可根据用户前几项的选择内容,大大缩小待选择的范围。

2.4.5　与辅助技术应用有关的社会心理因素

当人与辅助技术发生相互作用时,除了受身体因素和认知因素的影响外,还受社会心理因素的影响。社会心理功能包括内部因素和外部因素两个方面。内部社会心理因素很难与个人的社会环境分开。影响人行为的社会心理因素包括三个主要领域:自我定位、自我保护和行为动机。

在辅助技术的应用中,自我定位非常重要。当一个人不承认自己患有残疾的时候,他不会有佩戴辅助技术装置的欲望,也不会接受辅助技术服务。人的残疾可分为两种,一种是后天致残,一种是先天残疾。1990 年,H. Livneh 针对后天肢体致残人心理状态的变化过程,提出了一个统一的概念化心理调节模式。他将人们在致残后的心理状态分为五个阶段。在第Ⅰ阶段人们往往受到很大的震惊,并产生焦虑;第Ⅱ阶段他们会找出种种理由,否认残疾现状的存在;在第Ⅲ阶段当意识到一切都不可能挽回时,他们会极度悲哀,甚至产生内在的愤怒和压抑;第Ⅳ阶段表现出外在愤怒,甚至想报复和反抗;在第Ⅴ阶段不得不承认残疾现状,继而静下来思考残疾后,所造成的影响,最终,对自己的心态进行调节,使之适应肢体残疾的现状,并想办法重建失去的功能。后天致残的人进入第Ⅴ阶段后,辅助技术的应用对他们才更有意义。而对于先天残疾人来说,残疾伴随着他们长大,不存在上述心理调节的过程。因此,他们更喜爱辅助技术为他们开辟新的、融入社会的良机。

自我保护是另一个社会心理的关键因素。人们在肢体致残后,常常用辩护和适应性调节的方法来保护自己免遭心理上的伤害,维护其社会价值。这种自我保护型的心理状态也会影响辅助技术的应用,特别是当他感到辅助技术装置用起来并不舒服的时候。如,一个自尊心很强,不曾用过计算机,且不愿让人知道其计算机应用水平低下的人,在其脊髓受伤后,需要使用计算机技术去执行他的功能活动,而他又感到用这些带有计算机功能的辅助技术装置十分不舒服,于是便产生急躁。出于自我保护和急躁心理,他有可能放弃使用辅助技术装置。

动机在辅助技术训练中扮演重要的角色,它指任何能唤起行为表现的影响。动机分内部激发因素(如渴望)和外部激发因素(如赞扬和由任务产生的反馈信息效应)。在辅助技术应用中,有许多途径可提供刺激。如,一名肢体残疾的孩子在康复训练中不愿执行"撤开关"的任务。她发声不连贯,且迟缓,但她喜欢卡通娃娃。这一行为特征可用来刺激她做运动训练。一台计算机和一个语音综合器组合,可用来允许她通过撤开关发声,如"出来,卡通娃娃!"这时,卡通娃娃就出来了。当计算机屏幕上的卡通娃娃离去时,她撤语音综合器的开关,小装置发声,卡通娃娃又重现了。于是,孩子发现这是一个高刺激的任务。她响应的速度非常快,用很短的时间就完成了撤开关这个对她来讲非常困难的动作。这里,第一步,给孩子提供了外部信息的反馈;第二步,孩子被激发去行动,与卡通娃娃交流,并得到馈赠;第三,通过开关发出的语音,增加了她完成运动行为的次数。她被刺激重复动作,并重复得到回报。激发因素的作用促使她越来越熟练地完成原本非常困难的动作。

不同年龄段的残疾人对辅助技术装置的态度是不一样的。6岁以下的孩子好奇心强,他们非常渴望探索和玩耍。他们有要求辅助技术的本能,他们可能害怕声音和移动,但不害怕失败和窘迫。在这个年龄,他们能用身体的每一部分与辅助技术装置发生作用。因此,使用辅助技术装置可以使他们运动技能和控制技能都获得加强。6~20岁的青少年仍喜欢探索和有兴趣试验控制界面,但他们更渴望竞争。于是,当失败时,他们求知欲强,总是一次又一次试验,不会为出错而感到窘迫,也不会担心为学习掌握技能而耗时过长。20~35岁年轻人伴随着计算机技术的发展而成长。他们仍喜欢探索技术,对技术的应用充满信心。35～60岁的中年人则没有与计算机技术和视频技术同时成长的经历,他们中有些人工作中接触到新技术的应用,因此他们不惧怕使用新技术装置;而有些人则不熟悉新技术,使用新技术装置则感到不舒服,有些惧怕。他们宁愿自己一个人去琢磨、学习和操作这些新技术装置,而不愿意在别人的指导下获得新的技能。60岁以上的老人这方面的特征则更为明显,他们只愿意用他们过去熟悉的工具,而不愿意接受新技术装置。他们心里存在许多担心害怕,害怕损坏新技术装置,害怕承担修理费用等等。总之,对新技术的应用存在着许多心理上的障碍。加之,这个年龄段的老人,在感受器、运动和认知方面都或多或少地存在着某种缺陷,影响新技术的学习和使用。因此,辅助技术服务应从了解他们过去的经历和掌握的技能,调查他们在业余活动中所反映出来现有能力,从康复计划、装置设计、技能训练等多方面考虑,设法鼓励和激发他们学习新技术的积极性,帮助他们克服心理障碍。总的说来,辅助技术服务必须考虑每一年龄段人的学习特征,选择适合他们特点的辅助器具,最大程度地扩大辅助技术的应用。

2.4.6　与辅助技术应用有关的运动控制

运动控制涉及到包括引导计划和协同运动输出在内的所有中枢处理功能。为了执行控制任务,人的操作必须首先定位目标,计划一个能达到该目标的移动,一旦到达目标,即刻产生一个要求的动作。这个过程要求感觉系统与运动系统协同工作。感觉系统需要扫描周围环境,以定位目标,并在执行任务期间用感受器的反馈信息来调节移动量。同时,运动也需要学习,不断提高移动的速度和精度,优化选择移动轨迹,对各组肌肉活动进行预编程,通过反复训练,使移动逐渐变成自动化程序控制。为了整合感觉与运动系统,必然存在许多关于人自身内部的神经肌肉系统与外部世界的关联图。当人经历某种环境,这些关联图就通过预编程的方法建立起来。下面我们来进一步讨论辅助技术应用中的运动控制的角色和肢体残疾可能产生的效应。

1. 定向定目标移动

辅助技术装置的控制总是通过用户的定向定目标移动来完成的。它首先要求用户能成功地执行大量的感觉运动任务,如用视觉和听觉扫描一系列目标、要求、元素选择、激活,通过运动行为进行操作等。这个过程同样地施加到具有若干选择的辅助技术装置(如具有四个方向的轮椅操纵杆或具有一组按键的电视遥控器)的应用上,并被操作。感觉运动任务也被施加到带有屏幕显示或语音输出的系统上,随之,在屏幕上或以语音输出呈现一个目标,让用户选择。由此可见,定向定目标移动是激活或操作目标的基础。

那么,如何评价用户的定向定目标移动能力呢? 人类因素工程师常用速度和精度来测量定向运动的演示。一般说来,速度与精度成反比关系。然而,对一个熟练、有经验的人来说,速度加快并不意味着操作正确率下降。1954 年,P. M. Fitts 发现人移动到邻近目标或大目标所需的时间减少,而移动到远距离目标或小目标所需的时间增加。之后,Fitts 定律被推广应用到其他变化的情况下,如不同类型的定向移动,身体各部分的协同运动,操作的类型,目标的设定,物理环境的安排等。它能很好地暗示如何在控制屏幕上二维游标运动的速度和精度之间取一折中。根据 Fitts 定律,R. G. Radwin 等人比较了计算机用鼠标器键盘输入和头控指示器键盘输入之间的差异。他们发现:鼠标器输入比头控指示器输入的速度快,而且要求移动的较少。之后,他们又比较了残疾人的状况,发现当他们有很好的坐具系统支撑时,其头控的速度和精度都明显地好于没有良好坐具支撑的情况。

反应时间指识别、处理问题所需要的最少时间。正常人感受器信息处理的典型延时时间为 1～38 ms,中枢神经系统神经传导典型延时时间为 2～100 ms,中枢神经系统认知处理延时时间为 70～300 ms,脊髓中枢到肌肉的神经传导典型延时时间为 10～30 ms,肌肉潜伏和激活的时间为 30～70 ms,总延时为 113～528 ms。由此可见,认知处理所花费的时间最长。另外,不同的感受器具有不同的反应时间。例如,听觉刺激的反应比视觉和触觉刺激的反应快。当多个感受器准备同时接受刺激,则反应速度最快。这也是优秀运动员在起跑线上的反应速度要优于一般人的原因。

残疾的存在能大大影响反应时间。患有脑瘫、中风或头部受伤的残疾人常显示失用症,即外周运动系统完好无损,但大脑存在运动计划缺陷。在这种情况下,患者的反应时间增长。临床上,常常很难将中枢缺损(失用症)与外周系统障碍(感受器或效应器障碍)分开。在辅助技术的应用中,特别是对那些取决于反应时间的装置(如机动轮椅)的选择,必须考虑用户的中枢神经系统和神经肌肉传导损伤的情况,以及反应时间增长的问题。另一方面,也可从设计入手,通过种种方法降低对用户控制装置的要求,从而大大改善用户的执行功能。例如研究发现,对于有些有运动损伤的人,当被要求从一个顺序显示的选择中,释放一个开关比激活一个开关更容易。那么,作为替代,可以用一个步进选择方法,操作时,让用户动作处于激活开关状态,一旦看见步进信号移到想选择的项目上时,则释放开关。这种方法将大大降低对用户受损神经肌肉组织反应速度的要求。

2. 通过运动学习建立移动模式

通过运动训练建立的移动模式包括:运动轨迹、运动控制和运动训练。测试运动轨迹给运动控制和运动训练提供了重要的信息,如装假肢后的步态分析和步态规范。对一个定向定目标移动来说,存在大量潜在的运动轨迹,但实际真正用的仅有少数几条。如,桌子上有根铅笔,若想去拿,理论上讲有无数条运动轨迹。然而,通过运动训练,运动轨迹在减少,运动速度在加快。最后,只有很少的轨迹被用来完成移动。另外,反应时间随着目标数的增加而增长,但反应时间的变化比目标数的变化小。这意味着使用多键键盘比使用单键开关的反应慢。这也是为什么人选择一组邻近的目标(如手放在键盘上操作),比从其休闲位置(如手放在膝盖上)移动到键盘进行操作容易得多的原因。正常人肢体在空间作三维移动时,通过训练,从休闲位置到目标,实际上仅用很少的几条运动轨迹,且这些轨迹的变化也少。残疾人也存在类似关系,因此,在评价和训练用户用辅助技术装置作定向移动时,应该包括任务设计、强调运动轨迹、优化运动的模式。另外,有些辅助技术装置涉及到对于目标位置不确定的运动,为了有效地应用这些装置,也必须研究运动轨迹问题。如,动态显示 AAC 系统用触觉屏幕选择菜单,如果选择是随机的,将不发生与定目标移动相关的运动学习。然而,如果选择能预测,即使目标在屏幕上随机变化,运动模式仍可发展,通过实习训练,可大大提高速度和正确度。

3. 刺激与所导致的移动之间的关系

在辅助技术的应用中,许多情况都会要求用户在得到装置产生的输出后给出回答。这里,装置输出可被认为是一种刺激。刺激与其所导致的移动之间的关系可用刺激-响应兼容性来表示,即给用户一个激励信号,观察用户的反应能力。这里,不妨来看一种刺激-响应游戏。这种游戏具有 8 个方向的定位目标、当用户开始进入游戏角色时,可测其响应次数、响应速度、响应准确度,即测错误发生的次数。临床上可以此结果来评价和训练人的行为表现能力。这方面一个典型的例子是游戏厅的踩灯游戏,当地下的灯随机在任意方向亮时,要求用户用脚将它踩灭。游戏设计分等级按灯亮的速度和随机性依次上升,这种游戏机既可测人的反应能力,又可锻炼腿部肌力,还可训练眼、脚及身体其他部位的共济平衡能力。

在辅助技术的设计和应用方面,刺激与其所要求响应的一致性高则暗示着运动的执行有可能被改善。由于许多残疾人的运动经历有限,其刺激-响应兼容性会大大不同于正常人。运动经历增加,准备供运动响应的数量增加,则给予所要求响应的刺激创造了更多的选择。

2.4.7　与辅助技术应用有关的效应器功能

1. 效应器

效应器能提供运动输出。效应器的解剖定位(图 2 - 19)可为辅助技术的设计所利用。头、前额、眼、眼睑、嘴、舌头、下颌、胳膊、肘、手、膝盖、腿、脚,甚至动眼眼电和行为意识脑电等均可用来控制外界环境。例如,当一个人失去双腿,不能驾驶

汽车时,厂家就可根据他的特征,提供
手控油门和闸的汽车,使他仍然可以
驾驶汽车参加社会活动。又如,当一个
人患有多重残疾,手和脚都无法用来操
纵轮椅。那么,轮椅厂家就需为他定做
一个用头控制方向和速度的控制器,使
他依然能凭借自己头部的运动(如用下
颌操纵控制器)驾驶机动轮椅参加社会
活动。近几年来,从皮层脑电中提取行
为意识信息,进而控制环境的技术(即
脑-机界面技术)发展很快。通过从诱
发脑电和自发脑电中提取行为意识的
相关信息,人们已能实现用脑电控制计

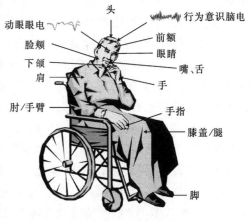

图 2-19　效应器的解剖定位

算机屏幕上光标的移动、打电话、操控假手和移动外界玩具狗等。

　　效应器受到简单反射能力、平衡反馈能力和肌力强度的制约。这里,简单反射
能力是指突然的、自发的反射能力;平衡反馈能力是指当重力中心被打乱的情况
下,一个人能恢复平衡的能力;肌力强度指对神经活动提供的牵张力的阻力。肌
肉、关节的粘弹性特性、感受器反馈、中枢神经系统等因素都有可能影响肌力。正
常肌肉的强度应能高到足以抵抗重力,低到足以允许自身的移动。

2. 效应器的特征

　　效应器具有五个特征:分辨率(resolution)、范围(range)、强度(strength)、耐
力(endurance)、多变性(versatility)。

　　• 分辨率指精细控制的程度,即效应器能可靠控制两个物体之间的最小距
离。如计算机键盘要求相对比较精细的控制,人的手指(效应器)就应当具备相应
的分辨能力。否则,辅助技术应考虑更换成能适应效应器功能的大键盘或其他键
盘输入方式。

　　• 范围指效应器移动允许最大可能的程度。如,推手动轮椅上斜坡需要手臂
有大的运动范围,而用电动轮椅控制器则仅需要小的运动范围。

　　• 强度指移动所具有的力度。一般来说,上肢操作要求精细功能,下肢操作
要求要有足够的力度去激活控制界面。

　　• 耐力指个体经受力的能力及时间长度。在辅助技术服务中,往往需要评价
用户的耐力,而在辅助技术装置设计中,应考虑尽量减小用户操作装置所需消耗的
能量,避免疲劳。也需要检测用户的疲劳程度,将其作为控制装置的运行速度的反
馈,或判断是否停止运行的标准,以保证用户在使用辅助技术装置时的绝对安全。

• 多变性指效应器执行任务的多样性和方法的多样性,即有些效应器能被用来完成多种任务和用多种方式完成同一种任务。多变性程度越高,可供选择的辅助技术装置越多。

表2-6示出人体几种效应器的特征。表2-7列出了脊髓在不同水平上的损伤对患者效应器功能的影响。这些都将为辅助技术装置中人-机界面的设计提供参考和依据。

表2-6 效应器特征

效应器	分辨率	移动范围	移动强度	多功能性
手指	高	小	低	很高
手	中等	中等	中等	中等
胳膊	低	大	大	低
头	中等	中等	中等	高
腿	低	中等	高	低
脚	中等	大	高	低
眼	高	小	无	中等

表2-7 不同脊髓损伤水平对患者效应器功能的影响

受伤部位	能活动的部位	功能状况
C_3	颈部运动、下颌控制	生活不能自理;需他人帮助移动和照顾;能使用嘴或下颌控制固定在轮椅上作为辅助技术装置的通气孔
C_4	颈部运动、耸肩控制	除了具有上述 C_3 部位受损后的功能外,不能用嘴和下颌控制固定在轮椅上作为辅助技术装置的通气孔,但可用肩部开关
C_5	某些肩部运动	需帮助洗澡、穿衣,照料大小便、换位移动;使用移动手臂来帮助吃饭,清理个人卫生,化妆,写字,打电话(必须有服务人员帮助设置)
	弯曲肘部,不能伸展	使用下颌或嘴控制辅助技术装置;能短距离用手推动由轮缘驱动的手动轮椅

受伤部位	能活动的部位	功能状况
C_6	手腕伸展	能独立换位移动,穿衣和清理个人卫生
	前臂、整个肩部可运动	能使用修改轮缘后的手动轮椅;借助于手夹板能写字,吃饭,清理个人卫生,打电话,打字
C_7	手腕、肘、肩可活动,手指不能抓取	能独立维持坐姿;能驾驶具有自适应控制的车;借助于手夹板,进行手工操作
C_8	手掌内没有肌力 手指仅有有限的感觉	借助于手夹板,进行有限的抓取
T_1	手掌内肌肉麻痹 手能做有限的弯曲	虽虚弱,但能独立抓取
$T_{2\sim12}$	上肢能活动自如,躯干和下肢控制能力受损	能用手动轮椅和长柄取物器;需要高水平的躯干支撑

2.5   与辅助技术有关的人体生物力学基础

人体生物力学(biomechanics)是对人体所产生的机械作用与特性,包括人体关节的转动能力、所产生的动力及其他方面引起的作用力的分析、应用和转移等。内容包括运动学(kinematics)和动力学(kinetics)。运动学主要是研究关节活动,动力学主要研究运动与受力之间的关系。用于分析人体运动最重要的力有由重力作用所引起的力(外力)及由肌肉收缩所引起的力(内力)。这一节着重讨论运动生物力学基础、脊柱生物力学基础和人体坐姿时软组织生物力学基础。

2.5.1   运动生物力学基础

2.5.1.1   人体的运动面

与一切脊椎动物一样,人体结构是以脊柱为中轴,内骨骼为支架,躯体左右对称。关节运动是在人体的三个主要平面绕三个相应的轴进行,国际上采用标准的直立姿势并围绕着统一的空间轴和面来建立坐标系。它们的基本定义分别是:

1. 解剖位

由于运动可以从不同姿势和位置上开始,因此需要用一种标准来描述运动的位置、方向和相互关系,这种标准位或开始位称为解剖位。解剖位可描述为人体直立、双目直视前方,上肢在躯干两侧自然下垂,手心向前,双脚并拢,趾尖向前。

2. 运动面

关节运动是在人体的三个主要平面绕三个相应的轴进行。其三种轴的方位,可将身体或器官剖解为互相垂直的三种断面(图 2-20)。

• 矢状面:纵向地由前向后将人体分为左右两部分,其方向与头骨的矢状缝一致,与水平面垂直。通过人体正中的矢状面,又称为正中面,分人体为左右对称的两半(主要是从外在表现上看)。运动在矢状面内绕冠状面进行,在人体侧面最容易观察。其运动包括屈曲、伸展、背屈、跖屈等。

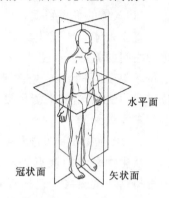

图 2-20　标准解剖定位的参考面

• 冠状面:又称额状面。沿人体左、右方向所作的切面,将人体分为前、后两半。冠状面同时垂直于矢状面与水平面;其方向与头骨的冠状缝一致。运动在冠状面绕矢状轴进行,在进行运动的人体前面或后面最容易观察。其运动包括外展、内收、侧屈等。

• 水平面:沿水平方向作的切面,将人体分为上、下部分。水平面同时垂直于上述两个平面,又称横截面。旋转运动在水平面绕纵轴进行。在水平面的运动包括内旋、外旋等。

3. 运动轴

• 矢状轴:是矢状面与水平面相交的线,处于水平面内的矢状位,又称纵轴。

• 冠状轴:冠状面与水平面相交的线,处于水平面的冠状位,又称横轴。

• 垂直轴:是同时垂直于水平面的冠状面与矢状面的相交线。

2.5.1.2　人体站立和行走功能分析

人体运动系统是完成各种动作和从事生产劳动的系统,由骨、关节和肌肉三部分组成。全身的骨骼依靠关节连接构成骨骼系统,肌肉附着在骨上并跨过关节,由于肌肉的收缩和舒张牵拉骨干绕关节转动而产生各种运动。可见,在运动过程中骨干是运动的杠杆,关节是运动的枢纽,肌肉是运动的动力,三者在神经系统的支配和调节下,协同一致,共同准确地完成各种动作。

我们可以借助声、光、电、机械等综合的技术方法对人体运动系统的功能进行三维动、静力学测量、分析和评价，从而对人体运动系统站立和行走进行正确的分析和评价。

1. 人体的站立状态

（1）人体的平稳和重心

直立人体的平稳和稳定，取决于重心的位置及其与支撑面之间的关系。如图 2-21 所示，在躯体直立时，人体重心位于第二颈椎齿突，髋关节之后，膝、踝关节之前的解剖位置。力线、稳定和平衡是假肢、矫形器装配中必须考虑的一些基本概念。

（2）维持人体直立的因素

从生物力学的观点来看，人体是一个多体链接系统。要维持这一系统处于包括直立在内的各种姿势，关键是要使相应的关节保持特定的角度。人体安静站立时，身体处于自然状态，躯干稍向后仰，髋、膝关节相对伸直。维持这一站立姿势一是下肢各关节处于紧密嵌合位，二是当受外力影响时在各关节有关骨骼肌、肌腱、韧带、筋膜等组织参

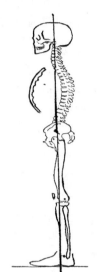

图 2-21　人体的重心

与下有能力重新调节到嵌合位以保持人体力线在双脚站立的整体支撑面内，即有利于直立姿势的关节锁固机制。

一般健全人直立时，力线通常是通过关节的一侧，因此关节仍受到扭力抵抗；在关节自身受到关节软骨，关节囊和关节内外韧带的张力；在关节外则有皮肤、筋膜、肌腱及肌肉内结缔组织的被动牵张力；只有少数抵抗力是骨骼肌主动收缩的结果。

（3）足踝对整体重量的支撑

在安静站立中，体重通过下肢骨而落于距骨与足弓之上，最后通过力的传递，而作用于跟骨及第 1～5 跖骨小头。足弓是骨与韧带装置。据肌电研究，在安静站立时，足的内部肌肉基本上没有活动；当遇有不平地面时，可能有发散性活动。正常站立时，小腿三头肌常收缩，以减轻跟骨的负荷，将其转送到跟骨小头上，从而使距骨与跖骨小头各负担一半的体重。除小腿三头肌外，安静站立时，足外翻肌、内翻肌也有收缩。

人体站立的静力学分析主要研究在地球引力作用下，肌肉主动收缩的耗能活动和有关被动组织（肌腱、韧带、筋膜等）的抵抗扭力和稳定及弹性储能问题。对这些问题的基本研究，会进一步帮助我们了解人体保健和其他姿势的保持，以致行走等运动行为的有关机制，为假肢和矫形器等残疾人辅助器的设计、制造、装配和操作使用奠定理论基础。

2. 人体的行走功能评价

由于各种疾患造成人体行走功能的异常或丧失,会给自身生活、工作及社会交往带来许多不便。对行走能力减弱或丧失的患者,如何重建和改善他们的行走功能,是医学和康复领域一直关注的问题。

对人体正常步态的理解是系统地矫正异常步态的基础,特别是当使用假肢与矫形器具时尤为重要。

(1)行走的基本概念

一个人的直立行走是在意念支配下,经过日常训练,养成了适合自身的习惯,建立了固定的神经通路,由此调节有关肌群协同收缩/舒张,带动双腿交替迈步/站立,借助地面反射力的作用,推动人体不断移动的一种整体性运动。由此可见,人体的直立行走牵涉到个人的意念,众多的神经、肌肉、骨骼和关节等复杂因素。另外,对健全人来说,每个人都有自己独特的走法,世界上没有两种雷同的行走方式。行走和其他生命现象一样呈现出多样性并普遍存在着个体差异。

(2)行走功能的分析和评价

对行走功能的测量、分析和评价,首先从行走的外在表现入手逐步进行分析,最后得出评价结论,这种方法统称为步态分析技术。

步态——人体行走的方式和方法称为步态,即人体行走功能的外在表现。步态是人体结构和功能、运动调节系统、行为及心理活动在行走时的综合外在表现。四肢、躯干、调节系统或其他一些全身性疾病都能影响一个人的步态。正常步态的重心轨迹由以下因素决定:地心吸力、肌肉的收缩力、惯性力和步态周期各阶段腿关节的角度。

步态分析——是利用力学原理及处理问题的手段,已经掌握的人体解剖学、生理学等结构和功能的知识,对人体行走时的行为方式和功能状态进行对比分析,从而提取出与行走有关的生命活动信息的一种整体生物力学研究方法。

• 初级步态分析:又称为目测分析法。这种方法是由医务人员通过目测,观察病人的行走过程,然后根据所得印象或逐项评定结果,做出步态分析的结论,并推测出异常步态的原因。如,步行时上体左右摇摆,形同鸭步的"鸭步态";双髋关节内收、双膝互相摩擦、交叉不稳的"剪刀步态";残肢外展牵缩或按外展对线,接受腔匹配不良的假肢穿戴者,在行走时假足着地足尖向外移动并伴有骨盆或身体侧向倾斜的"外展步态"等等。

• 中级步态分析法:又称定量对比分析法。此法是对行走过程进行直接测量,并以适当的方式表达出测量的数据,进行简单的对比分析,得出行走功能客观定量的评价结果。这种方法,多以步行慢变化中特征空间痕迹的时间-距离参数来描述。如表示行走特征的步态周期、步长、速度、步频以及利用阻抗变换传感技术测出的关节角度等。

• 现代步态分析法:这是一种行走生物力学综合定量分析评价法。此法采用了声、光、电、磁、力及时空运动变换及计算机处理技术,测出行走表现的一些原始数据、曲线,通过行走生物力学的模型分析,得出一些尚不能直接测量的数据(重心位移、关节力矩等),据此做出全面、综合、量化的客观评价。

(3)正常人步态分析的基础参数

了解正常步态的特性是系统地治疗和处理异常步态的基础,尤其在使用假肢和矫形器时显得更为重要。正常的人体步态是四肢和躯干一系列有节奏且不断变化的运动。一般健全成人的基础步态参数见表2-8。行走中有关时相的内容可参考其他相关资料。正常步态有几种特征,表现于身体重心上下移动、骨盆侧方移动、骨盆水平回旋、骨盆侧方倾斜、下肢轴的回旋、膝关节屈曲、踝关节和足部的运动等(见表2-8)。它们为矫正异常步态提供了基础。

表2-8　常速行走的时空参数与正常步态的基本参数

类别	参数名称	参数
常速行走的时空参数	行走速度	76.7±10.7(m/min)
	步态周期	1.13±0.07(s)
	步长	1.36±0.13(m)
	支撑期	62%(相对于一个步态周期)
	摆动期	38%(相对于一个步态周期)
	双腿支撑期	24%(相对于一个步态周期)
正常步态的基本参数	重心的垂直位移	成年男子重心垂直位移不超过50 mm
	重心的侧向位移	位移量一般在50 mm内摆动
	脚着地时两足跟之间的宽度	成人步宽一般为50~100mm
	骨盆倾斜	扭转度不超过5°

2.5.1.3　人体运动功能的生物力学分析

1.正常功能下的运动及作用力

站立时身体由于重力作用,力量垂直向下,同时地面通过双足产生一个向上的力。在诸如行走等动力性活动中,由于身体部分部位的加速运动,产生更大的反作用力,但最终是在每一只脚和地面之间产生作用力系统(亦可称为地面/足作用力系统)。这种作用力系统由垂直作用力、水平前后作用力和水平内外作用力等三个方向的成分组成,并产生一种在水平面的运动(图2－22)。

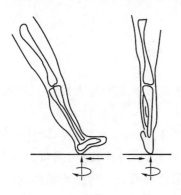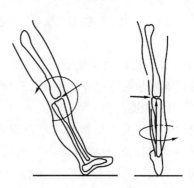

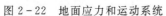

图2－22　地面应力和运动系统　　　　图2－23　外力和运动系统

　　重力本身以及身体部分加速产生的外力的影响,在下肢的不同平面产生作用力以及运动。很明显,运动系统中每一种力量成分的多少取决于身体的运动状态和所处肢体平面的高低。一般来说在这一系统中(亦可简称为外力系统)有三种相互垂直的成分,即沿轴线方向、内外方向及前后方向。图2－23所示为足跟着地瞬间膝关节三种垂直方向力的成分。

　　在正常情况下,身体组织相应活动抵抗或控制这些外力和力矩。如图2－23中膝关节所示,沿轴方向的作用力由胫骨髁和其上的股骨髁抵抗,而箭头所示的平面力矩由屈膝肌或伸膝肌控制(图2－24)。在正常身体组织内产生这种作用力系统,称之为内力系统。

　　在行走时应着重强调地面/足作用力系统、外力系统和内力系统的相互依存,地面/足作用力系统的任何改变都会导致外力系统和内力系统的变化。相反,内力系统的改变也会导致外力系统和地面/足作用力系统的变化。

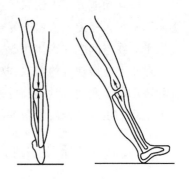

图2－24　内力系统

2. 内力系统异常时的病理功能

　　在病理情况下,正常的身体组织因不同程度损伤或疾病,不能作为内力系统起抵抗或控制的正常作用。例如:骨可因骨折后愈合不良、韧带撕裂及肌无力或瘫痪而不稳定,肌痉挛是较为独特的病理情况。这些患者并不是不能控制或产生必需的内力,而是肌肉收缩的时间和力量大小不合适,中风患者的步态就是典型的代表。所有这些患者进行身体活动的正常方式似乎受到了损害,少数情况下功能正常,但患者可能因组织损伤而疼痛。

2.5.1.4　上肢生物力学分析

1. 上肢及手指的功能位置

上肢的解剖学位置是指上肢各关节的角度表示为 0°的基本肢位。例如以肘关节、腕关节的伸展位为 0°。

功能位置指各关节正常的活动范围受制约时,最容易发挥肢体功能的肢位。通常取拇指对掌位,MP(掌指关节)、PIP(近端指间关节)、DIP(远端指间关节)各关节屈曲 20°,腕关节背伸 30°(尺侧偏为 0°),前臂旋前 90°,肘关节屈曲 90°,肩关节外展 50°、屈曲 20°、内旋 15°的肢体。

2. 上肢生物力学分析

手的位置是通过肩部复合体在肘和前臂的辅助活动下完成的。肩部复合体是由肩胛与肱骨、肩峰与锁骨以及胸骨与锁骨等关节组成的。后两个关节提供了肩胛与胸廓的运动。整个系统由软组织以及胸锁关节在躯干上悬吊固定。脊柱必须稳定,复合体才能作适当运动。

上肢从功能方面来说,是一个极端复杂而又精致的工具。上肢多个关节间的协调运动很大程度上依赖于复杂的感觉反馈系统的完整性。上肢的基本运动功能包括了对在空间中的物体抓握、放松和传递,以及在抓的过程中对物体的操纵。

对于上肢残缺者的抓取、放松和在空间传递这三个基本功能已有可能通过假肢和矫形器来实现,但恢复对抓握物体的操纵能力,多年来一直是研究的难题。机械上出现的正常上肢高度精细的关节、杠杆和运动系统的问题远比下肢复杂得多。

2.5.1.5　下肢生物力学分析

1. 下肢解剖学位置及功能

下肢的解剖学位置指双腿自然垂直站立于地面的状态,也称为基本肢体位置,表示为 0°。以此作为测定关节角度的初始位置。各个关节都有一定的运动方向及其正常的可动范围,如表 2-9 所示下肢的关节运动与正常活动范围。

表 2-9 下肢的关节运动与正常活动范围

关节名称(部位名)	运动方向	正常可动范围
髋	伸展	0～15°
	屈曲	0～90° 0～125°(膝屈曲时)
	外展	0～45°
	内收	0～20°
	外旋	0～45°
	内旋	0～45°
膝	屈曲	0～130°
	伸展	0°
小腿	外旋	0～20°
	内旋	0～10°
踝(关节)	背屈	0～20°
	跖屈	0～45°
足部	外翻	0～20°
	内翻	0～30°
	外展	0°
	内收	0°
拇趾	屈曲(MP)	0～35°
	伸展(MP)	0～60°
	屈曲(IP)	0～60°
	伸展(IP)	0°
足趾	屈曲(MP)	0～35°
	伸展(MP)	0～40°
	屈曲(PIP)	0～35°
	伸展(PIP)	0°
	屈曲(DIP)	0～50°
	伸展(DIP)	0°

注:MP—掌指关节,IP—趾间关节,PIP—近端趾间关节,DIP—远端趾间关节。

下肢具有支撑身体站立、步行的重要功能,还可以使身体呈坐位、跪坐、卧位等多种姿势。下肢的姿势和功能与躯干和上肢有着很大关系,经常会遇到上肢功能障碍者产生步态异常,或躯干变形引起髋关节的肢位变化。

2. 足和踝的生物力学

足和踝的生物力学是一个很复杂的课题,不能孤立地来考虑它们,而应把它们看成下肢生物力学整体的一部分。人走路时,在横截面整个下肢(包括骨盆、股骨、胫骨和腓骨)都在转动。经过踝关节、距下关节的传递和转移,使这种转动进入足的骨骼中。足是一种独特的结构,在步态周期的一些相,它是柔性的;在另外的相,它则是刚性的。在摆动期和支撑期早期,它是可挠性的;在足尖离地之前,它成为刚性的杠杆臂。为了适应外界环境,身体需要足的挠曲性;为了蹬离地面,则又需要具有刚性结构。虽然足有某些固有的稳定性,但只在整个下肢外旋时,它才能获得刚性,然后将这种运动从上方传递到足上。踝关节的活动形式是背屈和跖屈。为了保证自由的运动,足踝矫形器在结构上最重要的因素是与踝关节的轴正确对线。

3. 膝的生物力学

膝关节处于下肢中部,跨过膝关节的肌肉大多还跨越邻近关节。膝关节因处于最长的杠杆臂之间,受到非常大的机械应力。行动时,膝关节运动必须非常精确和灵活。膝传递载荷,参与运动,为小腿活动提供力矩。

在额状面,膝屈伸时,膝轴基本上是水平的。在水平面上的任何偏移都会改变股骨、胫骨的解剖轴和力学轴之间的关系。在下肢负重时,膝关节伸直,股骨相对胫骨内旋,反之,膝关节屈曲则外旋。股骨、胫骨的这些相对运动,关节轴位置相应变化,是同步运动,也是膝关节所具有的必要的和正常的功能。

4. 髋的生物力学

髋关节在人体中是一个非常稳定的球窝状关节。髋关节的作用有两个:一是运动器官起节段作用,二是力的传导,它是器官和组织的力学支柱。髋关节是人体股骨上方的一个球臼大关节,由髋臼、股骨头、股骨颈组成。它使人具有正常活动(如走、坐、蹲等)所需大运动范围活动的能力。

正常双腿站立时,重力线通过耻骨联合的下方,由于髋关节是稳定的,因此通过关节囊和关节韧带的稳定机制,无需肌肉收缩就能直立。

在单腿站立时,上部身体的重力线在三个平面内偏移,对髋关节产生力矩使关节反力增大,力矩值取决于脊柱的姿势、负重腿和上肢的位置,特别是骨盆倾斜度。总之,重力线可以通过弯曲躯干保持在支撑平面上。由于髋关节是球窝关节,能做前屈、后伸、外展、内收、内旋、外旋及环转运动。

2.5.2 脊柱生物力学分析

1. 躯干解剖学位置及生物力学

脊柱具有许多独特的性质,它的生物力学特征鲜明。第一,它不是一个均匀的结构,其组成包括比较硬的部分和其间极易变形的椎间盘,引导和限制运动的成排的上下关节突。这种强度和挠度的结合是脊柱发挥作用的条件,从而使脊髓和神经获得最好的保护,同时运动性受限制最少。第二,脊柱不是直的,而是相当弯曲的,适合于人体直立姿势,允许脊柱更有效地缓冲诸如由跑或跳等动作施加在脊柱上的垂直冲击。第三,脊椎的大小和几何形状多种多样。脊柱不仅逐渐变细,而且脊椎面的几何图形千变万化,从而使椎体和面关节运动受到或大或小的限制。

脊柱对保持身体直立位置的作用就如一根支撑杆,它承受了许多不同类型的力(例如压缩、剪切、拉伸、弯曲、扭转)。脊柱具有内稳定和外稳定性,前者是由椎间盘韧带力和相互作用引起的,后者与肌肉的支撑,尤其是腹肌和胸廓有关。脊柱的功能是在各种体位支撑躯干,为躯干活动提供足够的机动性。

日常生活中需要复杂的躯干活动,如弯腰、扭转及负重等,这些功能必须极其稳定地完成。因为脊椎一旦发生脱位往往将导致严重伤残。脊柱的稳定性不能单纯依靠椎体、椎间盘及其连结的韧带获得,还要依靠胸廓和腹腔等肌肉的支撑。对于脊柱的支持性和稳定性来说,胸廓和腹腔的内压起着很大的作用,这一点也说明了穿用软性围腰后,通过提高腹压增加了脊柱的支撑性,从而可起到减轻腰疼的作用。

2. 三点压力原理

躯干矫形器的作用是通过将压力区的力施加到躯干某部位而达到的,这些压力区按三点原理起作用,如图 2-25 所示。通过"三点压力"或复合局部压力来提

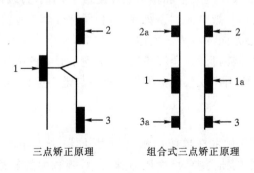

三点矫正原理　　　　　　组合式三点矫正原理

图 2-25 脊柱矫形器的三点压力系统

供对躯干的支持,在直立的情况下只能起到较为次要的作用。但是,如果因肌肉麻痹躯干偏离中线时,为了保持脊柱的正常对线关系,就需要利用"三点压力"或复合局部压力的作用。

2.5.3　人体坐姿时软组织生物力学基础

为了有效地为残疾人用户设计和实现姿势支持及压力释放系统,首先要了解人体的姿势控制及各种力的影响,这对于设计合适的坐姿坐具系统及辅助残疾人用户进行正确的姿势维持有很大帮助。

软组织是由各种具有特定功能的细胞、弹性纤维、胶原纤维、平滑肌和基质等构成的具有一定空间构形的复合体,柔软易变形,多数富有弹性,具有不同程度的抗拉强度,但不能抗弯和抗压。用户与坐姿坐具系统的接触界面主要是人体软组织和坐具表面,特别是臀部及背部软组织。客观评价接触界面软组织的生物力学特性对于设计和选用合适的坐姿坐具系统有重要作用。如何能将与接触界面有关的力进行合理分配,减轻因挤压或摩擦而引起的软组织挫伤和压疮,是评价坐具系统合理适配的主要依据。在讨论人体坐位软组织生物力学时,应该考虑坐姿下的力、姿势及运动等问题。

1. 坐姿下的力

力是软组织生物力学中的主要元素,它能够使静止的身体运动,使运动的身体改变速度或方向。力可以从内部或外部作用于身体,内部的力由自身产生,如肌肉收缩引起关节运动。外部的力由体外产生,并以某种方式作用于人体,如坐具系统与用户接触的支持面提供的力。不同的力可以产生不同的影响,人体在坐位时,主要有以下几种力。

（1）重力

重力（gravity）由人体的质量和重力加速度产生,沿引力线持久作用于人体,作用点位于身体的重心,并影响人的姿势和运动,同时会随着姿势的改变而改变。重力有把人体推向地心方向的趋势。人体在坐位时,如果产生的重力与身体重心重合,就会维持稳定的姿势,反之,会容易翻倒,出现不必要的损伤。因此在设计坐具系统时应该考虑到,使用户在座椅上保持的重力与重心重合,必要时可以添加辅助支撑系统。

（2）压力

压力（pressure）为施加在单位面积上的力,同一个力作用于较小面积时比作用于较大面积所产生的压力要大,而压力越大,对接触面的软组织损伤也就越大,因此必须将压力进行合理分解,才能最大限度地保护接触面的软组织,避免压疮产生。通常在设计坐具时会通过增加受力面积来分解压力。

(3) 摩擦力

人体在坐具中时会产生两种摩擦力(friction force):静态摩擦力和动态摩擦力。静态摩擦力是身体在坐具中开始运动时必须克服的力,与维持身体和坐具接触的垂直力成正比,人体与坐具接触越紧密,产生的静态摩擦力越大,身体需要移动时需要克服的阻力也就越大。而动态摩擦力是身体在坐具中运动时与接触面之间产生的力。通常,运动一旦开始,阻力会变小,而且维持身体相对运动时所需的力也会比开始运动时要小。这两种摩擦力都会受到接触面(人体软组织和坐具表面)表面状况的影响,包括温度、湿度、接触面的光滑程度等。摩擦力越大,身体运动越困难,所需克服的阻力也就越大,同时还会加重压疮的产生。但适当的摩擦力对人体稳定在坐具内具有一定帮助。因此在选择和设计坐具系统时,摩擦力是必须要考虑的问题。

坐具系统中的人体长期处在重力、压力及摩擦力的作用下,会出现软组织的损坏,即劳损。劳损是生物体(如软组织及骨骼)或非生物体(如金属、塑料等)内发生的分子结构改变。这不仅对于人体是一种伤害,对于坐具系统同样是一种损伤。如长期的摩擦力作用于塑料或泡沫坐垫可以引起坐垫撕裂或破损,同样,人体软组织在坐姿时承受过度的或长期的压力可导致软组织长期挤压受损,出现压疮等损伤。这些劳损是我们在设计和选配坐具系统时必须要避免或减缓的。

如果在选配和设计坐具系统时,能够考虑以上这些因素,就可以防止或减缓软组织出现的各种异常情况,同时还能够减轻因不良坐姿而引起的骨畸形,使人体组织和坐具系统的损伤降低到最低限度。

2. 坐姿

重力恒久作用于人体并影响着人体的平衡和运动,适时调整人体重心的位置对于掌握平衡和动态控制至关重要。在重力条件下,需要多少力来维持一种姿势与这种姿势的有效性有直接关系,支撑点的数量对于姿势的稳定有很大帮助。单脚站立时的姿势有效性比双脚站立差,因为单脚站立时的支撑点少,需要花费更多的肌力和能量维持。同样,取坐姿时,用单个坐骨结节支撑体重比用两个坐骨结节维持坐姿需要更多的肌肉活动和能量。

在设计和选配坐具时,应将人体、支撑底座与机体的有效平衡和控制联系起来。保持人体重心位于支撑底座正上方有利于维持平衡,并且重心越低稳定性越好,同时底座越大,身体的平稳运动范围越大。

从正前方看,人体的重心大致位于骶骨区域,其具体位置因人而异,与体重、性别、年龄及机体状况(残疾、畸形程度)有关。在坐位时,重心降低,出现更多的支撑点,如臀部、大腿股二头肌及脚等。尽管如此,站立时的骨盆稳定性还是比坐位时好,因为站立时,髋关节可以充分伸展,此时髋关节韧带将其处于被动锁定状态;坐位时,髋关节弯曲,被动锁定机制解除,骨盆后旋,脊柱后凸弯曲(髋关节弯曲时臀部伸肌,特别是腘伸肌牵拉所致),如果下肢伸展,会使骨盆后倾加剧。这种放松的姿势使身体重心后移至坐骨结节后方,腰椎前方。这时的稳定性就会相对降低,需要通过扶手及靠背等装置进行校正。

标准轮椅具有吊带式座椅和靠背,这主要是方便轮椅折叠运输。坐在这种轮椅中,机体会不自主的维持一种"松软"姿势:臀部向前滑动,髋关节内旋,两膝关节靠拢,躯体向前滑塌,弯曲呈"C"字型,其骨盆也会发生向一侧倾斜的状态。这种吊带式座椅和靠背因为过于柔软,会因为身体重力和压力被迫变形,不能提供身体稳定和平衡所需的反向支持力,限制用户最大限度地运用上肢的功能,同时还会对压力分布、姿势及舒适性造成不良影响。在这种坐姿下,重心会位于坐骨结节、尾骨处或可能在下骶骨处。长期维持这种姿势可能导致脊柱因承受过大压迫而突发脊柱侧突,也会加速骨盆倾斜。对于脊柱侧弯的用户(图 2-26)更需要具有坚实底座和靠背的轮椅坐具和合适的支撑,以帮助他们保持身体平衡和提供稳定坐姿所需的支撑力,方能避免以上的各种问题。

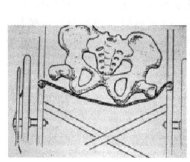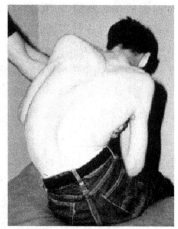

图 2-26 脊柱侧弯及其骨盆在吊带式座椅中的状态

3. 坐姿下的运动

在设计坐姿坐具时,不仅要考虑人体静止状态的软组织力学,同时还要考虑到人体的运动状态。人体的空间位置由所在的坐标系中的坐标确定,运动使身体位置发生变化。在姿势维持中,需要将躯体的重心位于稳定位置。如果身体处于不稳定状态,就需要通过运动进行调整,这通常需要应用坐具的支撑部件产生推力,使身体回复稳定位置。

坐姿时,身体主要会产生两种基本位移:平动和转动。当身体的所有部分都以相同的方向在同一时刻运动相同的距离,这就出现平动。但如果运动的时间、距离相同,而方向不同,运动会经历一个角度,而非直线,这种运动就为转动。转动所围绕的轴线称为转轴,坐位中的身体大部分运动都属于转动,如肘部和臀部的弯曲,肩部的伸展和弯曲等。出现运动就会需要一定的运动空间。如何使机体的运动不受空间限制,同时又不会因为空间过大而失去应有的支撑,这是在设计和选配坐具系统时必须要考虑的问题。

思考题

1. 请描述辅助技术工业的基本形态、基本要素和工作模式。什么是辅助技术工业的中心点?

2. 为什么所有参与对功能障碍者提供直接和间接服务的人员(如医疗人员、日常看护人员、辅助技术从业人员、费用支付单位等)都是辅助技术工业的服务对象?

3. 辅助技术有哪些基本特征? 为什么它与康复教育培训不可分离? 为什么辅助技术装置的配送过程中要讲究适配性?

4. 请描述人类活动辅助技术模型(HAAT)的特征。它与早期的 Bailey 模型相比有什么区别?

5. 残疾模型的核心理念是什么? 生物环境、物理环境、社会环境以及生活方式/行为因素在致残和康复过程中怎样发挥作用? 人与环境之间又怎样发生相互作用?

6. 描述跨学科研究队伍的长处。为什么消费者要参与辅助技术产品的研制?

7. 请描述辅助技术系统用户的信息处理模型及其基本要素的职能。

8. 感觉、知觉、认知三者之间有什么区别? 请举例分别说明感觉、知觉、认知与运动控制障碍在使用辅助器具方面的临床表征。

9. 在临床评价中,如何用简单触诊方法判断一名脊髓损伤患者脊髓损伤的部位? 若采用神经动作电位测量仪测量,如何判断神经传导损伤发生的部位?

10. 试描述视觉的调节作用。它怎样影响辅助技术的使用?

11. 如果一个人有严重的外周视觉损伤,能用什么颜色刺激来测试他的视见度?

12. 运动能力对认知技能的发育是否必要? 请解释你的回答。

13. 人的认知发育对辅助技术装置的适配和选择有哪些影响?

14. 请举例说明人的认知障碍是如何影响辅助技术装置的适配和选择的。

15. 若为一个写作增强系统设计一个文字处理系统,如何考虑所设计的产品以满足 2～6 岁、7～11 岁、11 岁以上三个不同年龄段人的需求?(提示:考虑系统的用户界面(屏幕指令、装载文件)及系统包含的特色和不包含的特色)

16. 在与不同功能障碍者接触和设计辅助技术装置时,社会心理因素会影响辅助技术装置的设计和辅助技术服务吗? 请举例说明。

17. 刺激与辅助技术装置设计之间有什么关系? 请举例说明刺激在辅助技术装置设计中的应用。

18. 为什么要进行步态分析? 它在辅助技术装置设计中担任什么角色? 它又是怎样分类的?

19. 运动生物力学中有哪些生理力学系统? 请详细描述之。

20. 人体坐位软组织生物力学主要包括哪些方面? 设计和选配坐具时要注意些什么?

参考文献

[1] COOK A M, HUSSEY S M. Assistive technologies: principles and practice [M]. St. Louis: Mosby-Year Book Inc. , 1995.

[2] BARBARA F, WESTMORELAND E, JASPER R D, et al. Medical neurosciences: an approach to anatomy, pathology, and physiology by systems and levels [M]. 3rd ed. Boston: Little, Brown and Company, 1996.

[3] BEVERLY K, BAIN D L. Assistive technology: an interdisciplinary approach churchill [M]. New York: Churchill Livingstone Inc. , 1997.

[4] DE RUYTER O. Clinician's guide to assistive technology [M]. St. Louis, MO: Mosby, Inc. A Harcourt Health Sciences Company, 2002.

[5] EDWARD N, BRANDT J, ANDREW M P. Enabling America: assessing the role of rehabilitation [M]. Washington: Science and Engineering National Academy Press, 1997.

[6] HAINES D E. Neuroanatomy: an Atlas of structures, sections, and systems [M]. 4th ed. Philadelphia: Lippincott Williams & Wilkins, 1995.

[7] KAREN F, FLIPPO K J I, BARCUS J M. Assistive technology: a resource for school, work, and community [M]. Baltimore: Paul H. Brookes Publishing Co. , 1995.

[8] KINGSLEY R E. Concise text of neuroscience [M]. Philadelphia: Williams & Wilkins, 1996.

[9] MARK F, BEAR B W C, MICHAEL A, et al. Neuroscience: exploring the brain [M]. Baltimore: Williams & Wilkins, 1996.

[10] MYRON G, EISENBERG R L G, HERBERT H, et al. Medical aspects of disability, a handbook for the rehabilitation professional [M]. New York: Springer Publishing Com-

pany，1993.

[11] DENES P B, PINSON E N. The speech chain: the physics and biology of spoken language [M]. 2nd ed. New York: W. H. Freeman and Company，1993.

[12] RANDALL M, PARKER E M S. Rehabilitation counseling: basics and beyond [M]. 3rd ed. Austin TX: PRO-ED，Inc. ，1998.

[13] ROBERT P, MARINELLI A. The psychological & social impact of disability [M]. 3rd ed. New York: Springer Publishing Company，1991.

[14] SCHERER M J. Assistive technology: matching device and consumer for successful rehabilitation [M]. Washington，DC: American Psychological Association，2002.

[15] WILLIAM C, MANN J P L. Assistive technology for persons with disabilities [M]. 2nd ed. Rockville: The American Occupational Therapy Association Inc. ，1995.

[16] WINTER D A. Biomechanics and motor control of human movement [M]. New York: John Wiley & Sons Inc. ，1990.

[17] FUNG Y C. Biomechanics: mechanical properties of living tissues [M]. 2nd ed. New York: Springer-Verlag，1993.

[18] 威肯斯 C D,霍兰兹 J G. 工程心理学与人的作业[M]. 朱祖祥,译. 上海:华东师范大学出版社，2003.

[19] 孙晓勉. 小儿神经发育障碍性疾病[M]. 西安:西安地图出版社，2003.

[20] 徐德隆，陈生弟，刘振国. 帕金森病临床新技术[M]. 北京:人民军医出版社，2002.

[21] 赵辉三. 假肢与矫形器学[M]. 北京:华夏出版社，2005.

[22] BUNING M E, WANG J. A model for development and prescribing assistive technology devices[C]//. The 3rd Chinese Conference on Rehabilitation Medicine. Beijing: [s. n.]，2001.

辅助器具及计算机的人-机界面

学习要点

　　了解辅助技术的人-机界面要素,包括控制界面、选择集、选择方法,以及与辅助技术其他组成部件之间的关系;掌握人-机控制界面的空间特性、激活和去活特性、敏感特性、分类及控制增强技术;掌握用户能力评价和控制界面选择的流程与方法;掌握增强控制界面的设计思想和方法;了解计算机键盘、鼠标器等输入适配器的原理及分类;了解计算机输出适配器的原理、分类,以及针对各类残疾特点的特殊输入和输出适配器的设计;掌握用户使用控制界面运动技能的训练要领;掌握 Internet 无障碍通路的设计思想与方法。

3.1　概述

　　功能障碍者通过使用辅助器具极大地拓展了生存空间,提高了生活质量。如,下肢功能障碍者通过使用轮椅走出户外,上肢功能障碍者通过使用上肢辅助器具实现了生活自理,语言或听力功能障碍者通过语音交流与替代系统实现了与外界的信息交流。而这些辅助器具的使用,所涉及的最基本部件就是人-机界面。功能障碍者通过人-机界面实现对辅助器具的控制,又从人-机界面上获得反馈信息。特别是近二十年来计算机技术的飞速发展,不仅为功能障碍者融入社会提供了非常便利的条件,而且给人-机界面技术提出了新的要求,即如何设计适配输入和输出技术,使各类功能障碍者均能使用计算机及其市场上推出的各种软件。

　　影响辅助器具和计算机使用的功能障碍主要包括:①视觉障碍。从视力不好到完全看不见,视力缺陷的范围很广。患有这类障碍的用户涉及到以下问题,能否看见计算机屏幕上的文字或图像,能否执行眼与手配合(如移动计算机鼠标)的任务等。对于视力不好的人来说,文字的大小和颜色极大地影响文字的易辨性。②行动不便。产生行动不便的原因有关节炎、中风、大脑麻痹、帕金森病、多种硬化症以及四肢或手指缺失等。由于他们身体虚弱或不能很好地控制肌肉,因此在使用普通键盘和鼠标设备时有一定的困难。例如,一些人无法同时按下两个键,而另一些人却在按键或松键时可能多次敲击按键,只能利用一只手操作的用户在执行一些键盘和鼠标任务时同样存在困难。③听觉障碍。听觉障碍者也许能听到一些声音,但可能无法辨别单词,另外一些人可能根本听不到任何声音。这些用户由于听不到计算机的提示声音(如警告声和语音消息),就可能在使用计算机时存在困难。④认知和语言障碍。认知和语言障碍的范围很广,从诵读困难,记忆、解决问题或感知感官信息障碍,到理解和使用语言障碍。有这些问题的用户由于无法处理复杂任务,如不一致显示或单词选择等,因此在使用计算机时存在更多困难。⑤癫痫发作。多种形式的光或声音可触发某些易发病人的癫痫发作。⑥与年龄有关的障碍。年龄增大所面临的最常见问题就是视力的自然衰退。到 60 岁时,多数人会丧失一些聚焦、分辨图像、区分颜色和适应光变化等能力。因此需要增加视觉对比度。多数人在视力模糊的同时会伴有颜色辨认能力下降。随着年龄增大,人体还会经历其他方面的衰退,其中包括由关节炎或关节硬化引起的轻度运动协调障碍。

3.2　辅助技术的人-机界面要素

辅助技术的人-机界面通常是指辅助技术装置中与人进行信息交互作用的界面。它的设计和开发融合了现代最新技术,如生物医学信息学、计算机科学、软件工程学、人因工程学、认知心理学、语言学和社会学等多学科的研究成果。当今,人-机界面信息传递的研究已成为国际康复工程与技术领域发展最为活跃的方向之一。

在通常的人-机系统模型中,人与机之间均存在一个相互作用的"面",人与机之间的信息交流和控制活动都发生在此"面"上。人通过这个界面,控制辅助技术装置,形成人→机信息的传递;而辅助技术装置的各种显示又"作用"于人,实现机→人信息的传递;人通过视觉和听觉等感官接受来自机器的信息,经过脑的加工和决策,然后做出反应,再次实现人-机之间的信息传递。人-机界面的设计直接关系到人-机关系的合理性。研究人-机界面主要针对两个问题:控制与显示。

辅助技术人-机界面的研究和开发主要针对如何提取功能障碍者自身的残存身体动作和意识行为功能信息,将其转换为各种电气信号和其他控制信号,进而达到自如地操作各种独立生活辅助器具的目的。同时,它又需研究如何以合适的方式,将控制外界环境的结果反馈给功能障碍者,使之能及时对外界环境的反馈信息作出反应,更好地控制外界环境。最终,促使功能障碍者有能力参与到社会生活中去。这里以高位截瘫的病人为例来看人-机界面控制系统的功能和作用。在生活中,这位高位截瘫患者可以通过头控装置,甚至利用声音输入系统发出口头指令,来操纵周围的环境,如门窗、家用电器等的开启,室内温度的调节等;也可以利用移动辅助系统、洗澡辅助系统等日常生活辅助系统来实现日常生活的自理。在工作中,他可以通过计算机或可视电话对部下发出指令,还可直接与贸易伙伴进行网上谈判,并通过网上银行取得贷款,达成交易等。此外,他还可以通过信息传递辅助系统和计算机的互联网络,随时与家人和朋友联系或交谈,及时了解并掌握世界最新的商业情报和贸易行情。这样,现代医学和康复技术虽然不能完全恢复该患者的四肢功能,但是,依靠电子计算机技术和环境控制系统,他同样可以过着与健全人一样的生活,并完全融入到了现代社会生活之中。

　　下面进一步介绍人-机界面的三个要素:控制界面、选择集和选择方法。通常,这三种因素相互关联,直接影响着整个辅助装置的使用和运行。

3.2.1　控制界面

　　控制界面(也称作输入装置)是指键盘、操纵杆等实际的硬件部分,人们通过控制它们来实现对辅助技术装置的操作和控制。控制界面产生一个或者无数个相互独立的输入或信号,这些输入或信号称为输入域。输入域分为离散型和连续型两种。离散输入的控制界面,它的每一个位置都由固定的值代表不同的结果,之间没有中间变量;连续输入的界面,它的输入是连续的,并且有着无数的数值。对于离散输入的控制界面,输入域的数量等于用户可获取的对象数目。例如,计算机的键盘有 100 多个键,这些键代表着不同的字母或标志,这些字母和标志就是用于传送给处理器的信号。而对于诸如操纵杆和鼠标这些连续输入的控制界面来说输入域的数量是无限多的。

3.2.2　选择集

　　选择集即可以进行选择的条目。选择集可以用传统的拼写方法(如字母、单词和句子等)代表特定含义的符号、计算机图标、线条、画面、合成语音等。按照选择集的特征来划分,可以分为可视的(如键盘上的字母)、触摸的(如盲文)、听觉的(如听觉扫描的话音选择)。选择集的大小、特征和类型都是由用户的需要和期望的活动输出所决定的。

　　·对于视觉障碍者:可调整某些软件和操作系统功能以满足视觉障碍者的需要。例如,放大文本和图像,提高对比度,以及使用适当的颜色以满足色盲者的需要。对于有严重视觉障碍的人来说,可用屏幕查看辅助装置访问计算机,因为这些辅助装置可将屏幕上的文本转化成语音或动态的可刷新盲文显示。

• 对于听觉障碍者:程序可使用视觉提示(如闪烁的工具栏)或将语音消息显示为文本。例如,打开"声音卫士"(控制面板上的一个辅助功能选项)后,可在系统发出警告声音时显示可看到的警告信息。

• 对于行动不便者:改善或消除键盘和鼠标的使用控件可改进计算机的辅助功能。控制面板提供了一些帮助。例如,使用数字键盘而不是鼠标进行浏览;使用粘滞键使无法同时按两个或多个键(如 CTRL+P)的用户可以通过一次按一个键来达到相同的效果。

• 对于认知和语言障碍者:软件程序可设计成满足有认知和语言障碍者需要的形式。例如,使用非常明显的或有提示的顺序、不太复杂的显示、更少的单词以及面向小学标准的阅读水平,这样有利于认知和语言障碍者。

• 对于疾病发作者:可将软件程序设计成消除引发疾病发作的模式。

3.2.3 选择方法

选择方法包括直接选择方法和间接选择方法。

1. 直接选择

应用直接选择的用户可以通过控制界面任意选定选择集中的条目,利用声音、手指、手、眼睛或者身体的任何移动,表达出他的选择。利用这种方法用户就可以区分目标并且直接操作它。在任意时间内选择集内所有条目都有同等的被选择机会。图 3-1 是直接选择示意图,用户可使用手指在键盘上直接选择"s"键。可以看出,从选择就可以直接得到需要的结果,所以说直接选择更加直接和容易。

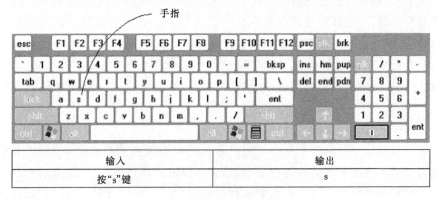

输入	输出
按"s"键	s

图 3-1 直接选择示意图

2. 间接选择

与直接选择不同,对于间接选择而言,选择的过程包含中间步骤。目前应用的间接选择方法包括扫描、导向扫描、反扫描、编码等。

(1)扫描

最常用的间接选择是扫描,它的选择集显示在辅助装置的显示器上,通过顺序扫描设备上的光标或指示灯进行选择集条目的选择操作,当希望的选择集条目出现时,用户发出信号。

图 3-2 是通过扫描方式打开空调的操作过程,指示灯亮代表选择后将执行的动作。扫描时首先点亮"洗衣机"项,等待一定时间后将顺序点亮"电视"项,然后点亮"空调"项,此时可按下选择开关打开空调。

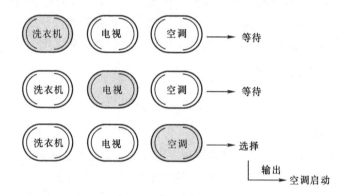

图 3-2　扫描选择打开空调

由于在顺序扫描的过程中,用户不能主动控制,必须耐心等待直到需选择的选择集条目出现,所以这种方式一般在选择集条目较少时选用。如果选择集条目很多(如具有数十个键的键盘),为加快选择速度,可选择图 3-3 所示的行-列扫描方式。此方式首先以行为单位进行顺序扫描,当扫描到需选条目所在的行时,按下开关,此时进入行内顺序的列扫描。当扫描到"T"的位置时可按下选择开关进行选择。

(2)导向扫描

导向扫描是一种混合的方法。用户激活控制界面来选择扫描的方向(水平和垂直)。然后,选择装置被依次扫描,扫描到需要的选择条目后,向处理器发出选择信号。这种选择信号可以通过在需选择处停留超过规定的时间(即接受时间)自动产生,或者激活另外的控制界面(如开关)来表示选择。图 3-4 表示用导向扫描方式通过具有四个方向控制的操纵杆进行选择"T"的过程。

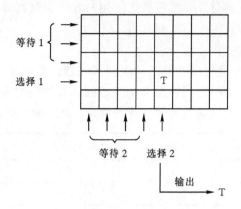

图 3-3 选择"T"的行-列扫描方式

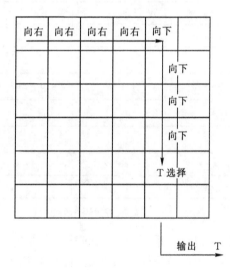

图 3-4 使用具有四个方向控制的操纵杆用导向扫描方式进行选择"T"的过程

在导向扫描中,运动方向和步进移动时间都对选择起作用,操纵杆或者开关阵列都可用于导向扫描控制界面。导向扫描比直接选择需要更多的步骤,但是比单个开关的扫描步骤少。这种方法对用户有较高的要求,它要求用户能够激活和保持控制界面,并在合适的时候释放。

(3)反扫描

在扫描和导向扫描过程中,通常以开关闭合状态为选通状态,而以开启状态为非选通状态。而反扫描操作则以扫描过程中,开关闭合为常态,以开关开启为"选通"状态。这种选择方式对改善重症肌无力用户和手指颤抖等类型的功能障碍者操作、控制辅助技术装置的能力特别有用。

（4）编码

在编码选择时用户使用明确的运动序列代表选择集内特定条目的编码，与上述两种间接选择方式一样，它同样需要中间过程。最常用的编码方式是莫尔斯代码输入系统，一种输入方式就是利用双开关擎输入莫尔斯代码，图 3-5 是莫尔斯

字母				
A * -	B - * * *	C - * - *	D - * *	E *
F * * - *	G - - *	H * * * *	I * *	J * - - -
K - * - *	L * - * *	M - -	N - *	O - - -
P * - - *	Q - - * -	R * - *	S * * *	T -
U * * -	V * * * -	W * - -	X - * * -	Y - * - -
Z - - * *				
数字				
1 * - - - -	2 * * - - -	3 * * * - -	4 * * * * -	5 * * * * *
6 - * * * *	7 - - * * *	8 - - - * *	9 - - - - *	0 - - - - -
常用标点符号				
。 * - * - * -	，- * - * -	？* * - - * *	—— - * * * -	— * * * * -
/- * * - *	;- * - * - *	:- - - * * *		

图 3-5　莫尔斯代码编码表

代码编码表。莫尔斯代码包括一系列的长、短信号，通常分为"嘀"、"嗒"两种。通过开关擎便可以把这些长短的信号输入计算机，而计算机则将其翻译成字符和数字。通过用最短的码表示最常用的字母，莫尔斯码的效率大大提高，在书写和通讯过程中这种效率体现得更加明显。虽然可视化的显示、图表可以帮助编码，但是这些编码主要还是依靠记忆。与直接选择相比，它对用户的身体技能要求较低；与扫描方式相比，它的优点是输入的快慢由用户控制而与装置无关，其缺点是对认知技能（如记忆力、排序等）能力的要求很高。

另外一种编码的例子是 Darci 码，这种方法是采用八个方向的开关进行编码。八个方向的开关类似于在具有四个位置的操纵杆的四个斜对角上增加 4 个位置开关。图 3-6 是使用 Darci 码输入"C"的过程，首先移动开关到位置"2"，然后到位置"1"，最后返回中心。这种动作序列即可告诉处理器输入变量"C"。

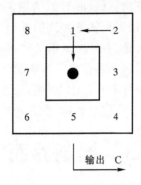

图 3-6 使用 Darci 码输入"C"的过程

上面介绍了多种选择方式,幸运的是,现在的大部分装置都提供了多于一种的控制界面和选择方法。很多装置的选择集都可以根据用户的需要有所变化,从生产的角度来讲,这种多功能的装置可满足更大的人群;从消费者的角度来看,这将有助于提高产品的性价比和适应性。

3.2.4 人-机界面与其他辅助技术部件的连接

用户激活控制界面后,信号携带的信息被送到处理器中,处理器对信息的解释与具体装置的功能相关。装置的功能集称为命令域。例如利用操纵杆控制电动轮椅时,命令域中的"向上"代表向前移动,"向下"代表向后移动,"向左"代表向左移动,"向右"代表向右移动。同样的操纵杆也可以用来控制电视机,"向上"、"向下"、"向左"、"向右"分别代表声音增大、声音减小、频道向上调、频道向下调。

命令域中的每一个条目在选择集中必须有相应的条目与其对应,选择集通过选择方法呈现给用户。例如,直接选择方法中选择集的条目就是目标本身,输入域的数量等于命令域数量。而对于间接选择,输入域的信号少于控制域条目的数量,这些条目会顺序呈现在装置上。由此,可以看出选择方法是怎样将人-机面与处理器的命令域相连接。

为了便于残疾人士使用辅助装置,应设计出符合他们特点的控制界面。人-机界面不仅应当易学,让用户轻松地掌握有关界面、任务的静态知识,而且更应考虑如何加速信息的获取,让用户迅速、准确地了解当前的任务动态。就此可以参考以下的界面设计原则。

• 一致性原则:使用与已有经验、知识一致的人-机界面,采用适应人原有的概念和习惯的处理方法,减少学习,避免歧义和失误的发生。

• 为了加快用户的学习,人-机界面应当提供教程、演示和帮助等辅助信息。

实际上,对应的文档、手册、资料以及面对面的培训和服务也是用户界面重要的组成部分,有助于用户对界面知识和任务方法的掌握。

• 采用多媒体、声音识别、手写体识别等技术,以及提示等适当的方法,使用户通过多通道快速获取当前的动态信息。界面设计尤其应当考虑对紧急意外情况的警告和信息辅助,即"出错处理和帮助"原则,防止严重的信息获取失误。

• 及时反馈,从而减轻短期记忆负担,使用户能迅速无误地获取信息。

3.3　控制界面特性

控制界面是人-机交互系统的输入装置,了解其特性和常用的控制增强器是设计、选择控制界面的基础。控制界面特性包括:空间特性、敏感性和可激活性。选择控制界面时,应针对具体情况对这些特性进行综合考虑。应该考虑控制界面的位置和大小(空间特性),它是怎样被激活的(可激活性),获取激活后反馈的结果(敏感特性)。

3.3.1　空间特性

控制界面的空间特性包括:①整体尺寸(大小);②控制界面内可激活的目标数;③每个目标的大小;④目标之间的空间间隔。根据这些空间特性,控制界面可以分为很多种类。例如,一个单独开关只有一个目标,目标的大小就是开关的大小。单个开关适用于那些活动范围受到严重限制的病人,只能进行精度很低的操作。开关阵列(包括操纵杆)有 2～5 个开关,每一个开关代表不同的目标。用户的活动范围要比只能用一个开关的用户大一些,但也是相对比较小的。需要用户的操作精度比使用单开关用户的操作精度要精确,但还不足以使用键盘。紧缩键盘是一种每个键尺寸很小且相互靠得很近的一种改进键盘,由于微型键盘只有 4 寸长,手指只需放在键盘中央,稍作移动,就可以按到每个键。上肢关节活动度和肌力明显下降的患者可以选择微型键盘。增大键盘是一种每个键尺寸很大且整体尺寸也很大的一种改进键盘,不能完成精细动作的患者很难控制标准键盘上那些较小的键,他们可以选择这种特制的大键盘来进行输入操作。很多特殊键盘都可按使用者的要求而改装,例如可以把最常用的键安放在较方便的位置,有助于活动能力受限的患者使用。

3.3.2　激活特性

有很多特性与界面的激活有关。控制界面的激活特性包括:激活方法、力度、位移、灵活性、持久性等。钝化或者释放控制界面是需要考虑的另外一些特性。虽然我们一直专注于控制界面的激活特性,但是我们也要记住控制界面同样包括释放或者钝化特性。

1. 激活方法

激活方法是指控制界面检测到用户发送的信号并把它送到处理器中。表3-1显示了激活的方法。

表3-1 激活方法

发送信号,用户动作	信号检测	例子
身体运动(眼、头、手、腿等)	机械控制界面:靠压力激活	操纵杆、键盘、脚踏开关
	电磁控制界面:靠接收光波或者无线电波等电磁能量	光指示器、光探测器、无线遥控器
	电控制界面:靠检测身体表面的电信号	肌电开关、眼电开关、电容或接触开关
	接近控制界面:接近但不接触身体的信号检测	热敏开关
呼吸	气流控制界面:检测呼吸产生的气流或压力变化	呼吸控开关(检测呼吸流和压力)、口吹式开关、吸气式开关
发声	声音或语音控制界面:利用清晰的发音进行控制	声控开关、汽笛开关、语音识别

控制界面通过三种方式来检测用户的运动。控制界面检测由运动转换来的压力,这就是机械控制界面,它是控制界面中最大的一个种类,大多数的开关、键盘键、操纵杆等,需要位移或者压力来激活的都属于这一类。电磁控制界面不需要接触用户的身体来实现激活,可以通过光、声的频率来检测一定距离内的运动。例如头控光源或者探测器以及遥控环境控制单元的发射机。电控界面对于身体产生的电流很敏感。例如,电容开关可以检测身体表面的静电流,最常见的例子就是电梯的按钮。这种开关不需要压力,所以适用于肌肉萎缩的用户。另外一种电控界面是利用贴在皮肤上的电极来探测肌肉的电活动,与肌肉收缩相关的肌肉电流信号也是常用的检测信号。贴在眼睛上的电极能够测出眼睛的运动,并且由此产生眼电图。接近控制界面是用探测热或其他信号来检测运动,它不需要接触身体表面,虽然很少应用,但是在无法产生压力的情况下,体热敏感器作为控制界面也是很成功的。总之,机械和电控制界面都需要接触身体,而且机械控制界面要求有压力产生;电磁控制界面和接近控制界面不需要接触身体。

表3-1中由身体产生的第二种信号类型是呼吸控制,它利用检测气流或者气流压力变化来检测信号,这种类型的控制界面通常称作呼气或吸气开关,它要求用户有很好的气流控制能力。

近几年来,随着语音识别技术的出现,发声激活方法得到了飞速发展。对于使用者来讲,当其他的激活方式无效时,利用发出声音、字母或者单词能够激活控制界面。

2. 力度

用户从控制界面产生信号所要花费的力度是需要考虑的另一激活特性。激活的力度从零到相对大的值。对于机械控制界面而言,力度是指开关激活所要求的力;对于电磁场控制界面而言,是指能够使传感器激活的最小距离;而对于电控界面,由肌肉收缩所产生的肌电信号要有足够的变化,表皮肌电信号由放置在皮肤表面的电极检测,其幅度同肌肉的收缩力成正比。

对于呼吸的控制界面,力度是指呼出和吸入的空气量(包括压力和速度)。例如,利用这种方式工作的电动轮椅,深呼气代表向前,轻呼气代表向右,深吸气代表向后,轻吸气代表向左。基于信号的力度不同产生不同的控制信号。

对于发声的控制界面,力度是指声音的大小或者响度。因为是基于个别单词的识别,语音识别控制界面还包括正确的发音。

3. 位移

控制界面的位移同样需要考虑。位移是指控制界面从它原始位置到激活状态需要移动多远,机械控制界面要求位移一致性。一些控制界面不要求产生位移,比如感受压力的操纵杆,它检测压力变化而不是位移变化。很多机械控制界面要求移动并且压力激活,这些控制界面的移动可提供肌肉运动知觉、触觉、本体感受的反馈,这种反馈对用户十分必要。例如,与较大位移的开关相比,薄膜键盘具有很小的位移,如果没有对位移的反馈,用户往往要施加远大于实际需要的力。

4. 灵活性

控制界面的灵活性(可选择的操作方式的数量)也需要考虑。键盘、操纵杆以及开关都有很多类型,同样,用户激活它们的方式也有很多种。残疾人的残障种类不同,其控制方式也不同。一些人用手指控制键,另一些人可能用肘或者额头等。考虑到激活方式的不同,控制界面应该灵活设计。相对于呼吸和语音控制方式而言,可以用身体的几个不同部位来控制的压力控制方式更灵活一些。

控制界面的安装位置对于灵活性也起着重要的作用。将控制界面安装在个人空间的理想位置上能够方便控制。比如,鼠标只能放在桌子或者其他平的地方,而操纵杆就可以安装在不同的位置,可以用手、脚或者下颌激活。

5. 耐用性

最后要考虑的是控制界面的耐用性。在设计时应该考虑到控制界面的使用频率,承受的压力,界面使用材料的耐磨性和器件的可靠性等。如果控制界面在失去控制的时候要承受较大的压力,就必须采用金属之类的材料,这样才能用得长久。

6. 去激活特性

控制界面要求释放力,大约是 1/3 的激活力,以保持控制通路的流畅。

3.3.3　敏感特性

激活过程中产生的听觉、体觉以及视觉反馈就是控制界面的敏感特性。一些控制界面利用点击声提供听觉反馈。例如,键盘每按一下都会有点击声,而软的薄膜键盘不提供任何听觉反馈。体觉反馈是指在控制界面中产生的反应,如触觉、肌肉知觉和本体感受。例如,当用户激活开关时控制平台的空间位置提供肌肉知觉数据,这些数据转换为运动结果提供给用户本体感受反馈。当界面在用户的视觉范围内时,通过对位置和运动的观察可得到视觉反馈。

一般情况下,控制界面提供的感官数据与激活它所需要的力度存在直接关系。靠身体电荷来激活的接触开关不要求压力,所以不提供给用户任何体觉反馈。可以在接触开关处加一个蜂鸣器来提供听觉反馈。

通常,提供丰富的感官反馈能够方便用户使用,但是有时候,感官反馈会妨碍用户工作。例如,控制界面的点击声可能惊吓到用户,也许用户最终会适应这种声音而不理会它,不过在进行相应的设计工作时,设计人员应尽可能选择其他的控制接口以避免这种影响。

通过上面的叙述可以看出,在辅助系统的设计中,控制界面的空间特性、激活性以及敏感特性对人-机交互都起着非常重要的作用。本着满足消费者需要的原则,对每一种特性都必须认真考虑并做出最有效的选择。

3.4　用户功能的评价和人-机控制界面的选择

人-机控制界面的选择是一个复杂的过程。了解功能障碍者的需求,并对其功能进行评估是选择最佳人-机控制界面的先决条件。图 3 - 7 示出了人-机控制界面选择过程的流程图。评估和选择的任务包括下述五项。

1. 确定患者的目标和任务

此项任务包括了解患者的目标、需求,并确定与功能障碍者能力相适应的人-机控制界面。例如,对于一位需要使用计算机的成年偏瘫患者,可能需要通过计算机的帮助来进行上肢技巧训练,改善上肢的功能。而对于脑瘫儿童来说,则需要通过选择或编写计算机游戏,对其进行教育和训练,促进其认知功能和社会-心理能力的发展。同样,如果一位用电动轮椅的用户不需要电脑,就没有必要考虑他是否能用键盘。如果用户想拥有几种功能(通信、移动、环境控制等),这些同样会影响选择的方式。在这种情况下,就必须考虑是用不同的设备实现不同的功能,还是利用单个集成的控制来完成全部的功能。

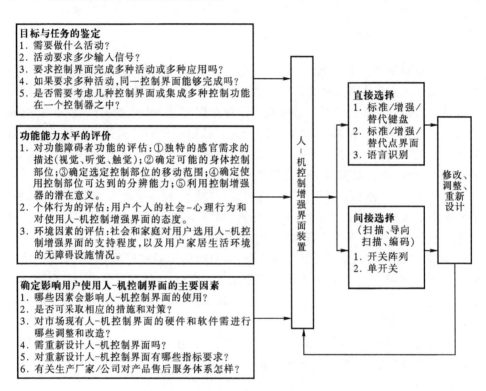

图 3-7　人-机控制界面选择过程的流程图

2. 评定功能障碍者的功能水平

评估包括对功能障碍者的功能能力的评估、个体行为的评估及环境因素的评估等三方面。首先,通过评估,了解并掌握患者与使用人-机控制界面有关的运动、认知、言语、感觉等功能,了解用户在决定所需的人-机控制界面可以接受的参数。如,用运动范围测定来确定用户处于舒适状态下肢体动作可以触及空间范围的最大值和最小值,这也就确定了用户工作空间的几何要求。其次,通过评估,了解用户个人的社会心理行为、社会和家庭的支持等。第三,通过评定,了解用户本人对使用辅助技术装置的态度、家居生活环境的无障碍设施情况。

3. 确定影响用户使用常规人-机控制界面的主要因素

此项工作包括充分考虑和评估影响因素、可能采取的相应措施和对策。例如,为患者选择一台适宜的、用于计算机的人-机控制界面,应考虑目前市场上现有增强控制界面产品的信息,确定对计算机的硬件、软件进行调整、重新设计和改造的要求。同时,还必需了解有关的辅助技术装置的生产厂家/公司对产品售后服务体系等信息。

4. 人-机控制界面的两种选择方式

一般来说,直接选择的人-机控制界面要求的目标数量多,有更多的决定性技巧。间接选择则要求八个或者更少的目标,它更适用于身体具有多重残疾的用户。

5. 修改和调整

在市场产品均不能满足用户需要时,需要对所配置的市场产品进行修改和调整。当修改和调整均不能达到使用要求时,提出重新设计的要求及参数指标。修改、调整和重新设计后的人-机控制增强系统仍需要进行使用后的效果评估,直至用户满意为止。

3.5 增强控制界面的辅助技术

功能障碍者欲使用计算机或操纵轮椅等辅助技术装置,往往存在诸多困难。例如:键盘的布局和排列,对于上肢功能正常的健全人来说十分简便,但是对于瘫痪的患者来说比较困难。例如,高位截瘫的患者根本无法操作传统的标准 101 键盘。对于偏瘫患者来说,由于手指的功能受限,很难准确控制标准键盘,而且,单手操作大大降低了输入速度。因此,对于功能障碍者来说,在很多情况下必须考虑选用为不同目的所设计的控制增强器。下面是一些常用的控制增强器。

· 微型键盘:由于微型键盘只有约 10 cm 长,手指只需放在键盘中央,稍作移动,就可以按到每个键。上肢关节活动度和肌力明显下降的患者可以选择微型键盘。

· 增大键盘:不能进行准确操作的患者很难控制标准键盘上那些小的键,可以选择特制的大键盘来进行输入操作。很多特大键盘都可按使用者的要求进行改装,例如可以把最常用的键安放在比较方便的位置,有助于活动能力受限制的患者使用计算机。

· 操纵杆:操纵杆通常用于计算机游戏,但亦可用来代替鼠标。操纵杆可放置在不同的位置,并且可以用身体的不同部位操作,如头部、下颌,甚至口部等,如图 3-8 所示口控操纵杆。经过适当改装,操纵杆也可应用于瘫痪患者上肢的康复训练。

· 轨迹球:轨迹球像一个倒置的鼠标,使用时只需移动静止容器中的球,而不

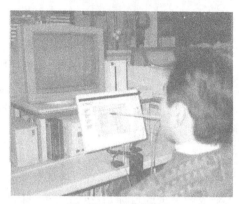

图 3 - 8　口控操纵杆

像鼠标那样要在桌面上移动。轨迹球可置于任何方便的位置,也可以用脚和下颌来进行操纵。它适用于上肢关节活动度降低的瘫痪患者,经适当改装后,亦可用于手指的灵巧性训练。操纵杆和轨迹球同样需要特殊的扫描软件系统支持。

· 头控鼠标:头控鼠标是一个特制的头盔,患者配戴后,只需移动头部,便可把鼠标的信号输入计算机,并有效地实现所有鼠标功能。有些系统在头盔上装有呼吸管,用以代替鼠标的按钮。当吹呼吸管时,该装置会把指令输入计算机,相当于按下鼠标的按钮。该装置也可具有其他鼠标功能,如"拖曳"、"选项"、"连击"等。头控鼠标可能完全代替键盘和鼠标。在头控鼠标的应用软件里,通常装入了"屏幕键盘"的小型软件,利用这种小型软件,再利用移动颈部和头盔上的呼吸管,便可以自如地进行计算机操作。头控鼠标适用于上肢功能受限或高位截瘫患者。

· 开关掣:开关掣可用于捕捉患者所作的任何动作,并将该动作翻译成计算机信号。开关掣有不同的种类和操作方法,并可被身体的任一动作所激活,包括头、手、脚,甚至是眼部的运动,如手指轻按、皱眉头、脚趾轻踏等。开关掣的种类和操作方法很多,可以利用不同的开关掣对患者进行康复训练和治疗。如可以利用抓握式开关掣训练偏瘫患者的手指灵活性;利用大型轻触面开关掣训练脑瘫及偏瘫患者的上肢协调性;同样,利用开关掣的工作原理,选择适当的接口,可以将许多简单的康复训练装置连接到计算机内,应用于患者的康复训练和治疗。

· 声音输入系统:患者只要在传声器上说出指令,甚至发出一些可供识别的声音,计算机便会根据所发出的指令运作。对于四肢严重瘫痪的高位截瘫患者,声音输入系统的出现,无疑是一项令人振奋的科技发明。

· 头控指示杆:头控指示杆是一个可调校的头载装置,并附有由前额伸延出来有橡皮包着的指示杆。使用者配戴头控指示杆后,便可以利用头部的运动,在键盘上选按所需的键。头控指示杆适用于四肢功能受限的截瘫患者,如图 3 - 9 所示。

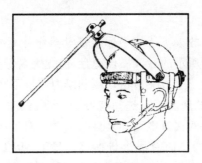

图 3-9 头控指示杆

此外,还有其他辅助技术,如键锁、键套、慢键等可以帮助残疾者更为高效地控制计算机键盘。

3.6 计算机输入适配器

3.6.1 计算机键盘原理及分类

键盘是计算机中最常用的输入设备,由按键、键盘架、编码器、键盘接口及相应控制程序等几部分组成。键盘通常有几十或上百个键,每个键相当于一个开关。一般微型机的键盘包括标准键盘(83 键、84 键)和扩展键盘(101 键、104 键)两种。

1. 标准键盘

键盘内主要由单片机、译码器和 16 行×8 列的键开关阵列这三部分组成。所谓单片机,就是将主机的 4 个组成部分(CPU、存储器、总线及接口)集成在一片硅片上。

键盘按照键开关的类型可分为触点式和无触点式两种;从按键材料上分则有机械触点式、薄膜式和电容式;而从功能上讲,一般又将键盘分为编码键盘和非编码键盘。

对编码键盘来说,当有键按下,系统可以自动检测,并能提供按键的对应键值。这种键盘接口简单,使用方便,但价格较贵。对非编码键盘,只简单提供键的行列位置(位置码或称扫描码),而按键的识别和键值的确定等工作全靠软件完成。

PC 系列键盘具有两个基本特点:①按键开关均为无触点的电容开关。②键盘属于非编码键盘。PC 系列键盘是由单片机扫描程序识别按键的当前位置,然后向键盘接口输出该键的扫描码。按键的识别、键值的确定以及键代码存入键缓冲区等工作全部由软件完成。目前 PC 机上常用的键盘插口有两种,一是最常用的直径 8mm 的 PS/2 键盘插口,二是 USB 接口的键盘,现在也逐渐流行起来。

2. 改进的特殊键盘

当一个有身体残疾的人不能使用标准键盘操作计算机时,就必须对标准键盘进行改进。如图 3-10 所示的盲人操作键盘,简化键盘键数,改变键的体积、形状,使视力障碍者易于识别。上肢关节活动度和肌力明显下降的患者可以选择紧缩键盘,不能完成精细动作的患者可以选择特制的大键盘进行输入操作。这些修改的键盘都需要硬件跟主机的接口电路和软件驱动器。对于 Macintosh 机和苹果机来说,必须使用苹果公司的桌面总线进行连接。基于 MS-DOS 或 Windows 应用的计算机则可以使用包括串行口、键盘接口、并行口或者游戏端口等方式。

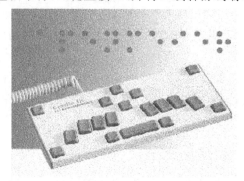

图 3-10　盲人操作键盘

3. 虚拟键盘软件

虚拟键盘是指通过软件的方法进行键盘模拟操作,它在可视屏幕上显示一个带有光标的键盘图像。虚拟键盘需要硬件接口和软件驱动程序。软件应用视频屏幕、鼠标、基本输入输出系统(basic input output system,BIOS),通过探测鼠标光标在虚拟键盘图像中的位置,插入该字母到键盘队列中来使 CPU 把它当成是一个通过键盘输入的字母。这些从编程的观点来看是复杂的,但是它创造了一种键盘替代品,使那些不能使用标准的、修改的或替代性键盘的用户可以通过其肢体其他部位的效应器来操作计算机。图 3-11 是 Windows XP 提供的虚拟键盘。

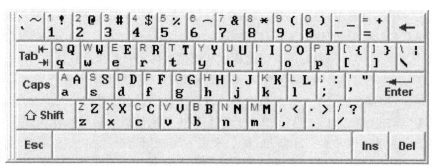

图 3-11　Windows XP 虚拟键盘

各种各样的虚拟键盘允许调整键盘按键的布局、虚拟键的大小、键盘在屏幕上的位置,还有那些用来实现个性化的方法。许多虚拟键盘系统也包含有其他的特性,最常用的一种是文字预测功能,它可以根据使用的频率动态调整出现的次序。其他的被用来优化性能的特点包括水平和垂直光标移动速度、键盘规划和键盘图像在屏幕上的位置(例如,置顶或者置底取决于正在运行的应用程序的类型)。

4. 概念化键盘

概念化键盘(图 3 - 12)采用表示一定概念的图片、符号和单词取代键盘上的字母和数字。

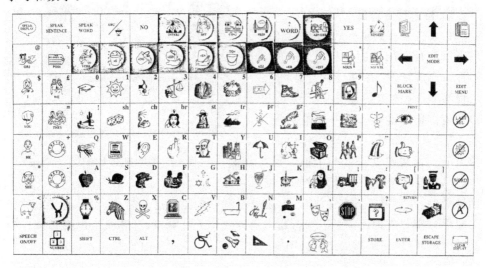

图 3 - 12　概念化键盘

当孩子按下图片的时候,适当的字母被发送到计算机中产生期望的结果。例如,一个在基本的算术和货币概念上有困难的孩子使用每一个键都是硬币的键盘比使用数字和字母更可能成功,孩子能够按下硬币,使那个硬币的数字输入到程序当中。一个简单的换零钱的程序能用来鼓励孩子学习减法技能同时也学到特定硬币的币值,这种方法对于某些孩子是具有激发性的。

很简单的程序也许仅仅需要两个键。例如,空格键可以移动光标到不同的选择项,返回键对其进行选择。这个概念可以控制任何两选择的任务。虽然只使用两个键,它却能发挥键盘一样的功能。

另外一种实现概念键盘的方法是带有特殊设计软件的特种输入键盘。这些系统的优点就是不需要使用特殊的输入接口,因为它们直接插入计算机的游戏连接口、串行口,或者并行口。例如一个教授语言概念的程序,可以通过把表示概念的图片放在键盘上来实现,并且使孩子通过按下正确的键来产生单词,产生该概念的发音和图片在屏幕上连续的重复播放。概念键盘在任务和孩子行为之间提供了一种直接的关系。例如,通过使用一幅人体图片作为键盘,人体的每一部分作为按键,孩子能够根据程序指示触摸身体的每一部分,这样做时,程序能够重复身体每一部分的名称并使这一部分在屏幕上移动。

　　一种更直接的键盘是触摸窗口,使用这种设备的用户只要在屏幕的适当位置触摸屏幕,触摸屏就能够像敲击键盘一样输入信息。带有触摸屏的监视器在Macintosh 电脑和 PC 机上都有相应产品。

5. 盲人打字键盘

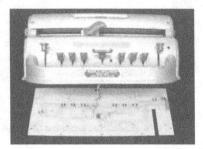

图 3-13　盲人打字机(底部为加装的电路版)

　　盲人打字机(图 3-13)是盲人用来书写盲文的常用工具。为了便于盲人通过盲人打字机使用计算机,工程师 David 对其键盘进行了改装,由安装在盲文键盘下的一块电路板和运行在 PC 机上的解释软件两部分组成。盲文键盘共有九个键。每个键都有与之配合的一对光发送器/光接受器,当有键按下或释放时,光接受器就会检测到这种变化,然后通过电路板上的 PIC 单片机把此信号以串行通讯的方式传入计算机,计算机上的解释软件对其进行解释,最终解释成文字。图 3-14 是盲人打字机与 PC 机连接结构图。

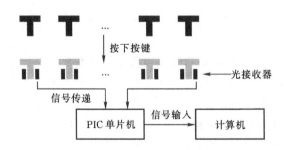

图 3-14　盲人打字机与 PC 机连接结构图

3.6.2　计算机鼠标器原理及分类

　　鼠标也是一种常用输入设备,其功能与键盘的光标键相似。通过移动鼠标可以快速定位屏幕上的对象,是计算机图形界面交互的必用外接设备之一。

1. 标准鼠标

标准鼠标一般通过微型机中 RS232C 串行接口、PS/2 鼠标插口或 USB 接口与主机连接。

鼠标的操作包括两种：一种是平面上的移动，另一种就是按键的按下和释放。当鼠标器在平面上移动时，通过机械或光学的方法把鼠标器移动的距离和方向转换成脉冲信号传送给计算机，计算机鼠标驱动程序将脉冲个数转换成鼠标器的水平方向和垂直方向的位移量，从而控制显示屏上光标箭头随鼠标的移动而移动。

鼠标的分类方法很多，若按照接口类型分，可分为五类：PS/2 接口、串行接口、USB 接口、红外接口和无线接口。PS/2 鼠标用的是 6 针的小型圆形接口，串口鼠标用的是 9 针的 D 型接口，USB 鼠标使用 USB 接口，具有即插即用特性。红外接口鼠标用红外线与计算机进行数据传输，无线接口鼠标则通过无线电信号与计算机进行数据传输，这两种鼠标都没有连接线，故也称为遥控鼠标，使用起来较为灵活，不受连接线的限制。目前最常用的是 PS/2 鼠标和 USB 鼠标，串口鼠标基本被淘汰。

按照不同的工作原理，鼠标又可以分为：机械式、光电式和光机式。目前最流行的鼠标是光电鼠标。机械式鼠标已经被淘汰。

对笔记本计算机，其鼠标包括内置式和外置式两种。外置式鼠标与普通台式机鼠标完全相同。内置式鼠标则与机器合为一体，在工作原理上有指点杆式、触摸屏式和轨迹球式。

鼠标器最重要的参数是分辨率。它以 dpi（像素/英寸）为单位。表示鼠标移动 1 英寸所通过的像素数。一般鼠标器的分辨率为 150～200 dpi，高的可达 300～400 dpi，若屏幕分辨率为 640×480 时，鼠标器只要移动 1 英寸（1 英寸＝2.54 cm），则对应屏幕 300～400 像素位置，基本遍历屏幕的 2/3。因此鼠标的分辨率越高，鼠标器移动距离就越短。

2. 仿真鼠标器

当标准鼠标器不能满足功能障碍者的需求时，就需要设计适合他们的特殊鼠标。替代标准鼠标器就是一种，它使用箭头键仿真鼠标器的操作。当鼠标仿真器激活时，软件将箭头键输入翻译成鼠标器输入；当鼠标仿真器未被激活时，软件将箭头键输入翻译成箭头键输入。当跟踪球、操纵杆或其他硬件替代鼠标器时，相应软件要与其配套驱动，以完成点击、双点击、拖曳等功能。

3. 头控鼠标

头控鼠标适合于上肢功能受限或四肢瘫痪的高位截瘫患者，它是一个特制的头盔或耳机，患者配戴后，只需移动头部，便可把鼠标的信号输入计算机，并有效地实现所有的鼠标功能。图 3-15 是 Y. L. Chen 提出的一种头控鼠标,在耳机的顶部和一侧分别放置两个倾斜传感器,用于模拟鼠标的四个方向操作,当头部在不同的方向运动时可移动屏幕光标的位置。另外安装一个与脸颊接近的接触开关实现鼠标的选择功能,当吹气脸颊鼓动时,该装置会把指令输入计算机,其作用相当于按下鼠标的按钮。通过适当的训练,用户也可完成如"拖曳"、"选项"、"连击"等其他鼠标功能。图 3-16 为一位功能障碍者通过头控鼠标使用计算机的情景。

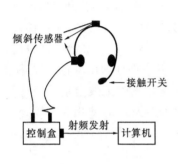

图 3-15　头控鼠标

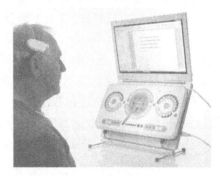

图 3-16　残疾人通过头控鼠标使用计算机

4. 摄像鼠标

四肢瘫痪、脑瘫等严重残疾者,与外界沟通的能力十分有限,他们也许只能通过眨眼来表达感情,或者移动舌头与外界交流。为帮助他们融入到社会中,就必须借助一切可能的技术手段,开发出适合他们的控制界面。

M. Betke 提出了一种用摄像的方法实现鼠标功能,它通过在使用者前面安装摄像头来获得其面部图像,图像分析和跟踪系统对面部图像的特征部位进行实时分析与跟踪,并且把面部特征变化转化为相应的计算机命令,从而达到使用计算机的目的。

在图 3-17 中,A 是把鼻尖作为特征进行跟踪,B 是跟踪眼球的变化,C 和 D 是以下嘴唇为特征进行分析,E 是对大拇指跟踪,F 表明在晚上仅仅借助计算机屏幕发出的光也可对鼻尖特征进行有效跟踪,G 是以双眼和鼻尖等多特征为基础的多目标跟踪。

3.6.3　基于输入装置的仿真界面

基于输入装置的仿真界面(general input device emulating interface,GIDEI)是一种特殊用途的处理器。通常,辅助技术装置的扩展键盘、单开关和鼠标器等需要接入计算机,与计算机一起执行功能操作。然而,它们的输入/输出界面指令代码与计算机键盘及鼠标器接口的设定不一致,两者之间缺乏兼容性。因此,当将这

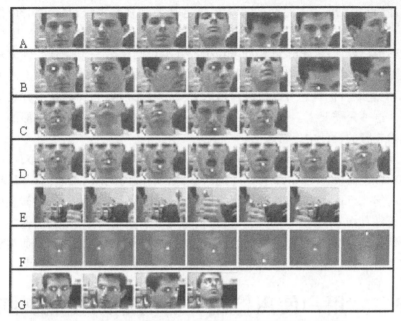

图 3-17　通过不同的面部表情和动作实现摄像鼠标功能

些辅助技术装置接入计算机时,需要一个中介,将辅助技术装置接口的指令翻译成计算机能识别的特征代码。GIDEI 正是执行这样的功能,它转换、解译人-机控制界面的信号代码,使之能与计算机指令域的要求相匹配。因此,GIDEI 可称为是建立在辅助技术装置界面与计算机之间互通信息的一座桥梁。

　　GIDEI 由三个基本要素组成,即:输入方法、人-机仿真界面设计和一系列可选项。输入方法包括:①键盘类:辅助键盘、压缩键盘、扩展键盘、虚拟键盘和标准键盘;②扫描:线性或行-列扫描;自动扫描、反扫描或步进扫描;单、双、四或五个开关;操纵杆开关;③莫尔斯码:单开关用和双开关用;④ASCII 码:并行口和串行口;⑤比例信号:鼠标器、跟踪球和操纵杆。

　　人-机界面设计包括:①依据用户选择来布局键盘;②当用户选择键入时,字和字符串被送到计算机的应用程序之中;③用合成语言作为对用户发出的激励信号或选中相应选项时的反馈信息。

　　一系列可选项则包括:缩写、自动大写(遇到句号和感叹号时)、键的重复率、可执行不同键入水平(如:shift 键＋其他键)、指令、宏、鼠标器仿真、多任务竞争输入、预测进入、输入速率、屏幕选择显示定位等功能。

　　组合 GIDEIs 的适配输入是通过键入和鼠标器活动来进行解码。这些解码包括对扩展键盘、压缩键盘、触摸屏/触摸板、舌触摸小键盘和特殊用途键盘的译码。

基于软件的 GIDEIs 能通过交谈的设置,接收听觉和视觉提示,并允许合成语音的反馈。

图形用户界面(graphical user interface,GUI)则是另一种信号处理方法。用户通过点击屏幕上的图形标记,就可切换到所点击的图形环境界面,这样逐层进入,直至所选取目标。它可以与组合扫描方式、虚拟键盘、替代键盘等方法结合起来使用。这种只需要人们辨认已见过的图形,而不需要回忆曾见过图形的方法在辅助技术装置的设计中经常采用。

另外,替代鼠标器、操纵杆和开关输入也是辅助技术装置中经常采用的。因此,GIDEIs 也需要针对 GUI 和替代鼠标器、操纵杆和开关输入等进行解译,以便使计算机能执行这些人-机控制界面的指令。这里需要指出的是:直接转换内部常规计算机键盘指令域到新界面键入设置代码的方法是不可取的,应该保持计算机从这些特殊人-机控制界面去寻找输入的功能。这些特殊人-机控制界面需要在任何给定的时间送出键入的信息,并转译成符合计算机指令域的指令代码。

3.7 用户使用控制界面的运动技能训练

在很多情况下,为提高残疾人士使用辅助设备控制界面的能力,需要制定周密的计划以便进行有针对性的运动技能训练。通过训练计划的实施可以取得如下效果:①拓宽功能障碍者的运动技能;②提高功能障碍者使用控制接口的速度、持久性和准确性;③使未使用过任何一种控制接口的功能障碍者具有操作某种控制界面的能力。训练方案、时间和强度因人而异,并具体考虑需要达到的效果。例如,使不能通过身体控制目标的患者达到可以使用控制接口的能力,可能需要数年的训练。

功能障碍者可能已具备使用某种辅助设备控制接口的能力,但需要通过训练提高这些技能,提高输入的速度、减少错误率,或者改善使用控制接口的持久性。例如,训练者可以进行直接选择,通过训练能够使用标准的 101 键盘,并且降低使用过程中的疲劳程度,提高输入速度。目前专门有针对使用键盘和鼠标的软件可供选用。

为了训练患有某种运动功能障碍的用户使用某种辅助装置,需要制定科学周密的训练计划和循序渐进的训练方法,表 3-2 是用于学习使用开关的运动训练的几个步骤和训练工具。

由于功能障碍者往往缺乏语言沟通能力,所以第一步必须通过与时间无关的开关操作训练,以便正确评价其对因果关系的掌握程度。可以通过对电扇、电视等电器的操作,使用电控玩具,或者使用专门设计的计算机程序对其评价。这一阶段的目标是使功能障碍者具备在任何时间按下开关并观察开关打开和闭合后引起的结果。

表 3-2 用于使用开关的运动训练的几个步骤

目标	达到目标所采用的工具
1. 与时间无关的开关应用,以便建立因果概念	器具(电扇、搅拌机等) 电控玩具/收音机 专门设计的计算机程序
2. 与时间有关的开关应用,以便训练在正确的时间使用开关	专门设计的计算机程序,需要在正确的时间内进行反应,以便得到图形或声音结果
3. 在特定的区域使用开关,以便训练多项选择能力	器具、电控玩具、游戏

第二步的目标是使功能障碍者在正确的时间使用开关,可以通过专门设计的计算机程序或游戏进行训练,通过在正确的时间内按下开关,从而可得到图形或声音结果。

第三步,要求功能障碍者使用开关从多个选项中进行正确选择,可以使用电控玩具、器具或相应的计算机程序,其目标是逐步增加选项以提高功能障碍者进行灵活选择的能力。

3.8 计算机输出适配器原理及分类

输出设备用于接收或传输计算机的处理结果。最基本和最常用的就是显示器和打印机。

1. 显示器

显示器的作用是将主机输出的电信号经一系列处理后转换成光信号,并最终将文字、图形显示出来。常用的显示器有阴极射线管显视器(cathode ray tube, CRT)和液晶显示器(liquid crystal display,LCD)两种。

CRT 显示器又分为荫罩式和电压穿透式。荫罩式 CRT 显示器就是我们最常见的显示器,因其在电子枪与荧光屏间有一个布满栅孔的金属荫罩板而得名。荫罩式 CRT 显示器的特点是显示分辨率高,价格便宜,使用寿命较长,但其耗电量大,体积大。

LCD 显示器采用的技术主要有两种:有源矩阵和无源矩阵。

有源矩阵显示器又称为薄膜晶体管液晶显示器(thin film transister, TFT)。它的每一个像素点都用一个薄膜晶体管来控制液晶的透光率,优点是色彩鲜艳,视角宽,图像质量高,响应速度快。但其成品率低,从而导致价格比较昂贵。

无源矩阵显示器用电阻来代替有源晶体管,制造较为容易。它与有源矩阵相比的最大优势就是价格低。其缺点是色彩饱和度较差,图像不够清晰,对比度也较低,视角较窄,响应速度慢。

2. 打印机

打印机也是计算机系统的标准输出设备之一。它与主机之间的数据传送方式有并行和串行两种。目前大多数打印机采用并行数据传送方式,即通过并行接口与主机连接。而对于串行打印机则通过主机的串行口连接。打印机的种类很多。按照打印原理,可分为击打式打印机和非击打式打印机。

工作方式:打印机在微机系统中的工作方式也可按其从主机接收的数据类型分为字符方式和图形方式。

打印机通过接口与主机相连,该接口也称为打印机控制器或适配器。它可以是一块独立的接口卡,也可以集成在主板上(现代微型机的主板上几乎无一例外地都集成了打印机的接口)。它们通过标准的 25 芯插头插座相连接。

接口类型:打印机的接口类型主要有并行接口、串行接口和 USB 接口三种。并行接口应用最广泛,所以人们往往把计算机上的并行接口称为打印机接口。

标准输出(显示器或者打印机)不适用于那些视觉有缺陷的人。一般可以用"弱视"来形容那些只能阅读对比度和大小都足够大的读物的群体。用"盲人"来形容那些不能通过计算机输出显示或者打印机来获取有用信息的人,对于盲人必须应用听觉或触觉来提供输出。

3. 针对弱视者

对于弱视者,最主要的问题是显示器的文本特性。有三种因素影响文本字符的可阅读性:①大小(纵宽);②空间(字符间的距离);③对比度(前后背景的颜色关系)。我们必须解决的问题就是调整字符的大小、空间以及颜色对比度,以使得弱视者可以阅读(如图 3-18)。屏幕放大器也称作屏幕放大镜或大打印程序,可帮助视力不好的用户,这些实用程序类似于放大镜。使用它们的用户可控制要放大计算机屏幕的哪些区域,也可移动焦点来查看屏幕的不同区域。

4. 针对盲人

对于盲人,解决问题的方法就是寻找一种除视觉外的其他敏感途径,如听觉、触觉或者两者兼而有之,声音合成器、盲人触点阵列以及字母的触觉图片等是常用的方式。例如为盲人设计的屏幕说明器,这些辅助设备可将屏幕信息转化为合成

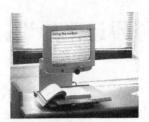
白底黑字

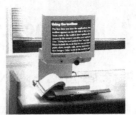
蓝底白字

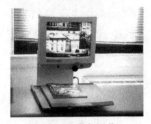
画面彩色调节

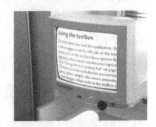
放大阅读文字

图 3-18 弱视者阅读用显示器

语音或可刷新的盲文显示。它们也可称为盲人访问实用程序或屏幕读取器,通常只可转化文字信息。如果图形有描述可视图像的替换文本,则也可转化图形。

图 3-19 展示了一套盲人用辅助阅读设备。扫描仪既可扫描正常文字、也可扫描盲文。当扫描盲文时,机内配有专门的翻译软件,将其转换成正常文字,并显示在计算机屏幕上。当盲人进行屏幕阅读时,声音合成器将文字转换成语音信号输出。以便盲人可对文档进行编辑和操作。最后,通过盲文打印机打印输出。

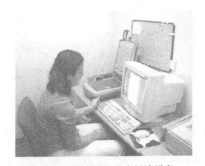
盲文扫描、翻译、发声阅读设备

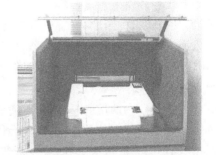
盲文打印机

图 3-19 盲人用辅助阅读设备

3.9　Internet 无障碍通路的设计

3.9.1　无障碍网络的定义

什么是无障碍网络？无障碍网络是评价一个网页能否被所有残疾人,特别是那些可利用屏幕阅读器等非传统方式阅读网页的残疾人提供无障碍使用的能力。网页允许残疾人使用低水平技术和高水平技术无障碍地获取信息。这里提到的低水平技术是指对所有网络中的图像提供文字解说;高水平技术则指在文字性描述中能进行文字鉴别、处理文字的尺寸、定位和表格等方面的技术。

3.9.2　常规网页面临的挑战

因特网在现代生活扮演着越来越重要的角色,它是残疾人融入社会生活的一个良好工具。然而,随着多媒体技术的发展,因特网变得越来越依赖于各种复杂的图形、动画、声音等表示方法。这种状况使残疾人使用网络时遇到的挑战不断增加,特别是视力障碍者、耳聋失聪者和患有学习残疾和诵读困难的人,他们会发现访问那些可能含有 flash 图片、复杂图表、大量的视听信息的网络站点的困难在不断增加。在我国,存在着 1 233 万视残者(尚未包括色盲患者),听力残疾人有 2 004 万,患有认知或者感觉方面残疾的人也超过 1 200 万。残疾人有享受教育、健康及康复的权利和需求,与健全人一样 100% 获得网络信息是他们能否完全参与到地方和全球的社区交流中去的重要标志。因此,提供适当的技术使广大残疾人能无障碍地从因特网上获取信息具有重要意义。同时,网络信息的可获得性也可作为评价标准,看一个团体或一个组织是否乐意并准备好在他们业务经营的范围中接纳和包容残疾人。

下面,从残疾人的角度,来看一看常规网页所存在的问题。

在没有文本浏览器和屏幕阅读器时,具有视力障碍者(如盲人、色盲者、视觉颠倒者、不能通过视觉编辑文字信息而只能通过听觉来处理文字信息的残疾者等)不能浏览网页。

在没有特殊编码的情况下,用文本阅读器读到图片的时候,只会读出"图片"这个词而无法识别图片中的具体内容,这会使盲人感到莫名其妙。例如,浏览西安交通大学的校方网站,会依次听到"欢迎来到'图片',这里是'图片','图片'……"这让人感觉不是在网络中冲浪,而是在语法纠错。然而,如果在编码中给每个图片都加入文字说明,感觉就完全不一样了。"欢迎来到西安交通大学,这是科学馆大楼,这里是康复科学与技术中心……"由此可见给图片配以附加文字说明的重要性,否则,读者无法理解网页在说什么。

网页无法阅读的问题还有:①当网页被框架分割时,使用屏幕阅览器不能浏览网页;②声频和视频片段没有解说词;③非标准网页使盲人很难获取全部信息。图3-20 示出了两种网页形式,两者之间没有统一模式,且在一个网页中,主目录定位也不确定;④以不可读格式建立的列表和表格,如图3-21 所示,浏览器可能会横向阅读,但你无法弄明白它在读什么;⑤通过色彩传达信息。色盲者不能阅读用色彩表达的信息,如:一些链接往往用蓝色表示,那么,对蓝色色盲者则无法阅读此信息。

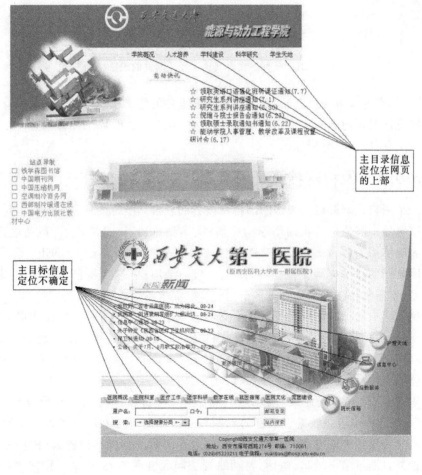

图 3-20 两个网站浏览器比较

要解决上述问题,有两个解决方案:即设计无障碍使用的网站并改进网站设

华北地区	华东地区	华南地区	华中地区	东北地区	西北地区	西南地区	港澳台地区
24小时		48小时			72小时		

地区	城市	08月24日夜间			08月24日白天		
		天气状况	风向风力	最低温度	天气状况	风向风力	最高温度
北京	北京	小雨	≤3	19 ℃	中雨	≤3	26 ℃
天津	天津	阴	≤3	20 ℃	阵雨	≤3	25 ℃
河北	石家庄	小雨	≤3	18 ℃	多云	≤3	24 ℃
	唐山	阴	≤3	20 ℃	多云	≤3	29 ℃
	秦皇岛	阵雨	≤3	19 ℃	阵雨	≤3	25 ℃
	北戴河	阵雨	≤3	19 ℃	阵雨	≤3	25 ℃
	保定	中雨	≤3	19 ℃	小雨	≤3	26 ℃
	承德	多云	≤3	16 ℃	小雨	≤3	25 ℃

图 3-21　一种用文本阅读器无法阅读的表格模式

计,使其具有可获得性。下面,介绍因特网上重要的信息源——国际互联网有关网络可接近性动议的国际性协议(W3C WAI:www.w3.org/WAI),并推荐一个很好的使用工具:Bobby 分析器。

3.9.3　因特网接入用户代理

一个用户代理被定义为访问因特网内容的软件(www.w3.org/WAI),包括那些与浏览器一起使用的桌面图形浏览器、文本浏览器、声音浏览器、移动电话(手机)、多媒体播放器和辅助技术软件(例如,屏幕阅读器、放大器、GIDEIs)等。用户访问因特网的设备应具备独立性,即用户与一个用户代理(和它 readers 的文档)的互动,不需依赖于用户选择的基于他们特殊需求的输入输出设备。

用作用户代理的输入设备包括本书前面章节介绍的设备,有鼠标和鼠标替代点指设备、头控指示棒、键盘和键盘替代设备(如屏幕键盘、盲人输入键盘)、开关、开关阵列、麦克风等;用作用户代理的输出设备也在前面的章节中讨论过,有屏幕阅读器、屏幕放大器、盲人用显示器、语音合成器等。

W3C WAI 正在制定一种指导用户代理开发商进行设计的指导方针,W3C WAI 工程还提供了一些基于现有的和新兴的技术的可接入用户代理开发的解决方案。这类设计将使得那些不使用标准键盘和鼠标访问因特网的人(例如那些经常移动并且通过掌上电脑、电话、自动终端访问因特网的人)受益。同时,W3C 特别强调了设计中图形桌面浏览器和独立辅助技术(例如屏幕阅读器、屏幕放大器、盲人显示器和声音输入软件)的兼容性。

这些指导方针鼓励用户代理的设计者去考虑用户如何在多种多样的情况下都

能访问文档,潜在的用户可能有视觉障碍,可能有听觉障碍,也可能有移动障碍,还有可能用户不能处理某些类型的简单信息。用户代理的用户也许在读文章或者理解文章上有困难,也许没有或者不能使用通常的键盘或者鼠标。

用户代理可分为两种类型,第一种经常用在图形桌面浏览器中,我们稍后将讨论其在用户可获得性方面的作用;第二种类型是具备独立性的输入输出,包括许多本章讨论过的技术,如屏幕放大器、屏幕阅读器、替代键盘、替代的点指设备等。正在制定中的原则集中在这两种类型用户代理的协同工作上。

W3C WAI 用户代理指导方针有以下几个原则:第一,用户界面的可访问性。指必须使消费者在使用改进后的输入系统时,能够通过系统的界面使用用户代理所提供的功能。第二,必须使用户通过所提供的控制风格(例如颜色、字体、语速、音量)和文档的格式,能够访问文档的内容。许多前面叙述过的访问方式(例如,简单的滚动)可用来帮助确保文档内容的可访问性。第三,是用户代理应能够帮助指引用户,使用户知道他正在访问文档中的什么位置。除了提供文档中位置的替代表示(例如文档中包含多少链接,或者当前链接的数目)之外,一个使用了大量的位置信息的设计良好的导航系统要允许用户跳转到一个特定的链接。第四,用户代理应依据系统标准和惯例(习俗)进行设计。通过标准接口交流,在图形桌面用户代理中尤其重要,它使得信息对于辅助技术是可用的。W3C 的这些指导方针可以在 W3C WAI 的网页(www. w3. org/WAI)中找到。

3.9.4　网页的发展

网页是一个文本、图形和声音的混合体,网页的生成需要使用一系列编程语言。其中,超文本标记语言(hypertext markup language, HTML)已经成为网页设计的标准。HTML 不需要专用的编辑器,从只能逐行输入 HTML 代码的简单的文本编辑器到许多高级的商品化编辑工具都可以用来编辑 HTML 代码,许多类型的文字处理器都能把文件从特定的文字处理器格式转化为 HTML。

W3C 提出了 HTML 的建议,形成了开发规范,包括可访问性和多媒体的指导方针(www. w3. org/MarkUp)。HTML 指导方针也提供了对样式页面的访问。层叠样式页面(cascading style sheets,CSS)允许网页用户观看他自己选择的任意版面。W3C 建议开发者应尽可能地使用样式页面来格式化他们的网页,并且使用纯 HTML 来进行结构标记。很重要的一点,开发者要包含这样一个选项,就是允许样式页面能够被那些使用不支持样式页面的浏览器关闭。通过使用 HTML 作为标准,文件不兼容(例如从不同的文字编辑器来的)的问题就能够避免。HTML 接入标准的一个例子是 ALT ＝ "text" HTML 属性。这个功能使得文本与每一个图形对象一致。通过按下键盘上的 Alt 键,与文本联系的对象就被播放。这也能被链接到一个屏幕阅读器或者盲人输出设备上。

　　Java 语言拥有允许程序员开发一个能够在不同的计算机和设备上使用的应用程序的能力,被广泛地应用于因特网编程中。1999 年,Johnson 等人描述了 Java 平台和它的接入特点。Java 访问的统一性提供了一个联结,这个联结可以帮助辅助技术提供一种经由执行 Java 可执行应用程序接口的工具箱访问图形用户界面(GUI)的途径。可执行工具箱是一组包装好的软件组件,这些组件提供基本的功能,如输入输出、数据结构、系统属性、日期和时间、国际化、网络服务、用户接口组件,和 applet(能在其他应用中运行的应用小程序)。

　　网页和多媒体软件的作者们使用微软的同步接收媒体交换(synchronized accessible media interchange,SAMI),能够增加字幕给那些耳聋失聪的用户。这个标准简化了让开发者、教育者和多媒体生产商和设计者添加标题的步骤,并且作为一个开放标准(不收许可费、专利费)提供给公众。这种方法与电视机字幕显示十分相似。W3C WAI SMIL 被设计用于简化多媒体表示,使得超级链接和多媒体对象相关联,并在一个屏幕上显示表达的版面。这些特点允许多媒体文件被综合进 HTML 程序,按预定的时间线进行播放。

3.9.5　网络浏览器

　　各种网络浏览器具有各自的特点,其可获得性参差不齐。lynx 是因特网上基于文本的浏览器。它对于那些盲人使用者是很有用的,因为它与盲文点阵或者屏幕阅读软件兼容。此外,lynx 也提供导航功能。pwWebSpeak 是一种提供声音或者双模式工作的因特网接入浏览器,这个浏览器被特别地设计来将网页上的信息内容翻译成语言。用户能够通过基于浏览器自身的内容、图像和语句的文档结构进行浏览(navigate),而不必使用能够处理滚动和解释结构化的屏幕显示模式。

　　微软 IE(internet explorer)包含很多针对身体有残疾用户的特性。这些包括键盘导航(在链接、框架和客户端图像绘制中)、可选择的代替图像的文本描述显示方式、多种字体大小、可选择的风格页面的关闭功能等,能使用高对比度功能来增加可读性,还能够合并微软动态接入来提供关于文档的信息。

　　前文讲述的屏幕阅读器中的许多方面都借鉴了 IE 的特点,包括 Hal、用于 Windows 的 JAWS、outSPOKEN、Windows Bridge、Windows Eyes 和 WinVision。为 Windows 操作系统提供接入的特点也同样被用在提供网页接入上。

　　Netscape 浏览器允许字体加大。IBM 主页阅读器能够通过将 IBM 的 ViaVorce Outloud 文本——语言转换声音合成器和 Netscape 浏览器相结合,用语音讲出基于网页的信息。主页阅读器(homepage reader)可根据图形用户界面提供声音信息给用户,这些信息包括表、框架、表格和图像的替代文本。主页阅读器通过考虑页面链接或者图像和图形对象的 ALT 文本来把信息转换为声音,使用户能浏览和阅读复杂的表(如电视节目表),并使用导航模式。在表导航模式中,用户能容易地阅读表的行、列、单元格,包括跨越多行或多列的表单元格。

VIP InfoNet talk Web 浏览器则可提供屏幕放大,给低视力的人提供优化显示。

3.9.6 使网络站点具有可获得性

W3C WAI 也制定了创建可访问网络站点的指导方针,站点的一些快速制作技巧展示在表 3 - 3 中。这个指导方针特别强调了网络站点布局的方法和创建站点时的编程,指导人们如何设计出使用替代输入或输出方法访问比较容易的网页,并且给设计者提供了使他们的网页内容对于有视力、听力或者其他操作残疾的个人具备可访问性的指导原则。

表 3 - 3　使站点具有可获得性的快速制作技巧

快速技巧名称	快速技巧功能
图像和动画	使用 ALT 特性来实现所有可视化功能
图像区域连接	对于感兴趣的区域适用区域连接和文字描述
多媒体	提供字幕和音频副本,以及视频描述
超文本链接	使用脱离上下文仍然有意义的文本,如避免使用"点击这里"
页面组织	使用标题、列表和一致性的结构。在设计和样式上尽可能使用层叠式的表单
图表和表格	概括或使用"longdesc"的特性
脚本、Java 程序和插件	在 active 特性不被接受或不被支持时,提供替代内容
帧	使用无框架的元素和有意义的标题
表	进行逐行的阅读(reading sensible),有一个概括总结
检查工作	使用 www.w3.org/tr/wai-webcontent 上的工具、检查清单和指导方针,验证网页

注:版权所有 1994-2001 W3C (Massachusetts Institute of Technology , Institute National de Recherche en Informatique et en Automatique , Keio University)

1999 年,Vanderheiden 和 Chisholm 描述了针对网站建设的权威指导方针。他们强调了使网页可以在用户、技术和境遇之间优美转换的概念。通过优美的转换,无论什么用户、技术和境遇限制发生什么样的变化,网页都能保持稳定。他们列举了一个需要把全屏放大到 36 点文本,供视力低下者使用的例子。在这个例子中,网页制作者首先应该确保在网页上的所有可用信息都可以完全被视觉识别和听觉识别,也可以被用在文本中;其次,他们推荐从当前的内容和结构方式(怎么让用户接受内容)中分离出站点的内容(要说的是什么)和内容的结构(怎么组织)。最后,他们建议网页制作者要确保所有的网页可利用各类硬件操作。他们把这些建议与 W3C WAI 权威指导联系起来。

美国应用特殊技术中心(The Center of Applied Special Technology, CAST)已经开发了一个基于网站的软件工具叫 Bobby 分析器(www. cast. org/bobby)。Bobby 分析器分析网页对残疾人的可获得性。它是一种免费使用的软件,具有使用方便并可提供完整的评价报告和提供详细的改进建议等优点。分析网页时,可将要检查的网页 URL 输入进CAST 的站点。Bobby 分析后,提交一份显示该网页

图 3 - 22　Bobby 标识

及相关链接网页上任何有关可获得性或浏览器兼容性错误的报告。一旦站点收到了 Bobby 批准等级,Bobby 批准图标(见图 3 - 22)将显示在网站上。报告不仅包括那些自动检查的东西,还有认为有问题的要手工验证的检查点(疑点)列表。在批准通过前必须把这些信息递交给 CAST。

2001 年,E. Chon 等人曾用 Bobby 3.1 CAST 分析器对中国和美国的康复、教育和健康网站进行了分析。结果(见表 3 - 4)显示,不论是美国的网站还是中国的网站,大部分都不符合无障碍使用的要求。与健康和康复相关的网站,Bobby 检测具有较高的合格率。这个结果提示:各网络设计者应开始注意无障碍网络的观念,为残疾人重返社会创造条件。

表 3 - 4　**Bobby 3.1 CAST 分析器对中国和美国相关网站的检查结果**

		政府	公共健康	盲人	康复	大学	图书馆
中国 (含香港)	检查数	24			5	62	8
	合格率	21%			83%	8%	11%
美国	检查数		30	20	25	114	
	合格率		67%	65%	60%	39%	

思考题

1. 请分别举例说明功能障碍(如肢体、视觉、听觉和认知障碍)是怎样影响人-机控制界面的设计的。

2. 试描述辅助技术的人-机界面信息传递环,举例说明它是如何提取功能障碍者的残留信息,并在功能障碍者与辅助技术装置界面之间进行信息传递和交流的。

3. 什么是人-机控制界面的输入域?离散输入控制界面与连续输入控制界面有什么不同?它们各有什么特点?它们的使用场合又有哪些不同?怎样确定输入域的选用原则?

4. 什么是人-机控制界面的选择集?举例说明如何确定选择集的大小、特征和类型。

5. 人-机控制界面的选择方法可以归纳成哪几种?各有什么特色?

6. 请为一位 C_7 损伤的高位截瘫用户选择一种人-机控制界面,以便他能操作键盘,通过计算机与外界交流。

7. 何谓辅助技术装置的命令域?命令域的选择原则是什么?

8. 什么是反扫描?请描述反扫描技术是怎样改善功能障碍者控制辅助技术装置的能力的。

9. 编码选择方式有哪些优缺点?它适用于哪类功能障碍者?哪类功能障碍者不适合使用这种选择方式?为什么?

10. 控制界面特性包括哪三个特性?试举例说明这些特性是怎样影响或改善用户使用辅助技术装置的功能的。

11. 在人-机控制界面的设计中为什么要考虑去激活特性?如果为一位手颤抖不能快速释放键的用户设计一款 AAC 装置的键盘,你打算如何设计键盘的硬件和软件,以屏蔽掉由于震颤和重复键入造成的人-机界面无法正常工作问题?

12. 为什么说了解功能障碍者的需求,并对其功能进行评估是选择最佳人-机控制界面的先决条件?

13. 如何评价用户的功能能力?为什么对用户功能的评估还要包括对其社会心理行为的评估、对社会和家庭的支持程度的评估、对用户本人对使用辅助技术装置的态度,以及对家居生活环境无障碍设施情况的评估,这些因素对人-机界面的选择有何影响?

14. 概念化键盘与标准键盘有什么不同?请设计一段软件驱动程序使概念化

键盘能直接插入计算机 USB 接口,即可直接用概念化键盘操作计算机屏幕。

15. 请设计一套基于红外线控制原理的头控鼠标器,画出原理框图,并描述每个单元的工作原理。

16. 请描述摄像鼠标的工作原理。它是怎样实现面部图像的特征部位实时分析与多目标跟踪的?

17. GIDEI 是什么意思?它执行什么功能?它应具有哪些特色?在设计 GIDEI 时要考虑哪些因素?

18. 试为盲人设计一个屏幕阅读器,画出原理框图,并描述每个单元的工作原理。

19. 盲人、聋人上因特网会遇到哪些障碍?试提出并描述消除这些障碍的解决方案。

20. 为什么 Internet 网无障碍通路如此重要? W3C WAI 用户代理提出了哪些指导原则规范网页的设计? Bobby 分析器又是采取什么样的方式帮助网页设计者设计无障碍网页的?

参考文献

[1] COOK A M, HUSSEY S M. Assistive technologies: principles and practice [M]. St. Louis: Mosby-Year Book Inc. , 1995.

[2] MCCOLL M A, BICKENBACH J E. Introduction to disability [M]. London: WB Saunders Company Ltd, 1998.

[3] EDWARD N, BRANDT J, ANDREW M P. Enabling America: assessing the role of rehabilitation [M]. Washington: Science and Engineering National Academy Press, 1997.

[4] KAREN F, FLIPPO K, BARCUS J M. Assistive technology: a resource for school, work and community [M]. Baltimore: Paul H. Brookes Publishing Co. , 1995.

[5] EISENBERG M G. Medical aspects of disability [M]. New York: Springer Publishing Company, 1993.

[6] PARKER R M, SZYMANSKI E M. Rehabilitation counseling: basics and beyond [M]. 3rd ed. Austin: PRO-ED, Inc. , 1998.

[7] 冯博琴. 大学计算机基础[M]. 北京:清华大学出版社,2004.

[8] COHEN E, WANG J. A Web-based accessibility in 2001: Representative Rehabilitation, Education and Health Related Sites[C]//. Proceedings 3rd Chinese Conference on Rehabilitation Medicine. Beijing: Chinese Association of Rehabilitation Medicine, 2001.

[9] CHEN Y L. Application of tilt sensors in human-computer mouse interface for people with disabilities [J]. IEEE Transactions on Neural Systems and Rehabilitation, 2001, 9(3): 289-294.

[10] EVANS D，BLENKHORN P. A modified Perkins Brailler for text entry into Windows applications [J]. IEEE Transactions on Neural Systems and Rehabilitation，2002，10(3)：204-206.

[11] BETKE M，GIPS J，FLEMING P. The camera mouse：visual tracking of body features to provide computer access for people with severe disabilities [J]. IEEE Transactions on Neural Systems and Rehabilitation，2002，10(1)：1-10.

[12] 严后选，孙健国，张天宏. 无线红外智能遥控器的设计[J]. 测控技术，2003，22(3)：54-56.

[13] 颜文俊，姚维章. 无线家庭网络控制系统的设计[J]. 工业控制计算机，2003，16(4)：40-42.

[14] 张锋，潘俊民. 智能电动执行器的人机接口设计[J]. 微处理机，2003,3：7-9.

[15] 赵拥军，胡宗云，王振兴. 编解码电路在遥测遥控系统中的应用[J]. 工业仪表与自动化装置，2000,5：34-36.

[16] 卓大宏. 现代康复功能训练的新概念与新技术[EB/OL]. [2005－10－20]. http://www. gddpf. org. cn/expert3. htm.

辅助操作与环境控制技术

学习要点

　　了解辅助操作的定义、辅助操作设备的基本概念及分类;了解现有各种辅助操作设备与环境控制技术;掌握辅助操作设备、环境控制系统和辅助技术机器人的设计思想、基本方法及关键技术。

4.1　辅助操作与环境控制技术的基本概念

　　辅助操作与环境控制技术是康复工程的一个重要研究领域,其研究目的在于为残疾人创造一个全新的、可控的、人工的积极环境,全面辅助残疾人的工作、学习和日常生活。此领域辅助器具的主要作用是提高和维护残疾人调整、监测其周围空间的气候、运动、声音、光线、空气等环境要素的能力,特别是对各种电器的调控,如空气调节器、电动工作台、电视机、电灯、空气净化器等。

　　操作是一种人类的外在活动,主要指人们使用上肢(尤其是手及手指)所完成的活动。辅助技术所研究的操作是具有目的性的操作,特指为达到某种最终目的所实施的行为,如做饭、吃饭、洗脸、刷牙、写字,等等。辅助操作与环境控制技术是指利用各种设备来提高残疾人实现一种或多种操作能力的方法。

4.1.1　辅助操作的作用和研究内容

　　在日常生活中,人们必须通过一系列操作来控制周围环境中的各种器具和设备,从而实现某种目的。如,看书时需要将书本固定在某一位置,并且需要向前或向后翻页;使用筷子吃饭时,需要将筷子移动到适当的位置,打开筷子,然后对筷子施以适当的力夹住食物,再移动筷子将食物送入口中;玩扑克牌时,需要一只手持住若干张牌,另一只手摸牌和出牌。对于健全的人来说,这些操作很简单,不会有什么困难,但对于残疾人来说,根据其失能状况会产生不同程度的困难。如高位截瘫者只能产生颈部以上的自主运动,对于他们来说开关电灯、拉开或关闭窗帘等活动都是极其困难的。这时就可以通过增加头控指示器或眼球运动跟踪系统,并将普通电灯开关改为射频遥控开关,给窗帘加装射频遥控开关和小型电机,再将这几个设备以无线方式联网,使残疾人能够实现对电灯和窗帘的控制。

如何利用残疾人尚存的身体能力,通过增加中间环节的辅助设备(包括硬件和软件),使残疾人能够控制周围环境,以及如何提高这类控制的效率、安全性、舒适性等问题,是辅助操作与环境控制技术的研究内容。这类技术的关键是建立一个残疾人尚存功能与各种常用工具、物品及电器设备之间的人-机接口。可以利用的身体功能有多种多样,包括残疾人某部分肢体的微动、下颌的运动、舌头的运动、眼球的运动,吹气吸气,语音、肌电信号、脑电信号等。

4.1.2 辅助操作设备的分类

为提高残疾人的操作能力而研制的辅助设备从功能方面可分为功能替代型和功能增强型;从用途方面可分为特殊用途型和一般用途型。其中,替代是指用不同的方法帮助完成同样的工作;增强是指用同一种方式帮助做同样的事;特殊用途是指一种装置只能帮助完成某一种操作;一般用途是指一种装置可以帮助完成两种或两种以上的操作。将这两种分类方法综合起来,就可以把辅助操作设备分为四个类型:①功能替代,特殊用途;②功能替代,一般用途;③功能增强,特殊用途;④功能增强,一般用途。举例如下:

• 功能替代,特殊用途 当使用者按下辅助进餐的机电装置的按钮之后,辅助器就会把食物从盘子中取出,并将食物上移到进餐者嘴的高度。这类装置替代了人用手拿勺子取食物和将勺子抬高的操作,但这种装置只能完成辅助进餐的工作。

• 功能替代,一般用途 如一个基于脑-机界面的控制系统,可以根据对失能者脑电信号的分析和识别,完成收发电子邮件、开关电视机、操作轮椅向前或向后运动等多项任务。这个控制系统替代了人手的许多操作,可以帮助完成多项任务。

• 功能增强,特殊用途 某些特制的用于辅助进餐的叉子,其手柄是弯曲的。这种叉子可以让因上肢关节活动受限而不能将勺子移动到正常角度取食的失能者,取到盘子中的食物。这种叉子增强了残疾人上肢的活动范围,但只能起到辅助进餐的作用。

• 功能增强,一般用途 一个帮助残疾人握紧器具的夹子,既可以用来夹紧钢笔写字,也可以用来夹紧勺子的手柄进餐,还可以用来夹紧牙刷柄刷牙。这种装置增强了失能人士手部的握力,并且能够帮助完成几种不同的操作。

4.2   辅助操作器具的简易技术

采用简易技术制造的辅助器具具有成本低廉、工艺简单、容易获得等特点，很多辅助操作器具都属于这种类型。这些辅助器具总体上分为两类：一般用途辅助器具和特殊用途辅助器具。

4.2.1   一般用途辅助器具

一般用途的辅助器具能够满足多种需要，完成多种任务。这类辅助器具中最值得关注的有：接口棒（mouthstick）、头控指示器（headpointer）和延伸器（reacher），如图 4－1 所示。

接口棒和头控指示器可以帮助失能者完成许多任务，如移动小件物体、敲击键盘或按钮、拨电话号码、开关电灯等。通常将接口棒、头控指示器与控制界面一起使用，以起到增强失能者控制能力的作用。但在有些情况下，也可以不经过控制界面，直接完成许多操作。例如，使用接口棒或头控指示器都可以完成翻书的操作；把圆珠笔顶端或铅笔附在接口棒的末端来完成书写操作；在接口棒末端安装夹钳和吸盘，夹钳依赖舌头的操作完成开合动作，吸盘通过在接口棒的另一端吸气来吸住物体等。

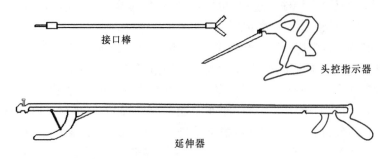

图 4－1   接口棒、头控指示器和延伸器

延伸器可以帮助失能者扩大可触及的物理空间范围，例如当出现下面这些情况时：①坐在轮椅上的失能者想拿到高处柜台上或是柜子里面的东西，用手却够不到，而失能者本人又无法站起；②很多残疾人弯腰比较困难或是弯腰的稳定性比较差，他想要用手拾取地板上的东西，却很难触及。这时，延伸器就会变得非常有用，通常延伸器末端有一个手柄把手，前端有一个夹子，手柄把手上安装有一些简单的机械装置，可以用来控制延伸器前端夹子的开合，从而能够夹住或放下物体。延伸

器的手柄一般有三种类型:用整个手掌操控的、用几个手指操控的、用食指扣动扳机操控的。延伸器前端的夹子可以是圆形的,也可以是带有褶皱的扁嘴钳,以便能够夹住罐子和一些较小的东西。很多延伸器前端的夹子采用橡胶或其他的非光滑材料制造,以增大摩擦力和提高安全性。延伸器能够用来帮助执行诸如进餐、准备食物、打扫房间、娱乐休闲等多个方面操作。延伸器的长度大约为 60~90 cm,可依需要选制,有些延伸器为了携带方便还可以折叠起来。

4.2.2　特殊用途辅助器具

特殊目的的低级技术辅助器具只是为了完成某种单一的任务,对于特定的任务,这些辅助器具具有很好的性能。然而,正是由于它们的特殊目的性,一般都需要将多个特殊目的辅助器组合起来使用,才能满足工作、休闲、自我照顾的需要。

大多数特殊目的辅助器具的产品涉及到下面的一些改良:加长手柄的长度或减小所需触及的范围,改良用具手柄使之便于掌握和操作,两手操作任务转换为单手操作任务,放大使用者手部能够产生的力量。图 4-2 展示了一些这方面的产品,包括:加大的手柄、盛放器具或是环绕手指的环扣、允许器具前端向不同方位旋转的手柄等等。

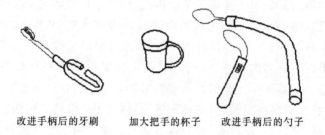

改进手柄后的牙刷　　加大把手的杯子　　改进手柄后的勺子

图 4-2　一些特殊目的的辅助器具

特殊目的辅助器的使用领域主要有:自我照顾、工作学习、休闲娱乐。以下进行较详细的介绍。

1. 自我照顾

在自我照顾的很多领域都需要使用辅助器具,如准备食物、进餐、穿衣、个人卫生等。准备食物用的辅助器具改良包括:开启罐头盒或瓶盖的单手手柄,单手清洗蔬菜时用的带吸盘的刷子,用手搅拌食物时增强稳定性用的底部带有吸盘的碗和盘子,以及盛放这种碗和盘子的器具、附有在切菜过程中固定食物装置的案板等等。

在自我照顾方面,很多辅助用具的手柄都需要改良,最常见的是对进食辅助器具(包括筷子、刀、叉、匙等)的手柄所作的改良。例如:对于手指伸肌无力或不能自行张开筷子的失能者,筷子上端可加装弹簧,使用者松手后由于弹簧具有弹性而使筷子自动分离;对于手功能受限的失能者,如果他使用匙叉与碗碟的角度不正常,可通过改变匙叉的角度,使匙叉向一侧弯曲一定角度,从而满足使用者的需要;对于上肢活动范围受限,进食取食困难者,可加长刀、叉、匙的手柄;对于手指屈曲程度受限或握力不足的患者,可加粗刀、叉、匙的把手,使其易于握持。

对盘子或碗的改进包括使用吸盘、增大盘子或碗的重量、设置活动的可附在任何盘子上的框架等等,这些改进能够增强盘子或碗的稳定性,使将食物铲进勺子里的操作变得更加容易。对饮水辅助器的改进,包括使用吸管或加装带有吸管的盖子,吸管常常需要加长并弯曲成一定角度,在盖子上则需要给鼻子预留一定的空间,以便使用者不用向后仰头,就能够完成正常的饮水动作。对于握力不足的残疾人,可以加大水杯的把手,使其可以四指一起穿入杯把的中空部分,也可以使用带有双侧把手的水杯。对偏瘫或一侧上肢截肢等只能一手进食的残疾人,可以增高盘子或碗的一侧边缘,或采用分隔凹陷式盘子,将盘子中的菜分开,其边缘深陷而接近垂直,这样用匙取食物时,食物不易被弄出盘子或碗的外面,也可以在盘子上设置碟挡,用来防止食物被推出盘外。

穿衣辅助器主要是为了补偿精细动作的控制能力,包括用于单手系纽扣、拉拉链而改进的纽扣钩子、拉链钩,这些可以通过采用加大的、可吸附的手柄来实现。还有一些用来帮助穿短袜或连裤袜的器具,以及穿鞋的鞋拔等。对于弯腰困难、坐姿不稳或双手碰不到脚的残疾人,可以采用穿袜辅助器具和穿衣脱鞋辅助器具。穿袜辅助具是一个具有弹性和韧性的塑料套圈,两侧有夹子并连接有尼龙带。使用时,先将塑料套圈塞在袜筒内,将袜子撑开,用夹子夹住袜口两侧。脚尖伸入后,提尼龙带,把袜子带到一定位置,最后取出塑料套圈。两用穿衣钩是一种两端带金属的补贴套,一端的拉链钩可帮助手指功能障碍者拉好衣服上的拉链,另一端为略呈菱形的钢丝环,可以帮助拉上纽扣。穿裤辅助具,采用连着几个圈套的钩子,钩住裤子上的腰带祥,只需将两前臂伸入圈套即可提上裤子,此辅助器具适用于手部运动障碍,但肩关节能屈曲外展,肘关节能屈曲的残疾人。脱鞋辅助具一般用木材或塑料制成,两端各有一串圆形凹口,下方有一横支杆装置,利用这种辅助器具,使用者不需弯腰就可完成脱掉鞋子的操作。

在个人卫生方面,许多领域都可以应用特殊辅助设备,包括洗手、梳头、刷牙、剃须、修剪指甲、洗澡,等等。洗手时可以使用带有吸盘的刷子,利用吸盘将刷子固定在水池上,手部在刷子上往复摩擦,这样只用一只手就可以洗手;梳子可以使用多种类型的改进手柄,如加长加宽的手柄、前端弯成一定角度的手柄等;牙刷可以使用加大的手柄,牙膏和剃须膏的包装可以设计成单手就能完成挤出操作的形式;

指甲刀可以设计成用脚操作的形式,从而使只有一只手,或手部功能欠缺的人士也可以自己修剪指甲;洗澡时,残疾人可以使用带有长柄的洗澡巾或是带有一定弯度手柄的刷子来洗背。图4-3是一种可升降的洗脸池,轮椅用户可以降低洗脸池高度,弯腰功能有障碍者可以升高洗脸池高度,来完成洗脸、洗手的操作。

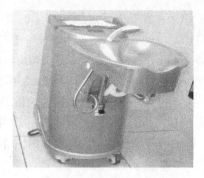

图4-3 可升降洗脸池

在居室卫生方面,抹布可以配上一个手柄,从而能够克服用手拿抹布的不方便之处,拖把也可以加上两个比较大的手柄,以克服握力不足的缺陷,等等。

2. 工作学习

书写是工作和学习中很重要的一件事情,特殊目的书写辅助器具的设计主要集中于持笔和放纸的问题。有些人不能将笔牢固地持在手中,应用低级辅助技术可以在手的末端装一个夹子,将笔夹在夹子中,就可以正常书写;使用金属制或木制的支撑笔架可以保证笔在纸上能够方便地滑动;给笔增加一些额外的重量防止颤动的发生;加大的笔筒主体可以使掌握、操纵笔变得相对容易。在书写过程中,有很多种方法能够把纸固定在一定的位置,例如可以使用夹子将纸固定在桌面上,或是用磁铁把纸固定在钢板上。

工作和学习方面的辅助器具还有:经过改装,能够旋转一定角度的桌面,使得桌面上的东西进入人的可触及范围,在软盘的外面和文件夹的上面放置钩子或是线头,能够让使用者方便地拿住软盘和文件夹。

还有一些低技术的读书辅助器具。如,夹书架在一定程度上代替了人的双手,可以将书等阅读材料固定在合适位置,并以合适的方向展现给用户,使得阅读更加方便。这时,翻页的任务既可以用手完成,也可以用头控指示器或是接口棒来完成。

3. 休闲娱乐

休闲娱乐辅助器具包括改进快门的相机、改进的剪刀、改进手柄的园艺工具等。与其他类型的操作辅助器具相比,休闲娱乐型辅助器具通常注重解决抓握能力,这可以通过改变手柄的类型来实现。对于操作能力障碍的人,通过使用特殊的手链、腕链,能够更加牢固地掌握放风筝、钓鱼等类似活动。有些改进的商用弹球游戏机能够通过多种控制接口进行控制;使用吹吸开关或是其他类型开关,则可以控制划水桨等器具的运动,使得很多残疾人都可以参加那些充满趣味的,需要步调一致的快速竞技运动。

鹅颈臂是一个起固定作用的支架,它的一端附有一个夹子,用这个夹子把鹅颈臂固定在桌子上,鹅颈臂的另一端的支架支撑着一个刺绣框架。利用这个辅助设备,人们用一只手就可以进行刺绣、编织、修补衣物等工作。另外的一些支持单手完成任务的辅助器具有:牌架、编织针支架、洗牌机等。

对于双手不灵便的人,也有相应的支撑双手的牌架。对于那些想骑马而又身有残疾的人,一种经过改良的马鞍可以有助于身体在马背上保持平衡。

还有一些辅助器具可以用来帮助功能障碍者对一些远处的物体进行操作。如,支撑台球球杆前端可移动的桥状支架,它能够帮助球杆定位;一种使保龄球的操作难度降低的斜坡,玩家可以将保龄球放在斜坡的顶端,在瞄准后释放即可。

4.3　特殊用途的电子机械操作辅助器

目前有三种常见的特殊用途电子机械操作辅助器已普遍推广成为商用产品,即电动进食器、电动翻页机和语音书籍。

4.3.1　电动进食器

图 4 - 4 是一种电动进食器,使用者可以选择不同的身体部位(如下颌、脸颊、脚等)来控制进食器,独立完成进食操作。

在人类的诸多活动中,最期望能够独立完成的操作之一就是进食。一个人如果不能够独立进食,便会产生很多不如意的事情。如,吃不到自己想吃的东西,依靠别人会产生依赖和不独立的感觉,进食的非独立性会导致一些

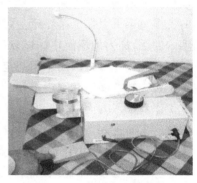

图 4 - 4　机械电子进食器

类似小孩的行为等等。虽然很多人通过服务人员能够有效地完成一些进食的操作,但是他们还是向往自己能够独立完成进食行为。对于那些只有很少运动能力的人,机械电子进食器为他们提供了一种新的选择。

使用机械电子进食辅助器使人们能够实现两种最基本的控制:第一种是对特定的食物定位;第二种是拿起食物,并移动到与嘴等高的平面。目前市场上提供的进食辅助器需要使用者能够从匙中取到食物、咀嚼并安全地吞咽下去。对于那些仅仅是不能够取到食物并放到嘴里的人来说,进食辅助器有着很大的帮助,但是对于那些没有吞咽能力的功能障碍者而言,进食辅助器是没有用处的。

自动进食辅助器的第一个功能是完成食物的定位:在旋转的平台上放置一个盘子,进食者能够控制平台的旋转。当食物到达正确位置时,进食者按下按钮,使

平台停止旋转;自动进食辅助器的第二个功能是将食物放到汤匙里面,实现这个功能的模式可以分为两种:移动汤匙铲取食物或是固定汤匙,推动食物进入汤匙。对这两种模式而言,汤匙和盘子都要设计成可以自由卸载的形式,以便拆卸下来进行清洗;自动进食辅助器的第三个功能是将食物放到嘴边:这个功能借助于一个末端附有汤匙的活动臂来完成,活动臂能调节汤匙到桌面的距离。常用的活动臂有两种类型:双段关节式和伸缩式,双段关节式的活动臂能够承载较重的负荷,并可将汤匙指向更多的位置;伸缩式的活动臂活动空间小,但运送食物更加方便。

进食器一般需要一个或是两个开关。如果是两个开关,那么其中一个负责盘子的转动;另一个负责将食物铲进汤匙,并且操纵汤匙的升降活动。如果只安装一个开关,那么第一次开关操作将控制盘子的旋转,第二次操作开关将控制把食物推进汤匙,然后把汤匙移动到嘴边,如此循环。

目前使用得最多的进食辅助器是 Winsford 进食器,美国许多家庭卫生保健公司都生产这个产品。Winsford 辅助进食器使用可充电电池作为能源,并可以选择多种电池供电。该进食器具有可调节高度的底座,能够调节汤匙不同的高度。采用双键操作的模式,一个按键负责旋转盘子,另一个按键负责将食物铲进汤匙并把汤匙移动到嘴边。将一个下颌控制的双置开关沿着一条长金属线安装,当开关被推到一个方向时,盘子就会旋转;如果开关被推到另一个方向,则食物被铲进汤匙里面,并且汤匙被送到嘴边。Winsford 辅助进食器也经常使用一种双置摆动开关,其工作原理与下颌控制的双置开关类似。其他类型的开关经过改良后,也可以用在 Winsford 进食器上。为了方便携带,Winsford 进食器配有专用的盒子,可以将进食器放在盒子中。

另外的一种商业进食器是 Beeson 进食器。该进食辅助器由北美标准的 110 伏特电源驱动。有两个开关负责进食器的操作,一个负责控制盘子的旋转,另一个负责控制汤匙的运动。与 Winsford 进食器相比,Beeson 进食器的按钮需要保持按下状态才能够产生继续的行为,如果松开控制汤匙的按钮,汤匙升降的动作就会停止。

上述两种进食辅助器都要求将食物准备成一口大小的块状。有时,如果使用者想吃那些非块状的食物(如米饭等),或是喝汤粥等,进食辅助器的操作就可能变得有一定困难。在这样的情况下,功能障碍者还是需要他人的帮助,这就降低了进食者的独立性。所以在准备食物时,应使食物块的大小比较合适,以便进食者能够独立地完成进食。这样可以在提高进食者独立性的同时,节省了服务员的时间和使用者的花费。

虽然进食辅助器的用户群体较小,只能被特定的一群丧失了某些运动功能的人应用,但是对于这些人来说却具有非常重要的意义。这些人由于其运动功能缺陷,使他们无法使用正常餐具,常常需要靠别人来喂饭,既影响进餐的效果,又常常使失能者情绪消沉,而电动进食器的应用则大大提高了他们的生活独立性。

4.3.2　电动翻页机

无论对于正常人还是残疾人来说,阅读都是获取信息的一个重要手段。许多具有运动障碍的残疾人士虽然阅读能力正常,但是由于上肢截肢、肌力不足或手指功能低下等原因,不能完成翻页操作,从而使他们无法阅读书籍、报刊和杂志。当然其他人可以帮助残疾人完成翻页操作,问题在于每几分钟就需要完成一次或多次的翻页操作,对于任何大量的阅读任务,这种方式实际上并不可行。一些基于低级技术的辅助器具能够提供一些方法来帮助这类残疾人完成阅读操作。例如,可以用夹书架固定书籍,让残疾人使用接口棒或头控指示器完成翻页任务,但这种方法的主要缺陷是要求残疾人具有很好的头部控制能力,以及对接口棒或头控指示器的操作能力,而很多残疾人在身体功能方面并不具备相应的能力,或是难以掌握相关的操作技巧;同时书籍的放置需要他人帮助,被阅读的书籍无论是在视觉还是物理可接触方面也都需要有合适的角度。

电子驱动翻页机的出现,很好地克服了上述局限。图 4-5 是 Zygo 公司出品的 GEWA Page Turner BLV-6 自动翻页机。这种翻页机可以允许用户阅读尺寸小于 30 cm×20 cm,厚度小于 5 cm 的书籍。这种产品使用带橡胶的滚轮和移动框架实现翻页功能,使用者可以全面控制翻页过程中的各个阶段,当翻页过程中出现页面粘连、褶皱等问题时,用户也可以通过操作加以消除。这种翻页机既允许坐着阅读,也允许躺着阅读。

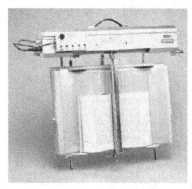

图 4-5　电动翻页机

电动翻页机最重要的两种行为功能是:①分离书页,即从所有书页中分离出待翻页的书页。目前商品化的翻页机通常采用两种方法完成分离书页的任务:一种是使用真空吸气泵吸住某一页,使之脱离其他的页面;另一种是使用一个棍状的滚轮,滚轮放置在书页上面,滚轮表面使用橡胶之类的材料来增加摩擦力,当滚轮滚动的时候,下面的书页就会与其他的书页分离开来。②翻页,即将页面从一边移动到另一边,包括向前翻、向后翻或翻到特定页等。在成功分离出页面的基础上,翻页机必须把书页移动到书籍或是杂志的另一边。翻页任务可以采用移动式框架、半圆形盘、斜臂、摆臂等将页面推到对侧。

除上述两种基本功能外,电动翻页机的设计还需要考虑下述其他问题。

① 书本的固定:将任何一种书放置好以后,能够保证不会掉下来或者自动合上,同时要能保证利于老年人和残疾人进行书本的放置和取出。

② 动力问题:采用不同类型的电动机,虽在功能上没有什么影响,但对整体的性能评价确有很大关系,包括翻页是否方便等。

③ 障碍处理:遇到强障碍时具有自保护功能,避免对使用者、书本或翻页器造成损害。

④ 是否可以遥控:如何设置遥控按钮、如何实现电动机的软驱动等。

⑤ 纸张保护:不能对书本有太大的磨损,否则会损坏书本,降低使用率。

⑥ 环保问题:噪音控制和对其他人影响等问题。

⑦ 适应能力:书本有多种不同的装订尺寸和装订方式,翻页器应该有一定的适应能力。可以考虑使用静电量(或磁力)可调的装置。

⑧ 操作人员的舒适度:读者阅读距离和高度应该可以根据不同使用者的要求和环境调节,减少不必要的弯腰或仰头,尽可能让使用者感到舒适;选择适合的材料和背景色,支撑板的材料应该比较轻便结实,具有较大的负重能力,背景颜色可根据用户的喜好选取;遥控器和支撑板设计应符合人的感受特点,一般情况下,人的视觉区在水平方向120°,最佳视区在中心区10°。支撑板视距最好在50 cm左右,且注意用不同的颜色区分按钮。

4.3.3 语音书籍

语音书籍也是一个解决问题的途径。应用一种简单的环境控制单元,功能障碍者能够控制磁带录音机,以他自己的阅读速度阅览语音书籍。另一种方法是应用计算机硬盘上的书籍,这些书籍能够被读入词处理器,想要阅览书籍的人通过标准的计算机操作完成翻页、浏览材料、查找关键词等任务。有视觉障碍的人也可以使用这种方法。但是语音书籍和基于计算机的阅读都面临着一个问题,就是并不是所有的书籍都能够提供这些格式的版本。

4.4 环境控制单元

很多需要操作的装置都是电力驱动的,如电视机、电灯、空调、电风扇等居室用品,还有搅拌机、电饭锅等厨房用品。其他的一些非电力驱动操作对象经过改进,也能够成为电力驱动控制对象,例如房门、窗户、窗帘等。这些环境用品及其控制器大多数使用标准的家庭电源(如北美110 V、60 Hz,中国220 V、50 Hz)。环境控制单元(environment control units,ECUs)就是那些用来控制电力驱动的家庭用品的辅助设备。用户通过控制接口与环境控制单元进行交互,并通过显示器获得控制产生的行为信息。控制接口和显示器提供人-机界面,这两者和整个环境控制系统的其他部分之间通过一个称为方式选择器(selection method)的模块连接起来。相应地,在想要控制的家庭用品和方式选择器之间也存在一个联系模块,称之为输出分配器(output distribution)。方式选择器和输出分配器一起组成处理器(processor),处理器以无线或有线的方式与家庭用品连接。图 4-6 为环境控制单元的组成示意图。

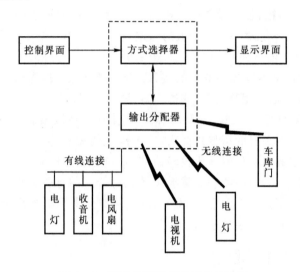

图 4-6   环境控制单元的组成示意图

在失能者的生活环境中,一些设备仅需要开和关两种操作,通常这些设备可以通过一个开关来控制,按下开关就能够激活设备运行。一些车库的远程开门钥匙就属于这种控制类型。在这种情况下,车库门钥匙上的开关需要经过一定的改进,或者是将整个控制功能都包含在环境控制单元里面,供缺乏正常开门能力的人使用这些设备。大多数环境控制单元可以使用的控制开关有瞬时型和闭锁型两种。瞬时型开关在开关按下时电路被接通,相应的电器设备被激活;开关抬起时电路被断开,相应的电器设备停止运行。瞬时型开关模式适于完成一些连续行为(如关闭帷帐、打开窗帘),使用者想要这些行为输出保持多长时间就能够保持多长时间。闭锁型开关则在用户第一次按下开关后,电路被接通,相关设备保持激活的状态;第二次按下开关后,电路被断开,相关设备进入非激活状态。由于闭锁型开关每次按键后,开关都保持在一种状态,因而对于电灯、电风扇之类的设备非常适用。

4.4.1   方式选择器

选择方法包括直接选择、扫描、直接扫描、编码访问等,这些方法都可以用到环境控制单元中去。

　　如果使用者能够直接选择输出,那么就可以使用直接选择的方法。例如,控制电灯、收音机、电视机的环境控制单元对应这三种不同的功能控制,有着三种不同的控制界面(最简单的就是一个按键对应于一种功能控制),如图4-7所示。

　　如果要实现同样的三种功能,使用扫描方法来进行选择,那么,三种需要控制的功能在键盘或是其他类型的控制界面(如面板)上可以有各自对应的指示灯。当需要激活的设备所对应的灯亮的时候,使用者就可以激活控制接口来选择这个条目,如图4-8所示。这种控制方式,需要根据使用者的使用状况,合理确定扫描频率。扫描频率过高,可能造成错误操作,扫描频率过低,则可能产生使用效率低下的缺陷。

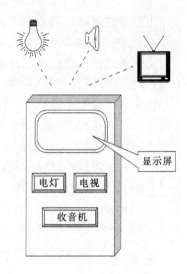

图4-7　一个直接选择的例子

　　使用莫尔斯码之类的编码规则可以对不同的任务或是输出设备进行编码,使得不同的设备对应不同的编码,当使用者想要使用某一设备时只需要输入代表这个设备的相应编码即可。如图4-9所示。

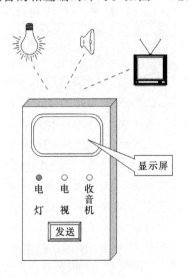

图4-8　一个扫描的例子

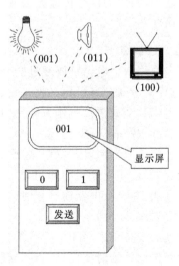

图4-9　一个编码的例子

电灯的二进制编码为 001,收音机的二进制编码为 011,电视机的二进制编码为 100,用户先输入编码,然后按下按钮就可打开或关闭相应的电器。

上述的选择方法在环境控制单元中都有应用,有时可以将以上几种选择方法集成在同一个环境控制单元里。

对于环境控制单元执行的控制功能,控制接口的输入可以是离散信号,也可以是连续信号。环境控制单元中较多地使用离散控制,通过离散控制使设备处于开关状态,或是某种特定状态。开关控制,如电灯、电视机、收音机,每个信号对应其中之一的开关;通过设置一些数值以达到某种特定状态,如拨电话、选择电视机频道等,每个数值都对应一个离散数字的输入,使电器处于某一状态。还有一些情况下,控制单元连续控制离散量而导致输出量连续变化,使其变大或变小,例如拉帷帐、控制电视或收音机的音量、调节电灯的亮度等。

4.4.2　控制信息的传递方法

所有的环境控制单元都需要向受控制的设备传递一定信号。虽然理论上可以通过将需要控制的设备和环境控制单元中的其他部分用导线连接起来,但是这种想法是不实际的,因为这需要将所有要控制的设备集中在一起,而这通常是很难做到的。实际可行的更加有效的做法是应用某种遥控技术,实现输出分配器与电器设备之间的连接。类似的,控制接口和处理器之间也可以使用同样的方法实现连接。总结起来,实用的信号传递方法通常有:电力线载波、超声、红外线和射频。这几种方法简介如下。

1. 电力线载波

一般来说每一个电器都要通过插座与电力线相连,如果能够通过电力线传输信号,则每一个电器都有可能接收和发送信号。电力线载波通信方式是在电力线上耦合一个或几个高频信号作为载频(几十到几百 kHz),通过对载频进行调制发送信号,通过对载频进行解调接收信号。如图 4 – 10 所示,在每个电器的电源插座接一个电力线载波专用调制解调器,调制解调器接收到信号后将插座内的继电器断开或闭合,实现相应电器的开和关,如开灯、关灯。由于采用电力线载波通信不需要额外布线,并且与电器连接方便、自然,所以许多环境控制单元和智能化居室系统都把它当作首选的通信方案。

由于电力线是用来给用电设备传送电能的,而不是专门用来传送数据的,所以使用电力线传输数据时要注意一些问题:①必须确保载波信号(通常为十几伏以下的高频信号)和工频信号(频率:50Hz 或 60Hz,有效值:110 V、220 V 或 380 V)的有效隔离,必须做好弱电电路的保护工作;②变压器对电力载波信号有阻隔作用,所以电力载波信号只能在一个变压器的供电区域内传送,取载波信号时应在变压

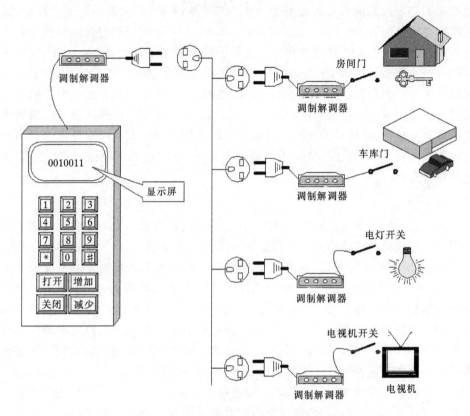

图 4-10 使用电力线载波控制电器的开关

器的初级线圈处截获,如果想要载频通过变压器,则要加桥接元件;③不同信号耦合方式造成电力载波信号的损失程度有很大差异;④电力线不是一个理想的通信媒介,它存在着本身固有的脉冲干扰,具有高衰减、高噪声、高变形的特点。

电力线载波通信的关键是电力线载波专用调制解调芯片的设计或选择。国外很早就对电力线载波通信技术进行了研究,多家公司已推出了自己的电力线载波调制解调芯片,并制定了电力线载波适用频率范围的标准。目前有针对北美洲地区电网的标准频率范围 100~450 kHz 和针对欧洲地区电网的标准频率范围 9~150 kHz。各家公司在标准频率范围下,针对本地区电网特点,采用各种特定的专有技术,设计出各自的电力线载波调制解调芯片。例如:①比较早的电力线载波芯片 XR2210/XR2206 套片是一组频移键控(frequency shift keying,FSK)方式的调制解调芯片,并不专门针对电力线载波通信,还可用于有线和无线通信。② ST7536,也是较早的电力线载波调制解调芯片,是 SGS-THOMSON 公司专为电力线载波通信而设计的调制解调芯片,除有一般调制解调功能外,还针对电力线应用加入了许多特别的信号处理手段。这种芯片采用 FSK 方式,通信速度较低,最高波特率只能达到 400 bps。③SSCP300,是 Intellon 公司采用现代最新通信技术设计的电力线载波调制解调芯片。它采用了扩频调制解调技术、现代 DSP 技术、CSMA 技术以及标准的 CEBus 协议,可以被称为智能调制解调芯片,体现了当前调制解调芯片的发展趋势。它还采用陷波器隔离,以防止干扰邻近住宅。但它是按北美地区频率标准和电网特性而设计的。④PLT-22,是 Echelon 公司的最新电力载波收发器,它是针对工业控制网而设计的采用 BPSK 调制解调技术以及多种容错及纠错技术,目前在我国应用效果较为理想,但它是 Lonworks 网络专用,而且价格较高。

2. 红外线

可见光的波长范围在 $0.38\sim0.76~\mu m$ 之间,波长大于 $0.76~\mu m$ 的光线称为红外线。红外线信号传输就是由发射器发出红外线指令信号,由接收器将信号接收下来,然后对信号进行处理,最终实现对被控对象的远距离控制。由于波长小于 $1.5~\mu m$ 的红外线在大气中的传输特性较好,同时它的直线传输、折射、反射和被物体吸收的物理特性与可见光非常相似,可以使用和可见光类似的光学装置,所以通常使用的红外线波长在 $0.76\sim1.5~\mu m$ 之间,属于近红外光。红外发射器件称为红外线发射管,红外接收器件一般有红外光敏二极管和红外光敏三极管。由于大多数红外光敏二极管和红外光敏三极管的受光峰值波长在 $0.88\sim0.94~\mu m$ 之间,因而红外线发射管通常被制作成发光峰值波长 $0.88\sim0.94~\mu m$。这样发射管和光敏管相互匹配,具有较高的传输效率和较好的抗干扰能力。红外线遥控的距离一般在几米到几十米之间。

由于红外线是直线传播,并且不能穿透遮挡物,所以在一个房间内使用这种环境控制单元不会影响另一个房间的电视机、空调、电灯等电器。在一般情况下控制器发出的信号不一定都需要编码,或是独占某个频段。

红外线收发设备具有结构简单、制作方便、成本低廉、可靠性高等优点,适用于近距离的遥控或信号传输。但它也有一些缺点,主要是抗光污染的能力较差,在有强光源或环境光线变化较剧烈的地方易受干扰,如在霓虹灯附近或室外阳光较强的地方,因此主要在室内使用。

红外线发射器通常由信号产生电路、编码电路、调制电路、驱动电路和红外发射管组成;红外线接收器通常由红外光敏管、前置放大器、解调电路、解码电路、驱动电路、执行电路组成,如图 4-11 所示。

红外线遥控又分为频分制和码分制。①频分制是指每个控制信号所产生的红外线光束具有不同的调制频率,通常在几百赫兹到几千赫兹之间,如:电视机对应 500 Hz 的调制频率、电灯对应 1 000 Hz 的调制频率、空调对应 1 500 Hz 的调制频

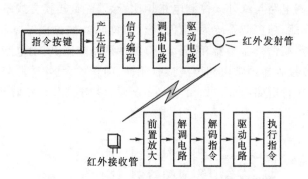

图 4-11 红外线发射器和接收器组成及功能示意图

率。码分制是指每个控制信号所产生的红外线光束具有不同的编码,通常采用高、低两个调制频率编码,如:1 500 Hz 表示"1",500Hz 表示"0"。②频分制具有电路简单、易于组装的优点,但当系统通道较多(即需要控制的电器较多)时,电路就会变得复杂和庞大,且容易产生通道间的相互干扰,因此频分制一般在系统所需通道较少的情况下使用。③码分制由于要有编码、解码电路,所以电路复杂一些,但当需要控制的电器较多时,电路规模不会变大,也不存在通道间相互干扰的问题,因此码分制一般在系统需要产生较多种类的控制信号时使用。

3. 超声波

人类耳朵所能够听到的声音频率范围是 20～20 000 Hz,低于 20 Hz 的声波称为次声波,高于 20 000 Hz 的声波称为超声波。尽管我们人类听不到超声波,但自然界中很多动物都能够发出和感受到超声波,如蝙蝠等。在海浪和刮风的声音中,也包含了很多超声波。

超声波是一种机械波,可以在固体、液体和气体中传输,传输速度远远慢于电磁波,在空气中为 340 m/s。与人们通常听到的声波相比,超声波的频率较高,波长较短,传输方式是沿某一方向直线传播,传播的能量较为集中。超声波的振幅很小,加速度很大,能够在接收元件表面产生较大的压力,当超声波在空气中传输到达固体或液体媒质表面时,绝大多数能量将会被反射。利用超声波的这些特点,就可以用与红外线信号传递相似的方法实现控制信号的传输。

在超声波控制系统中,通常使用的机械波频率为 20～100 kHz,市场上最常见的超声波发射与接收器件的标称频率是 40 kHz。如果频率过低,则外界杂音干扰较多;频率过高,则传输过程中的衰减会比较大。超声波遥控的距离与红外线类似,也是几米到几十米之间。由于超声波发射和接收元件具有固定的频率特性,所以选用超声波的环境控制单元一般不采用频分制,而采用码分制工作。

　　超声波控制电路与红外线控制电路相比,除了能量转换方式不同外(红外线系统为:电能→光能;超声波系统为:电能→机械能),其他方面基本相同。超声波发射器通常由超声波信号振荡器、编码电路、脉冲调制电路、驱动电路、超声波发射元件组成;超声波接收器通常由超声波接收元件、前置放大器、脉冲解调电路、解码电路、驱动电路、执行电路组成。如图 4 - 12 所示,其中超声波发射元件的固有振荡频率和超声波接收元件的固有振荡频率一致。

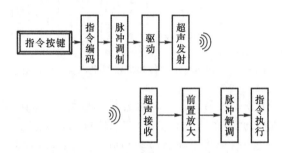

图 4 - 12　超声波发射器和接收器组成示意图

　　由于超声波的物理特性,超声波收发设备具有不受光线强弱、光线变化影响,抗电磁干扰能力强的优点,但也存在着抗噪声干扰能力不强的弱点。超声波的环境控制单元也主要是在室内使用。

4. 射频

　　通过无线电波将控制单元和输出分配器、控制界面和家用电器等连接起来,这种方式称为射频方式。射频方式设备的最常见例子有:便携式电话、遥控车库门等等。

　　射频的主要优点是电磁波不会被建筑材料遮挡(当然,与大地相连的金属物会产生屏蔽作用),并可以传输得相当远,同时目前市场上存在大量的射频通信产品和芯片。

　　射频的主要缺点在于设备之间相互的电磁干扰,并且由于众多的用户共享同一个媒质空间,所以缺乏隐私性。设备信道间相互干扰问题经常可通过以下两种方法加以解决:①降低射频发射功率,从而减小信号覆盖范围。这样,同样大小的空间内就可以容纳更多的用户,即使这些用户使用相同的射频频率。②在发射器和接收器之间多设置一些信道。用户可以操作设备对不同频段进行扫描,发现哪个信道的信号最强,就使用哪个信道来工作。隐私性问题通常采用用户编码的方式加以解决,即允许使用者用键盘输入一组编码,然后将编码与各个不同的收发装置进行匹配。

通讯技术的发展和芯片工艺的改进,使得无线通讯装置的应用非常广泛,并已出现了许多商品化的射频接收和发射芯片,如:①NE605,是荷兰 Philips 公司出品的 FM 接收器芯片,具有对射频信号混频、中频放大、限幅、鉴频的功能,输出为音频信号。这种芯片构成的接收电路具有结构简单、成本低廉的特点。②CMX017,是 MX-COM 公司的 FM/FSK 无线发射芯片,内部有射频压控振荡器、FM/FSK 调制器、功率放大器等电路,可以完成 FM 和 FSK 信号的发射。③RF401,是一种用于数据传输的单片型无线收发芯片,内部集成了高频发射、高频接收、FSK 调制、FSK 解调、锁相环、多频道切换电路等。使用这种芯片,外围电路非常简单,便于产品研制,且使用时性能非常稳定。④GJRF400,是 Gran-Jansen公司的一种可编程的射频发射/接收芯片,常用于无线局域网的连接,可完成数据流的发送和接收。这种芯片提供一个三位总线的串行口,可通过该串行口对芯片编程,设置收/发模式、分频系数、滤波器截止频率、频偏等多项参数。

实际应用中,可以选择上述几种信号传递方式中的若干种进行组合,构成一个较完善的系统。如图 4-13,台灯、吊灯、壁灯采用电力线载波控制,电视使用红外控制,房屋门使用超声控制,车库门使用射频控制。

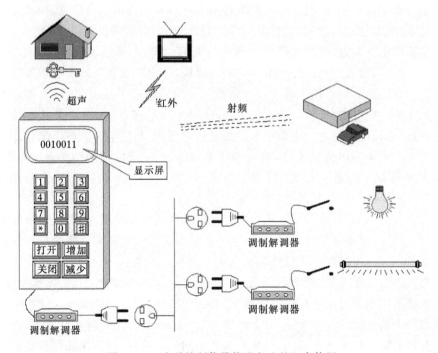

图 4-13　多种控制信号传递方法的组合使用

4.4.3　可训练设备

无论使用超声、红外线还是射频,遥控器通常都是为了某一种设备设计的,如果一个人拥有多台设备,每个设备需要单独的控制,就会产生遥控器的混乱。为了解决这个问题,一些厂家生产了一种名为遥控单元(remote control unit)的可训练控制器,经过一定的设置可以使用于任何设备。每种设备有其特有的控制编号,可训练控制器通过将这些控制编号存储起来达到控制各种设备的目的。将可训练控制器朝向某个设备专用的遥控器,使用这个专用遥控器发射设备对应的功能控制编号,则可训练控制器就把这个号码存储起来,以后将会具备这个专用遥控器的功能。依照这个过程,所有设备对应的控制编号都可以存储在可训练控制器里面,用这个可训练控制器就可以控制所有的设备,从而避免了混乱情况的发生。

4.4.4　基于脑-机界面的环境控制系统

由于人的运动是在大脑的控制和调节下完成的,而对于一些重残者(如高位截瘫患者)来说,因为无法产生自主运动,使得下颌控制开关、吹气吸气开关、肌电控制设备等都无法使用,这时如果我们能够截获这些人的脑部活动信息,并对此信息进行分析、识别,找出这些信息想要实现的目的或动作,那么随后我们就可以操作一系列机械电子装置,帮助残疾人实现他的目标。脑-机界面(brain computer interface,BCI)是指通过对人脑行为意识进行提取,从而在人脑与计算机或其他电子设备之间建立的一种直接通道。这种信息的提取通常基于脑电信号,采用无创的方式来完成。脑电波(electroencephalograph,EEG)是在 20 世纪 20 年代开始被研究的,目前已被广泛应用于中枢神经系统的研究方面,是医学及脑科学研究的一种重要手段。人体的很多生理、病理、心理等现象都可在 EEG 信号图像上反映出来。EEG 信号按频率可划分为四个区段:①β 波:13 Hz 以上;②α 波:8 Hz~13 Hz;③θ 波:4 Hz~7.5 Hz;④Δ 波:3.5 Hz 以下。

当前可使用的脑-机界面主要是通过对这几种脑电波的幅度、空间分布等数据的记录,寻找人完成某种行为所对应的脑电模式,然后在此基础上实现对各种电器的控制、调节。脑-机界面环境控制系统的原理框图如图 4-14 所示,脑电信号通过多通道头皮电极采集,通常有:8 导、16 导、24 导、32 导、64 导、128 导等类型,通道数的增加有利于提高脑电信号采集的空间定位精度和空间分辨率。这些电极被装配成一个电极帽。

受试者将电极帽戴在头上,电极与头皮之间需涂抹导电膏,保证可靠接触。系统中脑电信号又可分为诱发电位和自发电位。诱发电位基于人对外界刺激源发出的不同刺激信号所产生的不同模式响应来识别人想要完成的操作。如,计算机屏幕上出现数字"1"、"2"、"3"的图像,分别对应"开灯"、"关灯"、"开门"三种操作,当患者想完成其中某项操作时,他的目光可以较长时间停留在相应的数字上,而在其他数字上目光停留时间较短,则我们根据相应模式的脑电信号存在时间的长短,就可以知道患者想干什么。诱发脑电是一种相对来说容易实现的系统,目前已有的实验系统绝大多数是这种形式的。自发脑电不需要外界刺激源,电子设备直接根据使用者的脑电活动情况判断他的意图,这是一种实现起来难度非常大的系统,目前国内外只有初步的研究。

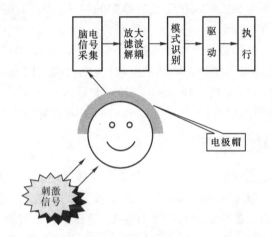

图 4 - 14　基于脑-机界面的环境控制系统组成示意图

当前,脑-机界面控制系统还处在研究阶段,主要存在两方面的问题:①头皮电极所测得的脑电信号极其微弱,振幅为微伏级,极易受到外界环境的干扰,如50 Hz或60 Hz的工频信号、静电、电磁辐射,以及心电、肌电等。通常只有在实验室内才能避免这些干扰。②人类对于大脑的认识还非常有限,对人脑的工作模式研究仍处在探索阶段。

4.5　康复辅助机器人与康复操作器

对于丧失了一部分活动能力的人来说,机器人或机器人系统是自然操作方式的一种替代模式。康复辅助机器人以及康复操作器是在工业机器人的技术上发展起来的,但却与工业用机器人之间有着很大的区别。具体而言,由于力量、安全性、精度等方面的因素,工业用机器人的角色是完全取代人的某些操作,例如在生产线环境下,工业机器人经常需要搬运一些又大又重的物品,并放在指定的地方。很多工业机器可以在有辐射、环境恶劣的场合代替人工作;另外一些工业机器人则能够组装极小的物品,进行高度精确、高度重复的劳动。

　　然而在康复辅助机器人技术中,人是整个运作过程的中心,使用机器人的目的是加强或恢复人的一些操作能力,这就使得安全性成为第一重要因素。康复辅助机器人在工作过程中应绝对避免对使用者造成任何伤害。它的力量和速度一般不能过大,力量约 2～5 kg、速度约 10 cm/s。相对于工业用机器人,康复辅助机器人需要完成更多的任务,具有更多的功能。虽然有很多重复性的行为,但是这类机器人必须能够自发地执行完全没有计划的运动。因此,它在人-机接口、智能化控制等方面更加关注老年人和残疾人在使用过程中的特殊要求,因而在功能和技术上存在着新的研究热点和难点。

　　现代康复机器人的关键技术在于机械臂(手)、导航技术、多传感器信息融合技术、人-机交互、多机器人系统等。特别是人-机接口在康复机器人显得更为重要,而且近年来基于 Wheelsky 轮椅和 KARESII 项目还开展了鹰眼、眼鼠标、触觉服等的研制,以及利用肌电信号(electromyography,EMG)的传感器技术研究。

4.5.1　康复操作器

　　康复操作器就是能够驱动的夹板,夹板用来支撑身体的某一部分,使其能够保持正确姿势。Correl 和 Wijnschenk(1964)在上肢夹板的关节处加入电机,开发出了最早的康复操作器。这个系统有四个自由度,用一个微型计算机控制。另外一个康复操作器是 Rancho Arm。这个系统也是使用上肢夹板,但是它有 7 个自由度,能够控制肩、肘、腕和手指部位的运动。每一个自由度的运动由一个双向的舌头控制开关控制。对于较为复杂的运动(如仅使用上述系统的一个自由度,试图接触并拾起桌面上的一只钢笔),单关节控制就显得有些困难。如果想要像正常人那样轻松地完成定位任务,很方便地拿到环境空间中的某个物体,就需要有多个关节相互配合,这种操作模式称为终点定位(end point positioning)。随着早期康复操作器的淘汰,单关节控制已经没有用武之地。现在的大多数辅助机器人系统使用终点定位。但是,终点定位在实现了更强大功能的同时,也使得控制系统和机器人的实现变得更加复杂。

4.5.2　康复辅助机器人

　　20 世纪 70 年代末期和 80 年代初期,开始出现了单机辅助机器人。这些辅助机器人可以安装在桌子、轮椅上,它们不必支持、移动使用者的四肢,因而具有更大的通用性。由于这类辅助机器人不是附着在人的身上,如何对其控制就成了一个更大的难题。为了解决这个问题,需要增加一个中间环节的辅助系统,来将使用者与辅助机器人联系起来。

随着微型计算机技术的发展,控制器已经可以做得越来越复杂,功能越来越强大,而且在系统变得更加复杂的情况下,控制器还能够保持微型化,便于安装、携带和使用。同时,现代人工智能技术也使得辅助机器人系统经过训练后,能够完成多种的重复性任务。技术的进步使得辅助机器人的应用变得切实可行。

康复机器人的应用可以分为三个方面:围绕辅助机器人建立的固定工作站;工作、学习、家庭用的移动机器人;满足教育目的的辅助性机器人。与特殊目的的进食器和翻页机相比较,这些辅助性机器人都是一般目的(用途)的操作设备。

4.5.3　工作站型康复机器人

工作站是专门用来进行某种工作的地方,如工科学生使用的计算机工作站,基于图书馆的工作站,字处理、接电话、文档管理之类的工作站。上述这些工作站涉及到对书籍、论文、纸张等一些设备的操作。当工作站设备的使用者存在上肢功能或是操作缺陷时,桌面机器人将是一个极其重要的辅助器。由于工作站辅助机器人固定在一个位置,机器人系统功能可以集中在对物体对象的操作上,设计者不需要关心怎么将机器人移动到物体对象附近。

由电动手臂与专门设计的工作台结合而成的工作站型机器人也是最常见的康复机器人,它由程序控制手臂拿取工作台上的物品。这种机器人是由德国海德堡大学和美国约翰霍普金大学最早提出,20 世纪 80 年代初,斯坦福大学基于 Puma 260 工业机器人开发了 DeVAR 工作站,将 Puma 手臂装在顶棚的轨道上用于办公环境。1986 年首次亮相于英国通用机器智能有限公司的 RTX 机器手与成年人手臂的尺寸接近,目前已成为基于工作站方式的机器人研究的首选机械臂。1987 年剑桥大学设计一种交互式的任务级编程环境 CURL,用于康复机器人的控制研究。1989 年英国 Mike Topping 公司研制的 Handyl 手臂装在固定平台上,采用扫描开关方式控制,通过更换平台上的托盘帮助残疾人进食、刮脸、化妆和绘画。

4.5.4　可移动辅助机器人

由于人们很少总是在一个固定的位置工作,这样就需要一种可移动的辅助机器人。可以有两种方法实现移动:将辅助机器人安装在轮椅上,或是将辅助机器人安装在一个单独的可移动基座上,由使用者控制。第一种方法最大的局限性就是机器人手臂过大,加上轮椅本来就有的一些必须附带的物件,在某些情况下,这种方法显得不是很实际。虽然应用微型化技术能够解决这一问题,但相对来说,使用单独的可移动基座是更好的选择。无论是在家里还是在工作场所,可移动的机器人都是很好的解决方案。然而,这种方法也存在一些缺点。可移动的机器人需要使用者对其有一定的掌握控制能力。由于使用者很可能只有非常有限的控制能力,那么其对机器人的掌握控制能力就不可能像正常人那么有效或是根本就没有。另外一个难处就是将机器人的基座从一个地方移动到另一个地方并不是一件容易的事情,这好比把一个电动轮椅从一个地方搬到另外一个地方。最为实际的做法是只在一定的范围内使用可移动机器人,如在家里、办公室内或是在学校、工厂内的某些地方。

这类机器人最常见的形式是智能轮椅或在智能轮椅上加装机械臂。法国在1975 年通过 Spartacus 机器人项目开展遥控机械手的研究,并基于该项研究在1984 年和 1985 年与荷兰分别进行 MANUS 机械臂和 Master 工作站的研究。MANUS 机械臂专门用于轮椅安装,由 Exact Dynamics 公司改装在一个可升降底座后获得巨大成功,至今仍在销售和使用,取得了良好的社会效益和经济效益。类似的机器人还有美国的 Winsford Feeder、英国的 Neater Eater 和日本的 MySpoon等。欧洲 TIDE 开发了操作臂 MARCUS、导航系统 SENARIO、系统集成技术(例如 M3S 和 FOCUS),已完成的康复平台有 MECCS、OMNI 和 MOVAID。

20 世纪 90 年代后,康复机器人的研究全面展开,韩国、日本和中国都进行了各有特点的研究,并且出现了多种多样的辅助康复系统。例如能够提供优异的代步功能的智能轮椅,用于弱视者的导航机器人,帮助老人起居和行走的步行机器人,用于增强肢体功能的机器人系统等。其中智能轮椅的研究最为丰富,例如德国乌尔姆大学的研制的 MAID、韩国的 KARES、美国麻省理工的 Wheelsley、日本的全向轮椅 OWM、中国科学研究院的自动导航智能轮椅等,另外,安装机器手臂的智能轮椅(德国的 Friend)还可以完成简单的日常生活操作。

4.5.5　护理机器人

护理机器人是专为高位截瘫者或重症病患者设计的,用于病房或家庭,能在一定程度内代替护理人员,辅助患者喝水、吃药、进食等。护理机器人由微机控制,采用语音识别控制方式,由患者发出预先规定的命令词,护理机器人就会完成规定的动作。用于病房的护理机器人为移动式,能为多个患者巡回护理。用于家庭的则做成固定式,又称为残疾人护理工作站。

在国内,护理机器人仍然处于研究阶段,在国外已有不少产品。如:20 世纪 80年代,日本研制的"梅鲁根"护理机器人,有两只机械手,可以根据指令平稳地将患者从床上抱起,然后放到小车上,送去诊室检查;也可以把患者抱到轮椅上,带其去想去的地方;还可以把患者送进浴盆,为其洗澡。法国在 80 年代研制的一些护理机器人,能给病人倒水、喂饭,开收音机或电视机,以及打电话等。80 年代末,美国研制的为瘫痪者服务的机器人,能够为病人开罐头、刷牙、打字、准备牛排等;1989年,美国生产的"好帮手"护理机器人,能在医院里为病人送药送饭,这种机器人靠微机内存储的医院地图在走廊内自由行走,它身上装有视觉传感器,可以避免与人相撞,也不会碰到其他障碍物,它还会叫电梯和上下楼;还有一些医院里用的护理机器人可以与病人聊天,为病人说笑话、讲故事等。

图 4-15 所示是一个护理机器人的机械手臂示意图,这个机械手臂包含有六个旋转轴,并在手臂前端装有一个机械手,可以灵活地在三维空间内完成抓握物体的操作。护理手臂既可以安装在固定支架上,也可以固定在移动支架上,由护理人员推移到重残者床前。残疾人士通过简便的操作,就可以完成拿取远处的东西,进水、进食、服药等多项操作。

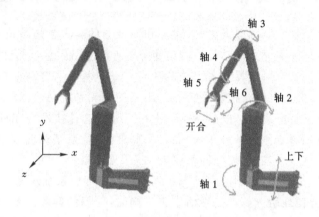

图 4-15　机械护理手臂示意图

随着康复工程研究的进展,当前国际上已有日常生活护理机器人系统。这一系统可在重残人士处于卧床状态、身体不能自由活动的情况下,通过设置在床边的护理装置(机器人部件),对重残人士进行饮食照料,包括从贮藏柜的隔板上拿取所需物品等服务。长期卧床而意识健全的重残人士可在病房、家中使用这种机器人,在相应装置的帮助下可实现的护理项目有:变换体位、移动身体、照料饮食、照料排便、传递信息(通信)、紧急逃生等。

尽管随着科学技术的不断进步,康复工程技术可以实现很多的护理项目,但却不能完全代替护理人员直接参与的康复护理。人是有感情的,护理人员与重残人士之间的感情沟通是任何机器人所不能代替的,尤其是心理护理与康复,必须有家人和医护人员直接参与才有希望取得良好的效果,它是全面康复的重要组成部分和必备条件。

4.5.6　教育用辅助机器人

除了应用于家庭生活或工作方面,辅助机器人还可以用于教育方面。教育用辅助机器人有一些额外的限制,由于通常情况下使用者年龄比较小,这就使得设计简单性、适合年龄的控制模式和用户接口显得非常有必要。另外,教育辅助机器人常常是要用在学校里面的,而儿童不能够像成人那样小心使用,所以这种机器人的安全性需要格外重视。对于儿童来说,操作任务的中心在于认知和语言技巧的培养,教育辅助机器人一方面对儿童操作能力的提高大有益处,另一方面,对于那些有一定缺陷的儿童,也有利于他们认知能力和语言技巧的培养。

4.6　康复辅助机器人技术的发展趋势

随着社会经济的发展,以人为本,建立和谐社会的需求越来越迫切,提高体弱老人、患有慢性病和无充分活动技能的功能障碍者的生活质量,研究助老助残机器人新技术,已成为当今科技界学者关注的焦点。一个基于家庭辅助机器人的服务系统已经与家庭电器自动化控制系统和健康监护管理系统结合,逐渐形成一种称为"Smart Home(智能家居)"的技术(见图 4-16)。这种技术旨在针对留守在家庭中的功能障碍者(老年人和残疾人)在自我照顾、环境控制和健康监护方面的特殊问题,解决关键技术难点,使他们不仅能独立完成照料自己的日常生活,还能通过控制系统和网络系统,控制家庭环境系统和与外界环境系统发生交互,帮助他们自尊、自立,更方便地融入到社会生活中去。同时,他们的健康状况也为社会健康监护管理系统所关注,一旦发生紧急情况,系统可及时通过无线通讯网将信息远程传送给正在上班的子女、亲属和社会救助机构,以便进行及时的救护。

Smart Home 技术是一种与人的生活习惯、生活环境、心理状态和社会文化等有着高度交融的多模态人-机交互界面的复杂动态系统。从功能上讲,它需完成:①辅助和帮助功能障碍者照料自己的日常生活和活动,例如它可以帮助他们从床上、椅子上支撑起身、智能辅助行走;可以帮助洗脸、刷牙、刮脸、化妆、如厕;可以帮助摆放桌椅、拿饮料、取食、进食等。②辅助和帮助功能障碍者控制家庭电器及环境系统,如控制常用电器(如开关窗帘、电灯、电扇、微波炉、电冰箱、电视、立体声收录机、录像机/放像机),管理安全防护系统(包括开关门、防盗、报警等),管理温度控制系统(包括空调、加热器等装置)。③通过有线、无线数据互联网系统,辅助和帮助功能障碍者与外界环境系统交流,丰富生活内容,提高生活质量,如使用电话、手机、视频电话、个人数字化辅助(personal digital assistant, PDA)装置,台式计算机和手提电脑及其网络技术;包括能帮助他们完成随意取物(如从计算机中取磁盘,从书架上取书等),进行绘画等;甚至可以与功能障碍者进行语言交流,对其进行心理疏导。④通过各种佩戴式传感技术和卫星通讯技术的远程健康监护系统,将功能障碍者的生活纳入医疗和公共服务机构的社会健康监护管理系统之中。这些监护功能包括对功能障碍者,特别是患心血管病或肺心病老人的健康监护,如对日常心电、脉搏、血压、血氧饱和度、呼吸等的监护和对他们在家活动,乃至摔倒状况的监护。监护功能也包括对特殊功能障碍者的监护,如对慢性肺功能障碍者的监护,对帕金森病患者和对脑卒中后偏瘫患者运动机能及运动模式的监护等。

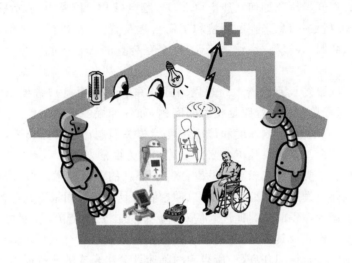

图 4-16 Smart Home 示意图

(由韩国 Dept. of EECS, KAIST, Z. Bien 教授提供)

Smart Home 功能的实现,存在着诸多技术难点,同时也成为当今国际科技界及康复工程领域的研究热点。在未来 5～10 年中,可能会在以下几个方面获得重点突破。

1)三维目标识别与自主视觉导航技术是家用助老助残机器人的一项关键技术,该技术需要依托立体视觉技术。立体视觉的基本原理是从两个或多个视点观察同一景物,获取在不同视角下的感知图像,然后通过视觉计算重建物体的三维信息。由于机器人需要做大量的图像处理和路径规划等高层决策运算,因此,研究更加合理的图像处理和模式识别方法,来控制系统延时,提高导航系统的实时性和导航精度成为非常关键的技术问题。预计今后在这方面将有大的技术突破。

2)佩戴式传感器系统则是另一项重要的辅助技术。现今,人们已经能够制作出体积微小的传感器来测量各种生理参数。这些传感器可以被嵌入到衣物(包括服装、手表、戒指、小装饰品等)中构成佩戴式传感器系统,当患者穿戴上这类衣物时,身体的相应生理参数就可以被随时采集和记录。通过无线个人域网(wPAN),可以将佩戴式传感器系统与家居中的其他测量、控制设备结合在一起,可以实现移动性的多参数健康监测和灵活的辅助操作及环境控制方式。

　　另外,寻找新方法、新途径获取人体功能信息,建立友好的人-机交互界面一直是发展新型康复机器人的重要途径。如今,除了常规的人体信息提取方式外,用语音信号识别与处理结果来控制环境的技术已经不再是新鲜的事了。现代最新科技已经引导人们开始研究如何从肌电(EMG)、脑电(EEG)信号中,从情感脸谱、视觉和触觉中提取特征信息来控制环境和生活自理装置,以及执行生物信息反馈康复训练。类似鹰眼、眼鼠标、触觉服等人-机交互装置的研制将成为今后若干年的研究热点。

　　3)当家庭康复服务机器人通过网络通信系统与健康监护管理系统发生交互后,许多与远程监护和远程康复相关的问题,如各种慢性疾病的监护、突发病征的识别,以及传输延时、传输速度和传输精度等相关问题已经暴露出来,并引发了一场新的科技革命。这场科技革命来自下述两个方面的发展。

　　一个是对各类慢性病患者突发事件特征信息的定征技术。如,①对癫痫预发特征的甄别要求发展快速处理算法,以便患者有足够的时间采取预防措施;②对帕金森病患者运动障碍的监测促进人们对神经网络方法的研究,以便可用加速度计来测量运动的模式及其数据,并借助于标准帕金森病评价分级(Unified Parkinson Disease Rating Scale, UPDRS)所得到的临床评分组合成输入特征集合,最终获得与临床评分之间有很好关联性的训练后神经网络的输出。

　　另一个是针对海量数据网络传输及挖掘技术。这一类技术需要多媒体电视会议和无线通信的工具,实现传感器数据采集和用户被监控事件相关信息采集的手段,以及用神经网络和模糊逻辑技术处理应激事件的专家系统模块。PDA 的设备和更一般地基于 IEEE 802.11 b(wLAN)、蓝牙(wPAN)和手机技术(wMAN)的移动计算类工具提供其与因特网的连接。如,①对心脏病、高血压、糖尿病、厌食症、长期疼痛或严重肥胖症这样一些慢性疾病患者的长期健康监护要求系统记录并分析巨量的数据,这涉及到数据压缩传输、特异性病理特征的识别(不漏检、不误检)、海量数据挖掘等现代化的技术手段,以便在庞大的数据集合中发现异常现象的蛛丝马迹。一种用向量量化(vector quantization)、投影算法和聚类技术来检测每个与特定条件相关数据集合的子集的方法已经被提出来以解决这类问题。②远程监测一个独自生活的老年受试者的健康状况,监测可能发生的健康状况突发问题,如跌倒或突发的危险状态。实现这个目的的传感器会被置入受试者的家庭环境中或是采用佩戴式的,但是受试者不接收数据的反馈。护理者既要接收长期趋势的数据,也需接收有可能在突然需要帮助的情况下发出的自动警报。一个例子是远程监测 ECG 信号,系统中病人携带一个便携式的 ECG 监测仪,如果病人感到心脏有问题,他/她会利用这些设备把 ECG 信号发送到护理中心,中心会检查判断是否需要紧急救助。

　　Smart Home 的设计及其应用还受到其他许多方面的挑战。第一,要特别强调技术设备(例如测量设备)使用的方便性和自动化。因为这些设备的使用者技术水平有限,不能将各种微型传感器安放在日常用的设施上,或使用者不愿意在家中或在身上接受任何新的技术设备。第二,由于自立生活非常依赖这个监测系统,因此要极力鼓励使用者接受由于使用该系统而可能产生的不便。第三,由于该系统用来在危险状况下产生警报,所以系统的功能,包括数据测量、数据传输和解释功能的稳定性就显得很重要。在这个方面出现的任何问题都会影响系统的接受程度。第四,由于使用者希望尽可能地过正常生活,因此系统的隐蔽性很重要。提供反馈给使用者的方式(数据处理和表达效用的方式)应尽量简单,甚至在有些应用中,不给使用者提供反馈信息。

思考题

1. 什么是操作? 辅助操作与环境控制技术的研究内容和技术关键是什么?
2. 辅助操作设备是如何分类的? 试举 4 个例子分别说明 4 大类辅助操作设备的特征和其功能上的区别。
3. 试用视觉意识识别技术为双手臂残疾人设计一款自动进食机。要考虑视觉意识行为的提取技术、取食(含固体和液体食物)臂自由度的选取与控制、碗与调羹的固定、前馈与反馈控制需求等。
4. 有一位双手包括双前臂功能障碍者想使用计算机,请为他设计一个机械手,可以帮助他完成从计算机中拿取光盘的操作,同时还要考虑人-机界面,使他能控制机械手的活动,并能控制计算机完成键盘和鼠标器的功能。
5. 试为一位双手臂功能障碍并卧床不起的老年人设计一款阅读辅助机器人,该机器人应能完成从书架上取书,并能将书放在阅读辅助机器人的翻页器上,由翻页器执行翻页工作。
6. 若为高位截瘫并伴有上肢运动功能障碍的患者设计一本语音书籍,应考虑哪些因素? 试为他们设计一款能控制阅读速度的语音书籍。
7. 环境控制单元是什么? 什么是方式选择器、输出分配器? 环境控制单元可用哪几种方法向被控制设备传递信号?
8. 一个成年的脑瘫病人,不能说话,但可用一个基于手提电脑的 AAC 装置,并可用膝关节控制开关,她需要看电视和 VCR,听录音,还需要打电话,控制窗帘等。请为她设计一个环境控制装置。画出原理框图,并阐述其工作原理。

9. 试描述基于脑-机界面的环境控制系统的基本原理。这种方式存在哪些技术难点？可采用哪些关键技术解决这些问题？

10. 试为移动机器人设计一个超声避障器，并叙述其工作原理，并给出发射超声的频率范围、使用超声发射/接收器的个数、超声检测可达到的最大距离、最大三维检测角度等参数。

11. 试为移动机器人设计一个红外线避障器，并叙述其工作原理。

12. 试比较超声避障器与红外线避障器的优缺点和适用场合。

13. 请设计并描述用语音输入来进行环境控制的工作原理及语音信号处理的方法。

14. 请设计并描述如何用图像处理技术识别情感脸谱，并用它来控制机器手的执行操作，完成自动辅助喂食的功能。

15. 请设计并描述如何用视觉意识信息来控制计算机屏幕画面活动目标的移动速度、移动方向、移动距离等参数。

16. 试设计一个用头控驾驶轮椅的模拟训练装置及其软件。当仿真轮椅在屏幕上显示的迷宫中行驶时，用户应能用头控装置控制它，使之能在迷宫中行进、拐弯自如，不碰撞迷宫的墙壁。头控驾驶的成绩（如行驶速度、碰撞迷宫壁的次数等）将以统计的方式显示在训练结果栏目表中。

17. 试为中风偏瘫病人设计一个手部功能康复训练装置，并描述其工作原理。该康复训练装置能从 EEG 中提取运动相关意识，以控制该手部功能运动康复训练装置，使手部功能分等级地得到康复训练，即装置的显示界面能实时、清楚地显示手部运动主动/被动的状况，及主动运动与被动运动各占总运动量的份额。

18. 试描述自主视觉导航的工作原理，并就如何提高导航系统的实时性和导航精度提出自己的设想和建议。

19. 试对远程慢性疾病监护中突发事件的识别和实时处理提出自己的解决方案。

20. 举例说明海量数据网络传输及挖掘技术是怎样帮助医护人员观察、发现用户健康状况的表征变化，并预报突发事件发生的可能性的。

参考文献

[1]   BROWNSELL J. Exploring technologies for independent living for older people [M]. UK：Anchor Trust, 2000.

[2]   COOK A M, HUSSEY S M. Assistive technologies：principles and practice [M]. St. Louis：Mosby-Year Book Inc. , 1995.

[3] 苏长赞. 红外线与超声波遥控[M]. 北京：人民邮电出版社，1998.

[4] SÖDERLUND R, BRÄNNBACK M. A Web-based solution for enhancing diabetic Well-being. L. B. Eder EH managing healthcare information systems with Web-enabled technologies [M]. PA: Idea Group Publishing, 2000.

[5] PÄRKKÄ J, GILS V M, TUOMISTO T, et al. A wireless wellness monitor for personal weight management[C]//. Proc. 2000 IEEE EMBS Int. Conf. Information Technology Applications in Biomedicine. Arlington: [s. n.], 2000.

[6] LÖTJÖNEN J, CLUITMANS L, KORHONEN I, et al. Feasibility and user acceptance of a personal weight management system based on ubiquitous computing[C]//. Proc. 23rd Annu. Int. Conf. IEEE Engineering in Medicine and Biology Society. Finland: Tampere Univ of Technology, 2001.

[7] SARANUMMI N, GILS M, KIVISAARI S. Barriers limiting the diffusion of ICT for proactive and pervasive health care[C]//. IFMBE Proc. Medicon 2001, 9th Mediterranean Conf. Med. Biological Engineering and Computing. Pula: IFMBE, 2001.

[8] RHEE S, ASADA H. The ring sensor: a new ambulatory wearable sensor for twenty-four hour patient monitoring[C]//. Proc. 20th Annu. Int. Conf. IEEE Engineering in Medicine and Biology Society. Hong Kong: [s. n.], 1998.

[9] ROTH A, BLOCH Y, VILLA Y, et al. The CB-12L: a new device for trans-telephonic transmission of a 12-lead electrocardiogram [J]. PACE, 1997, 20(9): 2243-2247.

[10] RAJPUT A H, BIRDI S, MACAULAY R, et al. Clinical-pathological study of levodopa complications [J]. Mov Disord, 2002,17:289-296.

[11] FUGL-MEYER A R, JAASK O L, LEYMAN I. The post stroke hemiplegic patient: a method for evaluation of physical performance [J]. Scand J Rehab Med, 1975, 7:13-31.

[12] CRISOSTOMO E A, DUNCAN P W, PROPST M, et al. Evidence that amphetamine with physical therapy promotes recovery of motor function in stroke patients[J]. Ann Neurol, 1988, 23:94-97.

[13] DICKSON H G, KOHLER F. Interrater reliability of the 7-level functional independence measure (FIM) [J]. Scand J Rehab Med, 1994, 26(3):115-119.

[14] CELLER B G, EARNSHAW W, ILSAR E D, et al. Remote monitoring of health status of the elderly at home. A multidisciplinary project on aging at the University of New South Wales [J]. Int J Bio-Med Comp, 1995, 40:147-155.

[15] BARTHEL F. Functional evaluation: the Barthel Index [J]. Maryland State Med, 1965, 14: 61-65.

[16] BONATO P. Wearable sensors systems and their impact on biomedical engineering [J]. IEEE Engineering in Medicine and Biology Magazine, 2003:18-20.

[17] ADLER C H, HAUSER R A, LEW M F, et al. Randomized, placebo-controlled study

of tolcapone in patients with fluctuating Parkinson disease treated with levodopa-carbidopa [J]. Tolcapone Fluctuator Study Group Ⅲ Arch Neurol, 1998, 55:1089-1095.

[18] NEM E T. Technique to improve chronic motor deficit after stroke [J]. Arch Phys Med Rehab, 1993, 74(4):347-354.

[19] SOMEREN E J, THIJSSEN W A, SPEELMAN J D, et al. A new actigraph for long-term registration of the duration and intensity of tremor and movement [J]. IEEE Trans Biomed Eng, 1998, 45:386-395.

[20] JOVANOV A E, RASKOVIC D, COX P G, et al. Stress monitoring using a distributed wireless intelligent sensor system [J]. IEEE Engineering in Medicine and Biology Magazine, 2003:49-55.

[21] HIK F L A, HOGAN N, MCDOWELL F, et al. The effect of robot-assisted therapy and rehabilitative training on motor recovery following stroke [J]. Arch Neurol, 1997, 54: 443-446.

[22] PARKINSON Study Group. Entacapone improves motor fluctuations in levodopatreated Parkinson's disease patients [J]. Ann Neurol, 1997, 42:747-755.

[23] PARKINSON Study Group. Evaluation of dyskinesias in a pilot, randomized, placebo-controlled trial of remacemide in advanced Parkinson disease [J]. Arch Neurol, 2001, 58:1660-1668.

[24] ASADA H H, SHALTIS P, REISNER A, et al. Mobile monitoring with wearable photoplethysmographic biosensors [J]. IEEE Engineering in Medicine and Biology Magazine, 2003:28-40.

[25] KORHONEN I, IIVAINEN T, LAPPALAINEN R, et al. Case study TERVA: system for long-term monitoring of wellness at home [J]. Telemedicine Journal and e-Health, 2001, 7(1):61-72.

[26] KORHONEN I, PARKKA J, Van GILS M. Health monitoring in the home of the future, infrastructure and usage models for wearable sensors that measure health data in the daily environments of the users [J]. IEEE Engineering in Medicine and Biology Magazine, 2003:66-73.

[27] LIEPERT J, BAUDER H, MILTNER W H R, et al. Treatment-induced cortical reorganization after stroke in humans [J]. Stroke, 2000,31:1210-1216.

[28] LÖTJÖNEN J, KORHONEN I, HIRVONEN K, et al. Automatic sleep/wake and nap analysis with a new wrist worn online activity monitoring device Vivago WristCare [J]. Sleep, 2003, 26(1):86-90.

[29] WINTERS J M, WANG Y, WINTERS J M. Wearable and sensors and telerehabilitation [J]. IEEE Engineering in Medicine and Biology Magazine, 2003:56-65.

[30] SUNGMEE P, JAYARAMAN S. Enhancing the quality of the life through wearable

technology [J]. IEEE Engineering in Medicine and Biology Magazine, 2003:41-48.

[31] OHLSSON A L, JOHANSSON B B. The environment influences functional outcome of cerebral infarction in rats [J]. Stroke, 1995,26:644-649.

[32] JOHANSSON B B. Functional outcome in rats transferred to an enriched environment 15 days after focal brain ischemia [J]. Stroke, 1996,27:324-326.

[33] KATAYAMA S. Actigraph analysis of diurnal motor fluctuations during dopamine agonist therapy [J]. Eur Neurol, 2001, 46(1):11-17.

[34] OGAWA M, TAMURA T, TOGAWA T. Automated acquisition system for routine, noninvasive monitoring of physiological data [J]. Telemed icine, 1998, 4(2):177-195.

[35] MOURADIAN M M, HEUSER I J, BARONTI F, et al. Modification of central dopaminergic mechanisms by continuous levodopa therapy for advanced Parkinson's disease [J]. Ann Neurol, 1990, 27:18-23.

[36] LUM P S, BURGAR C G, SHOR P C, et al. Robot-assisted movement training compared with conventional therapy techniques for the rehabilitation of upper-limb motor function after stroke [J]. Arch Phys Med Rehab, 2002,83:952-959.

[37] NUDO R J, MILLIKEN G W. Reorganization of movement representations in primary motor cortex following focal ischemic infarcts in adult squirrel monkeys [J]. J Neurophysiol, 1996, 75:2144-2149.

[38] MUENTER J. Frequency of levodopa-related dyskinesias and motor fluctuations as estimated from the cumulative literature [J]. Mov Disord, 2001,16:448-458.

[39] KEIJSERS N L, HORSTINK M W, GIELEN S C. Automatic assessment of levodopa-induced dyskinesias in daily life by neural networks[J]. Mov Disord, 2003, 18:70-80.

[40] BLANCHET P J, PAPA S M, METMAN L V, et al. Modulation of levodopa-induced motor response complications by NMDA antagonists in Parkinson's disease [J]. Neurosci Biobehav Rev, 1997, 21:447-453.

[41] DUNCAN D W, LAI S M, JOHNSON D, et al. The stroke impact scale version 2.0 Evaluation of reliability, validity, and sensitivity to change [J]. Stroke, 1999, 30(10):2131-2140.

[42] NUDO B W, SIFUENTES F, MILLIKEN G W. Neural substrates for the effects of rehabilitative training on motor recovery after ischemic infarct [J]. Science, 1996, 272(5269):1791-1794.

[43] NUDO G W M, JENKINS W M, MERZENICH M M. Use-dependent alterations of movement representations in primary motor cortex of adult squirrel monkeys [J]. J Neurosci, 1996, 16:785-807.

[44] HESSE C B S, JAHNKE M T, SCHAFFRIN A, et al. Treadmill training with partial body weight support compared with physiotherapy in nonambulatory hemiparetic patients

[J]. Stroke, 1995, 26(6):976-981.

[45] FASOLI S E, KREBS H I, STEIN J, et al. Effects of robotic therapy on motor impair-
ment and recovery: preliminary results with chronic stroke [J]. Arch Phys Med Rehab,
2003,84:477-482

[46] SCHALLERT T. Use-dependent growth of pyramidal tract neurons after neocortical
damage [J]. J Neurosci, 1994, 14:2140-2152.

[47] SIXSMITH A J. An evaluation of an intelligent home monitoring system [J]. J Telemed
Telecare, 2000, 6:63-72.

[48] STEFANOV D H, BIEN Z, BANG W C. The smart house for older persons and persons
with physical disabilities: structure, technology arrangements, and perspectives [J].
IEEE Transactions on Neural Systems and Rehabilitation Engineering, 2004, 12(2):228-
250.

[49] TAMURA T, TOGAWA T, OGAWA M, et al. Fully automated health monitoring sys-
tem in the home [J]. Med Eng Phys, 1998, 20(8):573-579.

[50] MILTNER W H, BAUDER H, SOMMER M. Effects of constraint-induced movement
therapy on patients with chronic motor deficits after stroke-A replication [J]. Stroke,
1999, 30(3):586-592.

[51] 常东来. 家庭自动化网络中的无线网络技术[J]. 计算机自动测量与控制, 2001,9(2):
54-55.

[52] 陈曦. 智能家居控制系统的设计与实现[J]. 国外电子元器件, 2003,11:5-7.

[53] 韩江红,黄丽,张利,等. 家庭网络中蓝牙技术的研究与实施[J]. 合肥工业大学学报(自
然科学版), 2003,26(4):481-485.

[54] 任国灿. 智能型遥控系统的研制[J]. 仪器仪表用户, 2003,10(2):7-8.

[55] 王富奎. 亚超声遥控开关[J]. 山东电子, 1994,1:26-27.

[56] 肖辉,岳继光,曹聪,等. Web 技术与 WAP 无线应用协议在智能家居中的应用[J]. 微型
电脑应用, 2003,19(5):56-57.

[57] 严后选,孙健国,张天宏. 无线红外智能遥控器的设计[J]. 测控技术, 2003,22(3):54-
56.

[58] 张锋,潘俊民. 智能电动执行器的人机接口设计[J]. 微处理机, 2003,3:7-9.

[59] 章捷,颜文俊,姚维. 无线家庭网络控制系统的设计[J]. 工业控制计算机, 2003,16(4):
40-42.

[60] 赵拥军,胡宗云,王振兴. 编解码电路在遥测遥控系统中的应用[J]. 工业仪表与自动化
装置, 2000,5:34-36.

[61] GEWA Page Turner BLV-6[EB/OL][2004-05-15]. http://www.zygo-usa.com.

[62] Polar Electro Oy. [2004-04-12]. Available: http://www.polar.fi.

[63] IST International Security Oy. [2005-06-20]. Available: http://www.istsec.fi.

［64］ 卜佑军，李建新，邵高平. 基于 RF 芯片 nRF401 的无线数传模块设计［J］. 世界电子元器件，2003，(4)：62-63.

［65］ 许俊丽，田新华. FM/FSK 无线发射芯片 CMX017 的原理及应用［J］. 国外电子元器件，2000，(11)：17-18.

［66］ 郑新华. 电力线载波通讯芯片市场与应用前景［J］. 今日电子，1999，(10)：16-17.

［67］ 张庆海，董兵. 高性能小功率 FM 接收芯片 NE605 及其应用［J］. 国外电子元器件，2000，(10)：30-35.

［68］ 邹德鲲，董天临. 单片射频发射接收芯片 GJRF400 的应用［J］. 电子工程师，2001，27(1)：20-22.

远程康复与个性化网络化设计

学习要点

　　了解远程康复的基本概念、远程康复技术的特点及所涉及的领域；掌握计算机网络和相关软硬件技术；熟悉微电子机械系统技术和微系统芯片技术及其应用；掌握数字图像处理技术；了解虚拟现实技术的基本概念和主要特征，并掌握虚拟现实技术的设计思想；具备数据仓库、知识仓库及软件工程的知识；学会进行远程康复系统和个性化网络化设计的方法；了解远程康复服务及其发展前景。

5.1　概述

　　传统的医生与病人"面对面"的诊断和治疗模式已经存在了几千年，在农业文明和工业文明时代，由于思想观念和科技水平的制约，人们对这种模式的局限性缺乏深入了解，认为这种模式是自然而然的，而且几乎是唯一合理的。自 20 世纪末以来，随着人类社会逐渐从工业社会向信息社会过渡，人类的生活方式和思维方式都经历了深刻而广泛的变化，人们开始了各种突破传统医疗模式束缚的努力，开展了远程保健、远程医疗和远程康复等领域的研究和应用，取得了一些初步的成果。

　　远程康复是近几年发展起来的新技术。它针对康复资源分布的不平衡、不合理的状况，提出了优化配置康复资源的途径，它有可能成为 21 世纪康复服务的重要模式之一。远程康复是康复医学与计算机技术、网络技术、传感器技术、信息处理技术等相结合的产物，它一方面可以对传统康复模式中的许多不足进行改善，另一方面又是一种新的康复资源，体现着新的康复理念，为康复工程技术的进一步发展提供了新的空间。

5.1.1 远程康复的价值

远程康复技术为解决由于康复资源分布不均匀而造成康复成本提高和残疾人不能享受康复服务等问题提供了一种新的途径。在传统的康复门诊模式中，一个残疾人如果想要做高质量的康复评定，就必须到大医院或康复中心去，或者一个康复专家组必须到这个残疾人的住所或社区去。然而，世界范围的康复资源与康复服务对象在地理分布上非常不平衡。康复服务的医疗技术资源、医疗设备资源和人才资源主要集中在富裕地区和大中城市的医院以及康复机构中。而大部分残疾人居住在相对偏远和不发达的地区，尤其是发展中国家，80％的残疾人居住在农村，并且他们通常都存在着各种各样的活动障碍，经济收入也比较低。这种矛盾局面大大增加了残疾人接受康复服务的成本，甚至经常出现旅行费用超过诊治费用，或因旅行过于困难而放弃就医的现象。这种状况造成众多的残疾人很少甚至完全不能获得个性化的康复服务。

随着计算机、通信、传感器等多学科的快速发展，使得远程康复具备了较好的技术可行性，为解决或缓解上述困难局面展现了良好的前景。远程康复使我们能够跨越地理区域的限制，实现康复专家与残疾人之间的信息交互，同时不产生大量附加的康复服务代价，如交通费用、时间消耗等。远程康复的价值还体现在它可以使现有的康复服务人力资源配置更加优化。我们有时可以在新闻和专题报道中看到，某个公众人物受到突发性伤害后，多个国家、多个康复中心的优秀专家飞赴此人所在的医院，联合组成治疗小组，发挥各自的专长，最终取得良好的康复效果。在传统的"面对面"诊疗模式下，这种康复服务只能是特例，不具备推广的可能性，而远程康复则可以非常简便和成本低廉地实现专家之间这种跨越国界、跨越具体康复机构的优势互补，使得更多的人能够享受到过去可望而不可及的高质量康复服务。

远程康复可以使康复处方拥有更广泛的信息依据。由于个性化的康复服务需要综合考虑残疾人的生理状况、病理状况、家居环境、工作环境、职业特点、个人爱好、经济状况等多个方面的数据，而这些数据保存在不同的数据库中，由不同的部门来维护、更新和知识化，如病理信息由医院管理，地理信息由国土资源部门管理，环境污染信息由环境保护部门管理，因此收集和综合这些信息的工作量非常巨大，传统的康复服务在这方面的处理能力难以胜任。而通过计算机网络以及各类管理部门之间的协调，充分发挥远程康复系统的信息管理优势，就有可能获得大量与康复服务相关的信息。在此基础上，建立和更新康复服务数据库及知识库，一方面可以使康复专家更准确地掌握残疾人的个性化特征，另一方面也可以降低康复专家进行信息收集、更新和处理的劳动强度,提高其工作效率。

　　远程康复还可以提供更加及时、有效的康复服务。当前的康复服务通常是残疾人每隔一段时间作一次康复评定,康复专家根据前一段时间残疾人的综合状况开出康复处方,设计下一阶段的辅助器材,确定相应的康复治疗、康复训练计划等。这种方式有一些缺点:第一,由于两次康复评定的间隔时间可能相当长,因而无法及时发现这个期间出现的问题,从而丧失最佳的干预机会;第二,由于康复评定所处的环境与残疾人的实际生活环境有差异,对残疾人的评定及对辅助设备进行检测的持续时间也比较短,从而造成康复专家所得到的数据不够准确和完整。当采用远程康复时,可以让残疾人随身佩戴一系列智能化的传感器,或将这些传感器安装在辅助设备上,从而可以在残疾人的日常生活中随时采集和记录相关的康复数据,如果发现异常问题则立即向远方的康复专家报警,远方的专家对数据经过分析处理之后,可以调整康复方案,也可以通过智能化设备直接进行远程干预。此外,远程康复在康复教育、康复咨询等方面也有着传统方式无法比拟的优势。

　　综上所述,远程康复的价值体现在:解决或缓解康复资源分布的不平衡性所造成的康复服务成本上升;进一步实现康复资源的优化配置;建立更广泛的信息支持,提高康复服务的质量和效率;提供了新的康复资源,能够使康复专家更准确、全面、及时地掌握残疾人的康复数据和需求,提供更加优良的康复服务。

5.1.2　　远程康复的定义

　　远程康复可以定义为:在综合运用通信技术、远程感知技术、远程控制技术、计算机技术、信息处理技术的基础上,实现跨越地区的康复医疗服务。

　　远程康复涉及到康复工程的大多数领域,包括康复评定、康复预防、康复治疗、康复训练、辅助设备设计、康复信息管理,等等,是帮助康复专家进行康复服务,提高工作能力的良好工具。首先,远程康复系统是康复专家本体感受器的外延,康复专家可以通过摄像机看到远方残疾人的肢体损伤情况、运动失能情况,以及残疾人的家居和工作环境;可以通过麦克风听到远方残疾人的语音,进而确定他的构音障碍;可以通过嵌入了多种传感器的人工皮肤触摸远方的残疾人,感知其身体表面的温度分布、湿度分布、压力分布;还可以通过力觉传感器获取远方残疾人的肌肉力量状况等等。第二,康复专家既可以远程操作医疗及康复设备,对残疾人进行各种检测,如超声检查、肌电检查、脑电检查,又可以调整残疾人使用的智能化辅助设备参数,使其更加适合残疾人的个性化需要。例如,可以远程调整动态轮椅坐垫的运动模式,达到防治压疮的目的。第三,远程康复系统是康复专家与残疾人之间、康复专家与康复专家之间、残疾人与残疾人之间,提高信息交流与合作能力的良好平台。借助远程康复系统,康复专家组的组成可以更加灵活和高效,康复专家的知识和经验交流更加便捷,康复专家与残疾人及熟悉残疾人状况的相关人员之间的信息交互可以更加频繁和深入,残疾人群的个体之间也可以更方便地交流康复经验和感受。第四,远程康复系统是康复专家进行信息处理的得力助手:一方面,远程康复系统可以在网络上广泛收集与康复相关的各种信息,并借助于计算机的运算能力对数据进行融合处理,从而提高专家的工作质量,减轻其工作负担;另一方面,由于康复门诊的许多指标具有较强的主观性,各个专家对评定标准的掌握有一定差异,容易造成康复诊断的一些偏差,而传感器所采集的信号客观性较好,经适当处理之后,可以为专家们提供比较统一和可靠的参考依据。

远程康复是远程医疗的一个组成部分。与远程医疗领域的其他学科相比,远程康复具有如下一些主要技术特点。

第一,远程康复系统所采集、处理、显示的数据通常是二维、三维和多维数据,包括视觉数据、触觉数据和声音数据等等。如,为残疾人设计轮椅时,需要将残疾人的人体三维运动图像、身体局部(特别是臀部)的压力分布情况、残疾人的居室及工作场所图像进行综合,从而确定轮椅的最佳设计方案。

第二,远程康复系统对应的计算机网络状况的差异和变化较大。在不同的时间、不同的地点,残疾人和每个康复专家都可能采用不同的方式接入网络。如在第一次康复评定中,残疾人使用公共电话入网,理疗师采用 ADSL 入网,辅助器具设计师采用光纤入网;而在第二次康复评定中,残疾人使用 ISDN 入网,理疗师采用 DDN 专线入网,辅助器具设计师采用公共电话入网。所以,远程康复系统应具备这样的能力:根据通信带宽的变化、网络拥挤程度的变化以及康复服务的内容,动态调整数据采集、压缩、传送和显示。

第三,远程康复系统所对应的设备类型繁多,技术标准问题显得尤为重要。康复服务对象是数量众多的、个性化特征极强的残疾人士,所需使用的通信设备、辅助器具、计算机操作系统、微传感器等多种多样。由于系统中存在着大量并非医疗领域专用的设备,遵循着各自领域的通用技术标准,而如果强制要求厂商为这些设备实现医疗标准的接口,则产品的成本会大幅上升,使康复服务的代价大大提高。因此,在远程康复系统的设计过程中,必须以用户为中心,尽量支持各类通用技术标准,以降低系统的使用费用。

5.1.3　远程康复的发展

最早的远程医疗服务可追溯到 1935 年,当时人们使用无线电台,建立了为海上航行人员提供医疗咨询服务的远程系统。20 世纪 40 年代末,在第二次世界大战后的日本也出现了一些非常简单的远程监护系统,系统设备仅仅由按键、导线、电铃组成,一些独自居住的老年人和病患者感觉不适时,可以按下按键,使远方的电铃发出声响,通知医护人员。可以说这些简单的系统已经具备了一些远程医疗或远程康复的特征。

具有视频信号的远程医疗系统出现在 20 世纪 50 年代末,1959 年 Wittson 等人在美国内布拉斯加州建立了一个小型的交互式电视系统,用来进行远程心理健康服务。1964 年,内布拉斯加精神病院与 Norfolk 州立医院之间通过闭路电视网实现了相距 112 英里的远程医疗服务。1967 年,在马萨诸塞州总医院与波士顿洛根国际机场之间又建立了一个交互式电视系统,并实际开展了远程的临床诊断和治疗。这一阶段,即 20 世纪 50 年代末到 60 年代末的尝试性工作,证明了可以通过通信线路实现远程医疗服务。

20 世纪 60 年代末到 70 年代中期,研究者将研究重点放在远程医疗的组织形式、实施环境、资源需求等方面,主要采用闭路电视和电话两种通信方式。这一阶段的工作主要是评估远程医疗的可行性,并对比闭路电视和电话两种通信方式的优劣。从当时的情况来看,电话系统的优势明显一些。

从 20 世纪 70 年代后期开始,欧美多个国家的政府资助了许多远程医疗项目,建立了多个试点网络,探索远程医疗的特点和运作规律。至 90 年代以后,由于计算机技术、通信技术的进步,特别是 Internet 网的建立,远程医疗得到快速发展。1996 年的数据显示,欧洲有 17 个国家建立了远程医疗系统;美国则在全国大部分地区建立了远程医疗网络,包括 HP、IBM、Intel 在内的为数众多的公司和企业投入到远程医疗系统的研究开发之中;日本对远程医疗也非常重视,其重点放在家庭监护和远程手术方面;一些发展中国家,如中国、韩国、墨西哥、纳米比亚等也开展了一系列相关的研究。

远程康复的许多技术来源于已建立起来的各类远程医疗系统,但主要用于康复服务的远程系统则在 20 世纪 90 年代才建立起来,如,1998 年美国辅助技术中心和澳大利亚 Adelaide 失能者技术研究会之间建立的压力检测系统。

目前在远程康复方面有代表性的国外研究机构有:美国匹兹堡大学辅助技术研究中心(Center for Assistive Technology,CAT)、美国肯塔基大学人类发展学院、美国 Pangborn Catholic 大学的生物医学工程系,等等。

国内有关远程康复的研究也已经取得了一系列成果,如上海交通大学研制的定做式人工关节 CAD/CAM 系统,实现了 CT 图像的传输、股骨数据的三维重建、人工关节的异地制造;西安交通大学研制的远程康复系统,基于 Java2 平台,实现了视频、声音、压力、温度等数据的远程采集和同步传输。该系统支持远程评定、远程监护、远程康复教育等功能,还可以通过虚拟人体模型将数据库中的个性化人体特征数据形象地显示出来。

国内外现有的这些系统为康复科学与技术的发展展现了良好的前景,但整体来说,远程康复技术仍处在发展的初期阶段,还有许多问题有待解决。

5.2 远程康复的相关技术

在门诊中,康复专家可以从不同角度观察残疾人的运动状况、可以用自己的双手触摸残疾人的皮肤,观察其皮下组织特性,可以直接与残疾人进行交谈,或操作某种仪器来进行某项能力的测试。而在远程康复系统中,所有这些工作都成为一种间接行为,都必须在一系列技术手段的支持下才可以完成,同时还需要采用许多工程技术方法来提高工作效率和工作质量,以下叙述其中一些主要技术。

5.2.1 计算机网络

如果有多个计算机,它们之间地理位置分散,但是可以通过铜线、光纤、微波或通讯卫星等设备来相互交换信息,这样的系统即被称为计算机网络。计算机网络包括网络硬件和网络软件两个方面。

1. 网络硬件

从硬件方面来分类,网络通常可分为:局域网、城域网、广域网、无线网和互联网。

• 局域网(local area network,LAN)指处在同一建筑物、同一公司、同一医院或几公里地域区域内的专用网络,通常是私用的,即专门为某个团体所使用,如一个医院内部通过同轴电缆连接起来的门诊服务网络。这种网络的覆盖范围较小,通常采用一条电缆连接所有的计算机,网络的时间延迟低,一般只有几十个毫秒,通信的出错率也较低。低速 LAN 的数据传输速率在 10Mb/s 到 100Mb/s 之间,高速 LAN 的数据传输速率可达几百 Mb/s。

• 城域网(metropolitan area network,MAN)基本上是一种大型的 LAN,它所使用的技术与局域网相似,网络覆盖范围可能包括若干个企业、社区、医院,或是一个城市。这种网络既可能是私用的,也可能是公用的。城域网采用一条或两条电缆将所有计算机互联,通常使用两条单向电缆,典型覆盖范围 160 公里,传输速率为 44.736Mb/s。

• 广域网(wide area network,WAN)是一种跨越大的地理区域的计算机网络,可以包含几个省、市,或者是一个国家。在广域网中,大量的计算机通过通信子网(由通信线路和路由器构成)互相连接,结构复杂。广域网的通信线路包含大量的电缆、电话线、光纤,也可能包含通信卫星,覆盖范围可达数千公里,通常是公用网络,或是大型组织(如军队)的私用网络。网络内部不同结点间的数据传输速率差异较大,与接入方式相关。如,采用光纤时可达 1～2 Gb/s,而采用电话线时只有几十个 Kb/s。

• 无线网是指通过无线方式连接的网络,通信线路可以是无线电波、微波、红外线、毫米波,等等。无线网络的形式较多,可以是一个建筑物内通过无线网卡连接的无线局域网(wLAN),也可以是通过蜂窝电话连接的跨越省际的网络,或是通过通讯卫星相连的跨越国家、大洲的远程网络。wLAN 具有易安装、可移动的优点,但它的通信速率较低,一般在 1~2Mb/s 以下,差错率也比较高。

• 互联网和因特网:世界上存在着各种各样的网络,它们的网络规模不同,服务目的不同,技术标准也有差异,当通过网关将其中的一些网络连接起来,就构成了互联网(internet)。网关主要起到信息"翻译"的作用,使数据格式互不兼容的网络之间可以交换信息。因特网(Internet)是指世界范围内的互联网,它广泛地将全世界大量的科研部门、公司企业、政府机关、个人用户等连接在一起,成为全球性的信息交流、信息共享平台。

2. 网络软件

计算机网络软件具有高度结构化的特征。对于远程医疗及远程康复系统设计来说,网络软件往往比网络硬件更为重要,它耗费了系统开发和维护人员更多的精力。计算机网络软件主要包括网络协议和应用程序。当前常见的协议有以下几种。

• TCP/IP 是一组工业标准协议,支持各种不同类型计算机的通信,是不同类型计算机之间进行相互操作的标准协议,是当前 Internet 上最常用和最重要的协议。

• Apple Talk 是 Apple 公司的专用协议,用于网络中 Apple Macintosh 计算机之间的文件和打印共享。

• OSI 是由国际标准化组织建议的一组协议,包含路由和传输协议、IEEE802 系列协议等,提供全面的网络功能支持,如文件传输、打印、终端仿真等。与 TCP/IP 协议相比,OSI 协议的层次结构较为清晰,在网络技术发生变化时,比较容易将某一层次的软件替换掉。但 OSI 协议的设计比较复杂,效率也不高,在 Internet 上未能成为主流协议,其接受程度远远不如 TCP/IP 协议。

• X.25 是报文交换网络中使用的协议,是一种早期用于连接远程终端与大型机系统的数据协议,主要是用电话线路来传输数据,传输速率较低,大多在 64Kb/s。由于出现的时间较早,在当时使用得比较广泛,使得目前仍有许多公用网络在使用该协议。

虽然目前大多数 Internet 用户选用 TCP/IP 协议,但在设计远程康复系统时,为了提高系统的通用性,应对多种常用通信协议加以综合考虑。计算机网络系统的应用程序是建立在网络协议基础之上的服务程序,它是用来给用户提供人-机界面,支持用户完成各种业务的。

对于远程康复系统来说,康复专家组成员(包括康复医师、物理治疗师、作业治疗师、假肢及矫形器师、辅助器具厂商等)的工作地点在医院或公司里,拥有较好的网络条件,有时可以在同一个局域网内,数据传输速度较高;而残疾人则常常在家中或偏远的社区诊所中,网络条件较差,与康复专家组成员只能通过 Internet 连接,数据传输速度低,但这部分数据又恰恰是最重要的数据。因此系统软件设计应能够根据不同的通信条件,动态调整系统在网络上的工作模式,以使系统达到最佳的综合性能。特别需要关注残疾人所拥有的接入方式和数据传输速度。

目前常见的几种远程网络服务及其典型数据传输速率如下:

DQDB(distributed queue dual bus),分布式队列双总线,45Mb/s;

SMDS(switched multimegabit data service),交换式多兆比特数据服务,45Mb/s;

X.25,64Kb/s;

Frame Relay,帧中继,1.5Mb/s;

ISDN(integrated services digital network),综合业务数字网,64Kb/s、128Kb/s;

ATM(asynchronous transfer mode),异步传输模式,155Mb/s。

5.2.2　微机电系统

微电子机械系统(micro electro-mechanical system,MEMS),简称为微机电系统是由微机械加工方法加工的微传感器和微执行器,与微电子信号处理和控制电路有机结合而成的自动化和智能化的微系统。系统中微传感器获取信息,微信号处理与控制电路处理信息并做出决策,微执行器实现机械动作。MEMS 在许多方面具有传统机电技术所不具备的优势,包括体积小(微纳米级)、能耗少、可实现大批量和高精度生产、单件成本低、易制成大规模和多模式阵列等。MEMS 技术自 20 世纪 80 年代出现以来,引起了世界各国的高度重视,大量的科研人员和研究资金流向这一领域,取得了快速发展,目前少数器件已经实现了产业化,如微型加速度计、微型压力传感器、数字显微镜器件、喷墨打印机的微喷嘴、生物芯片等。

目前,MEMS 研究的核心技术包括:①传感器件、微结构、微传动元件;②微型泵、微型阀、微制动器、微电机等;③微细加工技术、微机电系统的构建和控制方法;④微机器人、借助扫描隧道显微镜和原子力显微镜发展起来的集成微仪器等。

MEMS 的应用领域有:①航天领域,包括微型纳米卫星、制导和控制;②信息领域,包括高密度磁盘存储、信息输入输出、信息传递;③半导体工业领域,包括微模型修理、微线路构造;④医疗领域,主要是非侵入性治疗、显微手术、器官检测与处理;⑤生命科学领域,包括小生理器官处理、基因操作、蛋白质跟踪等。

在生物医学工程领域,微传感器是 MEMS 产品中研究最早、应用最多的器件,主要有微型压力传感器、微型加速度计、振动传感器、生物化学传感器、湿度温度传感器、流量传感器等,这些微传感器(如 1 平方毫米以下大小的血压计、微血液分析仪等)可以测量各种物理化学参数。第一个实用化的也是技术上较为成熟的MEMS 器件是硅微型压力传感器,其中贴片式压力传感器可刺激低级神经,刺激肌肉收缩实现人体器官运动。在微创和无创手术方面,出现了使用 MEMS 技术制成的超微机器人,尺寸可达到亚微米级,能注入或吞入体内疏通消化道和血管,并可以清除毒物、病变细胞及其他"垃圾"。在医用微机器人方面,美国已开发出用于眼球视网膜显微手术的六自由度微操作机械手样机;日本也已研制出用于细胞操作的双指微操作手样机,在细胞手术中通过控制微推进器把一种直径为 $1\mu m$ 的生理微电极送入神经组织内来治疗帕金森病、癫痫和精神分裂症等。另外,微型泵和阀可植入人体内,按规定定时定量给出类似胰岛素那样的药物,以满足特殊疾病的治疗之需。

由于远程康复系统常常和家庭化的移动性健康与康复服务联系在一起,需要在残疾人的日常生活过程中采集人的生理、病理信息,所以所使用的传感器系统、计算机系统、治疗设备都应尽量小型化并且性能稳定、成本低廉。MEMS 设备正好能满足这些要求,使用 MEMS 技术开发佩戴型设备,并与无线网络技术相结合,将成为 21 世纪保健和康复的一个基本特征。

5.2.3　数字图像处理

数字图像处理是指用数字计算机及其他有关的数字技术,对图像施加一系列操作,从而达到所期望的结果。图像不仅仅指照片、动画等可见图像,而且还包含不可见的温度、压力、密度和阻抗等分布图,以及数学函数图像。对于远程康复系统,二维或三维图像是最为常见的信号形式。数字图像处理的研究内容可概括为下述 6 个方面。

1. 图像数字化

图像数字化研究如何把一幅连续的光学图像表示成一组数字,既不失真又便于计算机处理。对于远程康复系统来说,需要特别注意摄像机的扫描频率,在观察残疾人日常生活能力、关节活动范围等较慢速运动时,普通的家用 CCD 摄像机(通常为 25 帧/秒)即可满足需要,但如果要观察残疾人跳跃、跑步、打球等快速运动情况时,通常需要高速摄像机,如每秒 500 帧以上的摄像机。

2. 图像增强

图像增强是指强化图像的某些特征,如对边缘、轮廓、对比度等进行强调或尖锐化,削弱干扰和噪声,以便于显示、观察和进一步分析处理。图像增强并不增加图像数据中的相关信息,而是增加所选择特征的动态范围,从而使这些特征更容易被检测和识别。经过增强处理后的图像未必与原来的图像一致,实际上常常还要丢失一些信息。

图像增强的具体方法通常有:①图像的点运算,包括对比度展宽、噪声限幅、灰度级修正、数字减影、直方图均衡化等;②图像的空间域变换,包括噪声平滑、图像锐化、中值滤波、放大细化、多光谱增强、反对比度影射等;③图像的变换域运算,包括高通滤波、低通滤波、带通滤波、根滤波、同态滤波等;④图像的彩色增强,包括假彩色增强和伪彩色增强等。这些方法在生物医学领域中都得到了广泛的应用,也是远程康复技术中常用的图像处理方法,如观察嘴唇运动时,通过边缘提取方法,使嘴唇的轮廓更加突出;对人体压力分布图像进行伪彩色增强,用不同的色彩表示不同的压力等级,便于康复专家进行观察。

3. 图像恢复

图像恢复就是把退化、模糊了的图像复原。复原图像要尽量与原图像保持一致。引起图像退化的物理模型有 3 种:①非线性退化,在拍照或摄像时,由于曝光量和感光密度的非线性关系而引起的退化,如曝光过于强或过于弱时,造成感光饱和,而使得图像模糊;②空间模糊,可以解释为光经过有限窗孔,从而发生衍射作用引起的图像退化;③运动模糊,由于物体的平移或旋转,使得空间某些点与图像上像素的一一对应关系变成为一个点与多个像素的对应关系,从而造成的图像退化。由于在远程康复系统中经常需要使用移动式摄像机,在这个过程中不可避免地会有抖动、平移和起伏,而且观察对象常常会有比较快速的运动,所以运动模糊是非常常见的问题。

图像恢复的主要处理方法有:①代数恢复方法,包括无约束最小二乘法、有约束最小二乘法、能量约束、平滑约束、维纳滤波、最大熵约束等;②频域恢复方法,包括反滤波、能量约束、平滑约束、维纳滤波、谱减法、功率谱均衡、几何平均等;③卡尔曼滤波;④人-机会话恢复;⑤几何畸变消除等。

4. 图像压缩

通过图像压缩在满足一定保真度要求的情况下可以简化图像的表示,从而大大压缩表示图像的数据量,以便于存储和传输。图像数据可以进行压缩有以下几个方面的原因:原始图像数据是高度相关的,大多数图像内相邻像素之间有较大的相关性,存在很大的冗余度,即空间冗余度;序列图像前后帧之间有较大的相关性,即时间冗余度;若用相同码长表示不同出现概率的符号也会造成比特数的浪费,即符号冗余度;允许图像编码有一定的失真也是图像可以压缩的一个重要原因。

　　数据压缩分为无损压缩和有损压缩,无损压缩删除的仅仅是数据中的冗余信息,即重复的信息,不会造成信息量的减少,图像在解压缩时可以被精确地恢复,但图像的压缩比通常较小;有损压缩删除的是数据中的冗余信息和不相干信息,信息量会有所减少,图像在解压缩时只能被近似地恢复,但图像的压缩比可以大大高于无损压缩。远程康复系统由于受到通信带宽的限制,通常都采用有损压缩的方式。如,针对静态图像的 JPEG 压缩,其压缩比通常在 15 到 40 之间;针对运动图像的MPEG 压缩,其压缩比可达 100 以上。

5. 三维图像

　　我们生活在三维空间中,所见到的大多数二维图像都是用摄像机通过透视变换,将三维世界降为二维世界得到的。通过建立投影模型,可以对一系列相关的二维图像进行反投影,以获得形成这些图像的原物体的三维信息,重建出三维图像。同样,给出一个三维物体的数学描述,就可以计算出在某一已知视点的二维图像。

　　从二维图像重建三维图像的一个典型例子是螺旋 CT,其实施步骤如下:①二维图像重建。在人体横断面图像上按要求任意划线,然后沿着该划线对横断面图像进行二维重建。②表面再现。对相邻的二维图像进行立体交接算法,产生线条框架模型,将这个模型的表面充满。按照表面数学模式进行计算处理,依靠选定的CT 衰减阈值确定不同密度的组织是否包含在物体内,将超过重阈值的像素相连形成初步的三维图像。③使用容积再现技术,获得真实的三维显示图像。

6. 图像分析

　　图像分析就是对图像中的不同对象进行分割、特征提取、识别与分类、描述和解释。图像分割是指把图像中不同的物体分开;特征提取是指把已被分开的各物体的特征找出来;识别与分类是指识别图像中要找的东西,对不同的特征进行分类;描述和解释是指对图像的不同区域进行描述,找出它们之间的相互联系。图像分析是建立高质量的康复工程专家系统必不可少的环节,也是决定远程康复系统效率高低的重要因素。

5.2.4　虚拟现实

　　虚拟现实(virtual reality,VR)技术是一种可创建和体验虚拟世界(virtual world)的计算机系统。它以仿真的方式给用户创造一个实时反映实体对象变化与相互作用的三维虚拟世界,并通过头盔式显示器(head mount display,HMD)、数据手套等辅助传感设备给用户提供一个观测与该虚拟世界交互的三维界面,使用户可直接参与并探索仿真对象在所处环境中的作用与变化。VR 是人-机接口技术、计算机图形学和人工智能技术三者结合的产物,其逼真性和实时交互性为系统仿真技术提供了有力的支撑。VR 技术使人们对所研究的对象和环境获得身临其境的感受，从而提高人类认知的广度与深度，拓宽人类认识客观世界的认识空间和方法空间，最终达到更本质地反映客观世界的实质。

1. VR 技术的主要特征

VR 技术具有沉浸性（immersion）、交互性（interaction）和构想性（imagination）三个主要特征。

（1）沉浸性

VR 的沉浸性是使人具有逼真感的根本原因。视觉是提高沉浸感的最重要因素。为了要逼真地模拟视觉功能，VR 技术的图像处理和理解能力至关重要，图像处理的质量愈高，图像处理的速度愈快，图像识别的能力愈强，系统的理解能力愈完善，则系统的视觉沉浸感便愈佳。听觉是 VR 技术中最先达到逼真程度的领域，触觉则是一个刚起步研究与试验的领域，目前主要采用数据手套来提供触觉反馈信息。由微处理器和传感器构成的数据手套与视觉、听觉相配合，大大地增强了虚拟现实系统的逼真感。嗅觉与味觉现在还属于一个尚未实质性地开展研究的领域。总体来说，提高 VR 系统的沉浸感尚需进行大量艰苦的工作。

（2）交互性

VR 的交互性是达到人机和谐的关键因素。VR 系统性能的优劣，很大程度上取决于与计算机相连的高性能传感器及其相应的软件。为与虚拟环境发生交互作用，迄今已研制出多种传感设备，如三维鼠标器、数据手套、跟踪球和超声波头部跟踪器等。每种传感设备各有所长，选用时应扬长避短。针对 VR 系统研制的传感器，如用红外或其他光学方法跟踪眼睛的活动，当人的眼睛正注视何处时便可用其实现某些控制。目前这些新型的传感设备尚未成熟，人们正通过研制新材料、新结构、新工艺或新的控制机理，以提高其性能。这是当前 VR 技术中颇为活跃的一部分研究工作。

（3）构想性

VR 的构想性是辅助人类进行创造性思维的基础。高性能计算机是构建 VR 系统的基石，是对多维信息进行处理的加工厂，是实现各种软硬设备的集成及控制人机协调的工作平台。VR 技术的发展将会对计算机的性能提出更高的要求。

2. VR 技术在医学和康复领域的应用

当前虚拟现实在医学及康复领域主要有以下 5 个方面的应用。

（1）外科手术

包括远程手术或远程出席手术、真实增强手术，术前计划和手术过程模拟。

（2）治疗

使用虚拟环境进行诊疗精神病和心理学上的疾病,并且为病人身体训练提供适当的环境。例如,采用模拟训练系统,根据残疾人的活动能力参数的变化,及时适度地变换训练场景,调整康复训练内容及训练强度。

(3) 教育

由于虚拟环境提供了对大量数据的可视化功能,因此通过三维可视化,学生可以对生理学、解剖学有深入了解。通过虚拟环境可以实现在身体内部的"漫游",使得从多角度来观察身体的各个部位。

(4)数据可视化

利用虚拟环境把各种不可见的数据可视化,并且与可见数据结合。例如,医生可以在由解剖、功能、生理数据共同组合而成的虚拟世界中进行分析,该环境除了可见的解剖结构,还显示了不可见的功能性数据、生理性数据,使得医生对病人的了解更为全面。

(5)设施结构设计

虚拟环境用于医疗设施设计的测试可以节约时间和费用。例如,通过让人坐在轮椅上戴上显示头盔和数据手套来模拟在房子中行走或移动物体,以分析房屋设计是否合理;或是模拟环境的改变,来测试残疾人使用的轮椅的性能是否能够满足需要。

对于远程康复系统来说,虚拟现实技术会使康复训练更为有的放矢,更具有科学性和趣味性,使得训练时间缩短,训练效果更为显著。由于一般情况下,远程康复系统中,残疾人所拥有的数据通信速度较低,加之沉浸式虚拟现实系统设备较为昂贵等原因,目前采用虚拟现实技术实现远程康复系统的难度较大,而非沉浸式虚拟现实技术已在远程康复研究中得到应用,虚拟现实技术在远程康复领域是一种前景光明的技术手段。

5.2.5　数据仓库与知识仓库

数据是一系列孤立的事实、数字、图像和声音,是信息和知识的原材料。如果数据不与具体的环境相联系,则它们只是一些符号,本身是没有意义的。数据可以被人们输入到计算机系统中,被系统存储和处理,通过数据处理可将数据转化为有意义的信息。信息是被概括的、提取的、经过过滤的数据,是经过加工、组织的,对决策者有意义的数据。知识是对既有信息进行解释和评价的结果,可以表述或者预测信息之间的规律性和原理性的联系,并包含确定信息真伪的评价。

1. 数据仓库

为了全面地了解事物,掌握事物的发展规律,人们希望从更多的系统中获得更丰富的数据。然而随着数据量的急剧增加,造成在大量的数据中查找相关的信息非常困难,不同系统之间的数据可能存在矛盾,缺乏对数据的有效管理给决策者带来诸多不便。在这种条件下,迫切需要一种技术来解决这样的问题,需要对数据进行分析,从中提取有用的信息来支持决策,数据仓库的出现满足了这样的需求。随着信息技术的不断发展,人们逐渐认识到,一个决策是否正确,一个方案是否优良,不仅仅取决于决策者所掌握的信息量的大小,更主要的是取决于决策者所拥有的知识量的大小。所以,决策者需要获取尽可能多的知识来支持决策,为适应这种需要,出现了知识仓库技术。知识仓库实际上是数据仓库的进一步发展。

目前对数据仓库比较统一的理解是:数据仓库是一个面向主题的、集成的、非易失的并且随时间变化的数据集合,用来支持用户的决策。传统的数据库主要是储存和管理数据,使用户便于对数据进行操作;而数据仓库则主要用于数据分析。数据仓库中的数据包含当前细节数据、历史细节数据和不同粒度级的集成数据,数据进入数据仓库之前必须进行集成。数据仓库中的数据具有非易失性,传统的数据库中的数据可以被访问、添加、修改或删除,而数据仓库中的数据一旦被加载以后,通常只能进行访问操作,而不允许被修改。数据仓库的另一个显著特性是随时间的变化特性:数据仓库中的数据期限较长,是一系列与时间相关的快照,数据仓库中的链码结构总是包含有时间元素。

数据仓库接受来自于环境中的数据,数据被净化、转化、加载后进入到数据仓库中,通过数据分析工具为用户的决策提供支持。数据仓库中的数据提取引擎(extraction engine)采用两种方式从环境中提取数据:被动方式,被动接受来自环境的数据;主动方式,主动在环境中检索数据。被提取的数据被放在数据准备区中,然后数据被净化,数据中的错误被去除掉。接下来,需要对数据进行转化。由于数据来源于不同的应用程序、不同的数据库或是不同的操作系统,因此必然存在着数据的不一致,所以需要将其转化为统一的格式,然后数据就可以被加载。数据的提取、净化、转化和加载被称为数据仓库的 ETML(extraction,transformation,modification,loading)过程。

数据仓库使用一系列数据分析工具对数据进行管理,包括:报表和查询系统、信息发布、Web 访问、电子表格、数据挖掘(data mining,DM)、OLAP 等。

2. 知识仓库

知识仓库是建立在数据仓库基础之上,由数据仓库发展而来的。知识仓库被表述为面向主题的、集成的、非易失的并且随时间变化的知识集合,用来支持用户的决策。数据仓库中起主要决策支持作用的是大量的数据,而知识仓库中起主要决策支持作用的则是大量的知识。虽然知识仓库和数据仓库的概念很相似,但是知识仓库的体系结构要复杂得多,管理工具既包括数据管理工具,又包括知识管理工具,对用户决策支持的质量更高。

　　个性化的远程康复服务需要多种专业技术人员讨论和判定残疾人的功能障碍性质、部位、严重程度、发展趋势、预后、转归,从各自专业角度出发提出短期、中期、长期的康复方案,然后归纳总结出一个完整的、分阶段的康复治疗或康复训练计划,并付诸实施。在此过程中,康复专业人员需要获得残疾人的生理、病理、生活环境、经济状况等多方面的大量数据,既包含相关的当前数据,又包含相关的历史数据;数据来源非常广泛,有可能是门诊数据,也有可能是辅助器材厂家的企业数据,还可能是政府发布的新的政策数据;并且两次康复评定之间,残疾人的各种数据是动态变化的。康复服务的过程就是从这些数据中提取有用信息,发现和运用大量知识来进行决策的过程。这个过程如果纯粹由人工来完成,或是只用简单的数据查询、存储工具来辅助完成的话,将是一项极为繁重且效率低下的工作。采用数据仓库或知识仓库的方案,一方面充分发挥计算机网络在数据收集方面的优势,另一方面充分发挥计算机系统在数据处理方面的优势,用人工智能来辅助人们进行决策,将使康复处方建立在更坚实的信息基础及知识基础之上,使远程康复服务更加准确、及时和高效。

5.2.6　软件工程

　　软件工程是工程化在软件方面的应用,是把系统的、训练有素的、可以度量的方法运用于软件的开发、运行和维护的过程中。随着计算机软件技术的不断发展,软件工程的重要性日渐显著,一个软件项目不论规模大小,如果不按照软件工程的要求去做,提供给用户的只能是低质量、难以维护的产品。

　　软件工程主要有两种开发手段:生命周期法和面向对象法。

1. 生命周期法

　　传统的软件工程采用生命周期法,是一种面向过程的开发方法。这种方法从时间角度对软件开发和维护的复杂问题进行分解,把软件生命的漫长周期依次划分为若干阶段,每个段有相对独立的任务,然后逐步完成每个阶段任务。每个阶段的开始和结束都有严格标准,对于任何两个相邻的阶段而言,前一阶段的结束标准就是后一阶段的开始标准。这就是通常所称的"瀑布模型",在这种模型中,要分析需求、设计系统、开发系统、测试系统和部署系统。这个过程是不可逆的,它的一个主要缺点是要步步回溯。

　　生命周期法分析问题是按照数据变换的过程寻找问题的解,其重点是描述数据变换的功能模型。这样做的主要缺陷是很难在项目之初的分析过程中彻底明确用户的全部需求,而且这种方法灵活性差,往往一些轻微的需求变化就会引起软件的大规模变动。另外,由于将数据和操作当作分离的实体来看待,使得在软件的实现阶段,一些本来具有可重用价值的部分已和具体应用环境密不可分,大大降低了软件重用性。

2. 面向对象法

面向对象方法学的出发点和基本原则是尽可能模拟人类习惯的思维方式,使开发软件的方法与过程接近人类认识世界解决问题的方法与过程,也就是使描述问题的问题空间(也称问题域)与实现解法的解空间(也称求解域)在结构上取得一致。面向对象方法所提供的"对象"概念,是让软件开发者自己定义或选取解空间对象,然后把软件系统作为一系列离散的解空间对象的集合。应该使这些解空间的对象与问题空间的对象尽可能一致。这些解空间对象彼此间通过发送消息而相互作用,从而得出问题的解。也就是说,面向对象方法是一种崭新的思维方法,它不是把程序看作是工作在数据上的一系列过程或函数的集合,而是把程序看作是相互协作而又彼此独立的对象的集合。每个对象就像一个微型程序,它有自己的数据、操作、功能和目的。这样做就向着减少语义断层的方向迈出了一大步,在许多系统中解空间对象都可以直接模拟问题空间的对象,解空间与问题空间结构十分一致。因此,这样的程序易于理解和维护。该方法采用"喷泉"软件生命周期,将软件开发工程划分为概念模型分析、系统设计、对象实现和系统组装等四个阶段,允许自底向上的从已定义的基本对象类出发,逐步构造新的对象类,因此具有良好的应变能力。"喷泉"模型使得生命周期内各阶段过渡比较平滑,而且相互间能实现可逆互操作。由于对象的独立封装,模块的可构造性、可扩充性、可重用性也大大加强。在模块化的基础上站在更高的高度看问题使得分析结果具有足够的大局观和灵活性,从而面向对象的软件工程能够胜任当今大规模复杂、易变软件系统开发应用的要求。

面向对象的软件工程要求对系统建立模型。模型是对现实的简化,它提供了系统的蓝图。模型既可以包括详细的计划,也可以包括从很高的层次考虑系统的总体计划。一个好的模型包括那些有广泛影响的主要元素,而忽略那些与给定的抽象水平不相关的次要元素。每个系统都可以从不同的方面用不同的模型来描述,因而每个模型都是一个在语义上闭合的系统抽象。模型可以是结构性的,强调系统的组织;它也可以是行为性的,强调系统的动态方面。通过建模,可以按照实际情况对系统进行可视化,模型详细地说明了系统的结构或行为,指导开发者构造系统的模板。

目前,开发者通常采用统一建模语言(unified modeling language,UML)来进行面向对象的开发。UML是一种可视化语言,通过一系列具有明确语义的符号及框图来建立模型,使得一个开发者可以用UML绘制一个模型,而另一个开发者可以无歧义地解释这个模型。UML所建的模型是精确的、无歧义的和完整的,适于对所有重要的分析、设计和实现决策进行详细描述,这些是软件密集型系统在开发和部署时所必须的。用 UML 描述的模型可与多种编程语言直接相连,如 Java、C++等,也可以与数据库中的表或记录映射,这种映射既可以是正向的,也可以是逆向的。

远程康复的软件系统是一个复杂的课题,其信息需求和信息规则是不断变化和扩充的。通过使用 UML 建立可视化描述模型,开发者可以先建立较为简单的系统模型然后再逐步完善,使得在此过程中系统模型保持良好的可读性。新介入的程序员通过对框图的观察,结合需求文档就可以对系统进行局部开发或整体性的改进,使得系统中局部工作流的改变、个别对象属性及操作的变化不对系统整体结构造成较大影响,且编程工作量显著小于传统的流水式开发。从而保证系统具有良好的可扩充性,并易于维护。

5.3   远程康复服务与远程康复系统设计

康复服务的内容纷繁复杂,从理论上来讲,其中绝大多数都可以通过远程的方式来实现,因此远程康复服务及相应的远程康复系统设计也是多种多样的。

5.3.1   远程康复系统的数据特点

远程康复系统的数据来源非常广泛,包括残疾人的生理、病理、生活环境、经济状况等大量数据,还包括康复专家组成员的个人信息、辅助设备企业的信息,等等。一方面,需要对拥有的数据进行综合处理,获取相应的信息和知识;另一方面,也要认识到,康复专家组不可能对病人的所有生理信息、病理信息完全和精确地掌握,其远程评定过程是一种不完全推理过程和模糊处理过程,有必要开发各种基于不完全推理方法进行的快速模糊评价和模糊判别方法。

与其他类型的远程医疗系统相比,远程康复系统更多处理的是二维、三维和多维信息,更加注重对患者的视觉观察、触觉感受、主观反应、压力分布、温度分布和湿度分布等信息的反映。良好的远程康复系统应保证远程专家组能够多角度地、尽可能不失真地、三维地观察到残疾人的肢体畸形特征、损伤特征、关节活动范围特征、肢体的运动速度特征等;同时应能够将运动的稳定性特征、肌力的变化特征、肌电特征、残疾人的疼痛感受、残疾人的心理感受等信息选择性地加入到三维图像中,构成多维图像。

远程康复系统的许多信号是强背景信号下的弱信号(如肢体运动时的微弱颤抖),或肌力测定时,在对身体表面施加较强压力情况下去感知肌肉的轻微收缩。因此,数据采集装置的中心点和量程范围应能够动态调节,以提高数据采集的精度。

远程康复系统的许多信号是主观信号,其表达也具有较强的模糊性,如 carroll 量表对上肢功能评定的评级:很差、差、部分、完全等。对这类信号有必要进行模糊修正。

同时,远程康复系统作为一种网络系统,必须具备比较好的兼容性,现场设备与远程专家组之间的组合是不断变化的。一个专家组在完成一次会诊后,可能马上就会操纵另外一个地区的、型号和性能与前次会诊差异相当大的现场设备进行第二次远程会诊。如何修正或减轻不同的检测设备所造成的数据差异,以及由此带来的对专家组成员的心理影响,也是一个必须考虑的问题。

5.3.2 远程评定

远程评定包括远程康复评定和远程环境评定。前者主要是对残疾人的生理、病理、心理状况和活动能力的诊断,后者主要是对残疾人的家居环境和工作场所环境的测评。

1. 远程康复评定

如图 5-1 所示,基本的远程康复评定服务的构成要素包含残疾人、现场设备、当地医师、网络设备、远程专家组。其中,①残疾人是康复服务的接受者,是远程康复系统的服务对象,具有很强的个性化特点,他可能有听力残疾、智力残疾、肢体残疾、视力残疾、精神残疾等残疾状况中的一种或若干种,既可能是成年残疾人,也可能是残疾儿童或是残疾老人。②现场设备包括多种视觉、触觉、听觉等传感器,用来采集残疾人的失能信息,具体的设备通常包括摄像机、麦克风、数据坐垫、数据手套、佩戴式传感器、生物芯片等。③通常当地医师不是专业的医师,因为专业医师

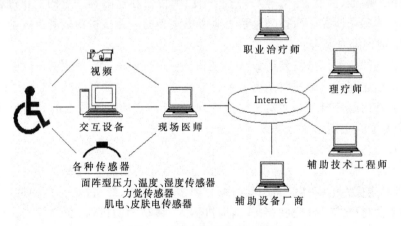

图 5-1 远程康复系统示意图

的服务收费较高,所以可以选择非专业医师,或上门服务护士来承担这个角色,他的任务是协助远方的专家组来采集残疾人的信息。④远程专家组由多种专业技术人员组成,包括作业治疗师、矫形及修复专家、理疗医师、心理医生、注册护士、辅助器具工程师、辅助技术厂商等,其中一人担负这个小组的组长,在组长的指挥下,专家组成员们协同完成网上会诊、辅助设备设计、辅助设备评价等工作。⑤当现场设备的智能化、自动化水平较高时,远方的专家可以亲自控制现场设备进行数据采集。例如,现场的摄像机被固定在电动万向云台上时,医师可以使用鼠标、游戏杆等操纵云台转动,寻找尽可能好的角度观察残疾人的肢体运动情况;而当现场有专用机器人的时候,医师可以通过语音下发命令,让机器人自动寻找最佳角度跟踪残疾人的运动。当现场设备的智能化、自动化水平较低时,远方的专家需要指示现场医师来完成数据采集的工作。如,可以让现场医师带上数据手套,触摸残疾人的肌肉收缩情况,从而感知肌肉力量。

远程康复评定的系统工作流程如下。

(1) 数据采集

这是后续数据分析和设备设计的基础。与通常的医疗门诊相比,远程康复门诊更多处理的是二维、三维或多维的信息。远程康复门诊中更加注重对患者的视觉观察、触觉感受、主观反应、压力分布、温度分布和湿度分布等。因此,康复服务系统必须保证能够多角度、多方式地,尽可能不失真地采集到残疾人的肢体畸形特征、肌肉萎缩及损伤特征、肢体的活动范围及方向特征、肢体的运动速度及稳定性特征、肌力随运动和时间的变化特征,要能够捕捉到残疾人肢体运动中的不协调性、运动中的肢体扭曲、颤抖及主观感受等信息;要能够正确反映残疾人在康复器材上的物理参数(温度、压力等)的分布和变化,以及在这些物理量的变化过程中残疾人的本体感受情况。数据采集系统应考虑设备的故障自检功能和自校准功能。

(2) 数据综合及分析

采集到的各种信息需要被综合,并生成形象直观的二维、三维或多维图像、量化的数据描述和相关的说明文字。系统应具备一定程度的智能化,具有学习功能,能够生成常用的针对各类残疾人的门诊方案;能够自动检查数据的完备性和合法性,提醒专家组重新采集数据或详细分析某个数据。

(3) 讨论康复方案

根据综合数据,远程专家组成员从各自的专业角度出发对康复方案进行设计和讨论,对残疾人的身体能力和其他综合因素(如年龄、经济承受力等)进行评价,确定辅助器材(如轮椅、假肢、台式辅助机器人、移动辅助机器人)的模式、材料、形状、使用方式等。为康复设备和辅助器材的设计提供依据。

(4) 开出康复处方

完成康复评定后,专家们开出个性化的康复处方,然后就可实施远程治疗或远程指导治疗。辅助设备厂商则可以开始辅助设备的设计、设计认可和产品制造。远程康复系统则应将诊断记录归档。

由于远程康复评定对数据的实时性要求较高,系统软件应根据当时的数据流量和工作内容适时调整数据处理模式。例如,当医师观察患者的创伤情况时,对图像色彩和分辨率要求都比较高,系统应传输高质量的彩色图像;而当医师观察患者的膝关节活动范围时,如果这时通信带宽又较小,则可以只传输黑白图像。

2. 远程环境评定

进行远程环境评定时,可以采用与康复评定类似的方法,实时地观察和评价残疾人的居住环境和工作场所对他是否合适,应如何改善。但在很多情况下,环境评定对数据的实时性要求不高,可以由一个代理人对环境摄制一段录像,并使用传感器记录一些环境信息,然后交给专家,专家再根据已掌握的相关的残疾人的数据进行评定。

5.3.3 远程治疗和监护

在有了康复处方和相应的辅助器具之后,远程治疗可以分下述几种情况。

1. 远程指导治疗

残疾人或其代理人根据处方购买相应的药品或治疗器材,选择及定制个性化的训练工具,在专家的指导下开展治疗和训练。

2. 直接的远程治疗

康复专家远程操作智能化的治疗器材,对残疾人实施治疗。

3. 反馈治疗

当残疾人拥有智能化程度较高的训练工具(如专用的康复训练机器人)时,康复专家可以远程设定这些工具的动态参数范围,这些工具将自动检测残疾人的身体功能参数,针对残疾人体能的变化进行参数调整,以达到最佳的治疗和训练效果。

将残疾人日常生活和远程治疗过程中的数据收集起来,进行分析处理,及时调整康复方案,从而实现对残疾人的远程监护。根据残疾人所在的不同场所,将远程监护分为三类情况,如图 5-2 所示。

(1)社区医院

残疾人在社区医院接受治疗和进行训练,由某一位或几位康复专家在远方的医疗中心提供服务。在这种有一定专业水平的医护人员,医疗及训练设备相对较为完善,网络通信条件较好的条件下,系统设计需着重考虑如何将多种不同类型康

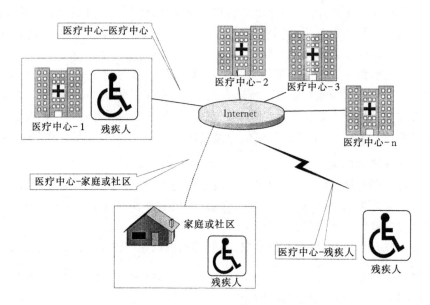

图 5-2　远程监护模式划分示意图

复设备的数据接入网络,如何综合处理这些数据。

(2)家庭

残疾人在自己家中,一般没有专业的现场医师,训练设备也较为单一,需要安装较多的环境传感器来检测残疾人各种参数的变化,网络通信条件有好有差,变化较大。系统设计应重点考虑怎样选择和安装这些传感器,如何让残疾人正确地使用这些传感器。

(3)移动性康复

残疾人可能在办公室、旅馆、汽车上、海轮上,在这些周围环境里不大可能为某个残疾人安装较多的传感器,通常需要残疾人使用佩戴式传感器。残疾人通过这些自身佩戴的传感器,与无线通信相结合,使远方的康复服务人员可以对残疾人的健康状况进行监测。此时,远程监护系统需要解决移动通信、智能化传感器的无线连接和设备的微型化、舒适化等问题。

5.3.4　辅助设备的远程设计和制造

辅助设备是与残疾人生活能力密切相关的、长期使用的特殊工具,其设计或制造方面的细小误差都有可能对残疾人的生活质量产生重大损害,因此精确地设计和制造出能够在当前条件下最大限度适合特定残疾人的辅助设备是整个系统极为重要的一环。辅助设备的设计应满足辅助技术第三产业的各种相关的辅助装置标准,并通过有关管理部门的认可。

在远程康复系统中,辅助设备厂商依据康复处方进行辅助器具的设计。辅助设备是典型的个性化产品,而在工业生产中存在着产品的个性化与规模经济的矛盾,这种矛盾体现在:一方面,大规模的、批量化的、标准化的生产可以提供低成本的产品,但产品对个性化需求的满足程度低;另一方面,如果想要产品高度满足个性化需求,则通常只能形成高度差异化的小规模生产,产品成本就比较高。因此对于辅助设备厂商来说,在其设计方案中需要用到的各种各样的机械、电子组件应尽量遵循通用的技术标准,采用通用的元件,以降低设备的制造及维修成本。

辅助设备厂商应拥有比较完善的产品测试手段,厂商需要对制造出来的产品进行各种模拟测试,如计算机仿真测试、假人测试等,根据测试结果对产品作进一步改进,以求产品符合远方用户的个性化特点。

远程康复系统还应该建立物流管理子系统,确保能够及时、准确地将辅助器具及零配件通过邮寄或货运等形式交到用户手中,并进行使用情况跟踪。

5.3.5 远程咨询和远程教育

远程康复咨询主要是指残疾人向康复专业人员咨询,或低等级医院向高等级医院咨询。这些咨询有可能是实时的,但更多的情况下是非实时的,咨询服务的请求者可以将他的疑问通过电子邮件发送到网上的专业站点,然后继续自己的日常生活;咨询服务的提供者收到邮件后,可能几小时或一两天后才将答案回复给请求者,而并不影响咨询服务的质量。这些咨询的数据流量不好预测,咨询的内容可能是一段文字,也可能是几张静态图片,还有可能是一段录像,可能在一段时间内有大量的咨询请求发送给某个康复中心,也有可能较长时间内没有任何请求出现。咨询系统必须考虑这些情况,一方面从设备性能入手解决问题,如安装存储容量更大、速度更快的服务器,使用网络功能更强大的软件包等;另一方面需要从康复服务管理的角度解决问题,如当时效性要求高时咨询收费高一些,当时效性要求低时咨询收费也低一些。

远程康复教育包括:对康复专业人员的教育、对失能者的教育,康复信息共享等。通过网络可以给康复专业人员更多的机会来观察病例和向专业教师学习,使更多的学生可以看到、听到最好的康复专家进行现场的康复评定、康复治疗的过程,增进学生的经验和技能,从而提高学生的专业水平;残疾人通过更多地获取康复知识,可以更好地了解自我,保护自我。针对残疾人的远程康复教育系统在设计时,应充分考虑受教育者接受信息的能力,如对听力障碍者,需要在屏幕上加字幕来表达语音的内容。

5.4　远程康复中的特殊问题

远程康复还处在初始阶段,面临着许多问题,这主要体现在技术方面缺乏科学的证据来证明远程康复的功效,在经济方面它是否比传统方法廉价,以及医疗管理和保险制度对远程康复的影响等方面。

5.4.1　技术问题

要想让远程康复被广泛认可和接受,首先需要证明它是有效的和安全的。但如何来验证远程康复服务的效率及安全性,是一个困难的问题。目前还无法设计一种试验来同时对一个患者重复进行两次门诊,一次通过“面对面”的临床门诊,另一次通过远程康复系统,而且两者互不影响。如果对同一志愿者先作一次临床评价,然后作一次远程评价,再来对比两者的数据,则由于两次评价中存在大量的变化因素,而使数据缺乏可比性。例如,第二次评价过程中,康复专家和残疾人双方都会对上一次康复评定过程产生心理方面的继承性,相对于第一次评定过程而言,残疾人对康复专家意见的理解程度会提高,康复专家则可能不自觉地使用第一次评价的结论。虽然理想化的对比试验无法进行,但可以借助于智能化设备,让临床评价和远程评价穿插进行,尽量使双方的相互影响等价,从而在比较理想的程度上确定远程康复的效率和安全性。目前,有关这方面的问题正在探讨当中。在远程康复的一些个别领域,有关这方面的研究已得到初步的结论,如 Wirthlin 等人,在有关皮肤病患者创伤的康复诊断过程中,既进行现地诊断,又将创伤的数字图像传送到远方进行远程诊断。研究结果表明,两种方式的相互认可程度在 $60\%\sim95\%$ 之间。

5.4.2　经济问题

20 世纪 90 年代后期以来,由于通信及计算机产品的价格在不断下降,再加上有关远程康复的经验在不断地积累,这使得建立远程康复系统的成本可以逐渐减少。影响远程康复系统应用和推广的另一个重要因素在于远程服务的费用,即残疾人接受远程的康复服务与接受现地的康复服务相比,能够节省多少钱。1997年,美国乡村健康部门(Office of Rural Health Policy)的一项调查结果表明,远程康复诊断的花费高于临床门诊。造成这种状况的一个重要原因是因为系统的远方医师和现地医师均是专业人员,例如,远方服务人员和现地服务人员都是作业治疗师(occupational therapist, OT),消费者给双方的付费都比较高。因此,有必要认真研究远程康复的服务模式,降低服务代价。可以在远方安排一位 OT,而在现场安排一位上门服务的注册作业治疗辅助医师(certified occupational therapy assistant, COTA),由 COTA 来协助 OT 进行远程康复评定。这样,消费者只需要支付一份 OT 服务费用和一份 COTA 服务费用,而不是两份 OT 服务费用。将一个消费者接受远程康复服务的费用,减去他如果去接受临床门诊所可能花费的交通费用、护理费用、误工费用等,就可以知道远程康复服务对这个消费者是否具有经济上的吸引力。以全面的、长远的观点来看,远程康复系统会大大降低消费者的经济负担,但是目前这种优势尚未充分体现出来。

5.4.3　医疗管理及保险问题

常常有一些电话医疗咨询或电视医疗咨询系统不涉及收费问题,可以在较大的地理区域内使用。我们可以发现,这种系统中的医师不会告诉患者去吃什么药、接受什么治疗,而只会建议患者去作某方面的检查、关注某方面的治疗等等,这种系统的运作较为简单。但是,大多数远程康复服务因涉及到实质性的诊断治疗活动,而且是收费的,所以远程康复系统的问题要复杂得多。

传统的医师总是在某个国家或某个地区注册,拥有一定区域内的行医执照,医师不能在超出其执照范围外的地区开展门诊活动。而远程康复服务常常是跨越地区、跨越州或省,甚至是跨越国家的,各地医疗管理部门结构、医疗管理制度可能不同,保险制度也可能有很大差异。例如在美国,一个俄亥俄州的医师如果没有印地安那州的行医执照,他就不能给印地安那州的病人做诊断。当然,他也可以再申请一个印地安那州的行医执照,但那要花费他许多钱,而他的病人绝大多数在俄亥俄州,没有很强的动力让他去这样做。

还有,残疾人如果是在某个社区诊所接受远程康复服务,那么他所付出的费用究竟应该交给谁,是社区诊所呢,还是某一个远方专家所在的医院? 小型的、封闭式的远程康复系统不存在这种问题,例如一个城市中的康复中心和它的分支机构组成的系统只在这个城市中开展服务,系统内的社区诊所均是该康复中心的下属机构。但这种系统并不是我们所期望的,它不能真正体现远程康复技术的优势。

保险公司的赔付金也常常只付给医院,而不给社区诊所,或者反过来只付给社区诊所,而不给医院,从而使两者之间缺乏合作的积极性。在我国,由于保险赔付金通常是针对个人的,所以这种问题相对少一些,但我国社区医院建设较为落后,在当前医疗管理制度下,由社区医院出具的证据是否为保险公司所接受,还是一个问题。

此外,由于远程康复服务与临床康复服务存在着一些差异,当诊断及训练过程中发生错误时,如何认定责任,也有待研究。

思考题

1. 什么是远程康复？促使远程康复技术发展的客观原因是什么？它的临床应用价值和意义何在？

2. 远程康复都涉及到了哪些领域的相关技术？它与远程医疗有什么不同？它们的主要技术特点是什么？

3. 计算机网络从硬件角度如何分类，它们有哪些异同？试列表分析。

4. 计算机网络协议有哪些？在远程康复领域主要用到了哪些？

5. 什么是 MEMS？其目前研究的核心技术和应用领域有哪些？

6. 请试用 MEMS 技术为帕金森病患者设计一个能对脑深部神经核团（苍白球）进行电刺激的脑电极部件，设计包括刺激/接收电极的结构设计方面的考虑、工作原理及参数指标要求。

7. 若要对帕金森病患者佩带的脑深部神经核团电刺激器进行遥控调节刺激参数，设计时应做哪些改动？你怎样重新设计这个装置？请画出原理框图，并叙述各单元的工作原理。

8. 试将传感器技术、佩戴式技术、植入式技术、信息处理技术以及通信网络技术相结合，为日常生活中慢性疾病患者（如慢性肺功能障碍病人、高血压患者、癫痫病人等）设计一个对生理、病理参数进行连续监测的系统。

9. 请描述三维图像重建的原理。如何通过网络系统实现人体三维运动图像的实时、不失真的传输？请提出你的解决方案和涉及到的关键技术。

10. 虚拟现实技术有哪些主要特征？这些特征有什么好处？举例说明它在康复训练治疗中有哪些应用。

11. 什么是数据仓库和知识仓库？请举例说明它们在远程康复系统的设计中各有什么用处。

12. 软件工程从生命周期法到面向对象法都发生了什么变化？这些变化为远程康复系统设计带来怎样的好处？

13. 远程康复系统的数据有哪些特点？远程康复评价主要有哪些特征？远程康复中有哪些特殊问题？

14. 在远程康复评价系统的设计中，如何利用传感器技术、数字图像处理技术、人体模型技术等多学科交叉手段来消除或减小非现场观察而引起数据采集的误差，如对肌力强度的判断、对肢体三维运动角度及运动能力的判断？请描述你的解决方案。

15. 为了加强国际康复评价技术及康复知识普及与教育，请帮助设计一个国际远程康复网络系统,你认为其中要解决的关键技术问题有哪些。

参考文献

[1] CASTLMAN K R. Digital image processing [M]. 北京:清华大学出版社,1998.

[2] TANENBAUM A S. 计算机网络 [M]. 潘爱民,译. 北京:清华大学出版社,1998.

[3] 白净,张永红. 远程医疗概论[M]. 北京:清华大学出版社,2000.

[4] 高文. 计算医学工程与医学信息系统[M]. 北京:清华大学出版社,2003.

[5] 徐一新,莫梅琦,赵家鳌. Internet 新进展及医学信息应用[M]. 上海:复旦大学出版社,
上海医科大学出版社,2001.

[6] 尹朝庆,尹皓. 人工智能与专家系统[M]. 北京:中国水利电力出版社,2002.

[7] SHAPCOTT N. Telerehabilitation overview and preliminary results[C]//. The 3rd Chinese Conference on Rehabilitation Medicine. Beijing: [s. n.], 2001.

[8] 王成寿. 数字信息时代的关节外科与假体工程[C]//. Proceedings of International Symposim on Rehabilitation Engineering & Clinical Rehabilitation. Dalian: [s. n.], 2002.

[9] COOPER R A. Telerehabilitation: expanding access to rehabilitation expertise [J]. Proceedings of the IEEE, 2001, 89(8):1174-1191.

[10] WINTERS J M, WANG Y. Wearable sensors and telerehabilitation [J]. IEEE Engineering in Medicine Biology Magazine, 2003:56-65.

[11] 蔡涛,邱力军,廖其海,等. 虚拟现实技术及其在医学中的应用[J]. 第四军医大学学报, 2001, 22(增刊):110-111.

[12] 窦祖林. 远程康复及其在香港的发展[J]. 中华物理医学与康复杂志. 2003, 25(5):761-762.

[13] 郭茂祖,孙华梅,黄梯云. 专家系统中知识库组织与维护技术的研究[J]. 高技术通讯, 2002,12(2):1-4.

[14] 贺席兵,敬忠良,王安. 多传感器数据融合中的数据配准研究[J]. 航空电子技术,2001, 32(2):24-29.

[15] 黄靖远,刘宏增,李海燕,等. 虚拟现实——康复工程前景初探[J]. 生物医学工程学杂志, 1999, 16(2):203-208.

[16] 黄靖远,刘宏增,凌迪,等. 康复用虚拟现实健身车的技术基础[J]. 生物医学工程学杂志, 1999, 16(4):453-457.

[17] 蒋庆全. 虚拟现实技术浅析[J]. 兵工自动化, 2001, 20(1):45-47.

[18] 刘兴. 多传感器数据融合的实现技术[J]. 电子学报, 2001, 29(9):540-542.

[19] 宿红毅,战守义,陈谊. 面向仿真的虚拟现实开发平台的设计[J]. 北京理工大学学报, 2001, 21(1):83-86.

[20] 童利标,徐科军,梅涛. 国外手爪中多传感器数据融合技术的研究概况[J]. 合肥工业大学学报(自然科学版),2001, 24(1):40-46.

[21] 王浩涌,杨艳玲. 浅谈软件工程对社会产业的影响[J]. 丹东师专学报, 2002,24(增刊):

5-14.

[22] 吴国良，马登武. 虚拟现实系统中的人机交互技术[J]. 电光与控制，2001，(3)：39-42.

[23] 吴源俊. 软件工程知识结构[J]. 信息技术与标准化，2002，(5)：31-41.

[24] 徐从富，耿卫东，潘云鹤. 面向数据融合的 DS 方法综述[J]. 电子学报，2001，29(3)：393-396.

[25] 徐升，唐庆玉. 虚拟现实技术在医学中的应用[J]. 国外医学生物医学工程分册，2001，24(2)：49-54.

[26] 徐毅，金德琨. 数据融合体系结构的设计[J]. 航空电子技术，2001，32(4)：25-31.

[27] 余学飞，陈光杰. 虚拟现实技术及其在康复医学上的应用[J]. 医疗卫生装备，2001，22(4)：30-32.

[28] 张迁. 多源空间数据融合方法的研究[J]. 安徽地质，2001，11(4)：266-269.

[29] 周海波，王义辉. 虚拟现实中的医学图像间信息映射多模式模型的研发[J]. 医疗卫生装备，2003，24(12)：26-27.

[30] 朱承，曹泽文，张维明. 知识库系统建模框架的发展与现状[J]. 计算机工程，2002，28(8)：3-5.

6 坐姿与坐具系统

学习要点

　　了解坐姿与坐具系统的技术分类及功能；掌握坐姿与坐具系统的评价技术，它包括对用户需求的识别、对用户生理机能（骨骼关节因素、神经肌肉因素、呼吸和血液循环因素）、感觉机能、认知与行为技能，以及功能技能的评估；掌握姿势控制和畸形矫正坐具系统的设计原理及处理技术；了解舒适型坐具的原理与技术；掌握坐具与坐姿定位系统的适配技术与方法；学会使用 ANSYS、Mimics、Geomagics 等软件，并学会用有限元分析人体软组织-坐具系统界面应力、应变问题的方法。

6.1　概述

　　人的坐姿及其定位是具有躯体功能障碍者执行其他操作活动的基本条件。在早期，人们发现：脑瘫患者在轮椅上无法保持稳定坐姿，以致于无法参与日常生活自理的活动。同时，不良的坐姿会影响其体格的健康发展，并导致骨骼畸形的恶化。脑瘫患者的这种需求引起了人们对轮椅坐具系统的关注和研究。20 世纪 80 年代，坐具与坐姿定位系统的理论及技术得到了快速发展，并被广泛应用到具有其他功能障碍（如脊髓损伤、肌萎缩、神经侧索多发性硬化症等）的轮椅用户，以使他们能保持正确姿势，防止畸形和压疮，并增加座椅的舒适度，改善独立自主活动的功能。目前，轮椅用户的坐姿评价、个体性坐姿定位系统的设计、市场上已有坐具系统的选配、调节与改制等已成为辅助技术装置设计和辅助技术服务中的重要组成部分。

6.1.1　坐姿与坐具系统技术分类

不同功能障碍的用户对坐姿与坐具系统有不同的需求,这些需求均可用以下三种坐具系统技术来处理。

1. 姿势控制的坐具系统技术

姿势控制的坐姿与坐具系统技术主要是满足脑瘫、肌萎缩、神经侧索多发性硬化症等病症患者的需求,对其进行姿势控制和肢体矫正。由于神经肌肉损伤、关节畸形,患者会出现异常动作姿势和反射,以致于他们坐轮椅时无法保持良好的坐姿,最终制约其正常的日常活动,甚至导致骨骼畸形的恶化。

这种坐具系统技术也可用于患者的康复及疾病出现的早期,畸形和异常姿势还不固定,较易控制,一旦这种异常因处理不当或被强化,控制起来就相对困难。目前,这种坐具系统技术存在的主要难题是:①如何提供适应康复程度的系统,对于渐进性康复好转的患者如何预测其重获运动控制的程度? ②如何在控制姿势的同时防止新的畸形出现? ③如何使姿势控制和功能训练同时进行? 使功能障碍者在姿势矫正过程中功能得到最大程度的康复。

2. 压力控制的坐具系统技术

压疮的发生及其变化是一个相当复杂的过程,其治疗过程也是非常困难的,需要花费很多医疗人力、时间和金钱。同时,也常常会引起其他并发症,而导致死亡。因此,最好方法就是预防压疮。坐姿与坐具系统技术在压疮预防中起着极其重要的作用。有关防压疮坐垫的设计及材料的选择等问题将在第7章进行系统详尽的讨论。

压力控制坐具系统技术主要满足脊髓损伤患者防止产生压疮的需求。这类患者因为脊髓受损,神经系统及神经传导通路不同程度地受到损伤,感觉与运动功能减弱,甚至丧失,致使其与坐具界面接触的软组织长期受到的压力得不到释放,进而引起局部组织缺血、缺氧,造成组织损伤与坏死,形成压疮。压力控制型坐具系统的主要功能是将臀部软组织承受压力进行合理的再分布,尽量降低峰值压力,并通过改变坐具系统界面形状,使臀部-坐具界面压力分布均衡,从而有效地防止压疮的产生。同时,坐具系统也要考虑其功能性和使用时的稳定性,以保证对身体有足够的支撑力,防止身体畸形或畸形加重。

3. 舒适型坐具系统技术

舒适型坐具与姿势调节坐具通常应用于有运动控制能力和活动能力较强的用户。由于长时间保持坐姿,这些用户的颈椎、胸椎和腰椎等会出现许多不适。这类坐具系统就是通过姿势调节提高使用者的身体舒适度水平。广义上说这类坐具系统可以应用于任何从事长期处于坐姿位工作或需要提高座位舒适度的用户,包括老年人、颈椎病患者和下背痛患者等。

6.1.2　坐姿与坐具系统的功能

根据用户具体情况选择合适的坐姿定位与坐具系统,使用户的个体功能达到最大程度的发挥,是坐姿定位与坐具系统追求的总体目标。

进行坐姿定位并使用坐具系统后应该达到以下的功能:①使异常状态或反射趋于正常,或影响最小;②促进运动功能正常发育;③维持骨骼中线的最佳对位,维持关节在主动/被动活动中的正常运动范围,预防、控制关节畸形及肌肉挛缩;④预防组织损伤;⑤提高期望姿势的舒适度及耐力;⑥减少疲劳;⑦增进呼吸、口肌运动及消化功能;⑧功能增强后,仍能保持其最大稳定度;⑨易于照顾(如治疗、护理及教育)。

6.2　坐姿定位与坐具系统的评价

6.2.1　评价目的及评价团队构成

坐姿定位和坐具系统评价是针对每个用户的个体需求、个体的功能以及潜在可学会的技能,为用户推荐与其相适应的坐姿定位及坐具系统,或对现有坐姿定位及坐具系统提出修改意见。这里需强调的是:一个好的坐姿定位和坐具系统是为了使用户的活动能力得到最大限度地发挥。因此,个体性适配的原则是选择坐姿与坐具系统最基本的原则。而评估则可能涵盖用户所需要的所有领域,包括生活自理、工作学习及休闲娱乐。

通常,坐姿与坐具系统的评估是由一个多学科交叉的学术团队来执行(见图6-1)。其中临床医生对用户记录健康状态、诊断疾病状态,决定是否需要进行手术矫正或其他医疗手段,并指出这些方法对用户坐姿产生的影响,以及需要怎样的坐具系统与之需求匹配;物理治疗师、作业治疗师或言语治疗师对用户神经肌肉运动、机体发育程度以及残疾状态进行评估;康复工程师或康复技术供应者提供适合用户自身的可行技术知识,以及满足用户特殊目的的需求;护理专业人员需根据日常护理中发现的问题,提供用户的需求信息,并接受使用新坐姿定位与坐具系统的技能训练;社会工作人员指医疗机构或社区中帮助功能障碍用户制定康复计划,协调、处理与康复相关的各部门(如支付医疗费用的保险公司、就业咨询部门)之间的各种手续,安排用户康复全过程各项计划实施的工作人员。他们对配置的坐姿与坐具系统提供性能-价格比的评价,使用者所从事的职业对选择坐姿与坐具系统的特殊考虑等相关信息。另外,所有参与评估的人员都需要具有一定的临床经验,这些专业人员相互合作、共同协商,给出评价意见,提出对现有坐姿与坐具系统的改进建议,为用户提供与其功能能力相适应的坐姿与坐具系统及必要的训练与服务。

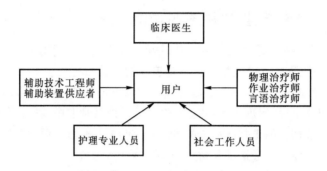

图 6-1　坐姿与坐具系统评价团队的组成

6.2.2　用户的需求识别

对用户进行坐姿与坐具系统的选配及评估的第一步就是要确定用户的需求。用户的需求识别包括对用户身体状况,生活环境(气候、地理、社会等环境),无障碍设施环境及交通状况,护理者可能提供的护理条件,以前使用过坐具系统的评价,用户本人、家属和护理者的期望和康复目标等内容的识别。

讨论用户使用坐姿与坐具系统的基本背景信息有助于确定使用该系统的目标,以及使用哪种技术制作这个系统。例如,热是需要考虑的最重要的物理因素。所居住的气候环境对坐具系统采用何种材料也有重要影响,极端的气候条件可能会影响材料的最终选择。此外,除了要考虑自然环境,还需要考虑用户所处的社会环境,根据其所担当的社会角色的转变,用户对坐具系统的需求条件也是不同的。在某些情况下,一套坐具系统是远远不够的,如在家、学校、公路等不同区域,坐具系统承担的任务有所差异,这时就需要选择适应不同场合需求的坐具系统。

正确判断用户需求的优先级是为用户选配真正合适的坐姿与坐具系统的必要条件。通常,一套坐具系统不能完全满足用户的所有需求,这时就需要对用户的需求进行分级比较,尽量保证优先级较高的目标,放弃一些优先级较低的目标。例如,对于脑瘫患儿,有时为了矫正脊椎的畸形,只好暂时放弃对舒适度的要求,而以矫形和保持良好坐姿为首要目标。又例如,当需要对用户的关节进行固定,同时又希望恢复功能锻炼时,就需要根据用户的具体情况判断哪种目标更为迫切,进行折中选择。

6.2.3　用户的技能评估

除了需识别用户的需求外,还需要进一步对用户的技能做全面的评估,用户技能的评估主要包括对生理技能、感觉技能、认知与行为技能以及功能技能的评估。

1. 生理技能评估

所谓生理技能评估主要是对用户的骨骼关节因素、神经肌肉因素以及呼吸与血液循环因素等进行评估。通常要进行坐位和卧位两种不同体态条件下的评估。

（1）骨骼关节因素评估

骨骼关节因素评估主要评估关节活动度、骨骼畸形及其严重程度、骨骼的对位对线等，以确定姿势的最佳角度。首先，用户需要躺在平整的床垫上，对其腰椎和骨盆的灵活度进行测量，再逐步对颈部、上肢、髋关节、膝关节、踝关节进行活动范围的测量；其次，确定用户的头部、肩部、躯干和骨盆是否处于一条直线，即对线。在取坐姿时，同样需要对各个关节的活动范围以及骨骼的对线进行测量，确定重力对身体各个部位的影响。

通过对骨关节活动度的评估，可以确定用户是否具有肢体畸形，以及这些畸形发生的程度。永久性畸形主要出现于骨骼、肌肉和韧带等部位，它限制了相应关节的正常活动范围，同时还会影响相邻骨骼的对线。而肌肉的紧张性增加往往也会出现某些固定的姿势，但这种假性畸形是可以通过施加外力（被动牵张）来缓解的。通过这些信息调查，可进一步确定用户的姿势是否需要依靠坐姿与坐具系统来调整，提供的坐姿与坐具系统是否能够满足用户的需求，在所提供的坐姿与坐具系统不能够校正异常姿势的情况下，是否需要运用外科手段进行解决，以及进行的外科手术对坐具的选择又会产生怎样的影响，等等。

（2）神经肌肉因素评估

机体的神经肌肉系统主要影响人的运动模式和姿势控制。为了对用户的神经肌肉系统有一个精确的描绘，应当首先了解神经肌肉的状态，同时注意机体的反射模式，包括机体对主动运动模式、被动运动模式、姿势改变、内外部刺激变化的反应，以及常见神经反射对坐姿的影响等问题。另外，还需要仔细了解用户的姿势控制和自主运动能力，确保坐姿与坐具系统对用户自主控制范围外动作能提供足够的支撑。

（3）呼吸和血液循环因素评估

呼吸和循环状态是评估期间涉及的另一类因素。由于肌肉骨骼的畸形，机体的心肺功能会受到影响，甚至会不同程度地限制呼吸和血液循环，尤其是下肢的血液循环状态。长期处于坐位，下肢功能活动减少，不仅血液循环速度减慢，而且血液粘稠度增加，这可能会引起血栓形成。因此，在适配坐姿与坐具系统时，应注意尽可能避免因姿势异常而引起的呼吸系统和血液循环系统的障碍。

2. 感觉技能评估

用户常用的感觉技能包括视觉、听觉和触觉。良好的视觉、视野及听觉有助于保持身体平衡和判断环境状况。人对自身所处环境的空间位置意识能够影响到姿势的维持,并且能够促进用户在运动时出现反射性的保护。

触觉的灵敏程度直接影响到用户使用坐具系统的效果。有些用户触及某些不熟悉的物体表面时会出现保护性反射。而有些用户则因为神经系统受损或/和触觉感受器损害等因素而失去这种保护性反射。因此,首先需要确定用户是否具有感觉丧失等情况,尽量避免因臀部或/和背部接触面的软组织缺乏触觉而产生压疮的现象。评估应对用户的承重表面的皮肤,包括对颜色、知觉光滑度及潮湿度等方面进行检查,尽早发现可能出现压疮的迹象。

3. 认知与行为技能的评估

认知与行为技能的评估主要涉及到用户在使用坐姿与坐具系统中的安全防范意识。人的认知能力(包括判断、解决问题,制定行动计划等能力)在固定坐具中似乎不是一个主要的决定因素,但会影响到用户的安全状况。例如许多中风病人和其他缺乏安全判断能力的用户可能不会主动将坐具中的定位绷带固定,脑受伤的病人常有情绪暴躁、行为异常的现象,当激动时会因摇晃座椅而使其发生倾斜,甚至翻倒,这时就需要对坐具的安全性能进行加固,防止出现异常情况。

人的动机,包括对辅助技术的适应程度、对审美和美容的偏好、对残疾现状的接受程度等,在用户接受坐具系统时起到重要作用。如,有些用户可能对辅助技术装置有过不愉快的经历,有些用户可能对坐姿与坐具系统难以适应,而另一些用户则可能因为不接受残疾的现实而排斥使用适配的坐姿与坐具系统。另外,坐具系统通常被认为是身体功能的部分延伸,美观性和实用性也可能成为是否接受新坐具系统的重要因素。与用户一起讨论、处理上述问题,往往能够起到很好的适配效果。

4. 功能技能评估

用户在转移(如从床到轮椅,从轮椅到浴盆等),自我照顾(如吃饭、穿衣等),机动性和推动力,语言交流,内脏器官的功能和排泄功能,以及使用其他设备(如轮椅上的呼吸设备、通信设备、语言交流设备)等方面功能的改善状况是评估用户能否合理、有效使用坐具系统的重要指标。通常,用户在坐具系统中完成的所有活动均包括在评估项目之中。用户功能技能的高低直接决定其使用坐具系统的能力和范围,也直接影响用户的生活、学习等日常活动。跨学科评价团队成员通过观察用户在现有坐具系统中展现的功能性活动,可以了解用户的独立自理程度,发现阻碍其功能发挥的身体部位,并掌握用户个人完成功能活动时所采用的策略。通过与用户一起模拟不同的姿势,并完成不同姿势下的各种任务,可以系统地评估用户的各种功能技能。通过评估结果分析,可以选择合适的坐具系统,使用户尽可能在所选用的系统上最大限度地发挥各种功能能力,同时又不妨碍其使用行之有效的各种运动策略。

综上所述,坐姿与坐具系统的评估是一个错综复杂的过程。它包括收集连锁信息,发现漏洞,并寻找办法解决难题等重要环节。同时,由于用户个体性特征差异很大,用户在残疾过程的不同阶段呈现的问题和需求在不断变化,上述评估内容也在不断变化。因此,在用户的信息评估过程中,需要考虑诸多因素并不断修正,才能确保评估结果对选配坐具系统的指导作用。

6.3 姿势控制和畸形矫正坐具系统

许多残疾人因为骨骼肌肉异常或存在异常反射而需要进行姿势控制和校正。在这些人群中,有些仅存在轻微损伤,只需局部细小的支撑;而有些则因为多个肢体受到损伤,需要广泛地应用外部定位装置进行姿势控制。具有姿势控制和畸形校正功能的坐姿与坐具系统能够给用户提供足够的身体支撑,帮助其完成控制和校正功能,预防畸形,并增进正常运动功能。

6.3.1 姿势控制的基本原理

许多研究表明,具有姿势控制的坐具系统能够改进用户的许多生理功能,通过对脑瘫患儿进行头、颈和躯干姿势校正后,其口腔肌肉的运动技能显著提高,并且肺活量和呼气量都比在标准吊带轮椅中有所提高。另外,正确的姿势控制有利于用户最大限度的发挥自身的功能,扩大观察环境的视野,增大肢体运动和反应控制的范围和能力,甚至能够改善患儿的认知功能。

在姿势控制中,最重要的原理是:身体中心的稳定状态有利于头部和肢体的移动与控制。所有移动和姿势维持的前提就是要保持身体的平衡,对于自身不能有效控制姿势的用户,需要通过外部定位部件进行辅助支撑。目前,国际上常用下述三个等级来描述用户在坐姿中所表现出的控制量。①不需要手支撑坐姿的用户:这些用户不用手支撑也能维持长时间而稳定的坐姿。这类用户通常需要能提供稳定支撑基础的舒适的坐具系统,以帮助其完成移动功能。②需要依靠手支撑坐姿的用户:这些用户通常需用一只手或双手支撑来维持其坐姿。因此,所提供的坐具系统应能支撑他们的骨盆和躯干,以解放其双手,使之能从事其他功能性活动。③完全依靠支撑装置才能维持坐姿的用户:这些用户没有支撑自己坐姿的能力,他们需要依靠坐具系统支撑其整个身体。

坐具的作用不单纯是固定用户的姿势,而更多的时候是帮助用户在坐具中完成许多功能性活动,如吃饭、穿衣、工作、学习和外出等。因此需要对用户的固定进行合理化的设计,使其不是简单地被约束在坐具系统中,而是要让用户在坐具系统中能舒适、自然地从事各种日常活动。下面是设计、选配姿势定位及坐具系统时应遵循的基本指导原则。

1. 骨盆和下肢

骨盆在控制重力中心时起着至关重要的作用。它不仅能够影响机体的稳定性,同时还影响肢体的各种姿势及活动。骨盆的相对位置和稳定度是控制姿势的第一步,也是重要的环节。稳定的骨盆应该处于水平及中线位,可向前稍微倾斜。最佳的角度应该为固定骨盆后,大腿与躯干呈 90°,这时可以防止骨盆后倾和因肌张力增加而引起的双腿过伸,躯干后仰。在评定中,需要通过对角度的确定来决定坐垫和靠背之间的角度。有些脊髓受伤病人,躯干和下肢的伸肌张力很强,对这些病人,坐具甚至要将大腿与躯干的角度减小至 90°以下。下肢过伸的用户可以适当地依靠倾斜坐垫来减小坐垫和靠背之间的角度;而对于需要下肢过伸,或不能矫正的下肢过伸可以适当将靠背倾斜。同时可以将坐垫制成中间凹陷型,可防止骨盆向前移动、侧移或旋转。某些情况下,用户无法达到理想的坐姿,那么,评价报告应详尽地描述骨盆、下肢可能达到的活动范围,用户需要的姿势,以及姿势被纠正的程度。某种固定的姿势或骨骼变形可引起骨盆倾斜、旋转,进而导致许多肢体姿势的不对称。

对骨盆的支撑可以是全方位的,无论是前面、后面、侧面,还是下面,只要能起到支撑固定作用,均可使用。中重度骨盆倾斜的用户往往需要更多更稳定的支撑,可以在臀部周围及脊柱区同时提供固定的支撑件。在固定时,除了可以改造坐垫和靠背的形状,增加固定支撑点外,还可以使用骨盆固定带,对骨盆进行有效地维持,并根据每个人骨盆的灵活性、舒适性和定位需要,调整固定带的位置(见图 6-2)。在许多情况下,45°固定带就可以有效地定位骨盆。如果用户下肢过伸或需要骨盆向前倾斜,则使用 90°固定带可提供更好的效果。

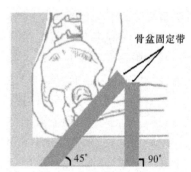

图 6-2　骨盆固定带

(引自 A. M. Cook 等人所著 *Assistive Technologies：Principle and Practice*, 1995.)

通常,固定带应柔软、使用方便、可灵活地调节其长度。当用户需要更多的支撑时,可适当增加支撑部件的硬度,以满足用户的需求。

腿和脚的定位也影响到骨盆和臀部的定位。良好的下肢姿势应为双下肢外展约 30°,膝关节呈 90°。双脚的支撑对于维持臀部和膝关节位置,防止踝部变形和改善压力分布也很重要。如果双脚悬空或定位太低,大腿背侧股二头肌处压力增加会阻碍血液循环;而如果双脚定位太高,又会使得坐骨结节处和骶尾骨处压力增加,增加骨头突起部位出现压疮的可能性。因此,在对双脚进行定位时,一般要求踝关节屈曲 90°,以防止发生上述现象。脚托可根据用户的需求和尺寸定做,视其需要定制成单侧脚托或双侧脚托,脚托架的长度和脚托的角度应能调节,以适应踝关节屈曲和伸展的需求。同骨盆固定一样,下肢的固定也可以使用固定带。

下肢最常见的问题是小腿腓肠肌萎缩,这通常会引起膝关节屈曲挛缩。如果试图使用定位部件使其伸展肌减小弯曲只会导致骨盆后倾,形成以骶骨为支撑点的坐姿。这时最好通过改进坐垫,如减小坐垫深度、缩短坐垫长度等,使膝关节游离于坐垫表面,保持骨盆的正确坐姿,再通过固定装置稳定下肢。

2. 躯干

躯干定位是继骨盆和下肢姿势定位之后要考虑的重要问题。通常,希望校正的直立姿势是保持躯干处于中线位置。如果用户存在脊柱侧弯或畸形时,则需要进一步考虑是哪一段脊柱出现异常。用户在没有使用坐姿与坐具系统时,会调整头部位置以试图维持其较稳定的坐姿,而付出的代价就是椎骨转动频繁,脊柱弯曲更明显,从而导致比脊柱侧弯更严重的呼吸障碍。

同骨盆支撑一样,躯干的支撑可以从各个方向来考虑。来自后背的支撑量与座椅靠背的高度和形状有关。可依据需要的支撑量来调整靠背的高度。通常,座椅靠背的高度越高,所能提供的支撑量越大。而靠背的形状也应该与用户的背部形状相匹配,尽量使两者相互贴合,保证用户脊柱能保持其正常的生理曲线。必要时,可以使用辅助支撑部件对用户的身体缺陷进行补偿,例如脊柱前凸,腰部向前挺时,可以使用腰垫,给用户的腰部提供足够的支撑,保持其坐姿的稳定。

当用户维持躯干中线位置困难时,可通过侧面进行支持。远离重心的躯干支撑比靠近重心的躯干支撑有更好的控制力。应当注意的是,躯干侧方的软组织比较薄弱,而从侧面施加的力可能很大,因此在材料选择和安装时要尽量避免软组织的损伤。例如图 6-3 示出运用生物力学中的力平衡原理对脊柱侧凸用户的躯干

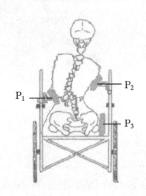

图 6-3 侧面三点压力支撑坐具系统
(引自 A. M. Cook 等人所著 *Assistive Technologies: Principle and Practice*, 1995.)

进行固定和矫正的情况。图中 P_1 点的支撑位于脊柱突出面的顶点，P_2 和 P_3 的支撑位于凹陷面的顶点，这种三点反向作用力的方式，可以起到对躯干的固定和对脊柱的矫正作用。

　　将坐具系统向后稍微倾斜可减少由于重力引起的坐具与臀部之间的压力，而且侧面支持部件将会更有效、更舒适，需要维持躯干在中线的力减小，使用户感到轻松。但是这种后倾可能会影响用户的某些生理功能和日常活动的执行。另外，防止躯体向前弯曲可以使用固定带等装置将背部固定在靠背上（通过肩部或背部、腰部），但这时不仅要考虑稳定性、舒适性，同时还要考虑其是否会妨碍用户在坐具中执行某些肢体活动的需要。

3. 头颈部

　　颈部肌无力、过伸、侧弯和转动时，常常需要对头颈部进行固定，头颈部的定位对于抑制异常反射，扩大视野范围非常重要。头颈部支撑架可以是固定在靠背上，也可以是游离的，如用于颈部矫形的颈托等。使用任何一种支撑系统时，都要避免过度支撑或过度矫正，如头枕部的支撑应防止因过度支撑而出现颈部前屈。在不需要完全进行头部位置固定时，可以使用弹性材料或滑动装置进行动态支撑，以允许头部进行一定范围的活动（见图 6-4）。

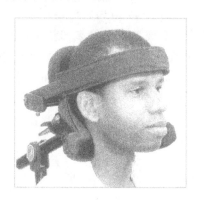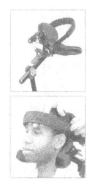

图 6-4　头颈部固定系统

4. 上肢

　　上肢的定位也是坐姿定位的基本要素。它直接影响头和颈部的定位的稳定性。另外，它可以防止因手臂悬垂而导致的软组织受伤，或引起肩关节脱位。通常，轮椅扶手安装的高度应使双上臂自然下垂，双前臂能水平放置在轮椅的扶手上，进而使肩部肌肉呈松弛状态，减少由于肌紧张对颈椎的作用力。若手需执行某种控制性操作（如操纵自动轮椅的控制器），也需考虑增强姿势的正确性，给前臂和手腕提供稳定的支撑,使用户能在最舒适、放松的状态下执行各种需依靠双手开展的活动。

5. 案例分析

一位 12 岁女孩,出生时使用了产钳和胎头吸引器,5 天后出现抽风,经抢救存活。半岁时 CT 检查,发现脑发育不良,并确诊为脑瘫(四肢瘫)混合型伴手足徐动。目前,患者的坐姿能力仅相当于 5 个月的婴儿,整个身体偏向左侧,呈强直状态;移动能力受限;手脚可做粗大动作,而精细运动受到限制,右手运动能力差,左手基本上呈屈曲,拳头呈紧握状态;双下肢肌张力很差;视觉协调能力弱,生活不能自理。语言发育迟缓伴构音障碍,交流时口齿不清,且智力发育落后,未上过小学,但思维正常,能正确表达自己的需求,能重复和应答别人的讲

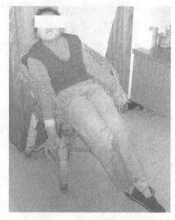

图 6-5 脑瘫儿童的坐姿

话。晚上睡觉时,四肢呈放松态,与常人无异;白天,坐座椅时,左手屈曲,右手向下伸直(见图 6-5);背部严重变形,坐姿呈 C 形,稍坐片刻后身体即向下滑;脊柱侧弯;有压疮史。

临床评价及推荐意见:①轮椅需配置个体性防压疮坐具系统,包括坐具与背靠,背靠有一定硬度,并按三点支撑原理设计、安装支撑架,以便支撑身体,使骨骼姿势符合正常人体生理曲度和需求,并达到安全、防压疮、照顾方便的目的;②背靠-坐具界面之间的角度可调,取 90°～95°,坐具界面与水平面之间的夹角可取 2°～3°;坐具界面与脚托之间的夹角可取 100°～105°,以确保坐姿的稳定性。

轮椅扶手上安装面板,以便于患者可在其上进行操作性训练,如吃饭、玩玩具、压按控制开关等;轮椅两侧扶手架要能灵活取下,方便用户安全移进或移出轮椅;加大轮椅进深的长度(5 cm),以保证大腿部有良好的支撑;脚托要能调节高度,配有固定带,以便用户能根据不同需求调整脚的摆放位置,两腿之间可放置 10～15 cm 宽的隔离垫,并配有固定带,使用户取坐姿时腿可处于放松状态,避免长期处于痉挛状态;要配骨盆固定带,确保轮椅行进中的安全;安装头靠,使用户头部能有依托,并处于放松状态;在轮椅底部两轮之间安装小后向支撑架,平时不着地,不影响轮椅的行进,一旦用户痉挛力过大引起后倾翻时,后向支撑架着地,可有效阻止后倾翻(注:她的前倾翻是由于痉挛时,后倾力过猛,身体自主平衡控制过度而引起的);另外,可考虑配备语言增强与交流替代(AAC)装置,并固定在轮椅上,以便训练用户按键能力和反应速度,开发智力并进行循序渐进的学习。

6.3.2　姿势控制和畸形处理技术

坐具表面分为平面型和曲面型。平面型坐具对于许多控制功能较好，能够进行一定的姿势控制、躯干支撑和功能活动的用户来说，较为适用。但不能为控制功能较差的患者提供足够的支撑。因此，通过曲面造型技术，可以将坐具系统表面制成与人体形状相吻合的形状，增加身体与坐具表面的接触面积，为人体提供更多的支持和控制。

在姿势控制和畸形处理坐姿与坐具系统的制作中，主要有两种方法，一种是标准化制造，也即预先制造，另一种为个性化制造。

1. 标准化制造

标准化制造是将坐姿与坐具系统中的坐垫、靠背及其他支持部件按照标准尺寸进行制作，可以适合大多数控制相对较好的用户。坐垫和靠背常用胶合板、硬塑料制成，表面可粘贴各种包裹材料(如泡沫塑料、绒布等)，这两个部件可附着在轮椅框架上，平面型坐具(图 6-6)也可以将各面支持和骨盆外展器连接其上。连接各种外接部件的接口应具有可

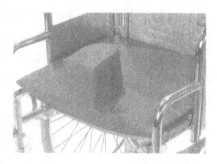

图 6-6　平面标准化坐具

调性，其角度、深度、宽度都可根据需要进行调节。对于某些特定的坐具系统，如儿童用或姿势矫正用，应能够适应个体的发育和姿势矫正的变化程度。

2. 个性化制造

这种制造工艺制作的坐具表面和部件尺寸可根据用户的实际情况进行制造，并且可按需求进行材料选择，最大限度地提供有效支持。可以在用户现场边测量边制造，并随时进行修改，信息反馈及时，但可能相对价格较高；也可以将用户的所有测量数据送入制造厂家进行加工制作，这时的制作、修改周期可能较长。相对来说，这种个性化制造方式费时费力，但能够真正适应用户的各种需求。因为这种制造方式相对价格高昂，对于某些用户来说可以不需要完全进行个性化制造，只需将坐具系统中某些重要部件进行个性化选配，也能达到较好的效果。另外，厂家可以制作一系列不同标准尺寸和材料的坐具系统，以适应不同尺寸、体重的用户，最大限度的降低用户所承担的费用，并能为其提供尽可能匹配的坐具支持系统。

曲面个性化坐具的曲度和形状能够吻合用户的体形并且提供更有效的支撑效果。曲面个性化制造方式中可以选用不同的制造技术，主要的技术有手动造型泡沫塑料技术、发泡技术、真空凝固法、取形切割法、可变形矩阵法、实时反馈分析法、

修正矫正法等,下面将简单地对这些技术进行说明。

(1) 手动造型泡沫塑料技术

用硬石蜡醇泡沫塑料做底层,将各种泡沫塑料重叠起来按照用户身体的曲面切割成所需的形状。通常用较低密度的塑料模拟身体形状。使用这种系统,用户常常需要使用临时坐具覆盖表面,并将对坐具进行试用。获得需要的形状后,在泡沫塑料表面覆盖乙烯树脂或绒布等,即可形成成品。使用这种制作方法比较费力,并且需要一定的熟练技术,并能够随时对成形品进行调整、修改。也可以先对用户的数据进行精确测量,再送入加工中心进行制作。

(2) 发泡技术

发泡技术通过化学反应,将两种物质进行混合对坐具系统进行塑型。这两种物质在室温下都为液体,经过充分混和后,物质膨胀,产生 CO_2 气体,经过化学反应,凝固成硬泡沫塑料基,可以进行直接造型;也可以将这些材料注入一定的人体模型膨胀成想要的坐具形状。

使用第一种发泡方法时,需要用户在场,因此又叫现场发泡(foam-in-place)。在制作前,用户将坐在一个框架上,并覆盖一个软盖,这个软盖与人体形状相配,用户定位于期望的姿势后,将发泡材料加入这一框架结构中,使其膨胀成人体形状造型。几个小时后,发起的泡沫塑料变硬、定型,去掉软盖后,为其覆盖一个坐垫包面,即可形成成品。使用这种方法往往仅需要不到一天的时间就能完成。

第二种发泡方法又叫间接发泡(foam-in-box)。在进行发泡前,先要按照用户的身体形状制作一个石膏模型,将发泡材料注入石膏模型进行塑型。可以现场制作,也可以将模型送入加工厂进行成型。集中完成后,加盖表面树脂或布料。这种制作通常较为细致、紧密,但需要时间相对较长,具体视加工情况而定,一般为几个星期。

用发泡法可以很精确“复制”使用者的身体形状,现场发泡时间很快,所需设备也不复杂;但现场发泡法将测量、设计与加工过程结合在一起,需要使用者在现场,由于设计与加工不可分,设计出的坐垫可改动性非常小,如果使用者姿势稍稍改变就会影响设计。间接发泡将加工与设计分开,设计效果也只能等到加工后才能知道,这是由于设计过程是单向的。由于成本低,并且进行了一些技术改进,很多康复中心和医院仍在使用发泡技术。

(3) 真空凝固法

真空凝固用装有细小颗粒的袋子制作成坐垫的基本模型。用户首先坐在袋子上保持最佳姿势,制作人员通过真空泵抽出袋内空气,使颗粒压缩紧密,形成接近人体曲面的形状。在没有完全抽空袋内空气时,可以对袋子形状进行调整,当用户固定在期望姿势时,调整袋子形状为期望造型后,再抽出所有空气,就可以得到一个坚实稳固的坐垫模型。制作成型的袋子只是整个过程的第一步,还需要将其造型转换成坐垫成品。

　　第一种方法与发泡方法相似,为直接法。袋内装入塑料小球和胶合剂,胶合剂固定成型的速度较慢,应该允许塑料小球完全成型成人体形状。胶合剂固定后,在成型坐垫和靠背上加盖外包面。整个坐垫以硬塑料、金属等硬质材料作为基底,可以固定在轮椅及各种定位坐具中。这种方法可以现场制作,约需 12 小时完成。

　　第二种真空凝固方法为间接法。将乳胶和聚乙烯颗粒放入袋中,进行袋子成型,制作成石膏模型,并把这一模型送入加工厂进行成品加工。计算机辅助设计(computer aided design,CAD)无需使用石膏模型,可以直接通过计算机和数字探头完成成型袋形状的数字化。运用机械或电子传感器测量成型袋表面形状,根据这些数据信息,计算机程序可以设计合适的坐具系统。设计的形状可以通过计算机屏幕显示,并可根据实际进行适当修改。进行辅助设计后,就需要通过计算机辅助加工(computer aided machining,CAM)技术进行加工。运用 CAD 数据操作切割工具,从泡沫塑料中雕刻出想要的形状,加盖包面后就可以使用。这种方法无需制作石膏模型,只需将有关信息通过计算机进行传输处理即可。

　　(4) 取形切割法

　　这种方法将泡沫塑料分层切削成所需的身体形状。通常用一块硬的泡沫塑料做基底,来增加稳定性。1986 年,Newington's 儿童医院将豆袋印出形状,用石膏取形,再用手把泡沫塑料剪切成所需的样式。此后还有研究者用形变传动阵列和空气囊来代替豆袋取形,也有人用传动旋转刀具雕刻泡沫塑料来代替手动剪裁和石膏取形,取形方法见图 6-7。在 1988 年以前,美国 Pin Dot 公司就生产了膨胀造型框架(图 6-8),用来得到某一坐姿下坐垫和靠背表面形状。通过测量用这种

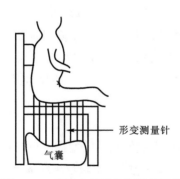

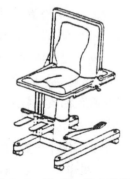

图 6-7　Worcester 理工大学提出的形状测量系统　　图 6-8　Pin Dot 的成型椅

工具得到的造型数据,加工泡沫塑料切片,最后把这些切片组装成三维造型坐垫。

随着三维加工技术的发展,这种方法用得越来越少,现在最新的技术采用力-形变测量装置测量形状,然后用上面所提到的计算机辅助设计/加工技术,用数控加工系统一次切削成个体造型坐垫。

(5) 实时反馈分析法

实时反馈分析法除了采集坐垫形状信息以外,还即时反馈表面压力数据和人体臀部软组织硬度等信息。它将设计与评价过程结合起来以了解坐具系统对人体软组织造成的影响。这为设计个体造型坐垫提供了更有用的信息。实时反馈分析法有两种类型,即仪器实时测量反馈信息法和计算建模分析法。

第一类方法使用仪器实时测量反馈信息,表6-1列出几种实时坐具信息采集系统的方法及其特色和用途。1996年,D. M. Brienza 提出利用表面压力和软组织硬度为标准评价坐具界面,设计了一个表面形状控制算法来驱动一个由传感器阵列构成的表面使之达到标准所认为的理想形状;用这种方法可以将形状、软组织形

表 6-1　实时坐具信息采集系统的方法及其特色和用途

系统	系统类型	系统特色	用途
表面压力检测椅 （R. A. Cooper, 1986）		被动坐姿信息采集系统:204 线性力传感器测量坐垫和背靠的正压力、剪切力	调查坐具形状、坐具旋转对表面压力分布的影响
计算机化、自适应调节、定位坐具系统 （K. C. Chung, 1987）		坐具系统中安放了8×8 阵列的线性电位器,提取坐具表面形状信息	测量臀部和大腿部压力,记录坐具表面形状
计算机辅助坐具形状信息采集系统 (G. Chung, 1990)		在 46 cm×43 cm 的坐具表面上安置含有 11×12 个可调节弹簧的传感器阵列,增加对表面形状的分辨率,提取坐具表面的形状信息	评价坐具系统的表面形状与正压力

系统	系统类型	系统特色	用途
计算机辅助坐具系统（D. M. Brienza，1993）		根据检测到的正压力、倾斜角、旋转角力反馈信息，控制坐具表面形状	与力反馈系统决定个体性坐具形状控制参数；在加载力于坐具表面的条件下，研究臀部软组织的变形
计算机辅助坐具系统（D. M. Brienza，1996）		检测表面压力，能根据预编程的参数、硬度控制坐具表面形状	决定个体性坐具控制参数，研究坐具的表面形状与界面压力、软组织变形之间的关系

变性质作为所设计的形状主要因素，但所使用的控制支持表面形状并即时测量表面压力和软组织硬度的计算机辅助坐具系统十分昂贵；1999 年 D. M. Brienza 又探索了用表面压力来推算理想形状的设计方法，表明用表面压力可以推算出理想形状的可能性。

第二类方法采用计算机技术对坐垫和人体进行建模，计算分析预测所设计的坐垫对表面压力或人体内部组织的影响，常见的为有限元建模分析技术。1994 年 Todd 用三维有限元建模分析了个体造型坐垫和平坐垫对人体内部组织的应力分布。1999 年 E. Phan 等建立了设计轮椅坐垫的计算机模型来研究臀部-坐垫接触面的压力分布，坐垫材料的定义是基于 ASTM D 3574-95 标准中的压痕试验，假设臀部为刚体。另外 C. C. M. Niels 等从 1998 年开始将人体参数考虑在内进行产品外形设计。2000 年有报道已建立了人体臀部和大腿的几何模型，目的是为了优化坐具系统的设计。2002 年报道了人体有限元模型及坐具界面材料性质的优化设计。这也许是优化坐具界面设计的一个有前景的方向。

此类方法目前正处于试验研究阶段。

（6）修正矫正法

矫正装置对机体可起到支撑作用。首先运用石膏模型对需要支持的身体部位进行取模，获得身体的阴模，然后通过对阴模进行石膏添塞，得到阳模。这一阳模的形状与人体形状非常接近，这个阳模可以作为矫形器的模型。在实际应用中，常使用热塑性材料进行制作,先将塑料加热软化,在石膏阳模上变形,常使用真空泵得到尽可能接近的形状。这种方法生产的矫形模型是最接近身体形状的,但需要具有专业知识的人员进行操作。

(7) 可变形矩阵法

可变形矩阵包括一系列小部件,通过部件连接、变形后形成想要的形状并进行锁定。每一个部件都可以进行 360°转动,可允许模拟任何形状。如在 7 英寸×3英寸(1 英寸＝2.54 厘米)的矩阵中,包含 6 个矩阵元素。因此,评价每个坐具系统都含有一百或更多个元素,每个元素都需要进行调节。这种方法能够适应各种不同的身体形状,但费时费事,需要频繁进行调整,以达到最优效果。在制作个性化坐具部件中,这种方法很有效,并且对于不能使用其他技术方法的用户(如婴幼儿)也很有效。对于用户的个性化坐具制作方法中,可以使用各种不同的技术,也可以将这些技术进行融合,对不同的部位使用不同的技术。应当注意的一点是,任何一种技术方法都应该在临床评价结果的基础上进行选择,必须与用户的需求和目的一致。

6.4　舒适型坐具的原理与技术

上一节主要介绍了有关残疾或疾病患者使用坐姿与坐具系统的问题。事实上,许多老年人和长期在办公室工作的人员同样需要合适的坐姿与坐具系统。这些人群需要长期与坐具系统接触,不合适的坐具系统不仅不能维持正确坐姿,长期使用还会出现许多并发症,如组织损伤、肌肉劳损,甚至出现颈椎病、视力障碍等。但由于这些人没有得到临床医生及辅助技术工程师的指导,因此,常常不能正确选择和使用合适的坐具系统,进而产生许多问题。

6.4.1　适用于老年人的舒适型坐具系统

随着年龄的逐渐增长,人体许多生理功能逐渐减弱,适应能力下降,活动范围和灵活性逐渐减小,甚至会因为许多慢性疾病而引起行动缓慢、运动受限等问题。这时除了需要依据用户的需求和技能进行选配坐具外,还要与用户的灵活性相结合。一般根据老年人的实际情况可以将灵活性分为独立行走、可移动但不能独立行走,以及不能独立移动等三种,并且根据用户灵活性的程度与不同坐具进行匹配,见表 6-2。

表 6 - 2　用户与坐具的匹配

用户类型	选配的坐具	获得的特征
独立行走	静态休闲椅	移入/移出方便,保持舒适、健康的姿势
可移动但不能独立行走	自己驱动的轮椅	容易驱动,转移安全、舒适
不能独立移动	辅助驱动椅	保持舒适和支持坐姿,容易转移

1. 静态休闲椅

对于能够独立行走的老年人来说,使用坐具主要的问题是如何安全而方便地的在不同的坐具中移入和移出。这时对坐具的尺寸设计就显得非常重要,坐垫的高度、深度、角度,靠背的类型,以及坐具的臂托都会直接影响用户的移入和移出。坐垫过高、过深,都会影响用户在移出坐具时双脚着地用力,使得从坐具中站起来变得困难;适当地减小坐垫和靠背的角度,使坐垫远端适当向上倾斜,能够有效地防止用户向前滑动,避免摔倒,但是角度过小,斜面过高,又使得用户难于站立起来。

同样,靠背的弯曲度和软硬程度也直接影响用户移出的难易程度。对于老年人,座椅的靠背应保持一定的高度,一般适合到肩部,有轻微侧面支持的弧度靠背更为有效。由于老年人骨质逐渐疏松,关节活动度减小,脊柱不再能够灵活弯曲,因此在站起和坐下时腰部不再能够提供足够的力量,这时就可以使用臂托,增加移动时的支持点,使得移入和移出更为方便安全,其高度应根据用户的实际情况确定。

2. 自驱动轮椅

自驱动轮椅大多适合可以移动,但独立行走困难的用户。由于老年人的独立意识越来越强,大多数的用户都希望通过一定的途径进行自我照顾,轮椅就理所当然地成为他们的代步工具。但是在发达国家,约有 80% 的轮椅用户都表示其使用过的轮椅不能很好地满足需求,总是存在移动障碍、维持正确姿势困难,或使用不舒适等问题。事实上,这些问题可以通过上一节提到的定位系统的制定技术来解决。压力分布、姿势控制和畸形处理都是老年人使用轮椅时必须要考虑的问题。因此现有的坐姿坐具选配技术不单单是使用在残疾或疾病患者身上,对老年人也同样适用。整个的推广过程,需要临床医师、辅助技术工程师和服务人员的共同努力,需要协调的服务配送,对群体社会人群的教育,以及对用户需求的理解和支持。

3. 辅助驱动椅

辅助驱动椅主要适用于不能独立移动或无法自己驱动轮椅的的老年人。主要是使老年用户不至于长久躺在床上,也可以安全舒适地坐直在椅子上。这些辅助驱动椅与一般的座椅相似,主要区别是带有小轮脚,并且可以调节倾斜角度,由他人随意推动。由于这种辅助驱动椅是为大多数人设计的,对于某些个体来说不是非常适合,因此这一类的坐具也应根据实际情况进行设计调整。

6.4.2 办公用舒适型坐具系统

随着社会的发展,从事脑力劳动的人越来越多,长期以坐姿进行工作的人也逐渐增多。这种普遍采用的工作姿势,往往会导致用户的下背部痛及肩关节劳损等问题,这种情况在保持静态坐姿下更容易出现。除了要不定时地改变坐姿进行活动以外,使用舒适的坐具系统往往能够起到良好的效果。

在选择舒适型坐具时,应该考虑用户所要进行的活动类型。选择合适的座椅很重要,首先应该选用可调节式座椅,其次用户应该反复试用特定的座椅。选好的座椅应该符合人体的生物力学特性和坐姿下的人体工效学。图 6-9 为人体在坐位时的姿势工效学原理说明,每一个可调节部分都应该达到使用户舒适、自然,放松。

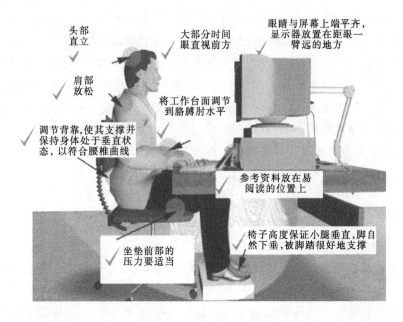

图 6-9　舒适型坐具的人体工效学原理

6.5　坐具系统的适配技术

6.5.1　坐具系统的适配过程

坐姿与坐具系统评价团队的一个很重要的任务就是要解决坐具系统与用户需求及功能能力之间的适配问题。首先,根据用户需求和技能能力的评估结果,可以大致确定用户需要一套或多套坐具系统。其次,与用户一起进行坐具系统的模拟实验。观察用户使用坐具的情况,包括用户的身体姿势和坐具的材料变化。模拟中采用的姿势对评估用户操作控制界面的能力很有帮助。改变姿势可以观察用户控制设备或完成其他功能任务的能力改变。模拟操作可以比较用户在不同坐具表面的压力分布和压力释放能力,可以为其选择最佳的坐具表面提供依据。在模拟过程中,除了用手摸和眼看的方法检查接触面的承压情况外,还可以通过相应的计算机系统检测压力,得到客观准确的压力数据。

在整个评估模拟操作过程中,需要弄清楚以下几个关键问题:① 模拟的坐具系统是否能够满足用户的目标和需要(如姿势控制、畸形治疗、压力释放等)? ② 坐具系统是否稳定,是否允许最大限度地完成功能性活动(如转移、自我照顾、使用辅助设备等)? ③用户是否感到舒适? ④坐具系统是否耐用,保证在使用期内满足用户的需求? ⑤坐具维护是否方便可行? ⑥用户是否能够担负使用坐具系统所需的经费? 通过对模拟操作过程中所采用技术有效性的评估,可以鉴定潜在的技术是否能够有效地满足用户的特殊需求,以帮助用户选择合适的坐具系统或运用潜在的技术,对用户的现有坐具系统进行修改和改制。

6.5.2　坐具系统的适配工具

在评价机体与坐具系统适配性时,可以运用多种策略和系统。

1. 专家系统

专家系统是帮助坐具系统评价团队把用户的需求、用户技能与适当的坐具技术进行匹配的工具。采用计算机程序,系统地引导团队成员根据对用户的评价结果,选择、优化设计与制作最佳的坐具系统。一个称之为 CUAHIFT 系统能成功地帮助临床医师对具有潜在压疮危险的用户快速准确地开具轮椅坐垫处方。使用这一系统时,用户需要坐在两块标准垫子上,医生通过询问病史、记录基本信息,为用户建立接触界面的目标压力,收集有关不同压力释放坐具表面的临床数据,记录用户的主观偏好(排除不被接受的坐具系统),根据以上这些信息,最终为用户建议特定的坐具系统。

2. 压力分布系统

压力分布系统是用来评价机体与坐具之间压力的工具,这一系统已经开发使用了十余年,可以客观评价接触面的表面压力,观察用户在坐位时的压力变化,确定压力峰值出现的位置和数量,查看姿势变化和表面压力对用户的影响,比较用户在不同坐垫系统中的压力分布情况,从而对坐具进行评价,帮助用户进行坐具选择和设计。这一系统还可以将结果可视化显示给用户,另外临床医师和其他康复工程人员也可以依此提供反馈方法。通过这种系统还可以帮助医生理解压力分布、坐姿与平衡之间的关系,为用户选择和调节坐垫,预防压疮产生等。目前,美国、加拿大等国家的许多技术公司都开发研制了种类繁多的压力分布系统。

6.6　坐具系统界面的有限元分析

有限元方法是用于求解工程中各类问题的数值方法。应力分析之中的稳态、瞬态、线性或非线性问题、热传导、流体流动和电磁学中的问题,以及软组织和骨组织应力应变问题都可以用有限元方法进行分析。ANSYS 则是一个大型的通用有限元计算程序系统。它不仅能够进行静态或动态问题的有限元分析,还能进行热传导、流体流动、电磁学和软组织生物力学特性方面的有限元分析。下面以坐姿下臀部-坐具界面为例,用有限元方法(ANSYS 软件)分析其组织界面的应力-应变问题。图 6-10 示出了人体臀部软组织-坐具界面生物力学分析的流程。

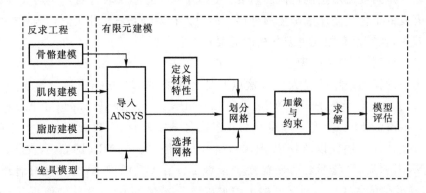

图 6-10　有限元建模及分析的流程图

6.6.1　人体坐姿下臀部软组织的建模

1. 反求工程

在工业产品的设计过程中,为了实现某些特殊的性能要求,要求产品外形具备一定的特征,通常此类产品是由复杂的自由曲面拼合而成的,由于在概念设计阶段很难用严密统一的数字语言来描述,故而许多产品的初始模型必须通过对事先造出的泥制或木制的模型进行测量,再以此为依据,反求出实物模型。这种以实物模型为依据来生成几何模型的设计方法即为反求工程。目前,反求工程也普遍适用于骨假体的植入等医学领域。通常的做法如图 6-11 所示,使用 CT 图像得到用户的骨组织模型,使用反求软件对模型进行处理,包括:模型数字化预处理、曲面重构,然后进行点云、蒙皮、面片、自由曲面等步骤后,最后生成实体模型,以供进行CAM 加工或者进行有限元分析。

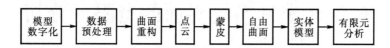

图 6-11　反求工程流程图

2. 数字化建模

为了构造人在坐姿情况下臀部与坐垫的受压情况,取人的骨盆以及部分腿骨组织的 CT 图像进行反求,生成实体模型。由于目前无法采集人在坐姿时的 CT 图像,只能由平躺的图像生成模型之后加以处理,在 CAD 软件中使腿骨在髋关节中旋转一定角度之后达到近似的坐姿。这里,坐具的形状取自西安交通大学康复中心开发的个体化防压疮坐垫的外形。假设人在对坐垫施加压力之前与坐垫之间完全接触,也满足有限元模型分析的需要。

(1)点云的获取和处理

当前的模型采用的是人体骨盆以及部分腿骨的 CT 扫描图片。扫描间距为5 mm,共 30 片。将数据导入 Mimics(materialise's interactive medical image control system)。Mimics 是一种通用的灰度图像分割软件,可以处理任意大小的二维灰度图片(CT 图像以及 MRI 图像),输出三维图形。在 MRI 图像中,皮肤、软组织,以及骨密质、骨松质和骨髓需要加以区分。在 CT 图像中,主要区分骨组织。Mimics 软件依靠灰度值对不同的组织加以区分。在 Mimics 软件中使用 Thresholding 命令选择域值并分区。图 6-12 显示了对在一张图像中对骨盆的分区,图6-13 为对骨盆部分的计算模拟。

当前的实验采用域值范围为：0～2 627 Hounsfield，Hounsfield 是 CT 扫描图像的密度单位。CT 的发明者 G. N. Hounsfield 教授给出了 CT 数的概念，CT 数的单位名称为 HU（Hounsfield unit）；1000 即为 HU 的分度因数（scaling factor）。按此定义，空气的 CT 数为－1 000 HU，纯水为 0 HU。物质的 CT 数本质上反映物质的密度，即物质的 CT 数越高，密度越高。骨松质的显示范围为 1 150～2 630 HU，当前导出的数据域值为 1 150 HU。这个模型由于重点着眼于软组织和坐垫的形变以及压力分布，因此忽略了骨

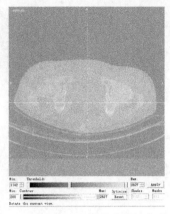

图 6-12 Mimics 软件中的域值选择

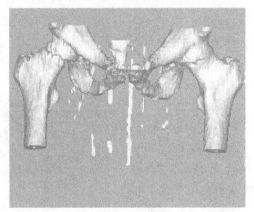

图 6-13 Mimics 软件对像素坐标的重建

的内部构造，认为骨组织是实心且均匀的组织。

将所选域值以上的所有体素（用以进行空间信息的数据记录、处理、表示等所采用的具有一定大小的最小体积单元）以点的三维坐标形式导出。导出文件格式为 txt。该 txt 格式文件可以输入 Geomagics 软件作进一步处理。导入 Geomagics 的点云模型如图 6-14 所示。

（2）对点云进行处理生成实体

在 Geomagic Studio 6 中对点云进行去噪并蒙皮，由于点云的密度较小，取片的间隔较大，自动生成的蒙皮存在漏洞、尖角等问题。需要修改蒙皮质量，使之光滑以便于曲面的重构和分析。修改的过程中要注意保存重要的几何特征细节。该几何特征的保留根据软组织建模的不同需要采取不同处理办法，如坐骨结节处以

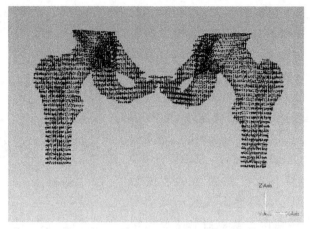

图 6-14　导入 Geomagics 的点云模型

及腿骨处的曲面需要仔细修改,而髋关节上方以及髋关节本身不是这次建模的重点,构造得较为粗糙。修改后的骨盆模型如图 6-15。

蒙皮质量达到要求后就可以根据骨骼的几何特征将骨骼划分为相应的特征网格,将重要的几何特征区分开来。特征网格的划分在 Geomagics 软件中是交互执行的。自动生成的网格需要修改以满足用户的不同需要,并且要尽量减少尖角的数量。网格质量达到要求之后可以在此基础上生成面片。面片为四边形自由曲面,但不是

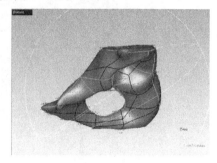

图 6-15　左半骨盆模型

几何曲面。该面片的形状是将来有限元分析划分网格的基础。生成面片之后,可以使用 Geomagics 软件在面片之上生成 NURBS 曲面。

NURBS 指的是非统一有理 B 样条曲面。非统一(non-uniform)是指一个控制顶点影响力的范围能够改变。当创建一个不规则曲面的时候这一点非常有用。有理(rational)是指每个 NURBS 物体都可以用数学表达式来定义。B 样条(B-Spline)曲线是在 Bézier 曲线基础上发展起来的样条曲线。样条曲线是指由多项式曲线段连接而成的曲线,在每段的边界处满足特定连续条件。NURBS 是专门做曲面物体的一种造型方法,多用于做出各种复杂的曲面造型和表现特殊的效果,如人的皮肤、面貌等。最终的曲面是 NURBS 曲面对原有曲面的逼近。图 6-15 为重构的左半骨盆模型。

将拟合好的曲面导出为 igs 格式。基本图形交换规范 IGES(initial graphics

exchange specification)允许在 CAD/CAM 系统之间进行产品数据交换,是一种受到各种 CAD/CAM 软件以及工程分析软件如 ANSYS 支持的数据格式。

普遍的做法是在平面建模软件如 Rhinoceros 或者 Surfacer 中导入,再导出,就可以使用 UG 加工了。将曲面文件导入 Rhinoceros 并在软件中进行一定的修改。删除曲面内部散乱的曲面,便于生成实体模型。将生成的曲面文件导入 Uni-Grapchics,将生成的曲面文件缝合并作成实体就可以导入 AN-SYS 文件进行分析。曲面模型如图6-16。

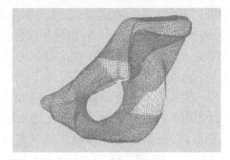

图 6 - 16　曲面模型

将生成的实体文件仍旧导出为 igs 格式,使用 Rhionceros 软件手动旋转腿骨与骨盆之间的夹角。参考图像为 Poser 软件提供的人体骨架标准坐姿模型。当前使用的模型中,髋关节曲75°。图6-17为参考的坐姿模型。图6-18显示了髋关节的原始位置和旋转位置。

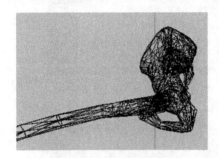

图 6 - 17　标准坐姿参考

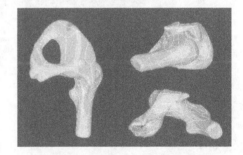

图 6 - 18　髋关节旋转 80°的三视图

6.6.2　有限元建模与分析

1. 模型的建立

为了构造人在坐姿情况下臀部对坐具系统的受压情况,取人的骨盆以及部分腿骨组织的 CT 图像进行反求,生成实体模型。由于目前无法采集人在坐姿时的 CT 图像,只能对平躺的图像生成模型之后加以处理,在 CAD 软件中使腿骨在髋关节中旋转一定角度之后达到近似的坐姿。具体过程为:将人体骨盆以及部分腿骨 CT 断层图像数据,在图像处理软件 Mimics 中进行处理重构,然后在三维反求软件 Geomagics 中进行曲面重构三维实体化,最后导入有限元分析软件 ANSYS 划分网格,进行力学模拟分析。

将调整好的骨盆模型导入 ANSYS。将坐垫加工所使用的曲面模型(如图 6 -

19)以 igs 格式导入 ANSYS,在 ANSYS 中生成实体。将坐垫厚度设为 60 mm。由于只建立左半模型,坐垫的尺寸为 210 mm×382 mm×60 mm,然后导入骨盆的模型,调整骨盆的位置,使坐骨结节对应坐垫的最低点。

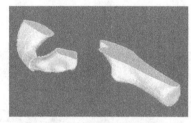

  图 6-19 示出个体化防压疮坐具系 统的曲界面外形。将计算好的曲面导入 图6-19　个体化防压疮坐垫模型的曲面造型 ANSYS,假设臀部外形和坐垫外形完全 接触。同时,将人体臀部软组织(含骨盆和腿骨(图6-20)、软组织模型(图6-21) 放置在坐垫模型(图6-22)的适当位置,即使坐骨结节对应坐垫的最低点,生成总 体模型(图6-23)。

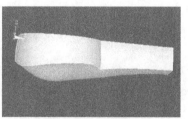

图6-20　腿骨的模型

图6-21　软组织模型

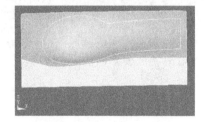

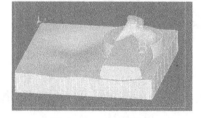

图6-22　坐垫模型

图6-23　总体模型

2. 单元的选择

  假设软组织为各向同性且均匀的线性弹性材料。选择 ANSYS 中的两种基本 单元:SOLID45 和 SOLID92。SOLID45 是一个三维六面体单元(如图 6-24),可 用于建立各向同性固体力学问题,它有 8 个节点,每个节点有沿 x、y、z 方向的三 个平移自由度。其中,分布荷载可以作用于这个单元的各个侧面。这个单元可以 用于分析大变形、大应变、塑性和屈服等问题。用这个单元求解的输出结果包括节 点位移,另外,输出还包括 x、y、z 方向的正应力、剪应力和主应力。这个单元的应 力方向与坐标轴平行。SOLID92(图6-25)是一个 10 节点的四面体单元,每个节

点有沿节点坐标 x、y、z 三个方向的三个平移自由度。也可用于分析大变形、大应变、塑性和屈服等问题。

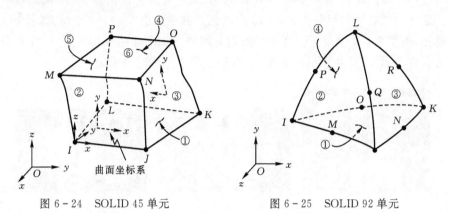

图 6 - 24　SOLID 45 单元　　　　　　　图 6 - 25　SOLID 92 单元

3. 材料特性的选择

在 ANSYS 中需要设置各个材料的杨氏弹性模量和泊松比。杨氏弹性模量的定义为 $\delta = E\varepsilon$。其中 δ 为正应力，ε 为正应变。泊松比 $\mu = \Delta b / \Delta l$，其中 Δb 为横向收缩量，Δl 为延伸量。根据 Wang Yunche，J. Blackburn，E. G. L. Polefka，D. R. Carter 等人的实验，表 6 - 3 中列出了建立模型所需的材料特性参数。

表 6 - 3　材料特性参考表

生物组织及坐垫材料	杨氏弹性模量	泊松比
骨	刚体	
软组织（总体）	1 MPa	0.49
海绵	0.2 MPa	0.32
骨	10^4 kPa	0.31
软组织（总体）	47 kPa	0.49
海绵	无海绵	
骨密质	18.5 GPa	0.3
软组织	1 MPa	0.49
海绵	无海绵	
骨	14 250 MPa	0.39
软组织（总体）	0.05 MPa	0.49
海绵	无海绵	

4. 划分网格

分别对骨以及软组织使用 SOLID92 单元进行划分。坐垫选择 SOLID45 单元。最终的模型一共划分为 203 025 个单元。其中软组织 93783 个单元,骨 90 079 个单元,坐垫 9 163 个单元。各个部分划分网格的情况如图 6-26 所示,左侧分别示出了骨单元、坐具和软组织的模型,右侧示出了总体网格模型。

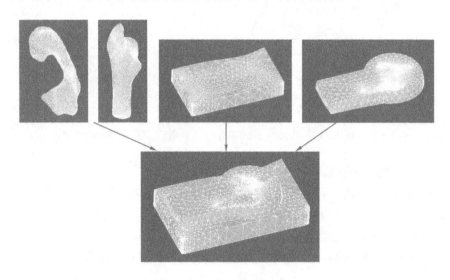

图 6-26　单元模型构成图

5. 约束和应力的加载

人在坐姿情况下受力分析如图 6-27:人受到自身的重力和坐垫的支撑力。因此考虑骨盆受到躯干的压力,而坐垫平面则受到由身体自身重力产生的压力,包括由骨传导而来的压力以及软组织自身的重力。以一个 60 kg(约 600 N)重的人为例建模,加载情况如图 6-27、图 6-28 所示:身体的 60%重量加载在坐骨结节上,那么一半的骨盆应承重 180N。在坐骨结节上加载 160 N,腿骨上面加载 20 N。如果坐骨结节表面加载面积约为 1 000 mm^2,则加载的应力为 180 kPa。之后,在坐具底面施加 z 轴上的位移约束,即可对模型求解。

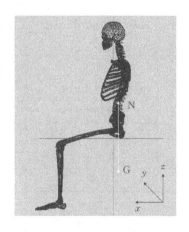

图 6-27　人坐姿受力分析

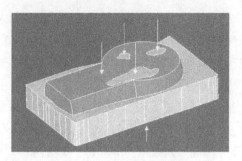

图 6-28　模型加载情况

6. 求解与结果分析

分别定义两种不同的材料参数(见表 6-4、表 6-5),模拟软组织的应力分布和坐具系统在较硬(模型 1)和较软(模型 2)情况下的应力与应变,再分别使用 ANSYS 中 Nodal solution,其中包括:dof-solution(应变的分布),stress-von Mises(各个方向总的应力分布)strain-z-direction(z 方向的应变)来查看它们的结果。

表 6-4　模型 1 的材料参数

材料	杨氏弹性模量	泊松比
软组织	1 MPa	0.49
骨	14 250 MPa	0.39
坐具(较硬)	1.2 MPa	0.32

表 6-5　模型 2 的材料参数

材料	杨氏弹性模量	泊松比
软组织	47 kPa	0.45
骨	10 MPa	0.39
坐具(较软)	0.2 MPa	0.32

用 ANSYS 进行应力分析的结果被显示在图 6-29 至图 6-34。对比两个模型的应力分布与应变分布发现:两种模型下,软组织内部应力的最大值发生在贴近坐骨结节处,其应力值均在 46 kPa 以上(见图 6-29 和图 6-30);对于模型 1,即采用较硬的海绵(弹性模量 1.2 MPa)以及弹性模量较大的软组织(弹性模量 1 MPa)时,应力的最大值发生在坐骨结节的下方,界面压力峰值为 20～22 kPa(见图 6-31);而对于模型 2,即较软的海绵(弹性模量 0.2 MPa)以及弹性模量较小的软组

织(弹性模量 47 kPa)时,界面压力为 18～21 kPa(见图 6－32)。由此可见,不同弹性模量的海绵对软组织深层的应力情况影响不明显,而对臀部组织-坐具界面的压力来说,有所减小,且两种模型臀部组织-坐具界面的压力分布情况相似,压力的峰值仍然在坐骨结节下方。对比两种模型下,软组织上最大应变发生在坐骨结节下方及其周围部位的软组织中,坐垫上最大应变发生的部位基本对应于坐骨结节所处位置。较硬坐垫的应变约为17.8(图 6－33),较软坐垫的应变约为 89(图 6－34)。这暗示着软坐垫有可能出现触底(buttom out)现象。

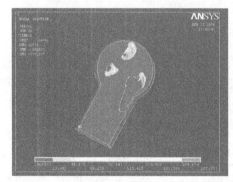

图 6-29 模型 1 组织界面应力分布

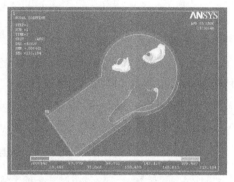

图 6-30   模型 2 组织界面应力分布

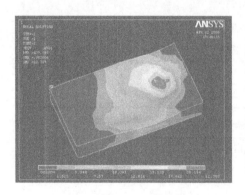

图 6-31   模型 1 坐垫应力分布

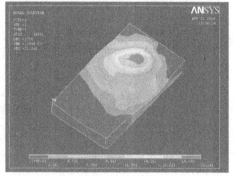

图 6-32   模型 2 坐垫应力分布

7. 模型的评估

将建模的计算结果与实际采集的压力分布数据相比较:让相同的受试者坐在以其本人的压力分布数据制作的个体化防压疮坐垫之上,测得压力分布如下,经过计算,得到压力峰值为 122 mmHg(16.27 kPa)。图 6－35 和图 6－36 分别示出为该受试者坐在其个体化防压疮坐垫上的左边臀部-坐垫界面的压力分布情况和模型分析结果,两者具有一定的相似性。将实测界面压力峰值与由模型 1 和模型 2

臀部-坐具界面压力计算值相比较,模型2计算的界面压力峰值(18~21 kPa)更接近于实测峰值。两个模型的计算结果普遍比实际值偏大,可能是由于海绵或臀部软组织的弹性模量偏高或在骨盆上加载力偏大所致。

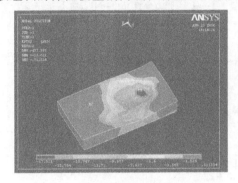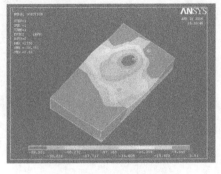

图 6-33　模型 1 坐垫应变分布　　　　图 6-34　模型 2 坐垫应变分布

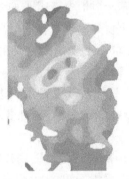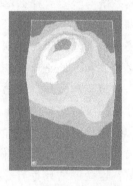

图 6-35　受试者左边臀部界面压力　　　图 6-36　模型计算的界面压力

　　综上所述,有限元分析方法能很好地模拟软组织和坐垫的应力分布、应变状况,在调整弹性模量和泊松比的情况下,应力分析结果与临床测试值非常接近。通过有限元模型模拟真实人体,随时修改坐垫的表面形状,再进行模拟,可达到优化设计臀部-坐具界面形状,获得最佳人体软组织-坐具界面应力分布的设计,从而确保人体组织的完整性。图 6-37 示出有限元法优化设计坐具系统的流程图。通过有限元方法进行软组织受力分析,可快速对模拟过程中软组织-坐具界面的形状进行设计修改,从而避免无效的加工所浪费的大量人力和物力,达到优化设计的目的。

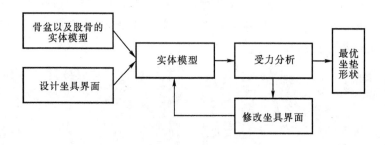

图 6-37　有限元分析流程图

思考题

1. 坐具系统与坐姿有什么潜在的关系？基于对消费者需求的考虑,坐具系统的哪三方面涉及辅助技术的应用？一个良好的坐具系统应具有哪些功能？

2. 坐姿定位和坐具系统的评价为什么要求一个多学科交叉的团队来进行？其必要性和好处是什么？

3. 在坐姿定位和坐具系统的适配过程中,为什么首先对用户进行需求识别？为什么除了对用户进行生理机能、感觉技能的评估外,还要对用户进行认知和行为技能、功能技能的评估？

4. 请描述在为用户选择、定做坐具系统时,需要对用户哪些技能和功能进行评估？这些评估究竟有哪些价值？若不评估,可能会给用户带来哪些方面的损害？

5. 请描述需要用坐具系统控制姿势的典型人群,以及他们使用这些辅助技术装置的基本前提。

6. 什么原因可能使骨盆呈现不对称的姿态？试描述使骨盆定位和姿态控制的主要方法。

7. 什么叫对中线？当脊柱出现侧弯,用对中线的方法对其进行矫正时,要掌握哪些要点？

8. 请列出在姿态控制的座椅系统中用来支撑躯干的方法,以及每种方法的使用场合。

9. 头颈部辅助技术装置有何功能？用户在什么情况下需要用头颈部辅助装置？头颈部辅助装置对制作材料、结构设计都有哪些要求？试为一名颈部肌无力的孩子设计一款头颈部辅助装置,并描述你所设计装置的特色和优点。

10. 试归纳、总结几种姿势控制与畸形处理的主要技术方法,请比较并分别说明它们的优缺点。

11. 请设计一种坐具信息实时采集系统,使之能根据人体压力分布的需求调整坐具的形状,并阐述其工作原理。

12. 什么是人因工程学,它与康复工程有什么关系? 试举例说明它在康复工程领域中的应用。

13. 试依据人因工程学原理为老年人设计一款坐具系统,并说明其设计原理。

14. 舒适度的定义是什么? 在设计坐具系统的过程中如何评价其舒适度? 哪些技术因素将影响人们对舒适度的评价结果?

15. 试用 Mimics 软件工具,从 MRI 扫描图像中获取皮肤、肌肉或脂肪等软组织的点云图。

16. 试用反求工程方法建立臀部软组织的实体模型。

17. 试说明 SOLID45、SOLID92 分别代表什么含义。

18. 试用 ANSYS 有限元分析软件,建立一个人体背部与背靠系统的有限元模型,分析其组织界面应力与应变关系。

19. 为什么有限元建模过程中要假设软组织为各向同性且均匀的线性弹性材料? 如何对不同质的材料进行建模?

20. 在有限元建模过程中,如何考虑加载与约束条件、材料的弹性模量与泊松比的选取? 选择的依据是什么?

21. 试用有限元模型及其分析方法为一特殊用户优化设计一款坐具系统,并叙述其原理。

参考文献

[1] COOK A M, HUSSEY S M. Assistive technologies: principles and practice [M]. St. Louis: Mosby-Year Book Inc. , 1995.

[2] JA Z. Special seating: an illustrated guide [M]. Minneapolis: Otto Bock Orthopedic Industry Inc. , 1996.

[3] PHAN É, DANSEREAU J, AUBIN C É. Wheelchair seat cushions evaluation using a finite element model[C]. //Proceedings of the RESNA International Conference. Orlando: RESNA, 2000.

[4] MOES C C M. Geometric Model of the Human Body in TMCE2000[C]. Delft: Delft University Press, 2000.

[5] DOHYUNG L A, ROLAND H D, JAMES B. Finite Element Analysis for Evaluation of Pressure Ulcer. RESNA 29th Int Conf[C]. Atlanta: RESNA, 2006.

〔6〕　NIELS C M, MOES I H. Using finite elements model of the human body for shape optimization of seats: optimization material properties〔C〕//. International Design Conference-design 2002. Dubrovnik Lowa: 〔s. n. 〕, 2002.

〔7〕　TAM E W C, ARTHUR F T. Interface pressure and pelvic movement during wheelchair propulsion〔C〕//. Proceeding of the First Joint BMES/EMBS Conference Serving Humanity, Advancing Technology. Atlanta: 〔s. n. 〕, 1999.

〔8〕　CHU S J. Finite element analysis of contact stresses between a seat cushion and a human body〔C〕//. Science and Technology, 2000. KORUS 2000. Proceedings. The 4th Korea-Russia International Symposium on Science and Technology. Ulsan: 〔s. n. 〕, 2000.

〔9〕　BOLIN I B P, KREUTER M. Sitting position: posture and performance in C5-C6 tetraplegia〔J〕. Spinal Cord, 2000, 38(7):425-434.

〔10〕　CARTER D R, SPENGLER D M. Mechanical properties and composition of cortical bone 〔J〕. Clin Orthop, 1978, 135:192-217.

〔11〕　EBE K G M. Quantitative prediction of overall seat discomfort 〔J〕. Ergonomics, 2000, 43(6):791-806.

〔12〕　FERGUSON-PELL M, COCHRAN G, PALMIERI V, et al. Development of a modular wheelchair cushion for spinal cord injured persons 〔J〕. J Rehab Res Dev, 1986, 23:63-76.

〔13〕　FERRARIN M L N. Analysis of thermal properties of wheelchair cushions with thermography 〔J〕. Medical &. Biological Engineering &. Computing, 2000, 38(1):31-34.

〔14〕　FOWLER E G, NWIGWE A I, HO J W. Sensitivity of the pendulum test for assessing spasticity in persons with cerebral palsy 〔J〕. Dev Medicine Child Neurology, 2000, 42(3):182-189.

〔15〕　KAMPER D A, REGER S, ADAMS T C. A low-cost, portable system for the assessment of the postural response of wheelchair users to perturbations 〔J〕. IEEE Trans on Rehab Engineer, 1999, 7(4):435-442.

〔16〕　KAMPER D G, BARIN K P M. Preliminary investigation of the lateral postural stability of spinal cord injured individuals subjected to dynamic perturbations 〔J〕. Spinal Cord, 1999, 37(1):40-46.

〔17〕　RAGAN R, KERNOZEK T W, BIDAR M, et al. Seat-interface pressures on various thicknesses of foam wheelchair cushions: a finite modeling approach 〔J〕. Arch Phys Med Rehab, 2002, 83:872-875.

〔18〕　SHERWOOD A G, PRIEBE M M. Altered motor control and spasticiy after spinal cord injury: subjective and objective assessment 〔J〕. J Rehab Res Dev, 2000, 37(1):41-52.

〔19〕　PELLOW T R. A comparison of interface pressure readings to wheelchair cushions and positioning: a pilot study 〔J〕. Can J Occup Ther, 1999, 66(3):140-149.

压疮与防压疮技术

学习要点

　　了解压疮的产生机制、病因学假说、病理过程及主要诱发因素;了解压疮的易发部位与分类;懂得压疮防治的基本原理及方法,掌握几种评价防压疮垫子性能仪器的使用方法,学会评价防压疮垫子性能的技术与技能;了解防压疮垫子的标准与检测方法;了解国际上现有防压疮垫子的分类和制作技术,能运用人体软组织生物力学的数学模型分析人体软组织在静负载下的响应特性;学会建立人体软组织-坐具的界面压力与界面形状的优化模型,掌握个体性防压疮垫子的优化设计方法;了解针对轮椅用户的个体性防压疮坐垫的临床适配技术。

7.1　概述

　　根据美国健康护理政策与研究部(The Agency for Health Care Policy and Research,AHCPR)定义:压疮(pressure ulcer,PU)是软组织由于长期承受未释放的压力而产生的损伤,也常称为褥疮(decubitus, bed sore)。压疮作为一种慢性病困扰人类的历史可以追溯到公元前1090年。1961年,Thompson报告:在出土的古埃及21王朝的木乃伊臀部和肩部,就已经发现大面积的压疮。到了近现代,随着社会人口的爆炸性增长及日益严重的老龄化趋势,压疮患者人数也呈指数增长。据美国国家压疮顾问组(National Pressure Ulcer Advisory Panel,NPUAP)估计,仅在美国就有超过一百万人患有压疮,这些患者成为社会不可忽略的一个群体。在人们把提高生活质量作为科研领域一个重要目标的今天,压疮的预防和治疗已成为康复工程领域中一个日益重要的课题。压疮病因研究是有效预防和治疗压疮的前提。近几十年来,科研人员一直在探索压疮的发病机制,并取得了丰硕的成果。

7.1.1　压疮的发生率、流行率和死亡率

压疮的发生率是指在某一时段内新患上压疮的人数与这段时间内所有压疮高危人数总和之比,而压疮的流行率是指某一时刻患压疮总人数与参与统计调查的总人数之比,发生率和流行率根据医护人员专业水平、医疗条件及患者群体情况而有所不同。资料表明:在美国护理之家,压疮的发生率达到 31.0%,而流行率是 2.7%～29.5%,每年大约有 6 万人死于压疮并发症,其死亡率是没有压疮并发症患者的四倍。在老年人和残疾人中,其发生率、流行率和死亡率都呈现更高的比率。据统计,60%半身不遂和 66%骨盆骨折的老人患有压疮。对脊髓损伤病人,其发生率在 25%～85%,且 8%与死亡有关。对住院老年人,发生率为 10%～25%;护理院老年人第一年的压疮发生率为 9.5%,第二年为 21.6%。在急救医院,压疮的患病率为 9.2%,而老人护理院入院时的患病率为 17.4%。发生压疮的老年人较无压疮的老年人死亡率增加 4 倍,如压疮不愈合,其死亡率增加 6 倍。

7.1.2　压疮的易发部位

压疮通常发生在骨骼突起部位。据统计,脊髓损伤的患者每天至少有 12 个小时处于坐位或卧位。身体的重力通过软组织施加到支撑物表面,如座椅或床。患者或失去保护性感觉反馈,或不能有效地变换体位减轻局部压力,长期如此,受压的软组织便产生压疮。

如图 7 - 1 所示,人体在不同的姿势下主要受力点不同。据报道,脊髓损伤患者在初次住院期间发生的压疮,39%位于骶骨,8%位于坐骨结节。之后四年的随访中,26%的压疮发生在骶骨,23%发生在坐骨结节。Dansereau 等人观察了 49 个住院病人。这些患者共患有 1 640 处压疮,其中坐骨结节处软组织发生率最高,达 28%;骶骨处发生率其次,为 17%。

7.1.3　压疮的分类

从临床观察的角度考虑,人们研究了许多方法对压疮的严重程度进行描述和评价。在较早期的教科书中,人们常将压疮分为五级,即:皮肤表层苍白性充血、皮肤表层非苍白性充血、真皮层溃疡、损伤扩展到皮下脂肪和坏死浸润到深层的筋膜。1995 年,在美国国家压疮顾问组主持的第四届国际学术讨论会上,由于很难辨别表面苍白性充血与其他非压力引起的溃疡,医学界人士普遍倾向于用四级分

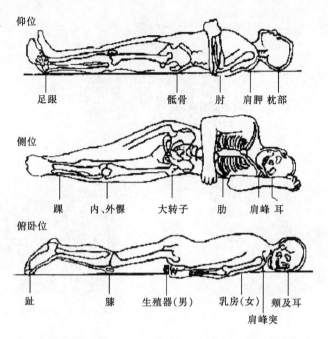

图 7-1　不同姿势下压疮的易发部位

（摘自 37℃ 医学网 www.37c.com.cn）

类法来描述压疮的严重程度,见图 7-2。

Ⅰ级压疮(皮肤表层非苍白性充血):手指轻压表皮时,红斑仍然发红,说明微循环已被破坏。表皮损伤可能呈现发热、水肿、发硬、炎症发生。若感觉神经未受损伤,则有疼痛感。

Ⅱ级压疮(真皮层溃疡):部分表皮和真皮脱皮,溃疡通过真皮向皮下组织发展。临床出现水疱或浅坑溃疡。溃疡边缘清楚,但被红斑包围。这个阶段的损伤是可逆的。

Ⅲ级压疮(损伤扩展到皮下脂肪):整个皮层脱皮,小血管血栓形成,感染伴随着脂肪坏死。深层肌肉水肿、发炎,产生一系列病理变化。无血管的深层筋膜阻止坏死向深部发展,但促进其横向发展,引起皮肤逐渐损坏。

Ⅳ级压疮(坏死浸润到深层的筋膜):软组织坏死快速扩展到肌肉、韧带、关节被膜和骨组织等处,大囊腔被慢性纤维化所闭合。损伤沿着筋膜和粘液囊迅速扩展到深层的筋膜和骨组织等,存在的小静脉束可导流,形成闭合性压疮。

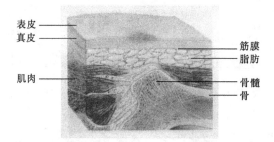

Ⅰ级压疮

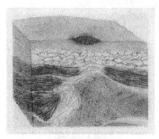

Ⅱ级压疮

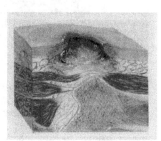

Ⅲ级压疮

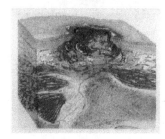

Ⅳ级压疮

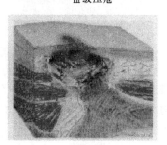

闭合性压疮

图 7-2　不同级别的压疮组织

（引自 J. Maklebust，M. Y. Sieggren 所著 *Pressure ulcers guide live for prevention and management.*）

7.2　压疮的产生机理研究

7.2.1　压疮产生机理的假说

人类对压疮病因的研究可追溯到 16 世纪末。1593 年，Fabricus 认为神经阻断和失去血供是引起组织损伤的主要原因。之后近三百年，人们对压疮的认识不断加深。1749 年，Quesnay 第一次提出把由压力引起的压疮和由其他原因引起的溃疡区别开来。1853 年,Brown-Sequard 认为压力和皮肤过湿是产生这种压疮的主要因素。1873 年,Paget 定义压疮是由压力引起的局部组织坏死。

然而,早期对压疮病因的研究一度被摒弃。1879 年,Charcots 提出的理论认为:神经受伤引起释放神经萎缩因子从而导致组织坏死。这个理论曾经统治这个学术领域近一百年。甚至到了 20 世纪 40 年代末期,Munro 等人仍考虑脊髓损伤引起自主神经系统的紊乱,外周反射减少,皮肤易感染,从而导致溃疡产生。他们认为压疮是脊髓损伤的并发症,因而反对手术治疗。

近 50 年来,一些学者纷纷从各自的研究角度对压疮产生机理提出了假说。其中最有影响和代表性的是 T. A. Krouscops 的胶原合成、淋巴液回流障碍和组织液流动的假说(图 7 - 3)。该假说认为,在外部负载压力下,局部软组织缺氧造成胶原溶解产生水。当这些胶原水溶液被移去后,该部位细胞与细胞之间的机械力重新分布,使这些细胞上承受的力增加,而转运到这些细胞中的营养减少。另一方面,外部压力使组织内液被挤出受压区域,细胞与细胞接触造成细胞破裂,细胞内物质堆积到细胞间隙中。如果外部压力移去,它产生一个足够低的组织内液压,使细胞和毛细血管破裂,造成内出血。同时,外力移去造成细胞破裂,加之毛细血管堵塞造成局部组织缺血、缺氧,又引起组织释放一种荷尔蒙,它与组织缺氧共同作用,使淋巴管壁平滑肌受到损伤,另外,组织缺氧也造成淋巴结微管损伤,使淋巴液回流受阻,堆积的细胞和毛细血管的代谢废物不能及时被清除,从而造成组织中毒,产生坏死。

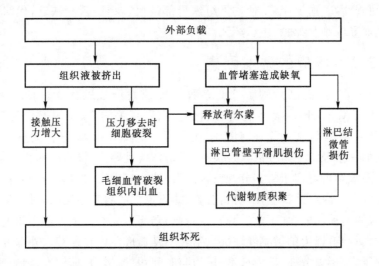

图 7 - 3　胶原合成、淋巴液回流障碍和组织液流动假说

　　1982 年,基于临床观察和组织学研究,Witkowski 等人提出了细胞肿胀、血小板聚集假说,即组织损伤是从真皮开始,毛细血管和小静脉扩张,内皮细胞肿胀并分离,引起水肿和血细胞外渗,血小板聚集,进而导致皮下脂肪出现坏死。他们注意到直到压疮形成的晚期,表皮才出现坏死,因此认为表皮能经得住长期缺氧。1986 年,Seiler 等人提出受伤组织纤维蛋白溶解活动下降假说,即受伤组织的纤维蛋白溶解活动下降,会引起纤维素在细胞间隙和毛细血管中的沉积。有时,也伴随着动脉管内纤维素凝血酶沉积,因而造成血管堵塞,导致组织产生坏死。1994 年,A. F. T. Mak 等人对组织内液流动平衡假说进行了论证。他们从生物力学的角度出发,假设软组织是同质、等厚度、双相(液体相和固体相)多孔弹性材料,并以此建立了一个双相多孔弹性模型以描述皮肤和附于骨头上的皮下组织特性。他们模拟了加载条件,观察了压力怎样从液体逐级传递到组织纤维和基质(组织中一种亲水胶体)怎样随组织内液流动,提出组织损伤是由于这种多孔弹性材料致密紧贴达到一个关键值的结果。

　　压疮产生机理和病理过程方面存在许多不同的学术观点和描述。持 T. A. Krouscops 的胶原合成、淋巴液回流障碍假说的学者从生物力学原理出发,认为骨头的密度大于肌肉、脂肪和皮肤组织,因此,组织损伤最先从皮下组织深部、紧贴骨头突起处开始。而持细胞肿胀、血小板聚集假说的学者从临床组织学观察出发,认为组织的坏死是先从真皮开始。尽管存在各种纷争,但目前已经形成,并能被广泛接受的观点是:长久未释放的过高压力(含界面压力和剪切力)造成局部皮肤组织中毛细血管堵塞,血流阻滞,使皮下组织局部缺血、缺氧,营养缺乏,代谢废物无法清除,进而导致细胞死亡、组织坏死。

7.2.2　压疮的诱发因素

　　迄今为止,人们已甄别了 200 多种可能诱发压疮的因素。1996 年,D. W. Byrne 和 C. A. Salzberg 等人将与脊髓受伤患者有关的 73 个因素分为 7 类。即:主要危险性因素、潜在的物理因素、潜在的营养危险性因素、潜在的移动危险性因素、潜在的社会经济危险性因素、潜在的心理危险性因素、潜在的药物危险性因素。然而,大多数学者习惯于将其分为三种因素,即内部因素、外部因素和诱导因素,如图 7-4 所示。内部因素主要包括:营养、缺乏正常的感觉系统(如对痛觉无反应)、缺乏正常的运动功能(如不能动弹)、年龄(如老年人皮肤失去弹性和肌肉萎缩而导致其对摩擦和剪切力的敏感度增加)、营养不良造成肌肉萎缩等。外部因素主要包括:过高压力、压力分布、压力梯度、压力与时间积、摩擦力、剪切力、组织变形、温度和湿度等。诱导因素包括:坐的姿势、移动病人的技术、致敏条件、大小便失禁、骨折、半身不遂、个体的社会状态和吸烟等等,还有一些与年龄有关的脉管和神经系统疾病(如糖尿病和肾病)也影响局部软组织的微循环。下面就几个主要诱发因素进行讨论。

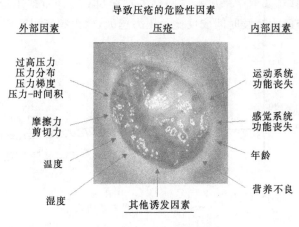

图 7-4 压疮的诱发因素

1. 表面压力、压力分布与压力梯度

表面压力代表物体作用在单位面积上的力。一般来讲,当外部压力大于毛细血管内压力(4.3 kPa,即 32 mmHg)时,会压迫血管,限制血液流动,引起软组织局部缺血,从而导致压疮(注意:这里忽略了个体的差异性、被测部位软组织的构成、软组织对压力的耐受性、软组织的健康状况等诸多因素影响)。因此,为减少局部压力对软组织产生的危害,应尽量扩大受压面积,并使受压区域内的压力尽可能小,且分布尽可能均匀。目前,这种方法已广泛应用在防压疮坐垫的设计上。

压力梯度是压力分布不均匀时组织层产生的横向压力差,即压力的微分。这个压力差引起组织滑动部分从高压力处移向低压力处。组织间隙液的移出使细胞间压力加大,从而使发生细胞破裂的可能性提高。近些年来,人们对压力梯度在压疮形成机制中的作用越来越关注。一项轮椅用户在行进时骨盆移动与软组织-座椅面之间的关系研究显示:压力梯度可能是引起压疮的重要因素。

2. 压力-时间积

压力-时间关系在压疮的形成机理中占重要地位。1953 年,T. Husain 的实验显示了低压长时间的压迫比高压短时间的压迫对组织所造成的危害更大。它提示了在压疮的防治上时间因素的重要性。1959 年,M. Kosiak 系统地在 16 只狗的臀部做了 62 种不同的实验。他发现:当 60 mmHg 外部压力施加在组织上一小时后,可发生微循环病理损伤;600 mmHg 外部压力持续一小时可造成压疮。同时,他建立了第一条压力、时间与组织损伤之间的关系曲线。这条曲线显示压力与时间具有相反的关系并呈抛物线状。1975 年,J. B. Reswick 等人将 W. Kosiak 的结果推扩到人体组织,实验结果显示了同样的规律(图 7 - 5),即压疮的形成过程中可承受的压力与压力持续时间成反比。压力越大,软组织能耐受压力的时间越短。

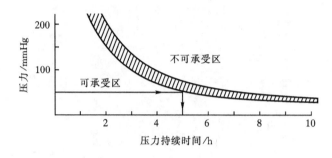

图 7 - 5　压力与时间关系曲线

3. 剪切力和摩擦力

剪切力是横切方向上的机械力,是摩擦力的反作用力,发生在深部组织中,引起软组织在横切方向上的变形。因此,剪切力的出现会加速组织局部缺血或坏死。在正常条件下,正压力并不足以造成血管堵塞而导致组织局部缺血,只有当正压力与其他因素(如剪切力、摩擦力、温度、湿度等)结合在一起时才引起组织损伤。正压力与剪切力一起施加在组织上时,能有效地关闭血管。当具有足够的剪切力时,仅有一半的压力就足以引起血管闭塞。对于老年人而言,其软组织所承受的剪切力大约是健康人的三倍,而皮肤的血流速度仅为正常人的三分之一。但是,由于目前难于检测剪切力,因此无法确切知道其在压疮的产生机制中所起的作用。

摩擦力指皮肤与衣服、被褥、坐垫等之间因相互移动而产生的力,其方向与剪切力相反。摩擦力可加速压疮的产生。摩擦力的大小可被皮肤的潮湿程度所改变。与干燥皮肤相比,少量出汗能增加摩擦力,而大量出汗则降低摩擦力。摩擦力作用于皮肤,还可使局部皮肤温度升高,温度每升高 1℃,组织增加 10% 的需氧量,在持续压迫局部引起组织缺氧的情况下,温度升高将增加压疮的易发性。

4. 组织压缩、变形与组织内液压

皮下软组织在负载下的行为表征随负载时间的延长而发生变化。一般来说,软组织是生物固体和生物液体的混合体,其实质上是不可压缩的。因此,组织在受到压力时,只会改变形状,迁移到压力低的相邻区域中去。这种变形是沿着三维球面坐标方向进行,在球面坐标 r 方向和 θ 方向的变化可达到 5%~14%,而在 ϕ 方向上基本不变,不存在扭曲,但在长时间加载情况下,软组织存在蠕变。

软组织的压缩和变形主要是由于受压区域下的组织间液和基质泄漏的结果。软组织受压时,组织间液和基质在胶原纤维之间和周围流动。组织液流动的速度取决于负载和受压面积。这种粘滞性的流动开始很快,之后,随时间延长而减慢,并在加载 6 小时后仍然可观察到这种粘滞性流动。近些年来,有些学者提出将软组织在静态压力下的表现特征作为压疮危险性的评价参数,压疮产生机理的完整模型应考虑组织的变形、血流、淋巴液、组织间液等对压力的综合响应。组织变形能比表面压力更敏感地反应组织承受负载的特征。

5. 组织的微循环效应

压疮产生机制中微循环的效应是非常复杂的。近几年研究发现,皮肤对缺氧的耐受性优于皮下组织。局部软组织受 1 368 mmHg 压力,造成缺血 8 小时以上,可压迫静脉和淋巴管,引起水肿和分解代谢物积聚,毛细血管通透性不增加而引起血管外高渗透性。于是,发生某些不可逆的微循环变化,红细胞和白细胞聚集,纤维蛋白形成等现象。但是,局部缺血 6 小时后,皮肤仍完好,而皮下组织受到损伤。皮肤对缺氧有较大耐受性可能与毛细血管在皮肤和皮下组织分布和走向不同有关。

近几年来,压疮形成病理过程中的局部缺血-再灌注损伤机理的研究被日益重视起来。研究表明当负载被传到深部组织,某些血管立即关闭,某些血管稍缓关闭,在几分钟后,负载区域血流响应达到稳态。皮肤灌注在早期随着表面压力增加而上升,然后,随着表面压力增加而减小,当表面压力增加至 58 mmHg 时,皮肤灌注为零。然而,软组织在受压的情况下并不发生损伤。仅当压力突然移去,再灌注发生时,软组织才遭受损伤。

6. 温度

人体与支撑表面的微环境是一个易被忽略的关键因素。随着受压时间的延长,微环境的温度升高。皮肤温度每增加 1℃,则组织新陈代谢的需氧量增加 10%。伴随着由静息压引起的组织局部缺血,组织温度的升高将增加组织对压疮的敏感性。皮肤温度弥漫性升高,但没有红斑,暗示了组织深部存在热源。骶骨部位温度弥漫性升高可能是压疮发生的早期信号,因为温度升高将有助于某些细菌的活动。虽然细菌不是压疮的主要原因,但细菌被认为是促使组织坏死并延缓组织康复的重要原因。

7. 湿度

在人体与支撑表面的微环境中,湿度是引起压疮的另一主要因素。大小便失禁、在不透气的坐垫套上的排汗或创伤面渗液等因素会造成支撑表面过湿。持续暴露在过湿的条件下,能引起皮肤和结缔组织浸软,一旦浸软,皮肤的拉伸强度下降,组织压缩和摩擦更易造成组织损伤。另一方面,浸软使皮肤表面更易腐蚀,增加细菌增殖和组织发炎的可能性,进而产生组织脱皮,增加组织坏死的危险性。Reuler 等人报告湿润皮肤使组织产生压疮的可能性比干燥皮肤高五倍。

8. 组织的耐受力

外因是变化的条件,内因是变化的依据。软组织本身对压力的耐受能力是压疮产生的决定性因素。在现实生活中,我们会发现有些被认为是具有压疮高危特征的病人,如高位截瘫病人,却从未发生过压疮。而另一些人,手术后卧床不起仅两小时,即发现压疮的早期征兆。这提示人们进一步研究软组织本身对压疮的敏感特性。

1981 年,R. K. Daniel 等人对 30 头猪进行了分组调查。结果发现:组织对压力的耐受力取决于组织的健康状况,健康肌肉组织在承受 4 小时 500 mmHg 的压力后,发生组织损伤,而皮肤则在经历 8 小时 800 mmHg 的压力后才出现损伤。对遭受下肢瘫痪、感染、重复性外伤的个体,其软组织在遭受 2 小时 35 mmHg 的压力就足以发生局部缺血,从而导致坏死。因此,他们推论:①肌肉组织比皮肤更敏感于外界压力,组织的病理变化最早是从肌肉组织开始的;②健康组织与受伤组织相比有较高的压力-时间阈值。人体各部位组织具有不同压力耐受性。生理学研究表明:人的脚后跟对压力具有最大的耐受力,其次是靠近坐骨节结处的组织,臀部其他部位组织则较易受损伤,尤其是靠近大腿后部腘窝的肌肉。

1976 年,J. B. Reswick 等人调查了脊髓受伤病人臀部组织的耐受力,结果显示坐骨结节下的组织能较长时间地承受 60 mmHg 以下的压力。然而,也有人持不同观点,并提供了实验证据。1981 年,Newson 等人调查了皮肤组织氧百分比对负载的效应。他用固定在健康受试者皮肤上的经皮氧监视器,监测其负载效应。结果显示:软组织和骨头突起部位组织对负载的耐受力相同。因此,他推论:由于骨头突起部位承受更大的压力,所以,更易产生坏死。

另一方面,负载耐受性和组织的自适应变化特性也被提出来解释组织对压疮的敏感性。持续加载将引起皮肤结构的变化,以改善其负载耐受性,胶原纤维直径分布是负载-时间的函数,结缔组织的力学特性与胶原纤维直径的关系密切。

7.2.3　压疮机理研究展望

对压疮病因学及病理机制知识的缺乏是造成压疮的发生率和流行率居高不下的根本原因。根据美国国家压疮顾问组(NPUAP)推荐,在今后相当长的一个时期里,这个领域的研究仍然会集中在软组织对负载(包括静态负载和动态负载)的生物力学效应方面。同时,可能会在以下关键性科学技术问题的研究上获得突破性:①什么是压疮的病原与病因? ②压疮具有怎样的病理过程? ③什么特征参数能更准确地预报早期压疮？④从何处入手采取防治措施最为有效？⑤不同体质类型的病人产生压疮的受压频率、强度和时间阈值是什么？⑥外界压力是怎样耗散在各种类型的组织层（如肌肉、皮肤）中的？⑦是否在一定的时间遭受一定的压力就一定导致压疮？这些引起压疮的压强、持续时间和频率参数随年龄组或其他病人组变量而变化吗？⑧导致压疮的组织弹性下降的特性是什么？⑨是否存在年龄、组织弹性下降与压疮形成之间的关系？⑩影响软组织响应界面压力的内部和外部因素是否也协同影响压疮的产生？⑪湿度、移动不能、神经感觉系统变化在压疮产生中的运作机制是什么？⑫营养、压力、剪切力/摩擦力和皮肤特性与压疮产生之间的关系？⑬移动不能是压疮产生的主要危险性因素吗？⑭现定义的营养缺失水平怎样影响压疮的形成？⑮皮肤温度在压疮形成过程中扮演什么角色？⑯吸烟是否影响压疮的形成？这种影响是否可逆？⑰控制性药物怎样影响压疮的形成？⑱心理因素（如压抑、生活境况、社会经济状况）是否影响压疮的形成？⑲为什么有些具有压疮高危因素的个体（如患有脊髓损伤、侧索多发性硬化症的病人）并没有发生压疮？他们存在保护性特征或因素吗？⑳足够的系统血流和局部血流在压疮发生过程中扮演什么角色？

高新检测技术的发展是压疮病因学深入研究的关键。一些理论假设有待于实验给出客观定量的论证。近几年发展起来的检测技术给压疮病因学研究带来了生机。软组织生物力学测试仪的研制成功允许我们客观定量地评价人体组织的活性。剪切力传感器的诞生使调查组织内剪切力在压疮的产生机制中的作用成为可能。体表氧百分比（TcP_{O_2}）、体表二氧化碳百分比（TcP_{CO_2}）等实验仪器可以监测负载下皮肤血氧交换情况。镭射多普勒血流仪的应用使我们可以测试不同压力下体表血流流量及流速的变化等。

这些高新检测技术将引领人们进一步探讨人体生理条件下压疮的形成机制，如老化和神经性疾病（如脊髓损伤、雷诺病和糖尿病）对皮肤血流的影响。在未来的防压疮产品（坐垫和床垫）的研发中，人体适应性血管扩张反应（adaptive vasodilatation）和反射性的充血反应（reaction hyperemia）可能被视为研发减压产品的重要观念。而这些具有保护性反应所涉及的众多生理反应机制，如组胺及前列腺素的释放机制，内皮细胞释放的氮化物机制，侧支循环补给机制（collateral feeding），以及通过压力感受器调节血管张力机制等则可能成为未来压疮形成机制研究的关注对象。

目前国内对压疮机理研究尚处于起步阶段，与国外相比，存在很大差距。但中国传统医学对于压疮的研究也具有其独特的价值。一般说来，中国传统医学对压疮的研究注重人整体系统工程。它认为：压疮的产生离不开内外二因。内即由于久病气血虚衰或受伤后久卧病床，导致脏腑功能减弱、阳气不运、阴气阻遏、气血不得宣通,致使肌肤失养;外则由于长期卧床,挨擦磨破,或因瘫痪、肢体废用不遂,受压部位气血运行受阻、气滞血瘀,经脉不通,致使肌肤、皮肉和筋脉失于温煦濡养而成。近几年,依据中医对压疮病因的观点,人们已将针刺、艾灸、药敷等传统中医方法成功地运用于压疮的预防与治疗。中医的整体护理有利于改善患者的全身情况,为压疮的研究与防治提供了广阔的前景。

　　总之,由于压疮形成病理过程的复杂性,涉及因素的多样性,目前仍不能彻底清楚地解释压疮的形成机制。而这其中的许多问题还有待于进一调查和论证。可以预料:这些问题的研究将有效地促进压疮危险性因素评价技术的发展,客观定量的评价技术对于解决医学界颇有争议的一大难题(Ⅰ类压疮的早期预报)具有重要意义。同时,这些问题的研究解决将进一步促进压疮干预技术的发展,研制出更有效的防治压疮产品。这对于改善脊髓受伤残疾人和长期卧床不起的老年人的生活质量,乃至提高人类整体的生命质量和促进临床医学事业的发展都具有重要意义。

7.3　床垫、坐垫理论及评价技术

　　基于对压疮的病因学、发病机制、病理过程及诱发因素的研究,20 世纪 80 年代,一个新型的床垫、坐垫理论被创立并发展起来。这个理论包括床垫、坐垫的舒适性、功能性、安全性,用户评价,对特殊用户的垫子评价技术,垫子的制作材料和垫子标准等多方面的研究成果。

7.3.1　防压疮垫子的分类及其工作原理

　　目前,美国市场上的防压疮产品,即床垫和坐垫的种类多达 200 多种。然而,从采用技术的角度看,主要分为六种:压力及压力分布控制型、压力-时间控制型、剪切力控制型、摩擦力控制型、温度控制型和湿度控制型。

1. 压力和压力分布控制型

　　峰值压力去除型和压力均布型坐垫见图 7-6。控制支撑表面的压力峰值、压力分布和压力梯度几乎是当今一切坐垫设计考虑的出发点。在坐垫设计中,尽量降低支撑表面的峰值压力是防止压疮产生的有效手段。采用压力控制,可以降低峰值压力,特别是骨突起部位的压力,扩大坐垫与身体的接触面积,尽量使接触表面压力均匀且达最小。如预成型海绵坐垫,根据普通人的臀部形状,预制成大小、规格不同的坐垫,增加沉浸深度。局部切空海绵坐垫,可以避免骨突起部位的压力。

　　从材料的选择上,采用体温敏感型材料,如粘弹性海绵,这种材料在体温的环境下,能变得柔软,可以增加沉浸深度,扩大身体与坐垫的接触面积。沉浸使靠近

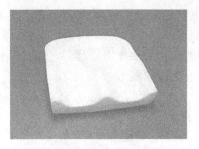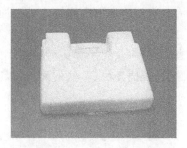

图 7 - 6　压力均布型坐垫

骨突起处的压力重新分布。被动式预成型充气垫也是其中重要的一种。这种坐垫可根据不同人臀部形状,依据空气在压力下等压流动的原理,即时成形,以保证接触界面。根据 D. M. Brienza 等人的研究,降低峰值压力能有效地减少压疮的产生。

2. 压力-时间控制型

压力-时间控制技术的最典型应用是动态交替减压系统。这也是当今市场上最热门的一种产品。它们大多数是采用周期充气、放气的方法,改变坐垫、床垫的表面压力分布(见图 7-7)。由于脊髓损伤患者长期坐在轮椅中,不能有效地改变自己的姿势。可将坐垫分为大小不等的充气块,动态改变局部压力,改变组织内液的流向。这方面的产品在英国发展较为活跃。当前的研究主要涉及到充气-放气的时间周期、速率、气压大小和个体充气块的形状等等。英国 Hunllegh Health 公司的 Alphabed Plus 系统的典型参数是:周期时间 3.6~15.2 min,压力 36.7~164.4 mmHg,个体小充气囊,充气形式可以是二者交替、三者交替和四者交替。研究课题涉及到单元格的几何形状、间隙,以及循环变化的幅度、频率特性和释放模式。

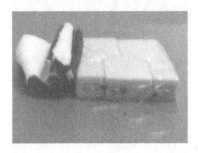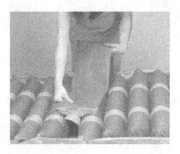

图 7 - 7　压力-时间控制型坐垫与床垫

3. 剪切力或摩擦力控制型

摩擦力与剪切力是局部现象。如果减小骨突起处的摩擦力,就可以提高对压疮的防治。降低剪切力和摩擦力的手段主要是采用上表面局部分隔式手法（见图7-8）。如：整块海绵坐垫的上表面被切割成小矩形阵列状。这样，当人体沉浸到坐垫中去时，组织及组织界面得到最小的剪切力和摩擦力。另外，垫罩的包封料也选择弹性大、表面光滑、柔软的面料，以降低表面摩擦力。

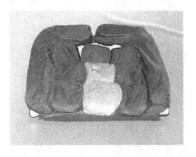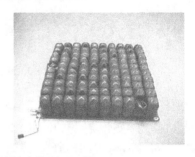

图7-8　剪切力或摩擦力控制型坐垫

4. 温度控制型

　　局部微环境温度的降低有助于抑制压疮的产生。降低组织界面微环境温度的方法主要是采用一些凝胶类材料制成垫子的内胆。此类材料具有大的热容量，易于维持或降低皮肤接触面的温度。另外，坐垫内注入热容量大粘性流体或水，也能有效地降低皮肤表面的温度（见图7-9）。

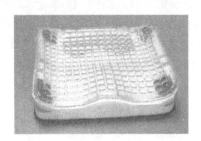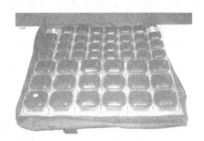

图7-9　温度控制型坐垫

5. 湿度控制型

　　现有的大多数床垫和坐垫产品对水蒸气的传导仍存在限制，如凝胶产品、Jay、RoHo产品等。充流体式垫子被充入橡胶、塑料等绝缘材料，往往引起相对湿度的增加。包封罩的特性影响水蒸气的传导速率。一些实验研究显示：当维持静态坐姿2小时后，座椅-臀部界面的湿度能上升22%。这里，采用吸水性强、透气性好的材料（如垫罩内衬垫松软、吸水性强的薄海绵）（见图7-7是控制湿度的有效方法。

7.3.2　防压疮垫子的评价技术

预防压疮的目标是对所有患者采取护理措施,减少或消除压疮发生的最常见危险因素。这首先要进行护理诊断,确定患者是否具有发生褥疮的高危因素。护理措施可用于处在高危因素的患者,减少其所带来的后果。这种预防压疮的策略就要求有一个可靠的工具,帮助护理人员决定哪些高危因素需要处理,及时采取预防措施。因此,评测高危状态的工具就成为预防压疮关键性的一步。

1. 临床常用的压疮危险性评估表

压疮危险性评估表是用来预测、筛选压疮高危人群的一种工具。在西方国家,从20世纪60年代起,相继出现了多种压疮危险性评估表,如应用比较普遍的Braden评估表、Norton评估表等。使用评估表筛选压疮的高危人群,不但可以有针对性地采取护理措施,提高预防护理的有效性,而且还可以节省大量开支。在国内,关于压疮的研究大都停留在预防和治疗阶段,关于压疮预测方面的研究则相当少。

尽管有许多方法可以进行预测,但研究表明,最具有预测能力的方法是分级评分法,它简便、易行,既不需费用,也无侵入性。最广泛使用的分级评分法,就是Braden评分法,如表7-1所示。

表7-1　Braden评分表

评分内容	评分及依据			
	1分	2分	3分	4分
感觉:对压迫有关的不适感受能力	完全丧失	严重丧失	轻度丧失	未受损害
潮湿:皮肤暴露于潮湿的程度	持久潮湿	十分潮湿	偶尔潮湿	很少潮湿
活动:身体活动程度	卧床不起	限于椅上	偶可步行	经常步行
活动能力:改变和控制体位的能力	完全不能	严重限制	轻度限制	不受限
营养:通常摄食状况	恶劣	不足	适当	良好
受力:摩擦力和剪切力	有	潜在危险	无	—
总　分				

注:Braden评分总分6～23分,分值越小,表示患者的器官功能越差,发生压疮的危险性越高。

虽然临床上已设计了各种评分表对患者压疮发生的危险性进行评估,但仍然需要大量有丰富经验的护理人员来执行这种评价。另外,在评价过程中,由于存在着各种主观因素的干扰,如患者的感受、陪护人员与评价人员对病情描述、相互理解及回忆描述时出现的随意性等因素,往往使这些方法容易造成误判,并普遍倾向于过高地夸大了压疮发生的危险性。因此,它提示我们:应设计相关仪器来对压疮发生的危险性因素进行客观、定量的评价,以有效地预防压疮的产生。

2. 界面压力分布评价

人体组织-垫子界面的压力分布状况通常是用来评价均布型防压疮垫子的重要指标。一个具有良好软件支撑的压力传感器阵列(force sensor array,FSA)及其系统可以用二维、三维压力分布图和辐射图提供人体坐姿和卧姿时的压力分布、坐姿时的平衡态信息,为建立人体-坐具界面、人体-卧具界面生物力学分析的数学模型提供信息,为建立个体性优化设计坐垫和床垫计算机辅助设计和计算机辅助制造(CAD/CAM)模型提供关键信息。最终,它可为坐垫的防压疮功能提供客观评价信息。

(1)Tekscan 压力分布测量系统

Tekscan 公司生产的 5351 型坐姿压力分布测量系统是由 48×42 压力传感器阵列(注:5350 型为 38×41 压力传感器阵列)、接口电路和基于 MS Windows(95/98,NT)的相关压力显示和分析软件组成(见图 7-9(a))。其压力传感器阵列横间距和列间距都为 1.016 cm,即:压力传感器的空间分辨率可达 1.032 cm^2;柔性薄膜网格状触觉压电传感器的厚度仅为 0.1 mm,压力传感器单元敏感度为 10^{-5} mmHg。Tekscan 有很友好的人-机界面,它的各个结构模块轻便、安装容易、移动方便、可以用于完整地测量和评价人体臀部-坐具、人体后背-座椅靠背之间的压力分布,以帮助医生评价人体与支撑界面之间的力学特性,能用映射表把压力传感器单元对应为屏幕上的显示区域,实时、动态地显示坐姿和靠背压力分布的二维、三维图像,并能进行存储和数据输出。能连续存储 6 000 多帧压力数据,对存储过的数据,可直接调用任意单元处的位置数据、压强值及峰值。图 7-10(b)和(c)分别示出了人体坐姿状态下的臀部-坐具界面的二维和三维压力分布图。

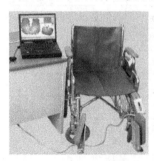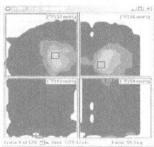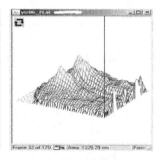

　　(a)力分布测量系统　　　　(b)二维压力分布图　　　　(c)三维压力分布图

图 7-10　Tekscan 压力分布测量系统及其测试效果图

（2）主要评价参数

主要评价参数包括压力峰值、平均压力、左右侧体压分布最大梯度值和平均压力梯度。

1）压力峰值（P_{max}）　　$P_{max} = \max(P_1, P_2, \cdots, P_n)$。式中的 n 为测点数；P_{max} 体现了坐垫的刚度，较硬的坐垫 P_{max} 值较大，较软的坐垫 P_{max} 值较小。

压力峰值既可以在 Clinseat 软件中直接得到每一帧的最大值，取其中数帧进行平均，也可以在存储的 ASCII 文件用 Matlab 处理得到。

2）平均压力（P_v）　　P_v 为全部受压点压力的算术平均值，即

$$P_v = \frac{1}{n_p} \sum_{i=1}^{n_p} P_i \quad (i = 1, 2, \cdots, n)$$

n_p 为受压点数，显然有 $n_p \leqslant n$（n 为被测的点数）。坐垫的刚度对平均压力有最直接的影响，对于同一材料的坐垫，由于表面形状的不同，使得受压点数不同，也会产生较大的影响。

3）左右侧体压分布最大梯度值（$G_{L,max}$、$G_{R,max}$）　　压力梯度是压力沿某一方向的变化率。

左侧最大压力梯度 $G_{L,max}$ 为：

$$G_{L,max} = \max(G_{L1}, G_{L2}, \cdots, G_{Ln}) \quad (n \text{ 为被测的点数})$$

右侧最大压力梯度 $G_{R,max}$ 为：

$$G_{R,max} = \max(G_{R1}, G_{R2}, \cdots, G_{Rn}) \quad (n \text{ 为被测的点数})$$

坐垫的刚度和材质的分布都会影响到坐垫的最大压力梯度。坐垫刚度越大，则最大压力梯度越大；反之，坐垫刚度越小，则最大压力梯度越小。另外，材质分布较为合理的坐垫所产生的压力梯度较小，当坐在其上时人会感觉比较舒服。

4）平均压力梯度（G_v）　　平均压力梯度为各受压点压力梯度的算术平均值。

$$G_v = \frac{1}{n_p} \sum_{i=0}^{n_p} G_i \quad (i = 1, 2, \cdots, n_p)$$

n_p 为受压点数，显然有 $n_p \leqslant n$（n 为被测的点数）。

防压疮坐垫大都是以改善压力分布为原理来预防压疮。因此，人们一般使用表面压力分布测量仪器（pressure mapping system）来评价、比较不同种类的坐具。例如 Y. Tanimoto 等用 Tekscan 公司的压力测量系统来评价空气坐垫，提出利用二维压力分布图和辐射图帮助医生理解压力分布、坐姿和平衡，选择和调节坐垫，从而预防压疮。

3. 舒适性评价参数

舒适度概念指人在坐势下的关节角度和关节灵活度。把人长时间在此姿势下

能够接受,而且不会感到刺激和疲劳的区域定义为舒适的区域,舒适性设计应该尽可能使轮椅使用者脊柱处于生理体位,保持正常的生理曲度。各部分肌肉处于放松状态,身体屈伸部位的角度以及受压部位要利于人体保持正常的血液循环。如果自然放松状态下的人体曲线能与轮椅背靠曲线充分吻合,轮椅舒适度评价值就高。从坐具界面的几何特性出发,它与稳定度、柔软性、变形、高度、臀部的舒适度和腿部的舒适度等因素有关。由此产生对舒适度的评价方法有下述两种。

(1)主观感觉

依据受试者的主观感觉,让其对侧向稳定性、前后稳定性、柔软性、变形、高度、臀部的舒适度和腿部的舒适度等参数进行打分,每个项目按 10 级评分(见表 7 - 2),在端坐 10 分钟之后进行。最后评价出总体舒适度。其中,侧向稳定性即侧向倾倒的可能性,是指当人体发生侧倾时,坐垫的支撑力使之恢复到平衡位置的能力。前后稳定性即前后倾倒的可能性,是指当人体发生前后倾时,坐垫的支撑力使之恢复到平衡位置的能力。柔软性也为柔软适合度,是以材料的柔软性是否恰当为衡量标准的,太差或者太好都不行,光滑度和弹性适度为最佳。变形即变形适合度,是以变形合适为衡量标准的,变形太大和太小都不利于长期保持坐姿,一般臀部坐深为 30 mm。高度即高度适合度,是指用户使用轮椅,坐垫的厚度是否利于使用者保持舒适的坐姿,坐垫太高或太低均不利于保持舒适的坐姿,一般使用者双手可以舒适放于轮椅扶手为最大高度。臀部和腿部舒适度为臀部和腿部保持舒适姿势的程度,分别是指长时间使用轮椅坐垫时的腿部和臀部的舒适度的保持状况。

表 7 - 2   人体舒适度主观评价表

评分依据	评价内容						
	侧向稳定性	前后稳定性	柔软性	变形	高度	臀部舒适度	腿部舒适度
1～2 分	很大	很大	很差	很差	很差	很差	很差
3～4 分	较大	较大	较差	较差	较差	较差	较差
5～6 分	尚可	尚可	尚可	尚可	尚可	尚可	尚可
7～8 分	较小	较小	较好	较好	较好	较好	较好
9～10 分	非常小	非常小	非常好	非常好	非常好	非常好	非常好

(2)压力分布图

依据压力传感器阵列(FSA)测得的压力分布图,进行客观的定量分析,得出不对称系数(C_n)、平衡指数(SB)、纵向压力分布曲线(P_L)、纵向力矩分布曲线(M_L)、侧倾稳定性系数(S)等。最终得出舒适度的综合评价指标。

1)不对称系数(C_n)由左右对称被测点压力差的绝对值之和与总压力的比值来表示,即:

$$C_n = \frac{\sum_{i=1}^{\frac{n}{2}} \mid P_{i,L} - P_{i,R} \mid \Delta S}{\sum_{i=1}^{\frac{n}{2}} \mid P_{i,L} + P_{i,R} \mid \Delta S}$$

这里,n 为被测点,$P_{i,L}$、$P_{i,R}$ 为第 i 对左右对称被测点的压力值,ΔS 为单点压力传感作用的面积。通常:$0 \leqslant C_n \leqslant 1$,而当 $C_n = 0$ 时,体压分布完全对称,C_n 越大则体压越不对称,当 $C_n = 1$ 时,则体压集中于一侧。个体性坐垫的目的在于通过优化设计坐垫的界面形状选择不同的坐垫材质来消除这种体压的不对称性。不对称系数和总舒适度呈负相关性,体压分布不对称的坐垫会让人感觉不舒服。

2)平衡指数(SB)由下式表示:

$$SB = \frac{\mid TPF_{X,R} - TPF_{X,L} \mid}{100[(TPF_{X,R} - TPF_{X,L})]}$$

或

$$SB = \frac{\mid TPF_{Y,R} - TPF_{Y,L} \mid}{100[(TPF_{Y,R} - TPF_{Y,L})]}$$

其中,$TPF_{X,R}$、$TPF_{X,L}$、$TPF_{Y,R}$ 和 $TPF_{Y,L}$ 分别为行列峰值曲线上中分位线左右的峰值。压力峰值通常为所取行或列的最高五个压力数值做平均,分别得出行列的压力最值曲线。平衡指数的值越小,表示坐垫的平衡性越好,舒适度也相对越好。

3)纵向压力分布曲线(P_L)是将垂直于坐具纵向对称轴的各截面上的压力进行积分,以纵向对称轴为横坐标,压力积分结果为纵坐标画出的曲线。它们可用下式表示:

$$P_L(x_i) = \sum_{j=1}^{N} P(x_i, y_i) \Delta l_j$$

式中 N 为第 i 排被测点数;$P(x_i, y_j)$ 为第 i 排第 j 个被测点的压力;Δl_j 为被测点所代表的线长度,对于等间隔分布的测点,Δl_j 为常数。

纵向压力分布曲线反映了人体受力的分布情况。它包括臀部和腿部的受压以及压力的变化趋势,综合地反映了座椅的刚度、形状、坐垫上表面离地高度等几何物理特性,从而把臀部、腿部的舒适度与压力梯度等参数关联起来。

4)纵向力矩分布曲线(M_L)是将垂直于坐垫纵向对称轴的各截面上的压力取矩积分,以纵向对称轴为横坐标,以力矩积分结果为纵坐标画出的曲线。

$$M_L(x_i) = \sum_{j=1}^{n} P(x_i, y_i) \Delta l_j a_j$$

式中 n 为第 i 排被测点数；$P(x_i, y_j)$ 为第 i 排第 j 个被测点的压力；Δl_j 为被测点所代表的线长度，对于等间隔分布的测点，Δl_j 为常数；a_j 为第 i 排第 j 个被测点到纵向对称轴的距离。

力矩量值和力矩分布的分析综合地反映了坐垫的几何物理特性，它是衡量坐垫支撑人体，使人体保持平稳性能的重要指标。人体臀部各部分受力对于保持人体平衡（尤其是侧向稳定性）的贡献是不一样的，力矩则反映了这一权重。很显然，距离纵向对称轴远点的受力对保持人体平衡有较大的影响。较好的坐垫，纵向力矩曲线应向上偏移，在腿部及臀部区域力矩的分布合理，进而有效地体现稳定感、腿部和臀部的舒适度。

5)侧倾稳定性系数(S)是描述当人体发生侧倾时，坐垫的支撑力使之恢复到平衡位置的能力。如图 7-11 所示，坐垫可以简化为一个分布弹簧系统。人坐在坐垫上，当发生侧倾时，坐垫将产生一个恢复力矩使人体恢复平衡位置，不同的坐垫使人体恢复平衡位置的能力是不同的。同样的侧倾角，稳定性好的坐垫（一般刚性较大或者形状合理）产生的恢复力矩较大。假设人坐在非常软的坐垫上（比如棉花上），会经常感到有侧倾的危险，不得不经常调整自己以保持平衡，这样，很容易感到疲劳。

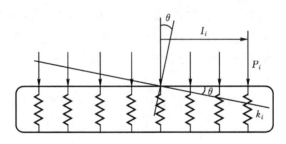

图 7-11　坐垫的分布弹簧模型

按照图 7-11 所示的理论模型，测量侧倾恢复力矩是非常困难的。这里取两点近似：①根据坐垫的刚度和压力存在着近似的线性关系实验，这里用被测点的压力代表该点的刚度；②依据坐垫的力-变形曲线，对该曲线的加压部分求导获得坐垫的力-刚度曲线。那么，

$$P_i = Ak_i + B$$

式中 P_i 为第 i 被测点的压力；k_i 为第 i 被测点的刚度；A、B 反映坐垫材质特性的固有参数，对于同一材质的坐垫，可认为 A、B 为常量。那么，整个坐垫产生的恢复

力矩为：

$$M = \sum_{i=0}^{n} k_i \Delta S_i l_i = \sum_{i=0}^{n} \frac{P_i - B}{A} l_i^2 \theta$$

上式两边对 θ 求导，得角刚度：

$$\frac{\mathrm{d}M}{\mathrm{d}\theta} = (\sum_{i=0}^{n} P_i l_i^2 - B \sum_{i=0}^{n} l_i^2 Q)/A$$

这里，定义 $S = \sum_{i=0}^{n} P_i l_i^2$，为侧倾稳定性系数；定义 $Q = -\frac{B}{A} \sum_{i=0}^{n} l_i^2$，对于同一材质的坐垫，$A$、$Q$ 均为常数。坐垫的角刚度 $\mathrm{d}M/\mathrm{d}\theta$ 体现了坐垫侧倾后恢复平衡的能力，在角刚度的构成中，A、Q 是坐垫固有的特性，而 S 则反映了人体压力的分布特征，对于同一材质的坐垫，S 显然是其侧倾稳定性的决定性因素，对于不同材质的坐垫，S 则体现了其侧倾稳定性中压力分布的影响。

　　侧倾稳定性是影响舒适性的重要因素。侧倾稳定性系数与坐垫软硬感呈正相关性，侧倾稳定系数大，则稳定性好，并使人感觉软硬适中，从而使总舒适性评价较高。相反，对坐垫软硬的感觉与所有的体压分布指标均呈良好的相关性。其中，软硬感与压力有关的指标呈负相关性，即较硬的、受压力大的或压力梯度大的坐垫使人的软硬感觉不好。另外，较大的平均压力也会使稳定感变差，从而使所测的侧倾稳定性系数变小。

7.3.3　防压疮垫子的标准与检测方法

　　国外对防压疮坐垫标准已进行了十多年的研究和讨论。目前，国际上通用的坐垫标准是 ISO 16840 系列标准。它主要适用于背部支撑坐垫、轮椅坐垫和其他支撑系统等组织完整性控制产品的测试。其中需要进行试验、测试的项目包括：垫子的界面压力分布、静态加载减载曲线、摩擦力、水平硬度、防滑动能力，在一般负载下的冲击衰减特性、坐垫材料回弹性，加不同负载时，坐垫界面下陷的深度，坐垫材料的阻燃性、坐垫的隔热性能与包封面料的防潮性，以及坐垫的生物兼容性等。

　　对于每种测试指标具有不同的测试方法和例行试验方法。

　　1)界面压力的测试，是使用界面压力传感器阵列对坐垫负载时力的大小与分布测试。

　　2)通过测量坐垫在加载和减载过程中的厚度，测试负载偏移和滞后特性，以确定坐垫的回弹力学特性。

　　3)通过对坐垫表面的摩擦力的测量，确定摩擦力特性。

　　4)通过测量在不同的方向刚性负载测量仪(RLG)与垫子发生相对移动时力的情况，确定坐垫的水平硬度。它描述了坐垫表面在水平方向力的作用之下，坐垫与皮肤之间的相互作用。

5)防滑动能力与坐垫的摩擦力特性相关,通过测量 RLG 在水平方向发生移动时力的大小,以实现对坐垫的表面防滑动特性的测试。

6)在一般负载条件下的冲击衰减显示了垫子吸振能力,即与冲击负载相关压力峰值被降低的能力。通常计算以下参数,即大于 10%加速度峰值的回弹次数、回弹加速度峰值和第一次回弹的加速度与第二次回弹的加速度之间的比值,以确定坐垫的缓冲特性。

7)测量不同负载条件下 RLG 顶部至水平线的垂直距离,从而确定垫子的恢复特性。

8)加不同负载时,坐垫界面下陷的深度测试主要考虑椅垫的两个特性:①变形能力(考虑初始轮廓和加载后的轮廓);②无底部时椅垫对于超载的反应,主要测量负载情况下垫子的轮廓深度和底部偏移。稳定性,即对于垫子寿命的测试,对于垫子施加一定频率的负载,记录它发生损坏时的负载周期数。

9)热量和水蒸气传递特性测试,主要是在温度条件下,模拟坐垫负载人体的状况,利用热力学刚性负载装置,测量每平方米的热流量和水蒸气传递速率。

10)坐垫有可能会受到液体渗入,例如尿液等。渗水特性的测试是测试液体穿透坐垫表面的时间。

11)生物兼容性的要求主要用于保证人体组织完整性,防止过敏反应、毒性、污染和感染。

除此之外,ISO 16840 标准还注重消费者的需求,并规范和指导企业为消费者提供满意的坐垫产品和服务的管理模式。坐垫测试标准客观地为消费者提供关于坐垫性能和工作方式的可比较的信息,对坐垫质量和安全性方面提供系统的评价,同时也保证残疾人可以有效地使用健康基金。

国内的坐垫测试标准主要有轮椅车座靠垫阻燃性的要求和测试方法,即GB/T 18029—2000 idt ISO 7176—16:1997。此标准适用于测量送检材料对于香烟和火柴的阻燃性,它规定了评估轮椅车座靠垫材料对于香烟和火柴阻燃性的测试方法。

7.4　个体性防压疮垫子的设计与制作

7.4.1　个体性压力均布型防压疮坐垫设计

个体性压力均布型防压疮坐垫设计的关键技术在于如何获取个体用户的软组织与坐具界面的最佳形状参数。在国外采用的各种坐具系统的取形方法在第 6 章已经介绍。总体说来,前述的取形所采用的方法直观,但它们不是操作复杂,就是所采用的设备造价昂贵,或无法按需求调整设计以达到最佳优化设计的目的。因此,这种个体性防压疮坐具系统在我国推广应用受到限制。为了推广一种适于我国广大用户需求的、低价的防压疮坐具系统,这里介绍一种用数学建模的方法实现个体性防压疮坐具系统的制作、加工的方法。它为实现低成本个体性防压疮的优化设计、计算机辅助设计与计算机辅助制造提供了有效的工具。

图 7-12 示出了这种新的设计、加工方法的流程。它通过检测人体软组织生物力学参数、坐具系统制作材料的特性参数,以及臀部-坐具界面压力分布参数检测,建立描述坐具界面形状的数学模型。这种模型进行一定的转换,则成为计算机能够识别的参数模型,计算机进一步控制数控加工机床,则可制作出经过优化设计的适应用户个体特征的防压疮坐具系统。这种个体性防压疮坐具系统对于骨盆倾斜、脊柱侧弯等类型的残疾人用户显得格外有用。这种经过数学建模,进而实现计算机辅助设计与计算机辅助制造(CAD/CAM)优化设计坐具系统的制作方法,大大降低了产品的制作成本。

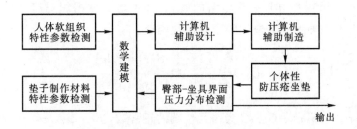

图 7-12 个体性防压疮坐具系统设计加工流程

7.4.2 人体软组织生物力学的数学模型

1. 软组织生物力学的基本概念

软组织的特性是粘弹性、各向异性、非线性、非均态。在动态加载条件下,它们的生物力学特性显现出以下四种重要特征:①松弛:当物体突然发生应变,并且应变在此后保持不变时,物体内部相应的应力随时间而减小;②蠕变:当一个物体突然受应力的作用,此后此应力保持不变,而该物体将继续发生变形;③滞后:若一个物体承受循环载荷,加载时的应力应变关系通常与卸载过程的应力应变关系存在某些差异;④拟弹性:在重复某种循环载荷足够多的次数后,应力-应变曲线会表现出可重复性和可预测性。

2. 软组织的准线性粘弹性模型

为了准确描述人体活组织的非线性应力-应变特征,冯元桢教授提出了软组织准线性粘弹性(quasi-linear viscoelastic,QLV)模型。在他的理论中,压力变化同时受应力响应的历史和时间的影响,且在加载和卸载时的应力响应有明显的不同。这也就是说,压力响应取决于应变和时间两个参数,即任何时间 t 的张应力等于衰减的瞬时应力响应,而衰减量取决于过去的历史,为过去所有变化的总和,并服从于同一个归一化松弛函数。因此,应力响应的历史称为松弛函数,可以用下式表示:

$$\sigma[\varepsilon(t),t] = G(t)\sigma_e(\varepsilon) \tag{7-1}$$

式中 $G(t)$ 是归一化松弛函数,即 $G(0)=1$,仅是时间的函数。弹性响应 $\sigma_e(\varepsilon)$ 是伸长比 ε 的函数,应力 $\sigma(t)$ 是归一化松弛函数 $G(t)$ 与弹性响应 $\sigma_e(\varepsilon)$ 在时刻 τ 的卷积积分。可由下式描述:

$$\sigma(t) = \int_{-\infty}^{t} G(t-\tau)\frac{\partial \sigma(\varepsilon)}{\partial \varepsilon}\frac{\partial \varepsilon}{\partial \tau}\mathrm{d}\tau \tag{7-2}$$

基于 Kelvin 模型和连续松弛谱的概念,并考虑到软组织对应变率的灵敏度,冯元桢提出了一种具有普适性的衰减松弛函数:

$$G(t) = \frac{\left[1+\int_0^{\infty} S(\tau)\mathrm{e}^{-t/\tau}\mathrm{d}\tau\right]}{1+\int_0^{\infty} S(\tau)\mathrm{d}\tau} \tag{7-3}$$

当 $\tau_1 \leqslant \tau \leqslant \tau_2$ 时,$S(\tau)=C/\tau$,C 为一无量纲的正常数,当 $\tau<\tau_1$,$\tau<\tau_2$ 时,$S(\tau)=0$。因此,上式可被重写为:

$$G(t) = \frac{1+C\{E_1(t/\tau) - E_2(t/\tau)\}}{1+C\ln(\tau_2/\tau_1)} \tag{7-4}$$

这里,$E_1(y)$ 是指数积分。

$$E_1(y) = \int_y^{\infty} \frac{\mathrm{e}^{-t}}{t}\mathrm{d}t \qquad (|\arg z|<\pi) \tag{7-5}$$

当 $\tau_1 \ll \tau \ll \tau_2$ 时,

$$G(t) = \frac{1-C\gamma - C\ln(t/\tau_2)}{1+C\ln(\tau_2/\tau_1)} + 0(C) \tag{7-6}$$

式中 γ 是欧拉常数($\gamma = 0.5772$);$0(C)$ 是无穷小量;τ_1 描述了快速粘滞现象,τ_2 描述了慢速粘滞现象。这些 QLV 参数由归一化松弛函数与试验数据相拟合而决定。弹性响应 $\sigma_e(\varepsilon)$ 由下式决定:

$$\sigma_e(\varepsilon) = A(\mathrm{e}^{B\varepsilon} - 1) \tag{7-7}$$

式中 B 表示应变-应力曲线的变化率，A 为是曲线的初始斜率。

QLV 模型是目前最成功和最简单的描述软组织生物力学现象的模型之一。它被许多研究用来描述软组织(如关节软骨、韧带、动脉壁、心脏瓣膜等)随时间变化并与应力响应过去历史状况相关的粘弹性特性。

3. 软组织三元素双相模型

软组织可被看作是一种多孔渗水的、双相(固态相和液态相)材料。多孔渗水材料允许液体在组织变形过程中流入和流出。当液体流经这些小孔时，会导致能量流失。软骨的固相状态会呈现出粘弹性。这样的粘性效果也会在液相状态体现出来。为了定量描述关节软骨的生物力学特性，B. R. Simon 等人推导了准线性模型的松弛和蠕变公式作为软组织的本构定律。他们论证了正常牛关节软骨四种数据的逼近，包括松弛、循环测试、预处理蠕变和非预处理蠕变的数据，推导出描述归一化松弛函数和蠕变函数的标准三元素固态公式：

$$G(t) = (1 - b_1) + b_1 e^{-b_2 t} \tag{7-8}$$

$$J(t) = \frac{1 - b_1 e^{-b_2(1-b_1)t}}{1 - b_1} \tag{7-9}$$

与冯元桢的软组织准线性粘弹性模型相比，三元素固态模型不仅对软组织的松弛特性有良好的描述，而且可以用来解释蠕变、松弛和循环测试数据，并可展现加载-卸载滞后回线中的应变敏感性。

4. 软组织压痕实验的弹性模型

通过严格推演，W. C. Hayes 等人用公式描述了压痕试验的数学模型。他们假定软骨是附着在刚性半球形上的一种无限薄的弹性层，假定压痕头是刚性和轴对称的，刚性平底圆柱压头如图 7-13 所示。他们通过使用混合边界理论得到了比例因数 k。剪切弹性模量 G 可以由他们的结论得到：

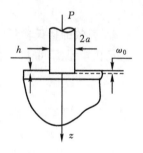

图 7-13 压痕头的结构

$$G = \frac{P(1 - \nu)}{4a\omega_0 k(\nu, a/h)} \tag{7-10}$$

式中 P 是总体施加的力；h 是原始厚度；ω_0 是形变；因素 k 是压痕头半径 a 和形状比 a/h 的函数。表 7-3 列出了五种泊松比 ν 情况下的 k 值。

Hayes 模型有以下四个特点：①分析基于混合边界理论；②模型是描述各向同性的同质材料，它具有线性弹性特性；③模型考虑到了压痕头重要的边界效应；④模型仅适用于受小载荷和小应变的条件。

表 7 - 3 平底圆柱压痕头的 k 值

a/h	$\nu = 0.30$	$\nu = 0.35$	$\nu = 0.40$	$\nu = 0.45$	$\nu = 0.50$
0.2	1.207	1.218	1.232	1.252	1.281
0.4	1.472	1.502	1.542	1.599	1.683
0.6	1.784	1.839	1.917	2.031	2.211
0.8	2.124	2.211	2.337	2.532	2.855
1.0	2.480	2.603	2.789	3.085	3.609
1.5	3.400	3.629	3.996	4.638	5.970
2.0	4.335	4.685	5.271	6.380	9.069
2.5	5.276	5.754	6.586	8.265	13.00
3.0	6.218	6.829	7.923	10.26	17.86
3.5	7.160	7.906	9.274	12.32	23.74
4.0	8.100	8.983	10.63	14.45	30.75
5.0	9.976	11.13	13.35	18.80	48.47
6.0	11.84	13.27	16.07	23.23	71.75
7.0	13.70	15.41	18.79	27.69	101.27
8.0	15.55	17.53	21.49	32.15	137.70

5. 有效的杨氏模量

杨氏模量 E 可由下式描述，

$$E = 2G(1 + \nu) = \frac{P(1 - \nu^2)}{2aw_0 k(\nu, a/h)} \tag{7 - 11}$$

式中 G 为剪切弹性模量；ν 为泊松比。杨氏模量的解是建筑在假设薄弹性层附着在一个刚性的、无摩擦力的、平底圆柱压痕头上。

有效的杨氏模量被广泛应用于评价压痕硬度试验的弹性响应。1997 年，M. Zhang 等人在软组织的凹痕硬度试验中使用杨氏模量构造了一种非线性有限元模型，并使用这个模型来评估摩擦和大的变形效应。他们发现在评定摩擦力效果时，使用大的形状比和大泊松比，杨氏模量会更有意义。系数 k 几乎与压痕深度成比例增长，在大泊松比 ν 和大形状比 a/h 时尤其明显。1999 年，Y. P. Zheng 等人在手动压痕测试时使用杨氏模量评价下肢软组织有效弹性。他们发现杨氏模量很明显地受地点、姿势、受试者和性别的影响。在有效杨氏模量和整个软组织层厚度之间没有明显联系。

6. 软组织压痕实验的粘弹性模型

1999 年,Y. P. Zheng 将 B. R. Simon 的三元素固态模型、W. C. Hayes 的压痕模型与冯元桢的 QLV 模型结合起来。Hayes 的线性弹性压痕实验模型的解被扩展至冯元桢的 QLV 模型中,试图通过压痕实验来描述肢体软组织的非线性粘弹性,以及其与软组织过去载荷历史相关的特性。结合后的模型为:

$$P(t) = P_e(u(t)) + \int_0^t P_e(u(t-\zeta)) \frac{\partial G(\zeta)}{\partial \zeta} \mathrm{d}\zeta \qquad (7-12)$$

这里

$$G(t) = 1 - \alpha + \alpha e^{-t/\tau} \qquad (7-13)$$

$$P_e(\mu) = \frac{2ah}{(1-\nu^2)} \mu k(h,\mu) E_e(\mu) \qquad (7-14)$$

而

$$E_e(\mu) = E_0 + E_1 \mu(t) \qquad (7-15)$$

式中,α 是无量纲正常数,反映总体衰减量;τ 代表描述快速粘滞性现象的时间常数;E_0 是非松弛起始模量;E_1 是非松弛非线性模量。

这种结合后的模型有以下特征:① 保留了冯元桢 QLV 模型能描述基于时间特性的软组织粘弹性特征的优势;②考虑了压痕实验的边界效应特性;③通过使用瞬时杨氏模量来描述在体软组织的非线性粘弹性特性。

表 7-4 是上述各种模型的归纳。

表 7-4 不同模型之间的比较

名 称	模 型	作 者	应用条件或目的
软组织准线性粘弹性模型	$\sigma(t) = \int_{-\infty}^t G(t-\tau) \frac{\partial\sigma(\varepsilon)}{\partial\varepsilon} \frac{\partial\varepsilon}{\partial\tau} \mathrm{d}\tau$ $G(t) = \frac{1-C\gamma-C\ln(t/\tau_2)}{1+C\ln(\tau_2/\tau_1)}$ $\sigma_e(\varepsilon) = Ae^{B\varepsilon} - A$	Fung, Woo	适用于单轴拉伸载荷,能较好地描述软组织的准线性粘弹性响应特性
软组织三元素双相模型	$\sigma(t) = \int_{-\infty}^t G(t-\tau) \frac{\partial\sigma(\varepsilon)}{\partial\varepsilon} \frac{\partial\varepsilon}{\partial\tau} \mathrm{d}\tau$ $G(t) = (1-b_1) + b_1 e^{-b_2 t}$ $J(t) = \frac{1-b_1 e^{-b_2(1-b_1)t}}{1-b_1}$	Simon	适用于单轴拉伸载荷,能较好地描述软组织的松弛和蠕变特性

名　称	模　型	作　者	应用条件或目的
杨氏模量	$E = 2G(1+\nu)$ $\quad = 2\dfrac{P(1-\nu^2)}{4a\omega_0 k(\nu, a/h)}$	Young	弹性模量,简单,易于被医生掌握和使用
软组织压痕实验的弹性模型	$G = \dfrac{P(1-\nu)}{4a\omega_0 k(\nu, a/h)}$	Hayes	适用于弹性材料参数的提取。用平底硬性圆柱体压痕头对弹性体进行压痕实验,考虑了压痕头的剪切模量、混合边界效应
在体软组织压痕实验的粘弹性模型	$P(t) = P_e(u(t)) +$ $\quad \displaystyle\int_{-\infty}^{t} P_e(u(t-\zeta))\dfrac{\partial G(\zeta)}{\partial \zeta}\mathrm{d}\zeta$ $G(t) = 1 - \alpha + \alpha\mathrm{e}^{-t/\tau}$ $P_e(\mu) = \dfrac{2ah}{(1-\nu^2)}\mu k(h,\mu)E_e(\mu)$ $E_e(\mu) = E_0 + E_1\mu(t)$	Zheng	适用于在体软组织粘弹性参数的提取。考虑了软组织双相材料在压痕实验中的所遇到的混合边界效应问题,以及软组织的非线性粘弹性特性

7.4.3　实时在体软组织生物力学特性参数采集与提取

　　通过以上数学模型的推导不难看出:所有的软组织生物力学模型都是建筑在已知应力、应变的基础之上的。换句话说,要想知道对个体软组织的生物力学特性参数,首先必须采集被测软组织应力、应变随时间变化的实验数据。其次,选取一种好的数学模型对实验数据进行数学拟合,方可从中提取出个体软组织的特征参数,以便为用有限元分析法优化设计防压疮坐垫提供依据。那么,一种通过非侵入、客观、定量的方法,在体采集软组织的应力、应变数据,以及它们随时间的变化就显得尤为重要。

1. 实时在体软组织生物力学特性参数采集系统

　　依据冯元桢粘弹性体松弛特性与弛豫特性的检测定义,一个在体软组织生物力学特性信息采集系统的结构与工作原理被显示在图 7 - 14。它由主机总体控制及数据采集、超声-力学复合测试探头、步进电机及其驱动装置、B/M 型超声诊断仪和万向移动定位工作台等五部分组成。主机实时采集来自超声诊断仪的 B/M 二维图像信号并进行屏幕显示(见图 7-15)。在系统执行生物力学数据采集工作前,首先,调整万向移动定位工作台,使超声-力学复合测试探头精确对准人体被测部位软组织。其次,根据屏幕上实测的二维 B 型软组织横切面断层图像和 M 型超声扫描线,微调复合探头的位置与方向,使 M 型超声波束扫描线垂直于被测组织层,以减小超声波在软组织中传播时由于组织层间界面的声波折射所造成的能量损耗,从而获得超声测量的最佳灵敏度。第三,依据被测对象的软组织厚度,通过主机显示屏幕对加载模式、加载速度、最大加载力、加载持续时间等参数进行预设定(见图 7-15 中屏幕右侧)。主机将根据所设置的参数,对步进电机及其驱动装置送出相应的旋转速度和旋转方向等控制脉冲信号,驱动复合探头正向或反向位移往复运动,进而使其对被测软组织执行加载/减载操作。第四,依据实测的二维软组织断层图像,在 M 型超声扫描线与软组织层界面的交叉点上设置跟踪检测窗口(见图 7-15 超声图像中的方框),以便在动态加载条件下,实时跟踪检测软组织层所受的压力及其变形,以获得动态负载条件下的应力、应变及其它们随时间变化的数据。所有实时检测的数据将被存储在 Excel 文件中,用 Mathematica 或 Matlab 等数学工具软件可以进一步对其处理,提取软组织生物力学特征参数。

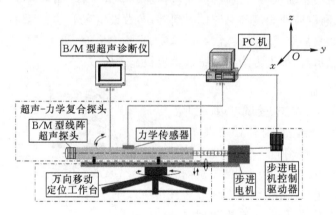

图 7-14 生物力学特性的信息采集系统

屏幕左侧显示实测的二维 B 超图像、以及压力/组织变形随时间变化的曲线。图像中垂直白线为 M 型扫描线的位置,而白色框为跟踪窗口。在图像冻结的条件下,医生可在二维超声图像上任意设定 M 型扫描线的位置和多个跟踪窗口。在动态实测时,计算机用模板匹配的方法,实现对动态负载下软组织层变形参数的实时跟踪检测。B 超图像的右侧显示所选 M 超扫描线上的 A 型超声回波信号。

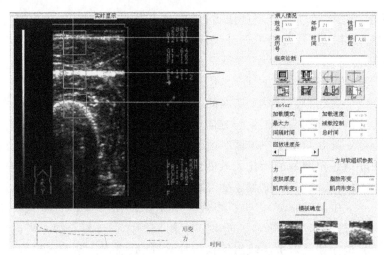

图 7-15　主机系统屏幕显示

　　屏幕右侧上方为受试者登记资料,如:姓名、年龄、性别、病历号、临床诊断、检测日期/时间、检测部位等;登记资料区的下方为图像的采集、图像冻结与模板选择、超声模式选择、图像回放与跟踪、存储、探头初始位置设定、退出等八个功能键;功能键下方为动态加载参数设定区,它包括加载模式选择、加载速度、最大加载力、减载控制量、间歇时间长度和总测试时间等;参数设定区下方的两块区域分别是图像回放窗口和测量结果,如:力、皮肤层厚度、脂肪层形变、肌肉层形变 1、肌肉层形变 2 的数值显示窗;最下方为三个跟踪窗模板显示区域。

2. 压痕试验

　　1)实验准备:首先,受试者取一固定、舒适、稳定的坐姿。在身体四个关键点:坐骨结节(IT)、髂骨嵴(ASIS)、大转子(AITPF)、髁骨外侧(LE)做出定位标记。调整万向移动定位工作台,使在体软组织生物力学特性信息采集系统的测试探头朝上,对准人体臀部坐骨结节前$(1/10)h$处,这里,h 为坐骨结节至小腿后部的长度,见图 7-16 中箭头所示。

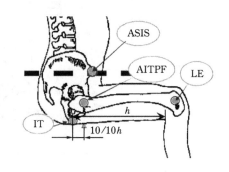

图 7-16　被测坐姿及被测点

　　2)预处理:正式采集压痕实验数据之前,需要对被测组织进行预处理,以消除组织内部结构引起的不稳定因素。预处理方法如图 7-17 所示,对被测在体软组织进行加载、减载的循环实验 3 分钟。加载深度为总体组织厚度的 20%,加载、减载速度为 1 mm/s。

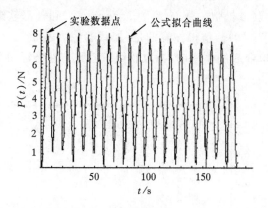

图 7 - 17　被测软组织的预处理

　　3）数据采集：预处理后，被测者保持原有坐姿。测试探头调节至被测软组织表面，被测仪器显示软组织受力为零，二维超声图像能清楚显示被测组织层的影像，使超声波束方向与各组织层相垂直。以 1 mm/s 的速度加载，至总体组织厚度的 20% 深度时保持 5 分钟，再以 1 mm/s 的速度减载。加载时组织变形和受力随时间变化的状况被实时记录下来。从图 7 - 18 中可以看出：当软组织在突然受到变形（应变），并保持应变不变的状况下，软组织内相应的应力随时间减小，显示其松弛特性。

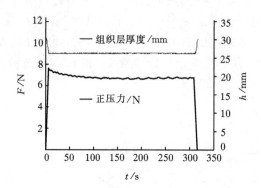

图 7 - 18　载荷下软组织的应力与应变随时间的变化

3. 软组织生物力学特性参数的提取

　　根据人体软组织的非线性和粘弹性的特性，并假设被测软组织为各向同性，借助压痕实验的特点，建立在体软组织压痕实验的粘弹性模型，来拟合实验数据，并从中抽取软组织的生物力学特征参数。

（1）衰减松弛特征参数的提取

通过曲线拟合衰减松弛函数 $G(t) = 1 - \alpha + \alpha e^{-t/\tau}$ 到臀部软组织的加载保持段实验数据中（见图 7-19）。值得注意的是：加载的应力需做归一化处理后，再做曲线拟合。最后，从拟合后的模型中，抽取软组织松弛特性特征参数 α 和 τ。

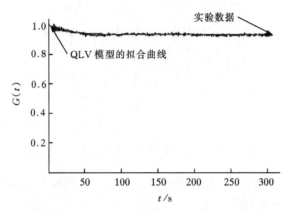

图 7-19　曲线拟合衰减松弛函数到实验数据

（2）弹性响应特征参数的提取

通过曲线拟合非松弛弹性压痕力响应函数 $P_e(\mu)$ 到臀部软组织的实验数据中。

$$P_e(\mu) = \frac{2ah}{(1-\nu^2)}\mu k(h,\mu)E_e(\mu)$$

式中 $E_e(\mu) = E_0 + E_1\mu(t)$；$a$ 为压痕头的半径；h 为软组织受压前的厚度；因素 k 取决于泊松比和相对形状比 $a/h(1-\mu)$，可以从表 7-3 中查到，或由表 7-3 的数据反演推导得出。一般软组织的泊松比可取 0.45。通过曲线拟合获得弹性相应模型后，即可抽取软组织弹性响应特征参数 E_0 和 E_1。曲线拟合弹性响应函数到实验数据的情况可见图 7-20。

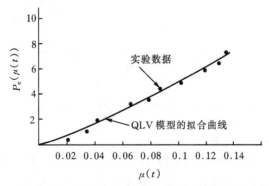

图 7-20　曲线拟合弹性响应函数到实验数据

（3）QLV 参数的验证

将衰减松弛函数 $G(t)$、非松弛弹性模量 $E_e(\mu)$ 和压痕力响应函数 $P_e(\mu)$ 代入 QLV 模型，取其离散化形式，则式(7-14)可变为：

$$
\begin{aligned}
P(i) = \frac{2ah}{(1-\nu^2)} & \big[k(h,\mu(i))[E_0\mu(i)+E_1\mu^2(i)] \\
& -\frac{\alpha}{\tau}\sum_{j=1}^{i} k(h,\mu(i-j))[E_0\mu(i-j)+E_1\mu^2(i-j)]\mathrm{e}^{-j(\mathrm{d}t/\tau)}\,\mathrm{d}t \big]
\end{aligned}
$$

$$(7-16)$$

式中，$\mathrm{d}t$ 为两连续数据之间的间隔时间长度。

拟合误差 MSE 可由下式计算得到：

$$
MSE = \sqrt{\frac{\sum(P_s(i)-P_e(i))^2}{\sum P_s^2(i)}}
\tag{7-17}
$$

这里，$P_e(i)$ 为实验测量到的力，$P_s(i)$ 为离散化拟合计算得到的力。

图 7-21 示出了曲线拟合压痕实验数据的结果。横坐标为时间，纵坐标为应力，图中点为实测的应力，线条为数学模型拟合的应力曲线。拟合误差为 0.0085。

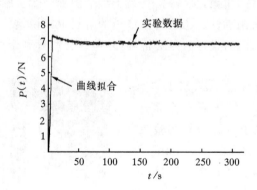

图 7-21 曲线拟合压痕实验数据($MSE=0.0085$)

（4）数据分析

非线性回归分析被用来评价曲线拟合的结果。系数 R^2 可由下式得到：

$$
R^2 = \frac{\mathrm{SS}_{总}-\mathrm{SS}_{残}}{\mathrm{SS}_{总}}
\tag{7-18}
$$

$0<R^2<1$，R^2 值越接近 1，说明模型对实验数据拟合程度越好。表 7-5 给出了一组典型的臀部软组织生物力学测试参数和 R^2 值。从表中可以看出用 QLV 模型拟合实验数据能获得很好的拟合度。

表 7 - 5　一组典型的臀部软组织生物力学参数及曲线拟合度

参数	α	τ/s	$E_0/(\text{N} \cdot \text{mm}^{-2})$	$E_1/(\text{N} \cdot \text{mm}^{-2})$
平均值	0.087	64.06	0.00815	0.00801
标准差/平均值(%)	22.64	26.77	6.08	16.26
曲线拟合 R^2	$R^2 > 0.92$		$R^2 > 0.97$	

7.4.4　坐垫材料特性及其参数的测量

　　一般而言,坐垫、床垫的材料特性可描述成 5 种特性:①密度;②硬度;③弹性;④减振性;⑤包容性。坐垫的原材料应该是普通的无污染材料。在设计过程中,应特别注意的是:坐垫的形状、密度、重力和吸收特性、热量转移特性和湿度转移特性、耐久性、透气性、可洗性、再用性,以及作为中介所使用的材料和配置等。

　　防压疮坐垫的性能指标:①从舒适性指标来说,要求坐垫有助于软组织压力(表面压力、剪切力和摩擦力)的分布均匀,具有良好的热传导性并透气防湿。②从功能性指标来说,要求坐垫具有稳定性及合适的重量,垫子与垫套之间有良好的摩擦特性,垫子厚度适中,价廉,美观耐用,易于维护保养。③从临床安全性考虑,要求垫子材料还应具有阻燃性。④从制作垫子的材料上来说,要求材料密度和硬度适中,兼有弹性与塑性,有良好的阻尼特性,外包封材料有利于促进稳定和减小峰值压力。

　　参考美国国家标准 ASTM D3574-95 设备仪器的选择中的压痕实验部分。使用 WDW-100D 电子万能力学实验机,该试验机的圆钢材压头面积 323 mm²,设计一块硬质铝质底板作为海绵的支撑,该底板可调节使底座保持水平,底板上有若干个直径为 6 mm 的排气小孔,孔中心间距为 20 mm,设备装置见图 7 - 22。系统可以记录压头在升降过程中的压力和位移,利用数控设备,计算机软件可以控制

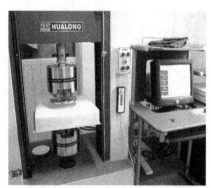

图 7 - 22　海绵力学性质测试试验

压头升降的方式。为得到压力-形变的关系,采用位移控制方式来控制压头升降。采用多次试验取平均值的方式。取得的海绵压力-形变关系如图 7 - 23 所示。

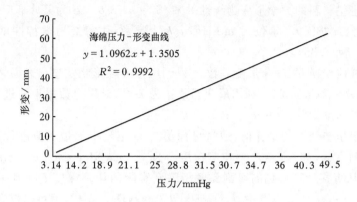

图 7-23 海绵力学特性曲线

7.4.5 坐垫表面的数学建模与计算机辅助设计

获得用户臀部-坐具表面压力分布、用户臀部软组织生物力学特性参数,以及制作坐垫材料的力学特性参数之后,就可以通过建立数学模型的方法,设计个体化防压疮坐垫的外形。具体设计流程如图 7-24 所示。

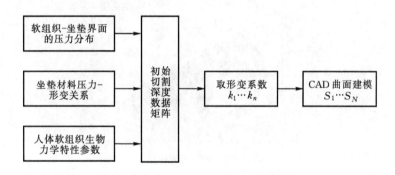

图 7-24 个体化防压疮坐垫设计流程

用压力传感阵列测量得到平坐垫与臀部之间的表面压力数据。我们用 P 来表示首先使用 Tekscan 系统得到受试者的压力分布数据。

假设压力数据矩阵为:

$$\boldsymbol{P} = \begin{bmatrix} p_{1,1} & \cdots & p_{1,C} \\ \vdots & & \vdots \\ p_{R,1} & \cdots & p_{R,C} \end{bmatrix}$$

R 和 C 分别为传感器阵列行列数,其中 $R=41,C=38$ 为传感器阵列大小。

假设坐垫材料的力学形变为线性关系：$S = aF + b$。S 为某处形变变量，单位为 mm；F 为某处压力，单位为 mmHg；a、b 为常数，由海绵力学特性试验中得出 $a = 1.096$，$b = 1.351$。

经过线性变换，取一个形变系数 k，得到压力 P 与形状及坐垫表面切割深度 D 之间关系：$D = k(aP + b)$。利用形变函数作为关系，对压力数据矩阵进行变换，得到最初切割深度矩阵：$D = aP + b$。

先确定坐垫切割的最深值，通过最深值与 D 矩阵中的最大值进行计算，得出矩阵的比例系数，如：确定最大切割深度分别为 $\max\_d_1$，$\max\_d_2$，$\max\_d_3$，…，$\max\_d_n$。从直接计算得到的切割深度矩阵到实际的切割深度矩阵有一系列比例系数 $k_1, k_2, \cdots, k_i, \cdots, k_n$，其中：$k_i = \max\_d_i / \max(D)$。这样，就可以得到实际的切割深度矩阵：$\text{Depth} = k_i * D$。将 Depth 里的数据导入到平面建模软件 Rhinoceros 中，就可以设计个体性造型曲面。使用 Matlab 编程，将该压力分布数据转换为深度分布数据（如图 7 - 25），并计算出深度矩阵。将 Matlab 最终生成的深度矩阵导入 Rhinoceros，并使用该软件生成 NURBS 曲面（见图 7 - 26）。

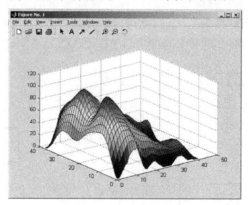

图 7 - 25   Matlab 生成的深度分布数据

将 NURBS 曲面与骨盆、腿骨、肌肉、脂肪等人体软组织模型一起导入 ANSYS 软件，按第 6 章介绍的有限元建模和分析法，选择适当的人体软组织特征参数，建立坐垫界面形状与人体臀部软组织之间相互关系的有限元模型。通过改变形状分布，逐次逼近的方法，确定最佳压力分布，优化设计，获得坐垫的最佳形状模型。

7.4.6   坐垫界面的计算机辅助加工

1. 数控加工系统简介

万利公司的 Many 2022 CNC 计算机数控系统被用来进行坐垫的加工。该系

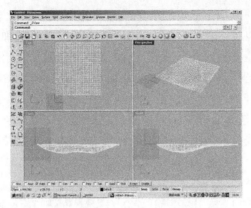

图 7 - 26　Rhinoceros 中的 NURBS 曲面

统的结构如图 7 - 27 所示；系统的计算机配置为 CPU 2.4G、256M 内存、80G 硬盘；系统的 Easycut 控制器包括一个黑颜色的控制箱和一个变频器；数控系统的行程范围为长 550 mm，宽 500 mm，高 180 mm；其定位精度和重复定位精度均为 0.25 mm；进给速度为 0～120 mm/s；主轴速度为 0～18 000 r/min；驱动为直流伺

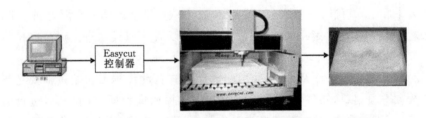

图 7 - 27　Easycut 系统加工个体性坐垫

服马达驱动；铣刀直径为 0～10 mm。系统配套软件为 Easycut2001，可以执行图像数控编程 CAD/CAM 软件 Mastercam 方法编制数控加工程序 NC 文件。数控机床会按照所编制的曲面加工 NC 文件对坐垫材料进行自动加工切削。数控机床为三轴联动电脑控制加工机床，可进行铣削、钻孔加工，选择合适的刀具、转速和进给率后，三轴联动数控机床就可加工一定硬度的软材料（如坐垫用聚氨酯绵材料）。一般，刀具、转速和进给率参数的选择要通过加工实验确定。

2. 数控加工文件的生成

　　计算机辅助加工数据处理流程被展示在图 7 - 28。将经过有限元建模优化设计生成的曲面文件导入 CAM 系统的 Mastercam，并在其中进行处理。Mastercam 软件使用了图形交互式自动编程技术，从而大大缩短了编程时间。图形交互式自动编程需要将坐垫的被加工部位的图形准确地绘制到计算机上,并需要确定有关坐垫毛坯料的装夹位置、工件坐标系、刀具尺寸、加工路线及加工工艺参数等数据之后才能进行编程。其主要任务有:①核准文件的几何尺寸、公差及精度要求;②确定零件相对机床坐标系的装夹位置以及被加工部位所处的坐标平面;③选择刀具并准确测定刀具有关尺寸;④确定工件坐标系、编程零点、找到基准面及对刀点;⑤确定加工路线;⑥选择合理的工艺参数。利用图形交互式自动编程软件的图形绘制、编辑修改、曲线曲面造型等有关指令,将坐垫被加工部位的几何图形准确地绘制在计算机屏幕上。与此同时,在计算机内自动形成坐垫加工的图形数据文件。

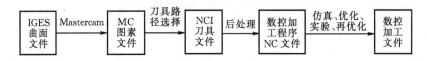

图 7-28　计算机辅助加工数据处理流程图

1)几何造型:在实际的应用中,所加工的坐垫是用造型软件设计的,长宽范围为 38 cm×41 cm 的单调深度曲面,结构简单,精度要求为 1 mm,公差在深度方向上不大于 2 mm 可满足要求。选择 CAD 造型软件默认的 XY 平面为加工平面,曲面深度方向为 Z 向。第④、⑤步骤的要求可在以后的刀具轨迹生成步骤中选择设置。

2)刀具轨迹的计算及生成:使用图形交互式自动编程刀位轨迹需要选择合适的参数和选项菜单,软件将自动从图形文件中提取编程所需的信息,进行分析判断,计算出节点数据,并将其转换为刀位数据,存入指定的刀位文件中或直接进行后置处理生成数控加工程序,同时在屏幕上显示出刀位轨迹图形。Mastercam 可进行的曲面加工刀位轨迹方式有多种,根据所加工曲面的特征,选用曲面加工中的腔槽曲面加工刀位轨迹生成方式。

3)后置处理:后置处理的目的是形成数控指令文件。进行后置处理前,编程人员需对该文件进行编辑,按文件规定的格式定义数控指令文件所使用的代码、程序格式、圆整化方式等内容,软件在执行后置处理命令时将自行按设计文件定义的内容输出所需要的数控指令文件。另外,由于某些软件采用固定的模块化结构,其功能模块和控制系统是一一对应的,后置处理过程已固化在模块中,所以在生成刀位轨迹的同时便自动进行后置处理生成数控指令文件,而无需再进行后置处理。

4)程序输出和调试:图形交互式自动编程软件 Mastercam 可以在编程过程中,在计算机内自动生成刀位轨迹图形文件和数控指令文件,即 NC 文件。所使用的机床控制系统由标准通信接口与计算机相联,计算机直接就可以把加工程序

NC 文件送给机床控制系统。机床控制系统所使用的 Easycut 软件也可以进行刀具路径仿真,在进行铣削过程中,此软件可帮助进行数控指令的调试。最终经过仿真和优化设计,就可以使用 Easycut 数控加工机床将该曲面在规格为 40.5 cm×43 cm×8 cm 的高弹海绵上雕刻出来。

7.5 压疮的预防与治疗

7.5.1 压疮的预防措施

预防压疮规程应该包括:①选择合适的轮椅和坐垫,可以分散压力、调整姿势并提高稳定性;②压力释放的程序;③合适的饮食指导和充足的营养;④正确的移位技术指导;⑤个人卫生和皮肤护理。预防需要包括患者、医生和护理人员在内的康复小组持续不断的团体努力。

处理压疮的关键是预防,特别要强调的是如果已发生压疮,应预防其他部位发生新的压疮以及预防已愈合的压疮复发。减除压迫是预防压疮的关键,又是治疗压疮的先决条件。针对压疮产生的原因及形成的各种因素可采取以下措施。

1. 定时变换体位

防止患者同一部位长期持续受压,一般采取交替变换体位的方法。卧位变换体位间隔时间一般不超过 2 小时;坐位时应每隔 20～30 分钟用双手撑起身体,使臀部离开坐垫 30 秒,以改善受压部位的血液循环。

2. 减轻骨突出部位受压

可用软枕、海绵等将骨突出部位垫高,特别是后枕部、肩胛部、骶尾部、髋关节、膝关节以及足跟和内外踝部。

3. 选择良好的坐垫和床垫

床垫的机械性能要好,具有一定的厚度及弹性,以增大承重面积,坐垫厚约10 cm为宜。垫子应具有良好的散热、吸汗、透气性能。应使用天然面料,局部干燥透气。目前市场上有多种充气垫及气垫床可以选用。

4. 改善全身营养状况

保证营养全面均衡,多进食富含蛋白质和维生素的食物。

5. 皮肤护理

• 保持皮肤清洁和干燥,卧床患者每周擦浴或洗澡 1～2 次,会阴部每天清洁1 次,大小便污染者随时清洁,尤其注意皮肤皱褶处的清洁。

　　•每天检查皮肤,特别是压疮易发部位,如局部发红、发紫,出现水泡、硬结等,应考虑可能发生压疮,需及时进行减压。

　　•避免皮肤外伤,康复训练时应注意避免局部皮肤长时间反复受摩擦及牵拉,如做仰卧起坐动作时,应注意骶尾部皮肤所受的应力,平时应注意清理床面及座椅上的异物,如厕时应避免划伤肛门。

　　•及时治疗各种皮肤疾病,特别是压疮好发部位的疖肿、湿疹等,注意患处皮肤的减压保护。

7.5.2　压疮的治疗方法

1. 解除压迫

　　减压是治疗压疮的关键,如不能解除压疮区域所受的压迫,任何治疗都不能起到良好的效果。在实际工作中,治疗的难点主要是如何做到既要保证已有压疮的部位不受压,又要预防其他部位出现新的压疮(尤其是多个部位存在压疮时)。无论是四肢还是躯干,都应将压疮部位进行架空。

　　值得一提的是不少医院目前仍在使用的气圈并不能使臀部减压,相反,充气的气圈可压迫阻断皮肤和皮下组织的静脉回流,更不利于中心部位皮肤的血液循环。

2. 局部处理

　　在护理人员的帮助下,进行清创和换药。创面坏死组织容易感染,并阻碍愈合,可将坏死组织剪除,并更换敷料,保持创面清洁,同时为新生肉芽组织的生长创造良好环境。

3. 物理疗法

　　可应用红外线、紫外线、高频电、高压氧等方法治疗压疮,改善局部的血液循环,促进上皮愈合。

4. 激光、外科手术处理

　　压疮主要发生于长期卧床衰弱的患者,用激光、外科手术治疗也是近几年来的新手术方法。经长期保守治疗不愈合、创伤面肉芽老化、创伤边缘有瘢痕组织形成,且合并有骨、关节感染或深部窦道形成者,应考虑手术治疗。

　　无论使用何种方法进行治疗,总的原则是促进褥疮愈合。必须注意手术前后的综合处理。术前应注意控制感染,清洁创面,改善全身营养状况,进行体位训练(如取俯卧位,以避免手术区受压)。手术中应彻底切除压疮,如累及骨面应凿除部分骨质,并根据压疮的部位、大小,设计不同的皮瓣或肌皮瓣,缝合时避免张力过高,以免影响愈合。手术后注意新皮肤受剪切力作用损害,患者变动体位时不能拖拉,而应抬起变换体位。手术后患者应保持高蛋白饮食,以促进伤口愈合,异常伤口愈合的表现为伤口分离。

7.5.3 轮椅的防压疮定位技术

有了好的防压疮坐垫，如果坐姿不正确，也不能有效防止压疮的产生。值得注意的是，即使是最好的坐垫也不能完全解决缓解压力的问题。使用者应注意正确地使用和维护坐垫，使其发挥最大的作用。

使用扶手可使臀部接触面压力显著减小。扶手可支撑人体 10% 的重量，因此缓解了臀部的压力。轮椅应能优化病人对自身体重的移动、切换及推进的独立性，并提供坐姿支持。脊髓损伤的患者坐具系统应能满足个性化需求，重点放在达到最高水平的功能和移动独立性。坐姿能显著影响坐骨压力，而侧骨盆倾斜则能影响臀部的压力分布。因此，在选择坐具系统时，坐姿管理是至关重要的。

轮椅不仅提供移动性，而且可以为实现使用者的体重转移提供一个独立的手段。这种机械压力释放系统的目的在于：替换坐压，改变体压分布，以有助于预防压疮；坐着时能改变姿势；为使病人具有改变坐姿以求舒适和功能实现的能力，应允许使用者坐姿时能实现各种功能。

一些轮椅的靠背倾斜角度固定，这种倾斜的靠背使压在臀部的体重一部分转移到背上，从而重新分配了体压。D. Hobson 的研究显示，最少需要 $45°$ 的倾角才能实现良好的压力分布。如果病人患有痉挛等重症，这种轮椅经常被选用。当痉挛的身躯处于倾斜姿势时，臀部及膝屈部位的压力可持续得到缓解，而不需被动地移动臀部和膝关节，因此可以避免进一步激发痉挛。倾斜的姿势也能避免因坐姿的改变而出现的剪切力。

其他体重转移系统的工作原理是把轮椅整体向后倾斜，以抬高大腿使大腿呈水平姿势，体重压力被重新分配在更大的表面上。这种倾斜也减少了背部皮肤受剪切的危险。

臀部骨突处受到不均匀的压力容易导致压疮，而维持良好的坐姿有助于使该区域的受压均匀。铅垂线姿势（耳、肩、髋呈一直线）可用保持正常人的脊柱曲线完好，而向前低垂或偏向一边的姿势将使臀部受压不均。

轮椅的两脚踏板高度必须保持一致，并调节使其处于合适的高度以使大腿骨呈水平，过高或过低的脚踏板将导致大腿骨和坐骨结节处的压力分布不良。轮椅对人体身躯的稳定支持可防止肩胛骨、骶骨处产生过大的剪切力。

痉挛的病人应受到监控，以防止身体与硬表面摩擦时出现的皮肤剪切效应。硬表面可能是亚麻床单、轮椅部件、鞋、背带或夹板等。脊髓损伤者出院以后，必须监测其痉挛程度，如有伤害性，则要寻求医生指导。对于重度脊髓损伤患者，推荐对其进行个人身体和功能评估，以配合使用最合适的坐具系统。已开发出在临床上有用的计算机化系统,可对施加在不同坐垫上的压力进行评估,大多数系统可提供臀部与不同轮椅坐垫之间的界面压力峰值数据,可进行可视化显示,并可对静态、动态数值进行比较。这种系统的局限性在于其不能测量剪切力。

人在衰老的过程中皮肤的老化将很容易产生压疮。研究表明,当人变老时皮肤将变薄。由于这种原因,推荐对日常使用的坐垫进行重新评估,以确保正在使用的坐垫状况良好。

采取坐姿时的界面压力比卧姿时的要高,坐骨结节也更突出,因此需要更频繁地释放压力,以防止组织受损。对于感知系统受损或有行动障碍者来说,用语言或行动形式的辅助来配合压力释放是必需的。

坐姿管理是使病人坐好的决定性因素。坐姿可以影响到坐骨压力,而最终的坐面压力分布则取决于侧骨盆的倾斜程度。使用预成形支撑靠背可以将体重的不均匀分布降至最小,减小骨盆处的剪切力,并稳定身体躯干。合理选择底座和靠背支撑,可以有效解决坐姿问题。

局部体压交替是达到压力缓解的重要因素。通用的局部体压交替方法是每30分钟释放30秒,或每60分钟释放1分钟,以允许皮肤组织重新充氧。肥胖将降低病人进行充分的压力释放和安全移动的能力。

思考题

1. 根据压疮的定义,压疮具有哪些特征?试从其发病机制和治疗干预机制上描述它与一般炎症引起的组织坏死有什么不同。

2. 试从生物力学的角度简述压疮的发病机制。为什么坐骨结节处是压疮的易发部位?人体的重量又是怎样从坐骨结节处,经各软组织层,耗散到臀部组织–坐具界面的?

3. 为什么临床组织学观察与生物力学分析会产生相反的结论?组织的损伤究竟是从真皮开始还是从皮下组织深部骨头突起处开始?试阐明你的观点和理由,并设计实验证明之。

4. 有人提出在压疮产生的机制中,剪切力比正压力更易诱发压疮,你持什么观点?试设计一个实验证明你的观点。

5. 试结合压疮发病机制的分析,设计一种能用无损伤、非侵入的手段作Ⅰ类压疮早期预报的仪器,并说明其工作原理,尤其是需说明你选择什么敏感性参数作为预报压疮的早期信号,为什么。

6. 有人说对于组织的损伤压力梯度参数比压力分布参数更敏感,你同意吗?试说明你的理由。

7. 试分析为什么有些具有压疮高危因素的个体,如具有 20 年以上高位截瘫(胸椎 T_{12} 以上)的轮椅用户从来不得压疮,他们可能会具有什么样的保护性机制? 若有可能,试设计一种临床实验方法证明之。

8. 有人说当软组织长时间承受正压力时,并不造成其损伤,损伤是发生在组织长时间受压后,突然释放压力的瞬间,你同意这种观点吗? 如果同意,试设计实验证明之。

9. 试通过对压力分布图的分析,总结舒适度、稳定度与压力分布之间的关系。

10. 减小座椅压力的主要技术方法是什么? 列出每种方法的优缺点。

11. 试从控制压疮产生的五大要素着手,设计一种防压疮坐垫,包括坐垫材料、坐垫包封料的选择,并描述其工作原理。

12. 试考虑压力-时间积的因素,设计一种智能化防压疮坐垫,画出原理框图,并描述其工作原理。

13. 人体各部位软组织是否具有相同的粘弹性特性? 试举例说明之。

14. 如何提取人体坐具系统的形状参数? 试设计一种简单的方法,定量获取人体坐具系统的最佳形状参数,以便可以送入计算机,进而控制数控机床,加工个体性防压疮坐垫。

15. 试用实时在体软组织生物力学特性参数采集一组数据,包括加载力、组织(脂肪、肌肉)层的厚度等随时间变化等信息,选用合适的数学模型对实验数据进行数学拟合,提取软组织生物力学特征参数(提示:可以用松弛函数和弹性响应函数分段拟合)。

16. 试推导在体软组织压痕实验粘弹性模型的离散表达形式。在 Matlab 软件编程环境中,用该数学模型的离散表达式对图 7-17 的实验数据进行数学拟合,提取软组织生物力学特征参数。

17. 试总结、归纳现有市场上聚氨酯绵(海绵)材料的型号、规格、性能参数、软硬度等技术指标。

18. 在 CAD/CAM 系统中,如何计算、生成刀具的轨迹? 试选用不同刀具,通过加工试验,在优化设计刀具轨迹后,试比较它们的加工效率。

19. 试依据粘弹性体界面接触理论和两个相接触材料的特性,推导出描述其压力与形变关系的数学公式,并考虑其边界条件及效应问题。

20. 试根据一组在体采集的实验数据,设计一种可供 CAD/CAM 系统使用的、能制造出个体性防压疮坐垫的数控加工文件。

参考文献

[1] COOK A M, HUSSEY S M. Assistive technologies: principles and practice [M]. St.

Louis: Mosby-Year Book Inc. , 1995.

[2]　FUNG Y C, PERRONE N, ANLIKER M. Stress-strain-history relations of soft tissues in simple elongation, biomechanics: its foundations and objective [M]. Englewood Cliffs: Perone and Anliker, Prentice-Hal Inc. , 1972.

[3]　BYAMCD L. Setting the objectives: societal values. Herz BYLaBL surgical management of cutaneous ulcers and pressure sores [M]. New York: Chapman & Hill, International Thomson Publishing, 1998.

[4]　BYAMGK L. Pressure ulcers: an overview. Herz BYLaBL surgical management of cutaneous ulcers and pressure [M]. New York: Chapman & Hill, International Thomson Publishing, 1998.

[5]　ZHENG Y P. Development of an ultrasound indentation system for biomechanical properties assessment of limb tissues in vivo [D]. Hong Kong: Polytechnic Unversity, 1996.

[6]　WANG J. Development of a compound ultrasonic device and in vivo biomechanical assessment of buttock soft tissue [D]. Pittsburgh: University of Pittsburgh, 2000.

[7]　ALLMAN R M. Pressure ulcer prevalence, incidence, risk factors, and impact [J]. Clin Geriatr Med, 1997, 13(3):421-436.

[8]　BRIENZA D M, LIN C T, KARG P E. A method for custom-contoured cushion design using interface pressure measurements[J]. IEEE Trans Rehab Eng,1999, 7: 99-108.

[9]　BRIENZA D M, KARG P E, BRUBAKER C E. Seat cushion design for elderly wheelchair users based on minimization of soft tissue deformation using stiffness and pressure measurements [J]. IEEE Trans Rehab Eng, 1996, 4(4):320-327.

[10]　BYRNE D. Major risk factors for pressure ulcers in the spinal cord disabled: a literature review [J]. Spinal Cord, 1996, 34:255-263.

[11]　HAYES W C, KEER L M, HERRMANN G, et al. A mathematical analysis for indentation tests of articular cartilage [J]. J Biomech, 1972,5:541-551.

[12]　HERRMAN E C. Skin perfusion responses to surface pressure-induce [J]. Journal of Rehabilitation. 1999, 36(2):109-120.

[13]　WANG J, YUAN Y W, KARG P, et al. A compound sensor for biomechanical analyses of buttock soft tissue in vivo [J]. Rehabil Res Dev, 2000, 37(4):433-443.

[14]　MAKLEBUST J. Interrupting the pressure ulcer cycle [J]. Nurs Clin North Am, 1999, 34(4):861-871.

[15]　PEIRCE S M, SKALAK T C, RODEHEAVER G T. Ischemia-reperfusion injury in chronic pressure ulcer formation: a skin model in the rat [J]. Wound Repair and Regeneration, 2000, 8(1):68-76.

[16]　POLLIACK A, TAYLOR R, BADER D. Sweat analysis following pressure ischaemia in a group of debilitated subjects [J]. J Rehab Res Dev, 1997, 34(3):303-308.

[17]　RATLIFF C R. Two case studies of Marjolin's ulcers in patients referred for manage-

ment of chronic pressure ulcers [J]. J Wound Ostomy Continence Nurs，2002，29:5.

[18] SANDERS J E，GOLDSTEIN B S，LEOTTA D F. Skin response to mechanical stress: adaptation rather than breakdown—a review of the literature [J]. J Rehabil Res Dev，1995，32(3):214-228.

[19] SIMON B R，COATS R S，WOO S L Y. Relaxation and creep quasilinear viscoelastic models for normal articular cartilage [J]. J Biomech Eng，1984，106(May):159-164.

[20] WOO S L Y，SIMON B R，KUEI S C，et al. Quasi-linear viscoelastic properties of normal articular cartilage [J]. J Biomech Eng，1980，102(May):85-90.

[21] WOO S L Y，GOMEZ M A，AKESON W H. The time and history-department viscoelastic properties of the canine medial collateral ligament [J]. J Biomech Eng，1981，103 (Nov):293-298.

[22] YANIMOTO Y，TAKECHI H. Pressure measurement of air cushion [J]. IEEE Transactions on Instrumentation and measurement，2000，49(3):666-671.

[23] ZHANG M，ZHENG Y P，MAK A F T. Estimating the effective Young's modulus of soft tissue from indentation tests—nonlinear finite element analysis of effects of friction and large deformation Med [J]. Eng Phys，1997，19(6):512-517.

[24] ZHENG Y，MAK A F T. Effective elastic properties for lower limb soft tissues from manual indentation experiment [J]. IEEE Trans Rehabil Eng，1999，7(3):257-267.

[25] ZHENG Y P，MAK A F T. An ultrasound indentation system for biomechanical properties assessment of soft tissues in vivo [J]. IEEE Trans Biomed，1996，43(9):912-917.

[26] ZHENG Y P，MAK A F T. Extraction of Quasi-Linear Viscoelastic parameters for lower limb soft tissues from manual indentation experiment [J]. J Biomech Eng，1999，121 (June):330-339.

[27] 耿莉华. 褥疮发病因素的研究现状[J]. 护理研究，2003，17(3):316-317.

[28] 兰民国. Tekscan 压力分布测量系统 [J]. 测控技术，2002，21(4):8-9.

[29] 徐明，夏群声. 体压分布的指标[J]. 中国机械工程，1997，8(1):65-68.

[30] 薛小玲，刘慧，景秀琛，等. 3 种评估表预测压疮效果的比较研究[J]. 中华护理杂志，2004，39(4):241-243.

[31] 张长惠. 采用评分法针对危险因素预防褥疮[J]. 国外医学护理学分册，1996，15(5):202-203.

[32] 郑樱，周红俊，刘根林，等. 压疮的预防和治疗[J]. 中国康复理论与实践，2003，9(4):237-238.

轮椅技术

学习要点

　　了解轮椅的发展史和最新的研究趋势;掌握手动轮椅的主要特性、分类、结构与操作;掌握电动轮椅的主要类型、特征、结构和控制系统;掌握手动轮椅和电动轮椅的设计要点;掌握现代轮椅新技术,包括爬楼梯轮椅和智能轮椅;了解轮椅的调整和保养的基本知识。

8.1　概述

8.1.1　轮椅的发展史

　　能到处活动是人类生活具有高质量的基础,对完成不同方面的工作或事务来说,能自由活动是首要条件。这些工作或事务包括:照顾好自己的衣食住行,上班或学习、娱乐或休闲。由于种种原因,特别是疾病、外伤(如车祸所致),某些人身体的自由活动会受到很大限制。这时,利用一些辅助技术,可以增强或者替代患者的活动功能,帮助患者实现一定程度的自由活动,这些辅助技术中最有效、最常见的是轮椅技术。轮椅通常是指带有行走轮子的座椅,主要是供残疾人或其他行走困难者代步之用。

　　轮椅的发展是一个非常缓慢的历史进程。尽管轮椅的发展历史可以追溯到数千年前,但目前所用轮椅的主要技术都是在近几十年中发展起来的。

　　1932 年,一个名叫 H. A. Everest 的矿业工程师在一次矿井坍塌事故中伤了脊髓,于是,他与另一名机械工程师 H. C. Jenning 一起开发了第一个使用 X 型支架的可折叠轮椅,这种轮椅用航空金属制成,很轻,折叠起来后只有 25 cm 宽,这样就可以把它放在车的后备箱里。他们之间的这次合作,促成了美国最大的轮椅制造商之一 E & J 轮椅公司的成立,截瘫的 H. A. Everest 则成了他们产品的活广告。E & J 公司是现代折叠式轮椅的先驱。

由于医疗保障技术的不断进步,第二次世界大战中许多脊柱损伤的军人得以存活,他们都用上了由 E & J 生产的标准的 46 cm 宽铬合金轮椅。当时人们还没有轮椅应当适应个人的个性化需求的概念,他们仅仅是给使用者提供可在一定程度上改善活动能力的椅子。

二战结束后不久,L. Guttmann 爵士和他的同事在英国的 Stoke Mandeville 医院发起了轮椅运动,目的是使轮椅既可以作为一种康复工具,又可以满足一大批在战争中受伤的年轻人锻炼和娱乐的需要。L. Guttmann 爵士的成功和他的病人康复的新闻迅速在整个欧洲和美国传开了。1948 年,他组织了第一个英国退伍军人和残疾人运动会。到了 1952 年,这个运动会发展成了第一届国际轮椅竞赛,参加的有来自荷兰、德国、瑞典、挪威和以色列等国的残疾人。

20 世纪 60 年代,医疗保健的技术和设备都得到了明显改进,由于疾病和事故造成的四肢瘫患者存活率也有了很大的提高。与此同时,轮椅生产无论是在种类上还是在质量上都有了很大进步。电子控制推动了各种各样控制器的出现,给很多人提供了更大程度上的活动能力。电子技术的进步带动了电动轮椅的电子控制器的发展,而电子控制器提高了轮椅的可靠性,扩大了其输出功率的范围。但是,早期的电子控制轮椅可靠性很低,对用户来说轮椅维护成了一种长期的负担。

1975 年,一个患截瘫的名叫 B. Hall 的年轻人成为坐轮椅参加波士顿马拉松赛的第一人,为后来的轮椅公路赛打开了大门。短短几年之内,人们都接受了从美国公路赛开始使用的对轮椅的分类方法,参加训练的人比以往任何时候都多。这场运动产生了巨大的作用,美国政府开始关注并且向有关轮椅使用者与其轮椅的相互作用方面的研究投入资金,性能、耐久性、舒适性以及外观都成了轮椅设计中的考虑因素。

当轮椅运动员需要更高性能的轮椅时,这种需求引导轮椅向更轻、更容易操作的方向发展,以使它能适用于体育竞赛,如篮球、网球和其他的残疾人体育运动。原来只适用于残疾人体育运动特别设计的高性能轮椅,最后慢慢开始造福于每个普通残疾人了。

20 世纪 90 年代以来轮椅发展的一大亮点是电动轮椅。尽管电动轮椅的产生可以追溯到 20 世纪初,但是由于人们在修理发动机时面临的困难,电动轮椅迟迟没有发展起来。事实上,电动轮椅的专利早在 1940 年代就已经发布了,汽车电池和电动机开始被用于生产较简单的电动轮椅,但是这项技术直到 1957 年才得到较为普遍的使用。最早的样车就是一个加有发动机、电子设备和汽车电池的折叠轮椅。1950 年,晶体管的出现促进了速度可由电子电路控制的轮椅的产生。

进入 21 世纪,轮椅技术又有了新的发展。手动轮椅的质量减轻,噪声减小了,功能增强了。电动轮椅为严重机体损伤的人提供了更多的自主移动能力。但是,世界上还有上百万的人由于没有购买轮椅所需的资金而停留在一种无法自由活动的受限状态。

今天,材料科学、电子器件、信息控制技术的巨大发展和机械设计的技术革新使得手动轮椅和电动轮椅在形式、风格和技术方法上都有很大的发展。而今,辅助技术的从业人员还在继续跟踪新技术的进展,通过对轮椅用户的身体技能和主观需要进行科学评估,实现新技术在轮椅方面的最佳应用,从而为用户提供最为理想的代步工具。

8.1.2　使用轮椅的目的

长期卧床会使身体许多功能下降,甚至完全丧失,因此对于病情稳定的患者应尽早进行康复训练。首先希望患者从床上坐起来,从开始短暂地坐,渐渐加强坐的耐力,再到坐上轮椅进行活动,最后脱离卧床生活。这个过程对患者的康复至关重要,主要益处有:

- 改善呼吸,增大肺活量,尤其是在咳嗽时易于排出痰液;
- 坐姿进食有利于增强吞咽反射;
- 明显改进信息传递能力;
- 扩大视野,能用眼睛与其他人平视接触,并能确立交流对象的位置;
- 改善膀胱的控制能力;
- 通过减压指导改变坐姿,有效预防压疮;
- 在适度增加坐的耐受力(试图站立之前)的同时,使血液循环系统逐渐适应垂直站立位置;
- 借助外部的一系列微小的支持帮助坐直,激励头部和躯干活动,逐渐增强平衡控制力;
- 坐姿更容易随意运动,增强双上肢的功能,提高生活自理的能力。

8.1.3　轮椅用户残疾的病因学

轮椅用户残疾的主要原因是由于人的神经或身体其他部位受到较为严重的损害,从而限制了人的行为和活动能力。大约 14% 的美国人需要使用轮椅。美国的国家健康统计中心每年进行一次关于辅助装置应用的全国性调查。这个调查报告指出在 1992 年约有 141 万人在使用轮椅。而另外一份统计表明,仅在 1980 年至 1990 年其间,美国轮椅使用者的人数就增加了 96.1%。由于医学的进步,许多残疾人的生命得以延长,因而轮椅的需求量不断增加。

在过去的 40 年中,轮椅使用者的病因学因素和流行病学数据都发生了很大变化。病因主要分成两大类:外伤和疾病。一份轮椅用户的病因调查分析结果显示:关节炎患者占 28%;神经类疾病患者占 14%;脑血管病患者占 13%;骨损伤和畸形患者占 9%;下肢截肢患者占 8%;外伤截瘫患者占 7%;呼吸及心脏病患者占 3%;其他因年龄等因素坐轮椅者占 18%。

据估计,70 岁以上的人中有 5% 的人使用轮椅。对于老年人来说,使用轮椅的常见病因是关节炎、风湿病、高血压、糖尿病、心脏病和呼吸系统疾病。最主要的病因是关节炎和身体不能保持平衡(18.2%),中风和频繁的跌跤分别为第二和第三。这些老年人中,54.5% 的人在所有时间都使用轮椅。

8.2 手动轮椅

8.2.1 基本组成与分类

1.基本组成

传统手动轮椅主要分为身体支撑系统、推进系统和其他附件部分。标准的或者说是传统的轮椅的特征如图 8-1 所示。身体支撑系统由框架、坐具和附属装置组成,其中框架的附属件(例如扶手、脚踏板等)也是支撑结构的一部分。在一些轮

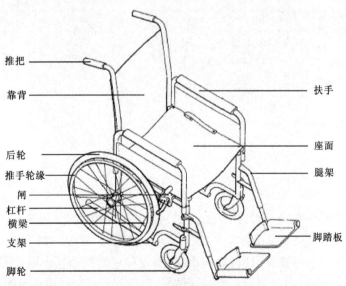

图 8-1　传统手动轮椅的基本组成

椅中,这些附件是作为框架的一部分来制造的。

　　手动轮椅的推进系统的特点是由轮椅使用者自己用体力驱动,它有两个主要的部分,即轮子(包括大的后轮和小的脚轮)和用户用来推动轮椅的推手轮缘,其他还包括刹车用的闸等。

2. 分类

　　手动轮椅有多种分类方法。

　　根据轮椅的框架材料,手动轮椅可以简单地分成重型轮椅、轻型轮椅和超轻型轮椅。重型轮椅用加固的框架来支撑体重非常大的人,那些由冷轧钢制作架子的轮椅一般重 18~30 kg。轻型轮椅是较传统的轮椅,由不锈钢或者铝制成,一般重12~18kg。

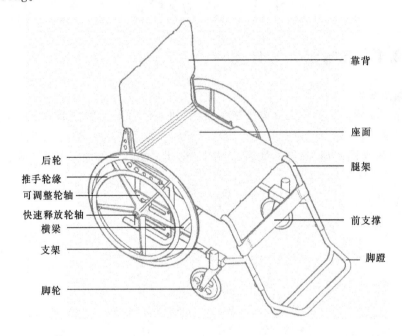

图 8-2　超轻型轮椅的组成

　　超轻型轮椅的框架一般由铝合金、钛或复合材料构成,见图 8-2。大多数厂商都能制作出各式各样的颜色。与铁、铝等材料相比,复合材料有着更显著的优势,它不仅质量轻、强度高,还可以一次成型,比那些焊接的管子更具有吸引力,而且也很耐用。同时,由于复合材料减振性好,所以使用复合材料轮椅的用户只会感觉到很小的振动。目前该类产品的价格比较高,但是大批量的生产和制造技术的进步正在逐步降低其价格。

如图 8-2 中所示,超轻型轮椅一般也带有腿架和脚踏板(又称为脚架或脚蹬)。有时,可以给腿架增加一定结构来支撑小腿。超轻型轮椅一般没有扶手或推把。

超轻型轮椅具有很高的运动灵活性,它适用于那些上身力量和稳定性较好的使用者,也经常被用于轮椅运动中。为了适合于体育活动的特点,一般需对常规超轻型轮椅进行改装,例如,大轮子和小推轮适合用来进行马拉松比赛。有些厂商还为某项体育活动或体育兴趣设计了特殊的轮椅。

绝大多数的轮椅都是由铝、不锈钢或者钛合金制成,而有些轮椅则由先进的复合材料如碳素纤维做成。这些材料都各有其优缺点。

根据轮椅的功能用途进行分类,常见手动轮椅主要包括以下几种。

1)站台轮椅:站台轮椅是为了给某些公共场所的人们使用的轮椅。这些轮椅普遍运用在机场、车站、医院和康复护理机构。一般来说,他们不适合用于残疾人的代步工具。站台轮椅一般廉价,适合各种体形的人,几乎无需保养,由辅助人员推动。因此,一般比较笨重而且功能非常有限。

2)截下肢者轮椅:因为截去下肢的残疾人和具有下肢的残疾人有着不同的重心位置,所以,当一个截去下肢的残疾人坐上轮椅的时候,他的重心位置太靠近轮椅的后轮轴而需要对轮轴位置做一些调整。

3)偏瘫者轮椅:偏瘫患者以需要一辆单臂驱动的轮椅最为常见。典型的单臂轮椅包括一个连在后轮上的连杆(图 8-3)。用户只需推动一个轮子就能使两个轮子平行前进。

4)用腿/脚驱动的轮椅:一些四肢都虚弱无力的残疾人能从由四肢驱动或者双脚/腿驱动的轮椅上获得极大的方便。当残疾人用腿/脚推时,轮椅将向相反方向运动,所以,用户到底是用腿/脚推还是拖,会极大地影响轮椅的设计。

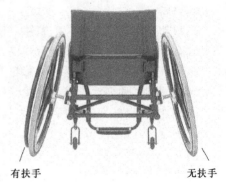

有扶手　　　　　　　　　　　　　无扶手

图 8-3　单臂驱动轮椅

5)室内轮椅:此类轮椅专为满足室内活动的要求而设计。主要是考虑到室内空间相对狭小且摆满家具,用户还要能方便自如地使用家具和其他工具。

6)由他人驱动的轮椅:在医院和一些长期的康复护理部门轮椅多是由服务人员来推动的。这种轮椅的设计有一些特殊的考虑。例如,如果轮椅完全由服务人员推动,那么就没有必要设计两个巨大的驱动轮子。

7)超轻型轮椅:性格活跃的用户往往喜欢机动性很强的轮椅来适应他们生理和心理的需求。超轻型轮椅是为了满足这些用户希望在自如活动方面能最大程度地发挥其身体功能的愿望而设计制造的。

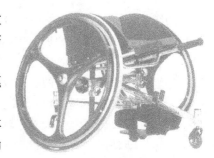

图8-4　超轻型运动轮椅

8)运动轮椅:顾名思义,运动轮椅是用于体育运动的轮椅。显然,为满足某种特定的运动而设计的运动轮椅是不同的。篮球和网球运动用轮椅被认为是典型的运动轮椅(图8-4)。

8.2.2　手动轮椅的结构

如前节所述,手动轮椅主要分为身体支撑系统、推进系统和其他附件部分。传统手动轮椅的支撑系统由框架和其附属装置组成,为轮椅特别制作的座位一般也认为是支撑结构的一部分。框架的附属件(例如扶手、脚蹬等)也是支撑结构的一部分。在一些轮椅中,这些附件是作为框架的一部分来整体设计制造的。手动轮椅的推进系统包括大小两个轮子和用户用来推动轮椅的推手轮缘以及刹车用的闸等。

1. 框架

轮椅的框架决定了轮椅的整体风格,其设计必须考虑以下几个问题:想要轮椅达到什么特殊要求? 用户的脑力和体力状况怎样? 可利用的资源如何? 有什么样的相关配件可用? 这些因素决定着轮椅设计的结构。运动轮椅的成功设计只能在与轮椅用户的互动交流中完成。轮椅框架的耐用性、美观、功能、舒适度和成本都取决于制作材料、框架的几何形状和装配方法。毫无疑问,轮椅设计的方方面面都要考虑周全,因为使用者几乎是整天都要依赖轮椅完成自己的活动。

(1)框架分类

近年来,手动轮椅的框架大都由一些轻质的管型材料组成,将管型材料焊接或用连接片铆接起来形成框架。轮椅的框架可分为两种类型,即盒式和悬臂式,见图8-5。图中的 A、B、C 分别代表轮椅结构中的三个不同位置。如果这三点形成一个封闭结构,则该轮椅框架属于盒式,如左图所示;如果这三点没有形成封闭结构,则该轮椅属于悬臂式,因为图中 B、C 形成一种悬臂结构,如右图所示。

盒式框架非常坚固,图8-6为一实例,这种结构可以为轮椅提供巨大的支撑力,在人体负载条件下设计和制作合理的框架只有微小的变形。这种结构是通过座垫、轮子以及与轮子相连的其他装置所形成的减振系统来减小振动的,而研究者也能通过对框架结构的修正设计使得这种框架的轮椅获得一定的弹性。

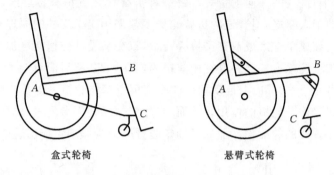

盒式轮椅 悬臂式轮椅

图 8-5 轮椅框架的不同风格示意

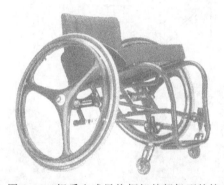

图 8-6 铝质盒式风格框架的超轻型轮椅

悬臂式框架从轮椅的一侧看上去前后轮只有一根管子连接,见图 8-7。悬臂式框架的设计一般有几个基本的原则:① 减振是重点考虑的设计内容,框架结构中需要通过增加弹性等方法来减振;② 为了减小轮椅的体积,尽可能减少使用的管数,紧凑安排使之靠近人体;③ 设计结构应当简单、焊接点少,以便制作。

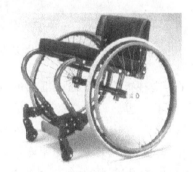

图 8-7 铝质悬臂式风格框架的超轻型轮椅

上述这两种基本框架都非常实用,各有其优点。一些用户喜欢盒式框架的线条和踏实的感觉,而也有一些人喜欢悬臂式框架的简约和减振性能。因此,轮椅框架结构的设计具有明显的个体化要求。

(2)可折叠框架

传统轮椅的框架一般被设计成可折叠式的,比较普遍地采用三种折叠方式:①

交叉支柱;②平行支柱;③向前折叠。每一种折叠式装置都有各自的优势,其选择取决于用户的个人喜好,但普通的折叠轮椅多数采用交叉支柱的原理来设计。

　　轮椅可设计成单交叉或双交叉折叠装置,双交叉设计使框架更加坚固,交叉部分在底部被铰链连接在一起并且在中间被固定在一起,从后面看上去,框架就像一个字母"X",见图8-8。向上推动轮椅的座椅可以折叠轮椅。正常使用轮椅时,使用者的重量起着撑开轮椅的作用。然而,当轮椅倾斜使用者的重心向一边偏移时,轮椅可能垮塌。有的轮椅设计加入了锁定装置来减少倾斜可能出现的问题。

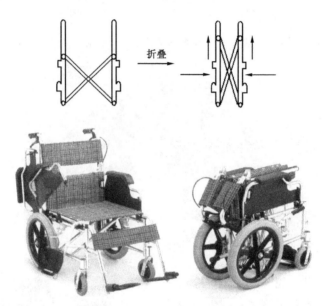

图 8-8　可折叠轮椅交叉支撑的图解说明和轮椅折叠示例

　　平行支柱折叠装置通过框架的铰链使轮椅折叠于一边。每个交叉部分都在中间和末端由铰链连接,见图8-9。在展开状态时,中心的铰链被锁住。使用者可以释放锁扣然后向前推进,椅子会产生折叠。这种装置的优点是在轮椅展开时轮椅的整体结构显得很坚固,而且还可以使轮椅局部折叠,这样可以通过比较狭窄的通道。平行支柱装置轮椅的操作和维持相对比较难。

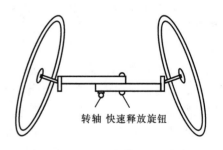

转轴 快速释放旋钮

图 8-9　平行支柱折叠式轮椅示意图

　　向前折叠式轮椅不是很普遍,但是有其特殊的优点。许多超轻型轮椅都安装有可折叠的靠背。向前折叠式轮椅的概念包括把轮椅的前端和轮椅的靠背用铰链连接起来,见图8-10。折叠靠背的折叠轴在椅座上方,而折叠轮椅前端的折叠轴在椅座下方。如果后轮可以快速释放,向前折叠式轮椅可以被做得非常紧凑。然而,要把这种轮椅折叠起来需要较多的步骤,操作较麻烦。

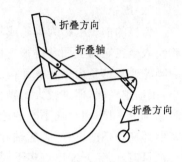

图8-10　向前折叠式轮椅示意图

　　(3)扶手

　　传统轮椅的扶手也是框架的一部分。有时为方便患者上下将扶手做成可拆卸的。扶手的高度一般也是可以调节的,但有时会将扶手直接安装在轮椅的座位上。

　　(4)腿架和脚踏板

　　腿架和脚踏板用来支撑使用者的腿和脚。这两个部分构成了轮椅的前部装置。腿架可以嵌在框架里或者也是可拆卸的。一些款式轮椅的腿架是可以折进去的,以使得轮椅进出比较容易。脚踏板是安装在腿架上的,其高度一般是可调的,以适应用户腿的长度。例如,脚踏板的角度可根据脚踝的弯曲或伸直来进行调节。脚后跟的环形物可以防止脚滑出去,见图8-1。在一些情况下,可以另外增加延伸至脚面的脚带,进一步增强脚的稳定性。也可以给腿架增加H型固定物以防止小腿向后滑。

2. 推进系统

　　手动轮椅的推进系统主要由两个部分组成:① 轮子,包括轮胎、脚轮和后轮;② 使用者和轮椅之间的交互装置,包括推手轮缘和闸。

　　(1)轮胎

　　传统的轮椅有三种形式的轮胎:充气轮胎、半充气轮胎和非充气轮胎。充气轮胎比非充气轮胎操作更容易,推动起来更省力,更平稳,也是轮胎中最轻的一种。主要缺点就是它们可能会被划破,需要经常检查轮胎充气情况。

　　半充气的轮胎是硬橡胶或者硬塑料结构,有一个金属环处在轮胎的中心。这种轮胎的性能相当接近充气式轮胎,比如它们都有非常低的滚动阻力,对振动的吸收也还不错。

　　非充气式轮胎包括全泡沫轮胎和硬实心轮胎。全泡沫轮胎是在充气轮胎里塞满了代替空气的泡沫,它有着比实心橡胶轮胎更好的性能,但是一般不如充气轮胎。实心轮胎是最为耐用的,而且它们通常相当便宜,但是它们比较重而且有着很大的滚动阻力。

（2）脚轮

　　轮椅的前轮被称为脚轮或轮脚。脚轮分充气式和非充气式两种。充气式的脚轮使人坐在轮椅上面觉得很平稳，但是保养同样麻烦些。对超轻型轮椅来说，前面的脚轮通常都是由聚亚氨酯构成的。脚轮的最主要的问题之一就是振动。脚轮越小，振动越轻弱，但是较大的脚轮在不同的地面上滚动更顺畅，从而可以使人乘坐时感觉更平稳，而且在不平的地面上滚动更顺畅。导致振动的主要因素是脚轮的叉形部件和柄的位置、脚轮轴和连接在轮椅底座上的转向装置之间的张力。

　　目前，已经开发出许多不同大小和款式的脚轮可供选用（图 8-11）。对于日常应用的手动轮椅，前脚轮的直径范围为 5～20 cm。脚轮可以是气胎也可以是聚亚氨酯硬胎。气胎可以提供非常平稳的行驶感觉但不耐用，聚亚氨酯则非常耐用，但平稳性稍差。性格活跃的用户在日常使用中多喜欢 12.5 cm 的聚亚氨酯脚轮。20 cm 聚亚氨酯脚轮的轮椅可以提供更舒适的驾驶感觉，但代价是脚轮的清障功能差些。5 cm 脚轮的清障功能最好，常常用于一些体育运动中，比如篮球、网球和墙球。选用脚轮的风格常常能反映使用者性格的某些方面。

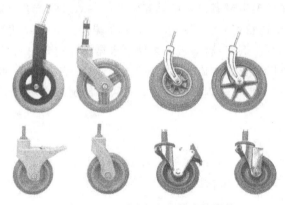

图 8-11　不同大小和款式的脚轮

（3）后轮

　　后轮有两种基本的类型，辐条气胎式和铸造硬胎式，如图 8-12 所示。辐条

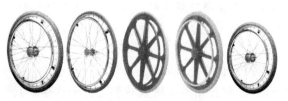

图 8-12　不同类型的后轮

轮是用金属的辐条将轮子的中心和边缘连接起来的。铸造轮通常是由某种硬质材料构成的。目前常用的材料包括铝、镁合金或塑料等材料。如用（ABS）丙烯腈-丁二烯-苯乙烯加固的纤维或者 PVC 做成，其特点是保养的要求不高，磨损较少。相比之下，辐条式的轮子更轻、灵活性更强，比较适合运动轮椅的用户。后轮胎可以有两种形式：充气的轮胎和防刺穿的硬质轮胎。与充气轮胎相比防刺硬质轮胎相对较重，也较为笨拙，所以人们更加喜欢充气轮胎。后轮的直径为 46～66 cm，典型的电动轮椅后轮直径为 46 cm，而传统手动轮椅的后轮直径则为 60 cm 左右。

后轮滚动时振动的程度称作它的平稳性，条辐轮的平稳性与辐条的张力调节有关，且在使用一段时间后需要适当调整；铸造轮在制造期间就已经保证了它的平稳性，除非它们受到高温或碰撞等损伤。两个轮子性能一致性的好坏也会影响到轮椅的稳定性，如果两个轮子的性能不对称，轮椅滚动时阻力就会很大。

在超轻型轮椅中，轮轴的位置可以在一定范围内调整，见 8-13 图。如果轮轴向前调整，前后轮之轴距变短，轮椅滚动起来更容易了。然而，这个位置可能使轮椅更容易向后倾覆，降低了轮椅的稳定性。将轮轴向后移使得轮椅的稳定性提高。将轮轴向上移动可使座位降低，这样也使人体的重心降低，同样有利于增加稳定性，同时也使得每一次用力对轮椅产生的推力变得更大。另外，能快速拆卸的特性使得在需要运输时，轮子的拆卸变得更加容易和方便。

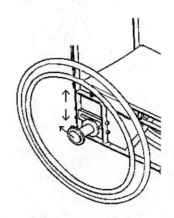

图 8-13　可以调整后轮位置的超轻型轮椅

推手轮缘是连接在驱动轮上的金属环，用来驱动轮椅。推进圈通常是光滑的铝质管材，直径比后轮小几个厘米。推进圈也可以涂上颜色或者粘上突起物，使把握起来有困难的用户便于使用。

轮子对于轮椅的性能有着相当重要的作用。在选定脚轮和后轮后，轮椅的设计中必须使脚轮和地面的互动达到最佳，这其中需要特别考虑的三个关键因素是：脚轮的抖动；脚轮的浮地；平行性。

脚轮抖动是指行驶达到一定速度时脚轮的摆动或者振动。脚轮的抖动是没有足够牵引距离的结果（图 8-14）。牵引距离决定了前脚轮在脚轮壳引导下的运动情况。在轮椅的最大设计速度下运动时，可以有足够的牵引距离来防止脚轮抖动是较好的设计，当然，前轮的设计不能影响用户脚的随意放置。因为许多活跃的用户喜欢来回伸缩他们的脚，可能缩回到膝关节正下方，这使得设计成为一个复杂的

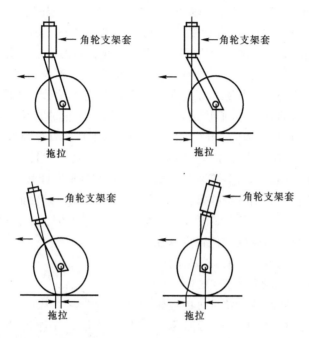

图 8-14　手动轮椅的脚轮牵引距离

需要折中考虑的过程。为了在轮椅基座框架的设计中得到更好的稳定性以及有足够的牵引距离以减少脚轮的抖动,脚轮的大小、牵引距离、脚的放置情况等都要进行综合考量。一般来说,63~75 mm 的牵引距离就能避免脚轮产生较为明显的抖动,但这还取决于后轮的类型和大小、轮椅和人的重量分布、轮椅的几何结构。简单可行地避免脚轮抖动的方法还有一些,比如给脚轮的轴承上涂上粘性的油脂,或者在脚轮轴承和脚轮的轴之间加上一个垫圈(可增加少量的摩擦力),这些方法在一定程度上可以减少脚轮的抖动。

　　脚轮的浮地是指一个脚轮不能着地的情况,脚轮的平行性是指两个轮脚平面的平行关系,这些因素对轮椅的性能都有一定影响。

　　(4)推手轮缘

　　人和轮椅之间最常见的交互装置就是一个连在后轮上的环状物,称作推手轮缘,简称推手或推进圈。传统的轮椅推手由镀铬的冷轧钢构成。推手的大小影响推动效率,小的推手需要更大的力量来启动,但一旦滚动起来速度的保持较为容易些。大的推手则容易启动,但不容易保持这种高速度。超轻型轮椅的推手经常会覆盖着一层乙烯基类物质。对那些难于抓紧推手的残疾人来说,有时在推手柄上可加装把手,以便用力。对于只能使用一边胳膊和手的人来说,在可使用的手臂这边放置了两个推手,内部的一个连接着另一边的轮子。用户可以通过同时推动两个推手,进而推动轮椅的两个轮子使轮椅向前移动,而使用一个推手可使轮椅转弯。单臂驱动轮椅则需要用户具有一定的动作协调能力和力量,用户应该通过一定的发育评估来决定是否适合使用这种轮椅。

(5)刹车

传统轮椅的其余部分还包括刹车(俗称轮锁)、抗倾覆装置、推把以及靠头架。图8-15中显示了两种类型的刹车,加长刹车柄对那些够不到标准刹车装置的人或者那些没有足够力量完成刹车的人是有帮助的。

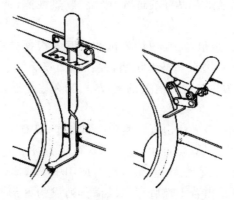

图 8-15 两种不同形式的手动轮椅用刹车示意图
(引自 A. M. COOK, S. MHUSSEY 所著 *Assistive Technologies:*
Principle and Practice, 1995.)

3. 附件

在进行轮椅设计时,可以根据用户的需要加入一些附件。常用的附件有:轮闸、扶手、防倾斜的脚轮、座椅两边的防护板和快速释放轴。轮椅框架上安装的座位围栏、后面靠背边上的柱子和与轮子连接在一起的部件等也是附件。

轮闸在轮椅停止行驶或者用户想换一个座位时可以作为刹车;当然,也可以使轮椅停在某个特定的地方。扶手为人提供了某种形式的保护,并且在用户靠向一边时,扶手是很方便的把手。防倾斜的脚轮指的是在轮椅后面和侧面安装上一些小轮子,这样可以防止轮椅和用户可能出现的倾覆。新轮椅用户和运动员多用装有防倾斜脚轮的轮椅。防护板一般安装在轮椅框架的两边来保护臀部和防止衣物夹在轮子中,另外还有一定的保暖作用。快速释放轴使用户可以通过按动某个按钮就能拆卸后轮(有时是前脚轮),它一般只是一个 12 mm 直径的插销。

常用轮椅附件介绍如下。

(1)坐垫

坐垫对于长期使用轮椅的用户非常重要,它能让用户保持较好的舒适的坐位姿势,预防皮肤压疮。要求坐垫有良好的均压性能,容易散热、散湿,也容易清洁。常用的轮椅坐垫有:

- 普通泡沫坐垫,它的垫芯采用聚氨酯发泡海绵块,椅垫的外罩采用合成纤维织品或棉织品材料。这类椅垫柔软轻便,有一定的均压性能,便于清洗,价格便宜,应用广泛,但是透气、散热、吸湿性较差。

- 高弹力太空棉垫,该坐垫柔软,易滑移,有一定透气、散温、散湿性能,与塑料海绵垫配合使用效果更好。

- 羊剪绒垫,该坐垫有良好的透气、吸湿、散热性能,适于做各种防压疮垫的表面层。

- 成型泡沫塑料坐垫,它是用计算机数控磨床根据轮椅用户的身体尺寸,将高密度聚氨酯海绵坯打磨成马鞍形坐垫,并在表面喷涂"人工皮"。这种个体化坐垫不仅舒适性好,能为用户提供有效的支撑,控制脊柱变形,而且易于清洁,便于保养。

- 聚合凝胶坐垫,该坐垫由膏状凝胶材料制作,具有一定的流动性,用户体重均匀分布在臀部和坐垫的接触面上,使坐骨部位压力减小,避免由于长时间坐压引发的臀部压疮。但透气、吸湿性差,最好配合使用羊剪绒垫。

- 气囊坐垫,它是由若干橡胶气室纵横排列成的方形气囊坐垫,可根据用户的要求调整气压来达到理想的感受。每一个气室承受用户身体不同部位的压力,坐垫表面自然形成符合用户端坐时的臀部特征曲面,使用户体重均匀分布在每一个接触点上,从而保证臀部皮肤良好的血液循环状态。小气囊式均压垫由排列整齐的小气囊构成,有相当好的均压、透气、散热性能。

（2）前臂手托

这类附件可以根据用户的需要,采用高密度聚氨酯材料模塑成型,也可以用热塑板材制作。前臂手托板可以根据用户从肘关节至手指远端长度订制,或选择系列化生产的前臂手托,将其固定在轮椅扶手上。前臂手托除了保证患肢功能位放置外,还可避免前臂滑落或其他意外给用户造成新的伤害。这是患肢功能康复训练的重要保证。前臂手托系列产品适合各类上肢感觉神经和运动神经受损的病残者根据具体情况选用。

（3）固定带

这类附件由尼龙织品或皮革制作,制作工艺简单,使用简便。可根据需要截取长度或形状,用于对躯干和肢体各部位的固定保护,是常用的轮椅附件。

（4）防翻轮

防翻轮安装于轮椅车架后双侧或中间。如果用户单独使用轮椅,当重心超过稳定极限发生后倾斜时,防翻轮着地支撑,阻止人和车向后翻倒。

(5)小滚轮

小滚轮安装于轮椅车架后下方的两侧。当用户乘坐轮椅出入狭窄通道时为了减少轮椅的横截面尺寸,可将轮椅的驱动轮卸下,用小滚轮代替行驶。

(6)轮椅桌

轮椅桌通常采用硬塑料板或木板制作,与轮椅尺寸相匹配。台面为方形或半圆形,边缘部位隆起,边角部位圆滑安全。可供用户在轮椅中完成日常生活和康复训练。

(7)拐杖存放器

根据用户的生活习惯可将拐杖存放器安装在轮椅的一侧,使用户可携带拐杖乘坐轮椅外出,坐、行随意。

(8)驱动轮挡板

挡板直径与手圈直径相匹配,有效覆盖了驱动轮上的辐条,使用户操作轮椅时安全可靠,可避免手指被辐条损伤或异物插入驱动轮辐条中给用户带来的危险。

(9)制动手柄加长杆

这是利用杠杆原理制作的制动器附件。加长杆的套管与轮椅手刹柄适配,当用户的臂力或握力较弱时,可将加长杆套在手刹柄上,使用户能轻松有效地操作刹车系统。

(10)轮椅手套

轮椅手套采用柔软皮革制作。用户戴上轮椅手套驱动轮椅可防止手被手圈磨伤,也不会因快速运行而被手圈烫伤。适合上肢运动功能较好、经常自己操纵轮椅行走的用户使用,是轮椅运动爱好者的必备品。

8.2.3 手动轮椅的设计原则

简单实用是设计轮椅最主要的目标。轮椅的设计应着重考虑以下几个方面:使用者和座椅的重心位置,框架、轮子和其他配件的坚固程度,使用者乘坐座椅的舒适度等。

1. 重心的位置

使用者和轮椅的重心位置值得重视。假设人和轮椅都是两边对称的,那么重心位置就落在了人和轮椅的中线上。从矢状面(前后)方向看,重心位置落在后轴稍微靠前一点的位置。如果把重心位置放在靠近后轴,容易使人和轮椅向后翻倒。然而,使重心位置靠近后轴有一定的优点:由于绝大部分重量由大轮承担,可以减小转弯的阻力。因此如果用户的身体情况允许,则轮椅的重心可以尽可能地靠近后轴。根据使用的目的和个人的喜好,这个原则当然也有一定的灵活性。设计时要考虑轮椅使用时的重量分布,主要由用户的体重决定。因此,可以通过调节后轮和座位之间的相对位置来调整系统的重心位置。应特别注意的是,理想重心位置的确定一定要结合用户的使用目的和个人喜好。当然,如果在设计轮椅框架前就已知了所期望的重心位置,那么可以直接设计一种固定的轮轴和座位位置,以使轮椅更加轻便。

2. 舒适性和耐用性

（1）舒适性

舒适性主要是由以下方面综合作用的结果:框架、轮子和材料的坚固性,框架的几何结构,座椅和坐垫的设计以及轮椅的灵活性。轮椅的舒适性是很重要的一项指标,因为一个残疾人平均每天要在轮椅上坐十几个小时。又因为有些轮椅专门供运动员使用,他们平均每天要在不同的地形（草地、地毯、沙石地、水泥地、沥青路面）上行驶十几公里,所以轮椅的框架必须耐用而且有足够的适应性来承受行驶过程中的颠簸（可能到35厘米高）,经过几千公里的行驶也不会散架。大多数轮椅的支撑力直接来自座椅和轮胎。一般的轮椅都是用充气的轮胎和泡沫塑胶、凝胶体或空气的坐垫。框架的几何结构应能吸收来自路面沙石的冲击。轮椅后车轮的外倾还可以带来一些好处（图8-16）。后轮外倾的一个优点是可以有效地使加在滚动面和框架上的振动减小,第二个优点是可以增加侧面的稳定性以及在擦过物体时使轮子和目标最先接触从而可以保护使用者的手以免受伤,另外还可以实现快速转弯。通过使轮椅的舒适性最大化,可以延长用户的使用时间和提高用户的活动能力。

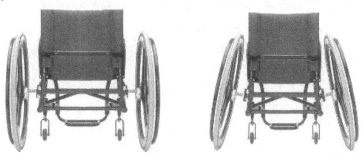

图 8-16　轮椅后轮底部的图例
左:后轮底部不外倾；右:后轮底部外倾

在轮椅设计时可以考虑多种尺寸的座位:座位高度、座位角度、座位深度、座位宽度、靠背高度和靠背角度等。座位的底部应该由比较硬的材料做成以支撑坐垫。座位高度定义为座位的最低点与地板地平面之间的距离。一般地,当垂直地坐在轮椅上且双手搁在推手轮缘的顶部时,肘关节角度在 $100°\sim120°$ 之间较为合适,可以保证手的最佳机动性(图8-17)。图中座椅的前端与膝关节后部的间隙应小于75 mm(图8-18)。

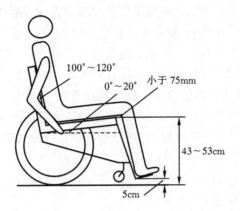

图8-17 人体舒适乘坐轮椅时几个部位的最佳参数

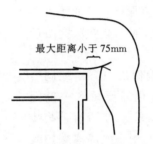

图8-18 座椅前端和膝关节后部的位置示意图

(2)耐用性

耐用性在轮椅设计中也是一个很重要的指标。一般地,每天轮椅都被用来完成日常生活中主要的活动(生活、工作、学习、娱乐、运动等),这样要持续超过3~5年的时间。轮椅必须能经受各种障碍的不断冲击。如果框架做得太柔软,会导致使用者在使用过程中非常费力甚至不能操作。如果框架做得太僵硬,在碰撞时会导致框架的破裂以及降低使用者的舒适感。

3. 人与轮椅的交互

人与轮椅的交互部分是设计中要求最高的部分,也是最难的一部分。轮椅的开发要能最大限度地激发人的潜能,人-机接口是最为关键的部分。尽管轮椅用户的喜好有着很大的差别,特别是残疾人的功能残留状况也千差万别,但是,对轮椅用户来说,轮椅设计中有许多相同的概念可以运用。这就要求轮椅的尺寸结构要与用户身体尺寸、残留的体力和脑力以及想要达到的目的之间很好地融合、匹配。

1)座椅的高度　多数轮椅可以调整座椅的高度。那些座位位置较低的轮椅经常被称作半高轮椅。该轮椅主要是供那些中风的人或者那些只能用一个手臂和一只脚来驱动轮椅的人使用的,较低的座位使得使用者能用一只脚接触地面从而控制轮椅的方向。对于从事一些需要一定高度的运动项目(如篮球、田赛等)的运动员,会选择较高座位的轮椅,而从事高敏捷性运动(网球、障碍滑雪、壁球等)的运动员,一般会选择较低座位的轮椅。座椅的高度范围一般在 30～60 cm 之间。座位的高度还取决于用户的身高。小腿较长的用户需要较高的座位。

2)座椅的角度　对于某些好动的用户,喜欢选择座位有一定角度的轮椅(图 8 - 19),这个角度也称坐姿角。当座位向着靠背有些倾斜时,用户坐进轮椅感觉会更安全和放心,同时由于坐姿角的存在也可以使骨盆稍微倾斜,可给躯体提供更多的稳定性。坐姿角的范围一般为 0°～20°。

3)座椅的深度　座椅的深度由大腿的长度决定。一般地,座椅的前端和膝关节后部的间隙小于 75 mm(图 8 - 18)。这将保证躯干的重力广泛地分配在臀部和大腿之上,而不会在膝关节后产生不适当的压力。

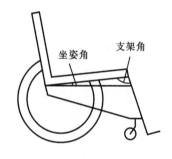

图 8 - 19　座位角度侧面示意图

4)座椅的宽度　为了能使用户自由地调整身体位置,座椅的宽度设计也需要留有一定间隙。宽度取决于用户的臀部宽度、是否有某些特殊用途,以及用户是否喜欢使用一些隔离保护装置。这些装置安装在座椅和后轮之间用以隔开衣物和后轮,多用塑料、铝合金等材料制成。一般来说,轮椅应尽可能地窄。因此,座椅的宽度比使用者臀部宽 25 mm 比较理想。成人座椅宽度的范围一般为 25～50 cm。

5)靠背的高度、材料与角度　靠背高度也是轮椅设计的关键因素之一,它取决于残疾人致残的原因和现状、轮椅所要满足用户的要求和驾驶轮椅的技术。舒适度、平稳性和轮椅的控制都受靠背高度的影响。一般来说,用户受损伤的身体部位越低,靠背的高度也应越低。普通轮椅靠背的高度可以根据用户的喜好调整到合适高度。靠背低可使乘坐者运动灵活,而且在推动轮椅时对手臂的限制也少,但是相比较高的靠背而言,对人的支撑也少。靠背高度的范围一般为 20～50 cm。靠背应该由较为柔软的材料做成,以适应用户变化着的身体位置。有时需要逐渐减小靠背宽度来支撑残疾人病残的上肢。另外,靠背的角度也需要经常调整。

6)脚蹬　有时也称为脚踏板。大多数的轮椅用户都需要双脚和小腿支持,这种支持来自于脚蹬。脚蹬可以是固定的、折叠的或者可旋转的（图 8 - 20）。脚蹬必须提供足够的支持来保持双脚放在合适的位置。在推进的时候，双脚一般要停留在脚蹬上，所以带有脚蹬的轮椅是最常用的。双脚在正常活动或轻轻移动时不应被脚蹬夹痛或刮伤。框架设计时，应该使双脚在穿鞋状态下能平稳地放在脚蹬上而不用抬起大腿。应当注意为脚蹬与地面之间留下足够的空间。脚蹬一般离地面 2.5～5.0 cm。脚蹬一般是轮椅上最先接触障碍物（门、墙、椅子等）的部分，因此脚蹬必须非常耐用。

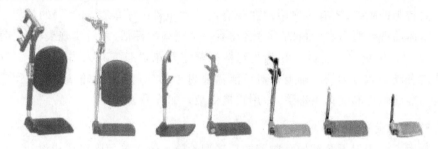

图 8 - 20　手动轮椅中常用的几种脚蹬

　　7）轴距　前后轮的轴距直接影响用户掌握和使用轮椅。轴距关系着脚轮的抖动、滚动阻力、稳定性、可操纵性。长轴距轮椅能表现得很稳定，但是却不容易控制。因此，长轴距轮椅很不容易翻倒但是却很难翻越最普通的障碍物。运动型轮椅一般都很容易控制又具有很强的机动性，然而却显得不太稳定。这是因为使用者宁愿首先要能容易地操纵轮椅，稳定性稍差则可以容忍。短轴距轮椅具有更强的灵活性，比如可以使残疾人更靠近柜台。但是，短轴距轮椅行驶时，前轮承受了过多的重量，这样就增加了前轮滚动的阻力和减少了脚轮的抖动。轴距的范围一般为 25～50 cm。

　　8）轮间宽度　轮椅两侧轮子之间的宽度也是轮椅设计的一项重要指标。轮椅的宽度变宽可以增加轮椅的稳定性；后轮倾斜装置有利于轮椅急转弯；倾斜装置还可以保护用户的双手。后轮倾斜的角度可以是固定的也可以是可调的，这取决于框架的设计结构。

　　9）框架宽度　框架的宽度会直接影响座椅的宽度和后轮可倾斜的角度。成人轮椅框架宽度的范围为 30～50 cm，后轮倾斜角度一般在 0°～15°之间，绝大多数在 7°～12°之间。这样，轮椅的总宽度一般在 55～75 cm 之间。另外，轮子与座椅之间应有足够的距离才不至于擦伤身体或者弄脏衣物。

4. 个性化设计要点

　　为了合理设计，了解用户的目的和能力很重要。没有被用户认可的轮椅决不是最理想的设计。因此,使用者的主观愿望、使用目的、身体残留的能力在轮椅设计中必须被考虑进去。

1)轮椅的用途　　轮椅的设计首先取决于该轮椅的用途。再也不能生产千篇一律的轮椅给所有的轮椅用户了。在轮椅设计前必须确定用户的需求和用户所处的环境,这将帮助决定轮椅的几何形状、附件和耐用性。

2)用户残余的能力　　残疾人用户身体尚残余的能力必须能与轮椅的用途相配。对于一些用户,根据现有的能力就能很轻易地完成想要做到的任务;一些用户则需要特制的附件;还有一些用户在现有的技术条件下不能达到他们的目标。对用户身体的残余能力和轮椅的用途必须有一个正确的评估,才能实现最佳的匹配。

3)可用的资源　　在设计和购买轮椅时都需要花费经济和人力资源。必须在用户现有能力和目标的基础上来对可能需要付出的代价有一个估计,应在用户的购买力能够承担的前提条件下,为用户提供最好的产品。

5. 其他设计原则

1)固定结构与折叠结构　　典型的超轻型轮椅一般多采用固定结构设计。但为了方便携带,轮椅的轮子一般是可以拆卸的,仅部分后靠背的设计采用了可折叠的结构。然而,目前越来越多流行的款式采用了折叠结构以方便携带。设计轮椅时,首先要在固定结构和折叠式结构之间做出选择,一定要首先对用户的情况进行评估,包括用户的需要、身体的机能、活动的能力、携带的方式等。

在传统轮椅和超轻型轮椅中,标准的座位和后靠背采取可折叠吊床式的结构,这种类型的座位和后靠背的主要优点是容易携带,因为它能折叠而且材料比较轻。然而,对许多人来说这种类型的座位不能提供足够的支撑。

2)平躺和空间倾斜结构　　有专门设计的框架结构用来实现用户平躺和空间倾斜。靠背倾斜指的是轮椅的座位和靠背之间的角度可以改变的系统。空间倾斜,也叫做空间调向或空间旋转,指的是所有的座位角度(包括从座位到后背、从座位到小腿、从小腿到脚),事先可以按照用户的需要进行调整的系统,整个座位系统作为一个整体可以向后倾斜。这些结构的每一种都有它的优势和局限性。手动和电动轮椅都有平躺和空间倾斜的款式。

关于轮椅靠背的倾斜和调节技术,许多文献有详细描述,在此就不一一列举了。

3)站立系统　　通常认为轮椅用户总是坐着的,然而他们有时也想站立起来,况且有时的站立对残疾人的身体康复也有促进作用。站立有助于改善膀胱和肠道的生理功能,也可预防因长期卧床不起而造成的组织溃疡,减轻肌肉挛缩和骨质疏松症,并能改善血液循环。另外,因为能与他人面对面地沟通所以会给用户的心理带来好处。因此,根据用户需要设计高性价比的站立系统是有价值的。

8.3 电动轮椅

8.3.1 组成与分类

1.组成

与手动轮椅不同,电动轮椅采用的是外加电力能源来驱动,并由此形成了新的组成结构,突出表现在它的模块化动力系统、驱动系统、控制系统、人-机界面和电池。

2.分类

电动轮椅在结构上通常有三种基本形式:① 把普通手动轮椅的轮子去掉,并在座位下加上电动机构。这种轮椅首先建立一个可方便控制的电动基座,包括两个电驱动的轮子(图 8-21)。这种结构对于为残疾人随时定制合身的座位很有用,因为更换座位非常方便。② 根据电动轮椅要求全新设计的电动轮椅,它的结构相对紧凑(图 8-22)。③ 踏板摩托式电动轮椅,又称踏板轮椅,它的座位是可旋转的,大多使用一个手柄型操作控制系统(图 8-23)。

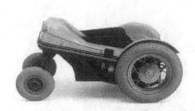

图 8-21 电动轮椅的基座示意图

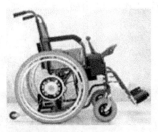

图 8-22 具有 51 cm 后轮和皮带传动的电动轮椅

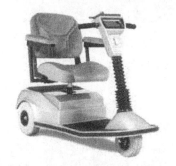

图 8-23 踏板摩托式的电动轮椅

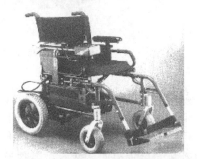

图 8-24 轻便可折叠式电动轮椅

踏板轮椅是所有电动轮椅中最独特的一种。那些行动不是很方便却又不得不出门的人经常借助它以此来节省体力。它的推进结构包括有驱动盒、轮胎、舵柄和电池。它有很多种样式,三轮或四轮的,前轮驱动或后轮驱动的。前轮驱动的踏板轮椅更适用于平坦的地形,而且更容易操作。后轮驱动的踏板轮椅,因为驾驶者的重量刚好在发动机的上方,所以就需要更大的牵引力和功率。踏板轮椅的优点在于质量较轻,可以拆卸后用汽车运输,容易操作,成本比别的电动轮椅低。但它的控制面板不够灵活;在速度、制动和控制转换方面灵活性不够;座位调动幅度不够大,因而位置可调的座位系统往往很难安装到轮椅上去。

　　根据功能和用途分类,电动轮椅可分为三类:第一类轮椅主要是为进行日常活动而设计的,它们的目的是为了室内应用;第二类轮椅是为室内和适度的室外应用而设计的(图 8-24);第三类轮椅是为较为剧烈的室内和室外应用而设计的。

8.3.2　动力系统与驱动系统

1.模块化动力系统
　　在图 8-21 所示的基座(动力平台)上加一个合适的座位,就形成了图 8-25 所示的电动轮椅。这种座位和底部的模块化设计,使得当用户因身体状况的需要而改变座椅系统时,可以很容易地更换而不需要变动驱动结构。但该系统的最大缺陷是重量和体积均较大。

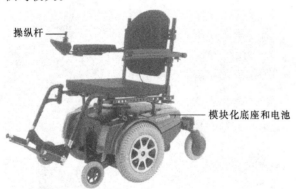

操纵杆

模块化底座和电池

图 8-25　装有模块化动力系统的电动轮椅

2.驱动系统
　　电动轮椅采用前轮驱动时多用于室内,采用后轮驱动时可用于室内也可用于室外活动。它的主要特点是其底座上的轮子是由电来驱动的,在大多数情况下,驱动电动机与后轮相连。然而在一些设计中,电动机也为前轮提供动力。常见的驱动系统主要有下述 4 种类型。

　　1)摩擦驱动　这种方法是在电动机上安装一个滚筒,这个滚筒被紧紧压贴在轮子的轮胎上。当电动机上的滚筒转动时,摩擦会带动轮子为其提供动力。这种设计的主要缺点是轮胎上的水或油脂常会导致打滑,降低滚筒与轮胎之间的摩擦力。当所需要的动力过大时(如当爬斜坡),打滑会更常见。

2)皮带驱动 使用一条皮带使轮轴上的一个滑轮与电动机上的转子连接在一起。通过选择滑轮的大小,可以获得合适的转速和动力。如果滑轮变湿的话,皮带驱动器同样打滑。一些系统使用有齿的皮带和形似齿轮的滑轮可以减少打滑。

3)链条驱动 在这种情况下,电动机和轮轴通过一条驱动链条来连接,在电动机和轮轴两端都有链轮。链轮齿数比的改变可用来调节动力与速度之间需要的折中。

4)直接驱动 这种系统的驱动器不打滑,并具有强动力和高速特性。在这种驱动方式下,电动机直接安装在轮子上,有时可能需要通过一个链轮装置。这种类型的电动机大多使用直流电,这时电动机转动的速度正比于所加的电压,动力则正比于所加的电流。但与其他驱动类型相比,实现直接驱动所需的装置有些笨重。

8.3.3 控制系统

电动轮椅控制系统的核心是控制器。最常见的控制器是一个四方向的控制杆,每一个运动方向都可以用控制杆来直接选择。最常用的方法是通过控制杆的推进幅度与速度的比例来连续改变轮椅速度,大的偏转可使轮椅速度提高。对那些缺乏精细的身体运动控制力的残疾人,一种有四个位置的开关或一种不产生连续速度改变的控制杆较为适用。控制杆安装在能被手、下颌、脚或头使用的地方。当使用下颌控制时,一个附加的开关(经常由耸肩来激活)能用来控制一个电动的手臂,这个手臂能移动控制杆到能够使用的位置,吃饭、说话时它还可以被移开。

另外,经常使用一个第五开关来实现不同功能间的切换。例如,第五开关可以用作一个电动平躺控制,或用作通信专用控制开关。一个经常用在电动轮椅中的开关组用两个键分别控制驱动两个轮子的电动机。其中每个键有两个功能,分别让控制的轮子向前或向后运动。仅让一个轮子向前或向后都使轮椅转弯。有一些型号的轮椅中这两个键的控制是连续的,即向前推这个键的力度越大,控制对应轮子运动的速度也越大,而其他功能是差不多的。

大部分的轮椅控制器是基于微机设计的。这使它们的调整更具灵活性。向前和向后的最大速度都可以独立地调整。在一些设备中,向前和向后的速度比是可选的。减速(刹车)的速率也是可调整的,即加速和刹车具有不同速率。有些用户因为颤抖而很难控制自己的行动,这也使他们对操纵杆或者其他轮椅控制器的操作感到困难。在带微处理器的控制器软件设计中,通过忽略小且快速的运动,而提取幅度大且较缓慢的运动来有效地消除颤抖带来的影响。这种方法的缺点在于系统将变得反应迟缓,导致对障碍物快速反应的能力降低。这一设计涉及控制器的敏感性或颤动衰减等技术问题。基于微处理器的控制器可以存储特定环境下的一系列参数值,这些参数值以后可以在特定环境下(例如室外或平坦地板的室内)调出使用。也可以先由临床医学专家和培训人员储存,待用户的驾驶技能提高后自主选择使用。不同用户使用的动力驱动轮椅的控制器配置都不尽相同。

许多控制器的另一特点体现在操控其他设备的能力。一般来说,一个来自于控制器的输出还能连接到外部设备(如增强交流系统或环境控制单元),这些输出可能在一些商用轮椅控制器中被称作辅助配件。用一个开关,用户就可以把控制器的输出从发动机转移到外部其他设备。例如,如果一个操纵杆正用于控制轮椅发动机,那么某个开关的转换将允许用户使用某种替代交流的电子设备。这个开关可以使用户在两种操作中互相切换。

8.3.4　人-机界面

操纵杆和开关是人-机界面研究的重要内容,通过它们用户可以有效地控制电动轮椅。

1. 操纵杆

操纵杆是用户控制轮椅最常见的工具。操纵杆可产生与其位移、所受的力或者开关闭合成正比的电压信号。位移式操纵杆是最常用的一种。位移式操纵杆可以采用电位计、可变电感或光学传感器以将位移转化为电压。感应式操纵杆的应用也较广泛,这主要是由于它们耐用,因为操纵杆与线圈不直接接触,而且它们能做得非常灵敏。操纵杆还可以改为用下颌、足、肘、舌或肩控制,图 8-26 是几个实例。力量检测式操纵杆采用三个基本的换能器:在一个位移操纵杆上的简单弹簧和阻尼器、带应变仪的悬臂梁或压力传感器。使用被动的阻尼器或者压力传感器的力量检测式操纵杆一般要求用户在使用时要产生较大的推力,一般要超出位移操纵杆正常值以外的位移范围。然而,基于悬臂梁的力量检测式操纵杆则要求很小范围的杆运动,因此可以供具有运动功能受损的用户所使用。

2. 开关

一些用户缺少良好的运动控制能力,不能有效地使用操纵杆。对于这些人的一个选择是使用开关控制或头位置控制。开关控制简单地采用一组开关或单一开关,也可以使用编码输入,即莫尔斯(Morse)码或其他一些简单的开关编码。用户的输入由控制器锁存,而轮椅执行用户用开关或编码发出的命令。用户还可以在一定时间内锁定轮椅以反复执行同一项特定的命令,比如持续向前直到新的命令到来。开关控制的功能明确,但是它通常比操纵杆控制的反应慢。另外,开关式命令输入可以通过很多方式实现。具体的实现方法在此略去不作介绍。

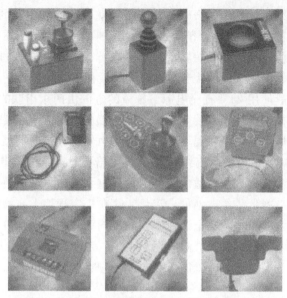

图 8-26　用于电动轮椅的不同类型的操纵设备

　　不同尺寸的简单开关能使人身体的不同部位都可用于控制轮椅。开关可以固定于扶手上或膝关节上的盘子中,以方便用手或胳膊来控制;也可以安装在脚踏板上,以方便用脚控制;也可安装在靠背顶上,以方便用头部的运动来控制。通过采用超声传感器也能实现用头部的运动来控制轮椅。一排超声传感器可以固定于头后的靠背周围,超声传感器产生的信号与头的位置相关。这样,头部的运动可以产生一个比例控制信号。超声头部控制方法和开关控制结合起来,可为用户提供对轮椅的更好控制。这时,开关可用于选择控制方式,而超声传感器给出一个比例控制信号。

　　在选择或设计一个用户操作界面时,必须考虑到坐在座位中用户的稳定性,这是使用户能够有效地使用控制界面操控轮椅的一个关键问题。通常要求定制个性化的座位和姿势支撑系统,切实保证用户可以稳定操作用户界面。另外,用户界面安装的位置对于有效控制设备来说也非常重要。

　　当用户不能可靠地操纵手动操纵杆时,可考虑使用下颌操作型的操纵杆;当用户不能灵活使用手指,但可使用胳膊时,可以考虑多路开关作为输入设备;对于最严重运动功能障碍者,一种用嘴吹吸式的开关可以提供安全有效的输入。

8.3.5　电池

电池容量和寿命被认为是电动轮椅性能中重要的制约因素。如果电池寿命可以延长,电池容量可以增加,那么电动轮椅用户就可以行驶更长的距离,也可使用更长的时间。最重要的是,电池容量的增加使得采用体积更小、质量更轻的电池成为可能。因为现代轮椅中电池的质量和体积在整个系统中占了过大的比重,轮椅生产厂家在设计轮椅时必须围绕着电池组开展设计。

电动轮椅一般使用 24V 直流电源。轮椅的电源由两个串联的铅酸电池提供。

轮椅用电池技术这些年来变化不大。可能因为轮椅的销售量较低,生产厂家技术革新的积极性不高。在室温下单个轮椅电池额定容量的典型值为 12 V 和 30～90Ah,电动轮椅行驶时的电流约为 10 A。安培小时额定值决定了电池的容量。

对于每个电池装置采用合适的充电器是很重要的。许多电池充电器在电池达到完全充电时自动降低传给电池的电流量。这在一定程度上有助于阻止对电池的损坏。湿性电池和凝胶电池充电的速率明显不同。一些充电器可以对这两种电池进行充电,而许多充电器都对电池的类型有一定要求。大多数轮椅包含两个串联的 12 V 的电池,而且采用一个 24 V 的充电器同时进行充电。

8.4　现代轮椅技术

8.4.1　现代轮椅的特点和研究进展

近年来,轮椅技术得到快速发展。总体说来,现代轮椅具有四大特点:功能强、安全、轻巧方便、适用范围广。

功能性强:现代生活轮椅多采用铝合金结构,配置不锈钢辐条。驱动轮可卸,脚托板可调;而运动型轮椅采用高强度合金结构。驱动轮配有角度调节装置,运动时更稳定、灵活,适用于打篮球、网球等运动时使用。护理型轮椅有折叠式座椅,下面带坐便器,方便腿脚不便的病人就地解决如厕问题。有些轮椅带有高靠背,在靠背后面设置调节装置,可以自由调节靠背斜度直至放平,也可以作临时病床使用。

安全性好:为了预防一些不熟悉轮椅使用要领的儿童、老年人等患者将轮椅向后翻倒,现代轮椅多带有防后翻制动器,这样就增加了轮椅的安全系数。

轻巧方便:轻而方便的轮椅不只让患者居家或上下楼梯时轻松了许多,即使在户外活动或出外旅行,也变得更轻松自如。超轻量型净重一般 9kg 左右,轻型的一般 12kg 左右,而较重的也只有 18kg 左右。

适用范围广:除某些专用轮椅外,绝大多数轮椅可适用于一般中风、肢体残缺、关节损伤、肌肉萎缩、平衡性障碍者以及心功能不全者等。

目前,现代轮椅技术的研究集中在以下几个方面。

1. 智能轮椅

残疾人使用这种轮椅可避免与墙等障碍物相撞,并能避免从楼梯上翻滚下去。这种智能轮椅安装了超声波探测装置或红外探测器和人工智能软件,可以探测轮椅周围的路面情况,追踪并定位半径为 90 cm 以内的物体,并将数据输入到轮椅上的电脑中,电脑根据周围的具体环境自动调节轮椅的运行方向及其他动作,即控制轮椅前进、后退以及躲开障碍等。这种轮椅可帮助残疾人尤其是肌肉萎缩的儿童更好地生活。还有一些智能轮椅其底部装有形如履带的轮胎面和声纳传感器。当它行进时碰到障碍物或上下斜坡时,会自动调节座位的倾斜度,以保持人体平衡,使双脚活动不便者大感方便。但是智能轮椅比普通轮椅的成本要高许多。

2. 可自由转向的轮椅

这种新型轮椅采用球形轮子,可在各个方向上运动,改变方向时十分平稳,消除了普通轮椅转向困难的缺点。由于轮椅在改变运动时节省了动力,因此它的电动系统的功率可相应减少,其总重可比普通手动轮椅轻 45%。这种轮椅还容易安装和拆卸,体积很小,可放在汽车的后备箱里或者座位上。

3. 全塑料康复轮椅

这种轮椅可以随意清洗和消毒。轮子是圆盘式的,采用硬质塑胶材料制成,整车质量很轻。图 8-27 是三辆折叠的全塑料康复轮椅的外观。

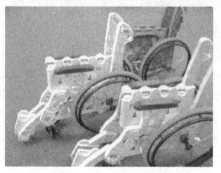

图 8-27 全塑料康复轮椅

4. 爬楼梯轮椅

残疾人可自动操纵这种轮椅轻易地越过人行道的路缘石,能爬台阶,甚至能带使用者到沙滩去。这种轮椅使用起来很简单,可把人抬高,能平视与他交谈的人,没有了“低人一等”的感觉。可方便地出门,到户外活动。四轮轮椅则可上下台阶、越过不平的山坡和路缘石。该轮椅配备了回转仪和感应器,能帮助轮椅在不平的地势上维持平衡。

5. 充电方便的轮椅

这种轮椅的充电方式极为简单,只需将装在轮椅上的插头插入家用电源插座即可,每充电一次可保持电动轮椅行走 5 小时。

下面重点介绍爬楼梯轮椅和智能轮椅。

8.4.2　爬楼梯轮椅

普通轮椅不具备攀登楼梯和跨越路障的功能,从而限制了以轮椅代步的下肢截瘫者及年老体弱者的活动范围。为此,人们试图从以下方面解决这一问题:房屋和各种公共建筑设施的无障碍设计;在公共场所设置轮椅上、下楼梯的固定搬运装置;便携式轮椅搬运小车、爬楼梯轮椅。其中,爬楼梯轮椅是近年来轮椅设计中的一个引人注目的发展方向。这种轮椅可在平地上行驶,且具备爬楼梯的功能,可设计成手动型或电机驱动型。由于它们具有机动灵活、适用性广等优点,吸引了众多学者从事该项研究。

自 1982 年出现第一个爬楼梯轮椅专利(Bray 的美国专利)以来,各国纷纷投入该项研究,其中美国、英国、德国占主导地位。

1. 爬楼梯轮椅的典型结构

按爬楼梯执行机构的类型可将其归结为步行式、行星轮系式和履带爬行式三大类。按驱动方式,又可分为手动式和电动式两大类。按爬楼梯的动作方式则可分连续爬行和间歇爬行式两大类。

(1)步行式

早期的爬楼梯轮椅一般都采用这种方式,其爬楼梯执行机构由铰链杆件机构组成。上楼梯时先将轮椅抬高,再水平向前移动,如此重复这两个过程直至爬完一段楼梯。有些轮椅采用了可沿导轨移动的滑块或者液压升降脚技术,但缺点是对因重心移动而引起的不稳、体积庞大和运动灵活性差等问题都未能很好地解决。然而也正是这些问题为后人确定了改善目标。1986 年美国科学家用两套可交替升降并可相对于坐椅沿水平方向前后移动的支撑系统,即由 4 个行走轮组成的外侧支撑和包括四条支腿的内侧支撑,其水平导轨座上各有一个啮合于安装在坐椅上的小齿轮两侧的齿条。爬楼梯时,正、反向摇动手把,经链条传动即可带动两套支撑装置交替垂直升降。它们相对于坐椅的水平移动则是当它们各自被提升而处于卸载状态时用手分别推或拉动相应的杆件或手轮来实现,其缺点是爬楼梯过程中的手动操作过于繁琐。

后来,人们发明了采用多个油缸作为爬楼梯的执行机构。爬楼梯时,先用前油缸使前轮抬起,再由其他的水平和垂直油缸共同作用抬起后轮并推动轮椅前进。

其特点是攀登过程全部自动完成,无需外部帮助。

(2)行星轮系式

人们在探索爬楼梯轮椅的过程中发现行星轮系机构具有良好的爬台阶功能。所谓行星轮系就是用均匀分布在Y形或十字形系杆上的3～4个小轮子来取代1个普通行走轮,安装于轴的两端。各小轮既能自转,又可绕中心轴公转。即在平地行走时,各小轮自转,爬台阶时则用公转。这种设计与步行式相比其结构大为简化,体积也可缩小,但却带来了驱动、控制和调整坐椅水平的新问题。

日本(1984年)和美国(1987年)的产品具有一定的代表性。日本的轮椅(图8-28左)采用两个电机,分别用以驱动小轮的自转和公转,前、后行星轮的公转动力分别来自齿轮箱的两个输出轴。用链条、滑块、摆杆机构根据前、后行星轮的公转速度(转动与否)自动调节滑块在固定杆上的位置,通过连杆自动调整座椅的倾斜度,使之大体保持水平。由于采用不同电机来分别驱动小轮的自转和公转,各电机的协调控制是这类轮椅的特有问题之一。美国的产品(图8-28右)是根据小轮碰到台阶后转速变慢,通过检测电机中的反电动势来切换传动路线的,它采用光电传感器来检测座椅的倾斜度并自动调整使其保持水平。其驱动系统采用步进电机,用微机进行控制。该装置有较好的适应性,甚至可爬螺旋楼梯。缺点是对其检测与控制系统的要求较高。

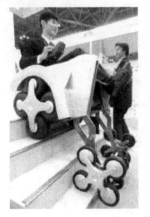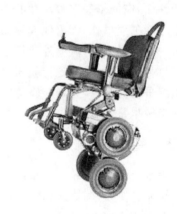

图8-28　两种行星轮系式轮椅

(3)履带爬行式

履带式爬楼梯轮椅由苏联研究人员首先提出。爬楼梯时,该轮椅用手轮来调整座椅的水平。动力由大轮经链条带动爬梯传动链。该轮椅具有较好的稳定性与安全性。

上述三类爬楼梯轮椅的结构是目前研究中比较典型的结构,通过对它们的组合或添加新的功能,例如增加专用于跨越马路路沿和石块等路障的设计,则又形成了新的类型,本文不再详细叙述。

我国在爬楼梯轮椅的研制中也取得了一定的进展,清华大学在经稍加改装的普通轮椅上加设一套爬楼梯执行机构和驱动系统,所加的部分可设计成附件形式,附加于患者已有的旧轮椅上,即可使之具有爬楼梯功能。其主要特点是在普通轮椅的两侧各加设一套由平行四杆机构组成的爬楼梯执行机构。每套机构中的两等长连架杆(曲柄)各与一个相同齿数的链轮相固接,用链条来驱动。两侧的四个曲柄以相同的相位安装。连杆(即爬楼梯杆)的两端各有一条"腿",四条"腿"与轮椅原有的四个轮形成两套支撑系统。当摇动手把,经过一套传动机构使四个曲柄同步转动时,两套支撑系统轮番着地并将对方托起送上(或下)一个台阶,直至登完一段楼梯。

另外,该轮椅的座位及靠背也加以改装,由调整机构调整其倾斜度,以使爬楼梯时座位处于水平位置。为了降低爬楼梯过程中轮椅的重心高度,增加稳定性和安全性,无论上楼梯或下楼梯,均采用"面向楼下"的方式,即上楼梯时采用后退方式。

2. 爬楼梯轮椅应满足的基本要求

- 在爬楼梯过程中稳定性好,安全可靠;
- 适用性广,应能攀登多种尺寸的楼梯;
- 乘坐者能独立操作,无需他人帮助;
- 具有一定的灵活性,轮椅外形尺寸不能过大;
- 操作过程尽量简单,平地行驶与上下楼梯两种状况的转换简单易行;
- 乘坐要平稳舒适,爬楼梯时座位应基本保持水平状态;
- 轮椅结构尽量简单,造价低廉。

8.4.3　智能轮椅

从某种程度上说,智能轮椅就是基于轮椅的康复机器人。自 1986 年英国开始研制第一辆智能轮椅以来,许多国家都投入较多资金开始了相关研究。如美国麻省理工学院 WHEELESLEY 项目、法国 VAHM 项目、德国乌尔姆大学 MAID(老年人及残疾人助动器)项目、Bremen Autonomous Wheelchair 项目、西班牙 SI-AND 项目、加拿大 AAI 公司 TAO 项目、欧盟 TIDE 项目、KISS 学院 IINMAN 项目,我国"863"智能机器人智能轮椅项目及第三军医大学外科研究所项目等。由于各个实验室的目标及研究方法不尽相同,每种智能轮椅解决的问题及达到的能力也不同。

初期的智能轮椅研究,主要是采用低级控制轮椅的功能,如简单运动、速度控制和避障等。但随着机器人控制技术的发展,移动机器人的大量技术用于轮椅,智能轮椅正在向着拥有更好的交互性、适应性、自主性的方向发展。

1996年西班牙SIAND项目提出了根据用户不同的残障程度及特殊需求建造个性化多功能轮椅系统的努力目标。为此,特别研究了系统的模块化和灵活性,设计了分布式构架,也着重开发了人-机界面,使用户更易于控制轮椅。其电子系统包括运动和驾驶控制(低级控制),基于语音的人-机界面、操纵杆、由超声波和红外传感器组成的感知系统(高级控制),轮椅可以探测障碍及各种不平地形。随着项目的发展,整个系统包括一个完整的环境感知及综合子系统、高级决策导航与控制子系统和人-机界面三个部分。人-机界面包括有五种方式:呼吸驱动、用户独有语音识别、头部运动、眼动法及智能操纵杆,大大增加了用户与轮椅交互的方式,使轮椅的功能更为丰富,而模块化保证了将来产品商业化更为容易。

1989年法国开始研究VAHM项目,第一阶段的智能轮椅由轮椅、超声波传感器、人-机界面和一个可匹配用户身体能力转换的图形屏幕组成。设置为手动、自动、半自动三种模式,手动时轮椅执行用户具体指令和行动任务;自动状态用户只需选定目标,轮椅控制整个系统,此模式需要高度的可靠性;半自动模式下用户与轮椅分享控制。为了更好适应用户需求,研究者在康复中心进行了一系列调查,得出结论:系统必须是多功能的,不仅应适应残障人士的生理和认知能力,也应适应环境的结构和形态。

德国乌尔姆大学在一个商业轮椅基础上研制了轮椅机器人MAID。该轮椅机器人在人群拥挤的公共场所环境中进行了超过36小时的考验,能够自动识别和判断出行驶的前方是否有行人挡路,自动采取绕行动作,它甚至还能够提醒挡路的行人让开道路。根据行驶的环境不同,机器运行模式分为:NAN(狭窄区域行驶)和WAN(宽区域行驶),大大增加了避障行驶的准确性。

美国麻省理工学院智能实验室研制的智能轮椅为半自主式机器人轮椅,配备有计算机智能控制和传感器,还装有一个Macintosh笔记本电脑用于人-机界面交互。系统有两种级别的控制:高级方向指令和低级计算机控制路线,用户拥有最高控制级别。系统由两部分组成,智能轮椅系统提供低级控制、避障和保证正确的运动方向;用户和轮椅之间的人-机界面提供高级控制。这个智能轮椅允许用户通过三种方式来进行控制:菜单、操纵杆和用户界面。菜单模式下,轮椅的操作类似一般的电动轮椅。在操纵杆模式下,用户通过操纵杆发出方向命令来避障。用户界面模式下,用户和机器之间仅需通过用户眼睛运动来控制轮椅,即用"鹰眼系统"来进行驱动该轮椅。该产品在国际康复联合会的机器人轮椅展览中夺得第一,且是唯一不需要人来指导即可穿过门口的机器人。

我国智能轮椅研究起步较晚,在机构的复杂性和灵活性上与国外相比有一定差距,但也根据自身特色研制出技术指标接近国外先进水平的智能轮椅。中国科学研究院的自动导航智能轮椅,是一种具有视觉和口令导航功能并能与人进行语音交互的机器人轮椅,曾在"863 计划"十五周年成就展展馆的人群中自如穿梭。此项研究成果于 2000 年 11 月通过"863"智能机器人主题专家组的鉴定,并研制出我国第一台多模态交互式智能轮椅样机。此项研究高度重视了智能轮椅人-机控制界面的设计,在轮椅的设计中综合运用模式识别实验室有关图像处理、计算机视觉和语音识别等最新成果,使人能通过语音控制轮椅自由行走,轮椅可以实现简单的人-机对话功能。上海交通大学已开发成功一种声控轮椅,主要是为四肢全部丧失功能的残疾者设计的,使用者只需发出"开"、"前"、"后"、"左"、"右"、"快"、"慢"、"停"等指令,轮椅可在 1.2s 内识别指令的意思并完成指令给出的动作。

思考题

1. 基于用户需要,轮椅可以分为哪几种?
2. 评价一辆轮椅要考虑到哪些因素?
3. 在什么情况下功能障碍者需要考虑用电动轮椅?
4. 试描述轮椅的主要结构和特点,及其对轮椅性能的影响。
5. 试列举三类传统轮椅与超轻型轮椅的差别。
6. 讨论轮椅的折叠式结构和非折叠式结构各有什么优缺点。
7. 试述活动靠背系统的优缺点。哪些设计可以改善它的缺陷?
8. 在选择手动轮椅的轮胎、轮子和脚轮时主要应考虑哪些问题? 列举每一种情况下的选择标准。
9. 有几种类型的驱动器应用在电动轮椅当中,如何区分它们?
10. 设计一种语音控制的智能轮椅。尽可能详细地描述其中的硬件连接结构,画出几个部分的软件控制流程图,指出其中的技术关键。
11. 试述轮椅控制器的主要功能。微机控制单元可能提供哪些新功能?
12. 查相关资料,了解电动轮椅使用的是什么类型的电池。它们与汽车上的电池有什么不同? 使用这些电池要注意哪些事项?

参考文献

[1]　袁启明. 多姿多彩的国内外轮椅[J]. 医疗保健器具,1999,12:42-44.

[2]　何清华,黄素平,黄志雄. 智能轮椅的研究现状和发展趋势[J]. 机器人技术与应用,2003, 2:12-15.

[3]　项海筹,乌兰木奇,张济川. 手动爬楼梯轮椅[J]. 中国康复医学杂志,1994,9(2):62-64.

[4]　王玢. 人体及动物生理学[M]. 北京：高等教育出版社，1986.

[5]　赵辉三. 假肢与矫形器学[M]. 北京：华夏出版社，2005.

[6]　COOPER R A. Rehabilitation engineering，applied to mobility and manipulation，institute of physics [M]. Bristol and philadelphia：Institute of Physics Publishing，1995.

[7]　COOPER R A. Wheelchair selection and configuration[M]. New York：Demos Medical Publishing Inc. ，1998.

[8]　COOK A M，HUSSEY S M. Assistive technologies：principles and practice[M]. St. Louis：Mosby-Year Book Inc. ，1995.

语言交流障碍及增强替代方法

学习要点

　　了解人体发音器官的生理解剖特征,了解人的语言交流链,了解语言交流障碍的病因、相关临床表征及其分类;掌握语言增强与交流替代(AAC)系统的基本概念;掌握设计书写、交谈和计算三种 AAC 系统的基本方法,学会提高 AAC 系统交流速度和流畅性的方法与策略;能根据用户智力发育水平,为幼儿、成人,乃至高智商人们设计用于语言交谈、书写、数学计算、办公文档、商务等不同档次需求的 AAC 系统;掌握语音合成的关键技术、喉切除患者语音恢复的主要方法、人工喉工作原理与应用,以及手语与自然语言互译的技术步骤和技术难点。

9.1　概述

　　在人类用于交流的各种手段中,语音是最基本、最有效和最重要的一种。语音中包含着说话人的个性信息、情绪信息,以及传递到对方的语言信息。具有语言能力是人类区别于其他动物的基本特征之一。

9.1.1　语言的特性

　　通常人们认为语言是人类用以交流的工具,此种说法只道出了交流的一种方式。事实上,除了语言,实际生活中人们还用其他手段进行交流,比如身体语言中的手势等,还有讯号灯、旗语、密码,等等。还有一种说法称语言是一套规则,同样只说出了语言有一套约定俗成规则这一特点。较为完整的说法是将上面两种说法有机统一起来,再加上语言具有声音和符号这两个特征,即语言是人们用以交流的一套具有任意性的发音符号。它不仅阐述了语言的功能,也概括了语言的规则和特征,更兼述了语言的任意性。

语言具有三个显著特点:①人类性:语言是现代人特有的信息交换符号,就其抽象性、滋生性和开放性而言与动物性信息交换方式有着本质区别。所谓"动物的语言"是语言的泛化。②有声性:语言基本是语音构成的符号系统,现在也引申包括"非语音"符号交流(但应注意,这里所述的语言和语言增强与交流替代(augmentative and alternative communication,AAC)的应用是指广义的语言,包括非语言交流,如书写等)。③分节性:表达一定语义的可分为不同音节的语音,不但与动物嚎叫的连续性发音有着本质区别,而且与早期人类的连续性发音也有着质的不同。语言的上述特点与发音器官的生理解剖结构和人类社会的发展进化都有着密切的关系。

9.1.2 发音器官的生理解剖基础

人类发音通常要经过四个步骤:声源、振动、共鸣、构音。图 9-1 给出了与人发音相关的器官示意图,主要包括肺、气管、喉(主要是声带)、咽、鼻、口(包括软腭、硬腭、牙齿、舌和唇),可将其总称为发音器官。肺呼气时气流运动形成声源,这是一个稳定而可以精细控制的气流。在大脑的控制下,人体在平静呼吸时,气流运动平缓,气流几乎没有振动,所以正常呼吸不会发出声音;要发出声音,从肺部呼出的气流必须振动。声音也可能在无意识的情况下产生,例如打鼾的时候。人体可有多种方法使得气流产生振动,最常用的方法是使用声带。在气流作用下声带振动产生基本音。对喉切除的患者来说,借助于食管发音时,食管上部的某些肌肉和粘膜也能发出相当清晰的语言。从肺延伸到嘴唇的管道在喉以上的部分称为声道,主要包括咽、口腔、鼻腔这几个部分,基本音在这里产生共鸣。软腭、舌头、嘴唇、下颌以及其他相关器官的运动组合,使得声道的形状和运动形式发生多种不同的连续变化,最终构成可辨识的语音。

从解剖学的观点看,对于起始自肺部的气道而言,声带好像是一个位于喉部的可调节的栅栏。当声带完全打开时,气流可以平稳通过声道;当它关闭时,也就截断了来自肺部气流的出路。人在说话时,声带及其周围肌肉在大脑的控制下快速地开闭,将平稳的气流分割成一系列的气流段。如果增加声带振动的速度,使这种小气流段的频率进入音频范围,就可产生人能听到的声音。如果加上舌、唇、软颚等的构音作用,这些小的气流段就能形成一个个的词语。

从上面的介绍可以看出:从肺部来的气流为声波的产生提供了动力源或基本能量,声带将这种能量转换成了可以听见的基本音,发音器官借着改变声道的形状

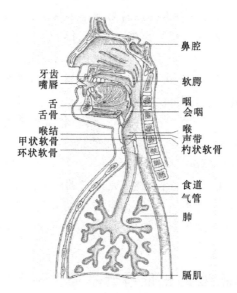

牙齿

嘴唇

舌

舌骨

喉结

甲状软骨

环状软骨

鼻腔

软腭

咽

会咽

喉

声带

构状软骨

食道

气管

肺

膈肌

图 9-1　人类与发音相关的器官示意图

（引自 P. B. Denes 等人所著 *The Speech Chain：The Physics and Biology of Spoken Language*，1992.）

将基本音转变成可以被人听觉识别的语音。

还有一些不太常用的方法也可以用于声音的产生。一些罕用语言的发音可能用到从外向嘴里吸的空气，但是汉语和英语一般只会用到呼出的气流。

几个因素的联合作用决定了声带的频率。其中最主要的因素是声带的体积、张力和长度。当空气通过有狭小开口的声门到达上部较大的空间时会形成低压，这也会影响频率。这个低压会有助于将声带拉回到它的起始位置，相应地会增加恢复的速度。从肺部来的更大的空气气压会增强这个效果，也就增加了声带振动的频率。

人在说话过程中会不断地改变着声带的张力和长度，也调节来自肺部的空气压力，以得到想要的频率。在正常的说话中，声带频率的范围为 60~350 Hz，或者再超过两个八度音阶，更高的频率很少会用到。另外，说话时声带在左右振动的同时，还上下振动，但以左右振动为主。声带在振动的过程按需要进行完全或不完全的关闭，在大声说话和大喊时，声带开闭的速度会更快，同时声带在整个过程中会保持一个较小的开放程度，这样能增加高频声波的振幅，使声音听起来更尖锐些。正是由于这些高频波的存在，使人们即使在声音强度不高的情况下，也能将呼喊的声音分辨出来。

9.1.3 语言的交流链

大多数人想起语言,会下意识地认为语言仅仅只需动动上下嘴唇和舌。实际上,语言是更为复杂的过程,包括了许多层次的人类活动。

要详细了解语言交流过程中的一些细节,可以两个人的对话为例来研究。例如,说者想把一个信息告诉另一个人,即倾听者。说者首先需要安排好自己的想法,想好准备说什么,然后把想说的东西翻译成语言的形式。通过选择合适的词和词组,并按照该语言语法规则安排这些词的次序,把要表达的意思翻译成语言。这个过程与说者的大脑活动相关,并受大脑的控制。神经冲动安排发音器官的肌肉运动,产生精细准确的环境空气压力的改变。这个压力的改变称为声波。

通过发音器官运动产生的语言声波在说者和听者之间通过空气传播。听者耳朵压力的改变在其耳蜗中编码,形成动作电位,产生的神经冲动沿着听神经传入听者大脑的听觉皮层。在听者大脑,这时会发生一些相关的神经活动以便听者识别说话者的信息。可见,语言交流由一个连接说者大脑和听者大脑的事件链组成。上述的这个事件链一般称为语言交流链,可简称为语言链(参见图9-2)。

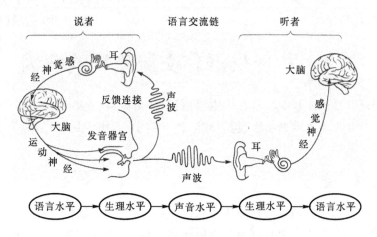

图 9-2 从说者大脑到听者大脑的语言交流链
(引自 P. B. Denes 等人所著 *The Speech Chain：The Physics and Biology of Spoken Language*, 1992.)

需要着重说明的是,语言链还有一个重要的反馈支路连接。在前面提到的简单的一对一的听说环境中,实际上应该是两个听者,因为说者不仅说,而且也在听他自己的声音。在听的过程中,说话者不断地对自己发出的声音和自己想要发出的声音进行比较,并进行必要的调节以准确产生出他们自己想要的声音。如果一个人的听觉是属于先天性的完全障碍,那他是不可能会说出有意义的语句。如果一个人的听觉是属于后天性的完全障碍,那么,他的语言能力也会逐渐丧失。原因很简单,语言交流链中的反馈支路断开了,这也是为什么聋和哑总是一对孪生兄弟的原因。另外,在某些情况下,从耳聋导致语言退化的类型还可以看出耳聋的种类。

　　还有一个例子可以说明说话的人能听清自己的话语有多么重要。如果对说者声音的"反馈"进行一个延迟,可用录音机记录说者的声音,再在几分之一秒之后放音来简单地得到,说者通过耳机听这些延迟后的声音。这样的情况下,这些不希望有的反馈延迟常会使说者口吃和发音模糊。

　　从图示的语言链可以看出,信息的传递是从选择合适的单词和句子并进行排序开始的,这个时期被称为语言链的语言水平阶段。接着,这个语言事件在生理水平层次上继续,包括神经和肌肉运动。随着声波的产生和传播,交流即处于语言链的声音水平阶段,该语言事件结束于说话者的这一端。

　　从听者的角度看,这个过程是反转过来了。当到来的声波激活了听觉机制,事件以声音水平开始,并以听觉和知觉机制为基础进行神经活动,也即在生理水平层次上继续。当听者识别了来自说者的单词和句子后,语言链在语言水平阶段完结。因此,语言链包含了至少三个阶段或层次上的活动——语言、生理、物理(声音)。

9.2　发音及语言交流障碍的病因

　　影响语言交流的残疾可有几个主要原因:听力障碍、发音障碍、语言或听觉中枢障碍。有关听力障碍的病因及其分类,将在第 10 章中详细叙述,本章着重描述发音和语言障碍。

9.2.1　聋哑

　　人对声音的感觉是通过耳的传音系统、感音器官和大脑的听神经及听觉中枢共同实现的。声音传入内耳有两种途径即空气传导(简称气导)和颅骨传导(简称

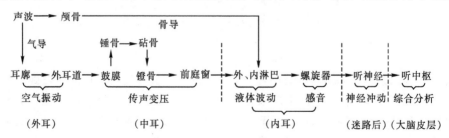

图 9-3　声音传导的过程

骨导),在正常情况下以气导为主。声音传导的过程见图9-3。

听觉系统任何部位包括传音、感音及综合分析部分的损害均可导致不同程度的听觉障碍或听力减退,一般称轻者为重听,而重者谓耳聋,因重听与耳聋之间很难明确分界,故常将两者混同,统称为聋。如果在胎儿时期或婴幼儿时期听觉系统就已发生严重病变,以致听力缺失进而丧失学习语言的机会,便成为聋哑。

9.2.2 先天性和后天性言语障碍

有许多原因可以影响人通过言语或者书写表达自己思想的能力,这些影响因素大致也可分为先天性和后天性两种。最常见的先天性障碍包括智力发育延迟、大脑性麻痹、孤独症、特殊语言障碍以及进行性运动不能。后天性因素则包括肌萎缩性脊髓侧索硬化症(amyotrophic lateral sclerosis,ALS)、脑外伤(traumatic brian injury,TBI)、中枢神经疾病(motor neuron disease,MND)、中风以及高位脊髓损伤。

9.2.3 语言交流失常(失语症)

导致语言或书写障碍的直接原因主要有发音障碍(dysarthria)和失用症(apraxia)两种类型。发音障碍指的是由于中枢神经或周围神经系统损伤导致参与发音的肌肉无力、缓慢或失调,以致于不能发音或难以构成可理解的有意义的语音。失用症指的是由中枢神经功能紊乱造成的外围肌肉失调从而引起运动控制受限,是在无运动或感觉障碍情况下,在做出有目的或精细动作时表现出无能为力的状况,有时也意味着不能在全身的配合下正确控制部分肢体做习惯的动作。失用症常见病因为脑血管病变、颅内肿瘤和颅脑外伤。失用症的直接后果是书写困难。当一个人由于神经肌肉疾病或损伤而导致失用症时,可以考虑使用图形输出的放大装置(书写、绘画、计算)。

在此,区分言语(speech)和语言(language)是十分必要的。语言是在一定历史文化基础上根据一定规则体系组成的用于交流或表达的特定符号系统,而言语是特指语言中用口头表述的部分。这样,语言交流困难也可分为言语困难和语言困难。

通常将上述的发音障碍和失用症导致的结果形成的语言困难称为语言交流失常(含书写困难),医学用语为失语症。失语症是指由于神经中枢或其他病理损伤导致抽象信号思维障碍,而丧失口语、文字的表达和领悟能力的临床征候群。失语症有很多种,可从不同的方面影响一个人的语言能力,可能影响到语言交流的表达和理解,如不能记住词汇或失去组织语言的能力。失语症可以呈现出不同的语言交流障碍,可以是语言理解过程中的或语言表达过程中的,间或两者都有。不同因素导致的语言能力损伤程度也是不同的。在设计 AAC 的过程中必须考虑到具体功能损失补偿。引起失语症的疾病以脑血管疾病最为多见,其次为脑部炎症、外伤、变性等。

失语症的临床表现主要有下述五种。

1)运动性失语症　运动性失语症也称为表达性失语症、口语性失语症、皮质运动失语。是由语言运动中枢受损引起的,症状特点为患者能理解他人语言,发音器官的活动并无障碍,有的虽然能发声但不能构成语言。完全失语症患者完全不能用语言表达思维活动,甚至个别的字词音节都不能发出。多数患者为不完全性运动失语,患者能发出个别的语音,但不能构成可理解的词语,也不能将词语排列成必要的次序。较轻的运动性失语症患者可保留写字和默读的能力。

2)感觉性失语症　感觉性失语症又称感受性失语症。患者听觉正常,但不能听懂他人语言表达的意义,虽有说话能力但词汇语法错误紊乱,常答非所问,讲话内容无法使人正常理解,但能正确模仿他人语言。口语领悟困难是最突出的症状,患者可保存模仿语言、诵读、写字和口述默写能力。

3)失读症　患者无视力障碍,看到原来认识的文字符号却读不出字音亦不知其意义,多伴有失写、失算、空间失认等。

4)失写症　能听懂别人的语言,但书写能力丧失,默写抄写亦不可能。

5)命名性失语症　命名性失语症又称记忆缺失性失语症。特点是患者言语书写能力存在,但词汇遗忘很多,物体名称遗忘尤为显著。

造成语言及书写障碍的主要原因是神经肌肉的病变、退行性病变,如肌萎缩性脊髓侧索硬化症、脑外伤、中风以及高位脊髓损伤。

9.2.4　发音器官功能丧失

人类语音的产生主要是由于肺、声带、口腔、鼻腔、咽腔共同作用的结果。这中间任何一部分发生病变或者异常,都可能导致不能产生正常的语音。人类言语功能丧失的情况主要分为四类:

1)功能性发音障碍:发音器官本身无器质性病变,属于功能性发音困难,包括痉挛性发音困难等。

2)功能性喉病:由于发声方式不正确或过多发声造成的声嘶可称为功能性喉病。还有发声肌肉运用不当和声带肌肉紧张所致的声音嘶哑。

3)器质性喉疾患致喉切除:如声带白斑、声带恶性肿瘤。

4)先天性畸形:如声带沟、粘膜桥等。

这些病症依据其性质和发病程度不同在不同程度上造成语言的交流障碍,尤其以第三类最为严重,因为对恶性肿瘤常需要采取全喉切除术,这时,患者就成为无喉失音残疾人,彻底丧失了语言沟通的能力。

9.3 语言增强与交流替代系统

正常人之间的交流最常用的工具是语言,但人们在使用口头语言进行交流的同时,也常使用自己的身体语言,如面部表情、手势、身体的运动、手指拼写等方式进行交流。当身体存在某些残疾时,会不同程度地影响交流的效果。身体的残疾可能会影响听力、发音、语调、眼神、面部表情、身体动作与姿势、传统的点头、手势等动作。因为对残疾人来说,所有这些都不可能像正常人那样自如地掌握,以辅助表达自己的意思。如果残疾人发出的这些信息代表的意义被曲解,就难以达到通畅交流的目的。基于上述交流功能的障碍,因而发展出语言增强与交流替代(AAC)系统来辅助交流功能。

9.3.1 AAC 的基本概念

1991 年,美国语言听力协会(the American Speech-Language-Hearing Association, ASHA)提出首先了 AAC 系统的基本概念,该系统用来辅助因神经肌肉疾病或受伤而引起的交流功能障碍的人,主要是指说和书写能力。AAC 系统是一个综合的概念,它是能够提高残疾人交流能力的符号、装置、策略以及技术的总称。其中"符号"是指用于对事物(如图片、姿态、手写的字图表、打印或者说出的词汇、物体等)进行视觉的、听觉的或者默认的表达方法。交流中身体姿态(如面部表情、手势、体态、眨眼等)表达的信息也完全包含在 AAC 系统的范畴中。"装置"代表用于接收或者送出信息的物件或者设备(例如交流板、交流图表、机械的或者电子的设备、专用的计算机等)。"策略"是指为了增强交流,能有效使用 AAC 系统的符号、装置、技术的特定方法。这个策略可能是别人教给 AAC 系统使用者的,也可能是 AAC 系统使用者自己摸索出来的。"技术"是指能表示或者传递信息的方法(如字符输入法、编码、语音合成、手语识别、输出显示等)。AAC 系统应该是在充分利用了患者原有的交流能力后,可以进一步补偿他的姿势、口语,甚至书写方面的交流缺陷。

1990 年,美国黑石(BlackStone)集团调查结果显示,将近 0.3%～1%的学龄儿童不能讲话;存在语言及书写障碍的人占世界总人口的 0.2%～0.6%,总人口中 0.8%～1.2%的人口因交流障碍需要使用 AAC 系统。这个数字看起来似乎并不多,但绝对数值还是相当大的。仅在美国,大约 200 万人有语言交流困难,需要使用 AAC 系统的人占总人口的 0.9%。在加拿大,大约有 20 万人不能用语言表达自己的思想,约占总人口的 0.12%。在澳大利亚的普查表明,情况也大致如此。目前,AAC 系统的使用者大部分为欧美人口,其他国家特别是发展中国家也逐渐有家庭开始有条件使用 AAC 系统了。

特别应注意的是,不是所有存在交流困难的人都能通过 AAC 系统使交流状况得到改善。研究表明,拥有良好认知能力但患有脑瘫的孩子、患有进行性运动障碍的孩子与患肌萎缩性脊髓侧索硬化症(amyotrophic lateral sclerosis,ALS)的成年人,都被认为通过 AAC 系统可使语言交流得到很明显的改善。而那些患有严重智障的、病情变动中的或者双重感官损伤(如聋和盲)的孩子,以及那些患有失语症、脑外伤的成年人和老年人在使用 AAC 系统时的治疗效果不佳。

由于导致残疾人交流障碍的病因、程度等多种因素都不会相同,所以残疾人所需的 AAC 系统也常常是个性化的。在为残疾人配置 AAC 系统时也需要进行个性化的评估,并在以后的使用中随时加以调整。这个原因致使 AAC 系统难以大批量生产,为此增加的成本也大大增加了残疾人的负担。

9.3.2　AAC 系统的性能与结构

在介绍了 AAC 的定义后,有必要说明 AAC 设备为满足残疾人的几个基本需求应该具备的主要性能。

为了让有交流障碍的残疾人能重返社会,AAC 系统必须可在所有以下场合帮助残障者:残障者个人的书写、残障者处在多个成员的家庭、在工作场所或学校学习时、社交活动等,而且交流的对象可以是陌生人、朋友、老师、老板、亲戚等。这些情况需要不同类型的交流,AAC 系统的设计应该尽可能地适应这些不同情况的交流需求。

通常可把 AAC 设备性能分成三个部分,它们分别是:①人-机交互性能;②处理设备的性能;③输出的灵活性。人-机交互性能包括控制界面、字符选择输入方式、选择字符库的内容设置和字符的显示方式。处理设备的性能分为:字词选择技术、速度提升和词汇扩充、词汇存储、文本编辑和输出控制方法。AAC 系统对交流对象输出的灵活性则包括可视输出、声音输出和打印装置。有时还包括对其他外部设备的接口(这些外设可以是计算机或其他环境控制单元)。

当然,不是每一部 AAC 都能包含上述的所有功能,一般情况下带智能芯片的电子 AAC 系统的功能相对较为全面,但某些 AAC 系统却是非常简单的。图 9-4 给出了一个语言选择板。显然,选择方法就是直接用手指指出,整个交流板上的内容就是选择库的内容。至于速度提升、词汇扩展和词汇存贮这些功能,则是通过直接选择某些短语实现的。比如"我的话完了","咱们今天吃点什么",以及"我不懂你的意思"等。这些短语也可用做输出控制。

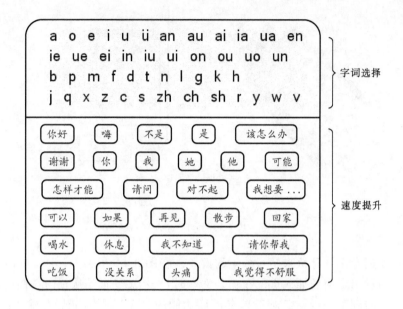

图 9-4　具有简单功能和语言表达 AAC 的例子

9.3.3　基于掌上计算机的 AAC 系统

随着微电子技术和计算机软硬件的发展,掌上个人数字助理(personal digital assistant,PDA) 或掌上型计算机 (pocket personal computer,PPC)得到了广泛应用,价位也逐渐趋于大众化,且其软硬件功能已足以应用于图形(graphics icon-based)为主的沟通辅助系统。借助于掌上电脑技术,建立适合于残疾人进行交流的便携式辅助系统是完全可行的。图 9-5 所示即为一款为残疾人定制的 AAC 辅助交流系统。残疾人甚至可以用其打电话约朋友见面或叫出租车服务等。该系统的主要功能包括通过按键进行字符和语句的输入(输入的各种技巧在 9.3.6 节中会详细介绍);语音合成(语音合成的细节会在后面详细介绍),甚至还包括对方来电的语音识别显示等技术。有了智能芯片的支持,可以开发出功能相当强的各种 AAC 系统,可增强语言障碍者与他人沟通的意愿,但要求残障人士的身体状况保证信息能自主输入。

9.3.4　适用于计算功能的 AAC 系统

不能写任何数字却能学会最基本的算术运算是难以想象的。通常,脑瘫的孩子使用笔和纸有困难,但多数可以通过单指敲击键盘来使用计算机。这里,介绍一

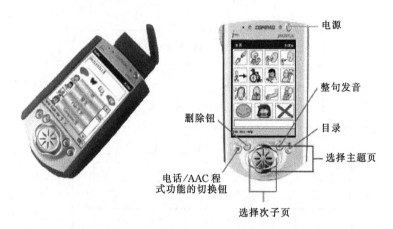

图 9 - 5　基于掌上电脑的 AAC 系统举例

种通过使用专用计算机来学习数学的例子。在图 9 - 6 示 AAC 设备中，光标总是闪烁以表示出当前的插入点。在输入文本时，光标总是自动从左向右移动，当一行完成自动转到下一行。但对于具有计算功能的 AAC 系统，光标在输入待计算的数字时是从左到右移动的，当计算得数时又是从右向左移动的，以便学生输入计算结果。图 9 - 6 具体说明了解决数学问题 AAC 系统所需要的不同光标移动方法和符号表达体系。

在学习加法或减法时，包括借位和进位这些基本运算都通过专门的软件设计在 AAC 设备中得到很好体现，对应的光标移动在相关软件的设计中也要特别考虑。在代数运算中，特定符号（例如希腊字母和字符）的文本编辑和输入都是很必要的，例如高等数学中求和和求积分的运算需要更为特殊的符号以表达复杂的运

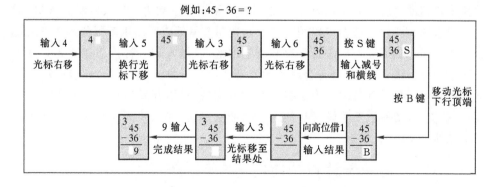

图 9 - 6　用特殊的光标移动方法和符号表达体系来实现一个算术题目的运算

算需要。

9.3.5　基于编码与图表索引的输入系统

在 AAC 设备中还有一种技术是基于某种编码和它们对应的词汇项目的图表索引。这种 AAC 设备要求患者看着图表索引,然后揿按键做出选择。图表索引可以是一个与不同电子装置对应的纸质列表或挂在墙上的一个索引图表。图 9-7 显示了一种基于图表索引的编码方法。在这种设备中,有两个开关位置可供使用。右边的开关位置产生圆点,左边位置产生一个叉。为了构成一个单词,使用图 9-7 所示的基于图表的设备,通过选择三个圆点来获得一个字母 A,同理可获得其他需要的字母。

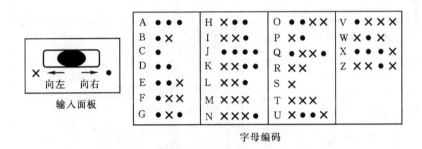

图 9-7　基于图表索引的编码系统示意图

9.3.6　提高 AAC 系统交流速度和流畅性的技巧

对于语言交流有困难的人来说,把想表达的内容书写出来可能是一个好的替代方法。某些电子 AAC 设备可以通过选择词汇和句子实现语句的输入,也可能由一个不能说话的人指出图板上的字母,另一个辅助人员再写下这些字来完成,最后 AAC 设备显示或打印书写的内容。对于某些智能芯片支持的复杂设备可能还有从文本到语音的自动转换功能,将患者输入的文本通过语音合成技术形成语音输出。

为了避免单个字母输入所致交流速度过慢,人们通常把完整的单词或词组事先存放在电子 AAC 设备中,而存储中的分类方法有很多种。一个包含了许多短的完整句子的集合使用同样重要,这些句子能快速实现多种交谈功能。例如,谈话的对方在看到"在我输入下一句时,请您稍等"时,会话交流就会更为流畅地进行下去。如果使用 AAC 设备的患者碰到一个陌生人,他会先让 AAC 设备显示出"我用这个设备作为我谈话的声音,你读我输入后显示的句子"。另外,所存储的不同的问候语可以针对不同的年龄、性别及所处的具体环境情况而使用。这些问候语有:"你好"、"早上好"、"新年快乐"、"见到你很高兴"、"一路平安"等,所有的这些句子都可以存起来以便随时调用。调用这些句子相当方便,一般只需一两个动作即可,例如指一下某一幅图画、按一下某个按键或开关等。

　　另外一个重要的话语功能是对当前的交谈内容进行总结或评价,这也是使交谈流畅继续的一个好方法。患者可能仅是轻微地点头或眨眼,或更直接地表达出"好主意!"或"我不喜欢这个"等。AAC 系统应该包含的另外一些语言表达功能如表 9-1 所示。所有用于交谈的电子 AAC 系统都应该包含这些内容,以便使用者灵活改变语气和说话风格。

表 9-1　存储在交谈类电子 AAC 系统中的最常用语句

类　别	例　句
启动一次谈话	嗨,我有些事想给你说说。 有一件事情你也许会感兴趣。
问候	你好,见到你很高兴。 你去哪儿? 我会想你的。
请求	我希望你能…… 我想要……
信息互动	对此我还不明白。 为什么你这样看?
评述	我同意(反对)你的看法。 行,就这样定了。
谈话中纠错	你误解我了。 我的本意不是这样的。

　　在一台 AAC 设备中存储词汇的方法能明显影响整个谈话速度。通过利用简单的记忆代码,AAC 设备的使用者可以容易选择存储词汇的类别。主要的存储类别是根据词法(如按名词、动词、形容词等分组)、语义(如按相同意义或类别分组,比如食物、活动等)以及语句(按某种分类的句子分组,如问候语、评述、使用的频繁程度等)。

　　由于 AAC 系统使用者大多存在中枢系统疾患,在选择输入时出现错误是免不了的。在 AAC 系统中安排一个满足使用者需要的最基本的编辑系统也是十分必要的。用于 AAC 写作设备的大部分文字编辑器都包含了最基本的一些功能(例如插入、删除、文本移动、打印等)。AAC 系统使用者无论采用何种文本输入方法,所有这些功能对改进交流速度、提升交流的流畅性都是有效的。

还可以把语言简单定义为由说者和听者都认同的一套规则所组织起来的任意随机符号体系。为了达到交流沟通,AAC 系统必须为用户及交流对象提供一套类似的语言体系。而可选字符集合就是为用户提供符号和可供选用的词汇选项。例如键盘按键上表明的字迹就是可选字符集合的一个例子,图 9-8 中的字符及其意义是目前国外研发的一个典型的字符集合的例子。

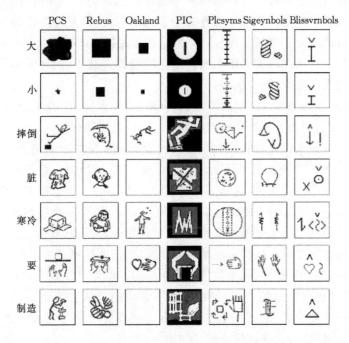

图 9-8 几种为 AAC 系统开发的符号系统(不同的列代表不同公司的产品)
(引自 A. M. Cook 等人所著 *Assistive Technologies：Principle and Practice*,1995.)

目前国外研发的 AAC 系统中常用的可选字符集合体系有许多种。图 9-8 中表示的仅是其中的一部分。字符符号系统可用的图形图像一般都是具体物体的形象描绘。但用实物和图形图像形成的字符集合体系有很大缺陷,因为许多抽象概念难以描绘。象形符号能包含更多抽象的概念和思想,为语言交流的选项提供了更多弹性。另外,某些条目还可以部分地由某些待填充的句子组成,如“给我来一杯……”,或者“请帮我拿一下……”,然后再在字符符号系统上作出选择,这样也可以大大增加交流的速度和流畅性。

除了上述基本技术,还有下面介绍的几项策略常用于提高 AAC 设备辅助患者交流的流畅性和交流速度。

1. 基于图标提示与自动完成技术的输入系统

图标提示技术就是用程序设计帮助回忆图标存储序列的方法。它在总的待选择集合中使内容关联的每一个图标都联系起来。另外，它使某些图标高亮从而帮助用户使用图标。起初只有那些可以形成图标序列开头的图标被点亮。由此用户可以知道哪些符号和图标可以作为第一个光标。当选定了一个光标后，只有与该光标可能组成相关序列的符号和图标开始发光或闪烁，并且一直持续到其中的某个被选定。由此可以实现整个光标序列的选择。此技术的缺点是要受视觉可见图标数量的限制。由于允许选择的项会因给定的选择而减少，因此光标预测能够增加选择的精确度和速度，减少误差。

某些 AAC 设备在输入单词时采用了所谓的"自动完成"技术，包括随时自动认为输入已完成，输入缩写后有一段时间后，AAC 系统即认为输入完成，使用一个专用扩展键表示输入已完成和用数字键来代表不同情况的输入完成（这其中可有 10 多种不同情况）。"随时自动认为输入已完成"不需要用户采取任何行动来让设备知道输入的缩写已经完整，这是其主要优点。主要缺点便是在缩写和拼写的单词序列之间存在重叠部分。例如，当字母 th 用于缩写，而每次试图拼写"the"时，装置便会认为前两个字母是缩写而扩展它。"使用一个扩展键"的方法则必须按一个附加的键来扩展缩写。这样会减慢输入速度，但却将扩展置于用户的控制之下。最后一种方法是使用一个或几个数字来结束缩写。例如，H1 代表"Hello, how are you?"它有自动扩展缩写的优点，但由于数字编码的缘故它需要附加击键。目前国外研发的一些商业 AAC 设备允许用户自主选择输入完成技术的类型，有的还包括一个 UNDO 键来允许使用非扩展的缩写。

2. 单词输入时的联想技术

通过研究特定的英文字母跟随其他字母的频率，研究人员发明了一种能根据预先选择的字母联系预测后面可能输入的字母的技术。当打入 t 时，下一个字母最有可能的就是 h，紧接着是 e。这种输入设备就如同汉语中联想方法，它提供给用户的待选项是与以前输入的内容密切相关的。

多数联想预测技术是基于改变待选择集合中对象的顺序来呼应先前输入的，它同样能够通过使用单词预测或单词完成来增加输入的速率。在这些装置中，显示屏上有一个窗口来显示与输入字母最可能搭配的单词。在单词完成过程中，用户通过输入编码来选择所需的单词（比如，单词旁边所列的数字）或者当所需的单词未显示时继续输入。输入字母越多，显示变化越大。单词预测装置提供的单词菜单是基于预先输入的单词，而不是字母。例如，当单词"computer"被输入时，单词完成装置将会列出"software"、"system"、"program"、"keyboard",等等,作为跟在"computer"后的选项。但是,由于用户需要持续扫描预测单词表,输入文本的速率便会下降。如果预测通常相同,那么用户就可以因为熟悉了列表,而大大减少用于观察预测显示的时间。

联想预测技术还分为固定型和自适应型两种。固定型的设备存储一个永不改变的单词联想表,单词中字母联想的排序是固定的。自适应型是通过分析被人们使用的单词的频率来改变词汇表中的单词顺序的。在联想预测显示中单词总是根据使用频率来排序。在自适应方法中,会根据新近字母的输入而不断调整单词顺序。

书写上有困难的儿童通常也在语法方面有问题。有些系统将与语法相关的特征加在单词预测装置中。除了基于使用频率的基本单词预测之外,改进系统还增加了已输入部分句子的依据造句法的解析(将句子分为名词短语、动词短语等等)。这一解析确定每一个单词的种类及接下来所输入单词的可能的选择。包括功能单词的使用(如 the、and、a、an)以及基于名词选择的动词时态的纠正。使用这种改进后的系统可以减少功能单词的疏漏,有助于选择正确的动词时态,总体上可以减少很多语法错误。语法预测使得使用者能将更多的注意力放在文学表达以及书写技能上。

在当前的一些 AAC 技术中,既包含缩写扩展又包含单词预测技术。这样可以利用每一种方法的优势。缩写更直接,因为用户仅仅需要输入代码,就可以快速得到所需的单词,而且允许完成词组或句子。联想技术由于不需要记忆代码而更易于使用。

人们还发现,交谈的一些主题常常在不同场合是重复的,此现象可以用来提高交流的效率。比如,关于工作、家庭或者一个笑话的交谈常常在不同的背景环境下对不同的交谈对象重复。在美国,一种叫做 TOPIC(text output in conversation)的基于数据库的软件把这个现象考虑进去了,其中有数据库管理软件和一个智能用户界面。每一个"谈话"被保存在一个数据库记录上面。记录包括标题(比如工作、家庭、书籍、科学等)、交流活动分类(比如请求、信息、告示等)和使用频率的记数器。基于先前交谈的内容,与 TOPIC 实现互动的用户通过屏幕上的一个窗口来实现接下来待讨论标题的选择。选择中要考虑话题的使用频率、当前交谈提示的语义信息以及用户想要给出"谈话稿"的可能方式等。

9.4 喉切除患者的语音恢复方法

人类发音形成语言最主要的器官是喉。如果喉部长了肿瘤常需要采取全喉切除术。喉癌全喉切除术后失去发音讲话的能力，成为无喉者，其恢复发音的方法有多种，一般分为手术发音方法和非手术发音方法。手术发音法是指通过外科手术实现喉再造，但由于种种原因在临床上很少开展。在非手术发声方法中，最常见的为食管发音、气管食管发音和仿生医学生物工程的人工喉。多数患者使用食管发音或气管食管发音时，经 1～3 个月训练约有 70％的人可获得成功，有些人的发音还相当好，小声说话时可与常人无异。

9.4.1　食管发音与气管食管发音

1. 食管发音

喉切除后，患者的呼吸是通过颈前造口（瘘口）实现的。空气进出都无振动源，自然也无声音产生。食管发音是利用食管与胃里的空气，在呼出过程中冲击食管上端或咽部粘膜，通过摩擦形成声音。当气体射出的速度足够快、足够强时，可在咽部形成嗓音源，产生语音。

（1）食管发音的练习方法

开始训练时间大约是术后 2～3 个月左右，此时患者颈部伤口及身体基本恢复，生活已能自理。

· 进气方法　只有当口内压力超过咽食管处括约肌紧缩压时，或当咽食管段肌纤维足够松弛时，空气才能进入食管。吸气法：将软腭向后上方提起，舌根放低，形成匙状，同时做提肩收腹动作，快速经口鼻吸气，食管内压降低，克服食管入口处括约肌的紧缩压，使空气进入食管。注气法：闭合口腔，舌尖顶住齿龈，舌面逐渐抬高贴向上腭，使口腔内压力增高，当口内气压足够大时，它能克服咽食管段括约肌的抵抗，迫使口内压缩的空气进入食管。

· 排气发音　空气的排出是一个从高压向低压的过程，空气进入食管后，食管内为正压，这时胸廓收缩、软腭及舌根复位，食管内气体缓缓排出，冲击食管入口处粘膜，使其振动，发出声音，即打嗝音。空气的快速进入和排出是形成流利食管音的基础。随后进行食管音与口型配合训练，利用元音或辅音、单字、词组、诗词朗读等，要求咬字清晰、准确，从易到难，并重点练习食管音的长度、响度及速度，配合语调的轻重以及表情和动作的协调，使食管语言逐步完善。

（2）发音效果的判定与特点

发音成功：能发出食管音，每次进气能讲 1～2 个字以上，最长发音时间 1～3 秒，能简单交流；发音良好：每次进气能讲 3 个字以上，最长发音时间 2 秒以上，讲话较清晰，距离 5 米处能听清楚，能表达意愿。

食管音的产生是将空气引入食管，然后缓慢释放出这些空气，这样可以引起食管入口处粘膜振动，由此而产生的声音可被引入口腔，用作发音讲话。食管入口处为主要的振动发音部位,因此称它为新声门。由于新声门不可能同声带一样具有精细的调节作用,因此食管音多为不规则颤动发音,缺乏弹性及频率,音调较低,平均在 108.48Hz 左右,而正常人讲话时的基频男性为 124Hz,女性为 227Hz。食管发音的动力来源于吸入并储存在食管上段的空气,气体量约为 80mL,经过训练后可达 200~300mL,仅为肺活量的 10%,因而气流动力较小,声时较短,约为 1~3s。一次最大换气时间内连续数数 4~9 个字,一分钟之内可讲 85~129 个字。因此,要提高食管音的质量,需要加强基本功训练,增加每次进气量及共鸣腔练习等。放射影像显示,发音良好者空气较易摄入食管,并且入口处粘膜振动明显;发声不良者,食管入口处粘膜痉挛,气体不易进出。

2. 气管食管发音

气管食管发音的机理是设法将气管内气流引入食管,呼气时气流从食管内经过并振动食管发音,通过唇、舌、颚等的活动构音。实现食管气管发音一般需要在气管食管之间造瘘口,在瘘口上再安装一个单向阀门,阻止食物进入气管,以防止咳呛和并发症的出现。说话时,患者需用手指将颈部造口按压遮盖,气体方可通过单向阀门进入食管。

气管食管发音具有明显优点:发音质量好,几乎可以接近正常人;由于气体是来源于肺,气量大,发音时间长;气流控制也优于单纯的食管发音。但对某些患者,会由于食管紧缩,无法施行手术,不适合采用食管气管发音。另外,单向阀需要定时清洗,食物偶尔会进入气管等都是本方法的不足之处。

9.4.2 气动式人工喉的构造及使用特点

采用上述方法效果不佳时,人工喉也是一个好的选择。人工喉在发音中是一种能起一般喉甚至肺的作用的器件。目前,人工喉大致可分为机械式和电子式两种。本小节主要介绍机械式人工喉,电子式的人工喉在下一小节介绍。机械式人工喉也称气动式人工喉,主体材料一般为塑胶,由罩杯、进气管、振动体、导音管组成。振动体内有振动发声的橡胶薄膜(人工声带),可通过调节其松紧变换音调,使声音尽量接近自然。振动体下端通过进气管及喇叭形罩杯与气管瘘口相通,上端有导音管通入口腔。使用时先将导音管从一侧嘴角边伸入口腔内舌面上,距舌尖约 4 cm,再将罩杯罩住气管瘘口(注意勿漏气),然后呼出气流经进气管进入振动体使橡皮膜振动发出基音,声音经导音管导入口腔,通过共鸣及构语作用后形成语言。练习时可先发单元音,再发音节,然后构词,最后连贯成句子。每讲一句话停顿时,立即将罩杯稍稍提起,吸气后继续说话。

气动式人工喉具有以下优点:① 操作简单。只要患者有主动说话意识,多能较快掌握。② 语音清晰,接近人声。用这种人工喉辅助讲话,基本能够流利、连贯地表达思想,发音强度、音调、音色等均接近正常人声。③ 轻巧美观,使用方便。即使掉在地上或进水后也不易损坏,而且便于清洗。

不足之处是:口腔内导管常影响唇、舌的活动,故少数患者虽能很好发声,但构语较困难。只能以一种音调发声,改变音调需调节橡胶带松紧。年老体弱的患者,因呼吸气流不足,使用这种气动式人工喉较困难。另外,簧片易于粘上粘液,影响发音,当唾液灌进连接管时,容易发生堵塞。

9.4.3　电子喉的结构与特点

电子喉目前大致分为嘴型、口内植入型和颈型三种。

嘴型虽然有多种类型可以使用,但最常用的是 Cooper 装置。这种装置由脉冲发生器、电池组、手持音调发生器(振动器)和附于音调发生器上的小嘴管组成。说话时,小嘴管置于口内,加电发音,把声音导至口腔后部,经口、舌、齿、唇等调制构音成语言,能说大部分正常词句。其优点是发音强度大,术后早期即能使用,不受颈部组织厚度影响,声音不易散失,基频和声强都可调节。缺点是使用时惹人注意,用手持小嘴管放在口内,口管常被唾液堵塞而需经常清洗,语言没有颈型清晰易懂。

口内植入的电子喉需要手术将制作得很小的电子人工喉固定在口腔内的某处,且要考虑用牙齿随意控制电源开关。特别适合于戴假牙的无喉患者,因为目前多将电子喉放置进牙托内。发出的声音经口腔、鼻腔构音形成语言。优点是使用时不引人注意,也无需手操作,易拆易洗。缺点是唾液容易阻塞声音出口,衰减较大。

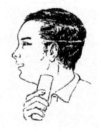

图 9-9　颈式电子喉的使用方法
(引自国外医学耳鼻咽喉科学分册,2005,29(1):61-62.)

颈型电子喉是将发音装置置于颈部(图 9-9),基频声音从颈部软组织传入口咽腔,经口腔、鼻腔,由咽、腭、鼻、舌、齿、唇等调制构音后形成语言。颈型电子喉的优点是易于应用,不需经常清洗,音量大,说话易懂。缺点是声音单纯无抑扬变化,未传入的散失音影响语言清晰度,电池需经常更换,说话时需手持电子喉置于颈部,不适用于颈部传音不佳者,价格稍显昂贵。在使用颈型电子喉时,先用手将换能器按压在颈部的一个最佳传音点,要求其周围应被皮肤封闭,不要让声音从颈外传出。由于男女声音频率的不同,可根据患者性别灵活调节基频和声音强度的设定。

口内植入型和颈型电子喉都包括振荡、功率放大器、换能器和电源几个部分,只是各个部件的大小不同。振荡器产生一定频率的脉冲波,可以根据患者的习惯和喜好调节频率。功率放大器将脉冲波放大到一定强度,通过换能器转换为声音。使用电子人工喉时,由于改变了生理上靠肺呼气振动声带形成基本音的习惯,患者等于要重新学习说话。患者可能一方面要学会靠气管瘘口(如果有的话)控制呼吸,另一方面靠电子人工喉发基本音,靠口腔、舌头等器官的运动形成语言,使呼吸和发音分离。

电子人工喉具有发音方法简单、使用方便、易学易懂、重新发音讲话成功率高、噪声比低等优点,也是目前国际上最流行的发声康复方法。但使用时常需要占据一只手,发出的经常是连续的嗡嗡声,时而还有机械故障,产生的语言声音有机械感。另外,使用人工喉还常引起别人对喉残疾的注意,而且,人工喉产生的声音音质一般也不如食管发音好。但是,食管发音音量低,发音断断续续,有些老年人不容易掌握。在选择具体方法时还须根据患者的具体情况具体分析。

9.4.4 喉切除患者的恢复语音评价

喉切除患者通过不同手段重建语音的评价方法通常分主观评价与客观评价。客观评价主要是应用语音声学中定义的某些参数来评价患者的恢复语音。主观评价则是由评测人对患者发出语音的几个指标进行定性或定量评测,其主要指标包括可懂度、音调、声强、音质、流利度和重音。由于人的语言就是为了人际交流使用的,所以主观评价在实际中应用更多,实际价值也更大。

1.可懂度

可懂度是指在患者说出或读出多个单词组成的语句后,评判者所能听懂的单词个数与总单词数的比。可懂度是语音恢复评价中最为重要的指标,其他指标的改进大多是为了提高语言可懂度的。研究表明,单个单词发音时,食管语音和气管食管语音要比电子喉语音的可懂度高。但对句子发音来说,三者的可懂度相当。对可懂度的判断与评判者的专门知识水平明显相关,由语音专家听音并评判时,食管语音和气管食管语音要比电子喉语音的好,而由普通听音者评判时电子喉语音的可懂度常常更佳。另外,还有研究表明,相比之下,食管语音和气管食管语音总是更受听者的偏爱和喜欢。需要说明的是,不同的研究针对的是不同的患者和语言种类,结果差异较大,可比性不强。

2.音调

音调指说话声音的高低起伏,取决于发声体的振动次数的变化。次数变化越多则意味着音调调节越灵活,说话可懂度越高。研究表明,气管食管语音的音调比单纯食管语音的音调调节灵活,而电子喉语音的音调则常常是不可调的,其音调的变化比气管食管语音的变化小,与食管发音相当。音调的变化情况可以区分陈述句与疑问句等不同语气的句子,帮助听者理解患者的发音。

3. 声强

声强指声音的强弱,取决于发音体振动幅度的大小。电子喉中声强取决于内部振动膜片的振幅。研究表明,在正常使用情况下,食管发音、气管食管发音、电子喉发音的声强差异不大。在某些情况下,增加声强可以提高可懂度。

4. 音质

音质指声音的独特品质,一般取决于语音中泛音的多少。目前的研究发现,电子喉的音质比食管发音和气管食管发音要差,主要是由于电子喉语音中低频分量缺乏。如果能对低频部分进行适当补偿,则可明显提高音质。

5. 流利度

有研究表明,电子喉发音与气管食管发音的流利度相当,而远高于单纯食管发音。食管发音的间断明显,不够流畅。

6. 重音

重音可由三个参数组成:基频、时程、强度。基频指重音发音音调的高低,时程指重音发音的长度,强度则指重音的声强。重音发音的运用情况可明显帮助听者理解患者发出的语音。研究表明,重音与非重音时程差越大,语音越流畅易懂。电子喉在使用时的基频与强度都不可调,对患者使用重音有较大影响。

9.5　计算机手语识别翻译系统

手语是听力残疾人最重要的交流手段,目前在听力残疾人之间得到了广泛应用。但残疾人最常见的交流对象其实是正常人,但很少有正常人为了能与聋哑人交流而专门学习手语。因此聋哑人与正常人之间的日常交流受到很大的限制。在这样的背景下,实时手语翻译发声系统便应运而生了。另外,为了让聋哑人明白正常人通过正常语言表达的意思,还要研究从正常语言到手语的翻译显示系统。

当前帮助实现聋哑人与非聋哑人进行日常交流的辅助设备研究方兴未艾。这些设备开发的一个基本目标是将输入的手语信号转变为文本,目前相关算法正在开发之中。按信号输入方式的不同,目前的手语自动翻译系统可大致分为两类:基于机器视觉(machine-vision)的手语识别翻译方法和基于手指佩带式输入设备(body-instrumentation)的手语识别翻译方法。

手语是一种由手形动作辅以表情姿势构成的比较稳定的表达系统,是靠动作/视觉进行交际的特殊语言。也就是说,手语的"听者"必须能够看到"发话者"的动作以及面部表情才能够得到必要的信息。基于机器视觉的手语识别方法必须同时检测发话者的动作和面部表情,因此,利用计算机视觉系统作为手语识别系统的输入装置应该是最直接和最理想的方法。然而,一方面这种设备对光照条件比较敏感,在识别手指动作时还存在遮挡和方向角度的问题,另外由于手语信息是三维的空间信息,因此在利用计算机视觉进行 3D 处理和识别时需要处理的信息量非常大,目前计算机立体视觉技术尚难以保证空间手语识别翻译的实时性处理。所有这些都影响了基于机器视觉的手语识别翻译方法的实用研究。所以,人们转而不得不求助于基于手指佩带式辅助输入装置的手语数据直接提取分析方法。

在基于佩带式输入设备的手语识别方法中使用最多的输入设备目前主要是手势数据提取装置。为了方便该系统的应用,常将该装置制作成手套形状,故有人称之为"数据手套"(data glove)。这种方法可以直接得到手指、手掌和手臂的动作信息,在进行手语特征提取时所需处理的信息量要比基于计算机视觉的手语识别系统小得多,容易满足实时处理的要求,但由于要同时考虑微型化、能源供应、实时性等问题,其价格比较昂贵。

9.5.1 手语识别翻译系统的工作原理

基于佩带式输入设备的手语识别翻译系统可以实现从手语到文本或直接到语音的翻译过程。主输入设备为戴在聋哑人手上的数据手套。通过数据手套内的多通道传感器,可以采集手指各关节的原始方位数据,利用位置跟踪器得到手及手指的位置和指向等信息,进而通过信号处理分析获取聋哑人的手语信息,最后由智能系统对手语信息进行识别,翻译成文本。如有必要,还可通过语音合成技术,将聋哑人所要表达的内容转换成正常的语音进行输出,实现从聋人手语到正常语音的识别翻译输出。

完成上述目标所用装置的原理如图 9-10 所示。其中,对"数据手套"输入的传感信息进行分析识别,进而转变为文本的算法研究已有较多积累,从标准文本合成语音的技术已经较为成熟。整个系统中目前尚未突破的瓶颈问题是手语信号的输入设备,即"数据手套"的数据提取涉及的软硬件设计。尽管目前国外已有一些"数据手套"相继问世,但这些技术均是以英语手语为基础的。适合汉语手语输入的系统虽有研究报道,但还未能取得实质性突破。下面对图 9-10 所示的几个主要部分分别进行介绍。

1. 汉语手语分解与"数据手套"

汉语手语是参考汉语制定的,但是两种语言有着明显的差别:从语言表达形态的角度看,汉语是靠语音/听觉交际的有声语言,而汉语手语是一种靠动作/视觉交际的可视化语言;从基本词汇的角度看,汉语的词汇大约有近五万多个字组成,总的词汇量可达十万多个,而汉语手语的词汇仅由 3 300 个手势语组成,汉语手语的

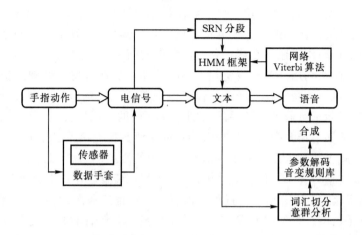

图9-10　基于佩带式输入设备的手语识别翻译系统的工作原理框图

手势词语与汉语词语不完全存在一一对应的关系;从句子语法结构的角度看,手语句子与汉语句子的词序有所不同,此外还省略了日常语言的某些词(如量词)。因此从汉语转换到手语,主要需要解决的问题是基本词汇上的差别,同时考虑部分词汇的差别。

正如前面提到,一种适合手语输入的数据手套是整个系统的基础。要开发一套有效的汉语手语信息提取系统,首先需要从信息传感提取的角度对汉语手语进行分解。汉语手语实际上是由图 9-11 所示的一些基本字母组成。分析发现,汉语手语中的接触信息可分为 4 类。

(1)汉语手语字母中的接触

在 30 个汉语手语字母中有手型一致因而极容易出现混淆的字母,如"C"与"O","H"与"X","S"与"CH"等。以"C"与"O"为例,"C"的描述为"拇指在下,向上弯曲,其余四指并齐,向下弯曲,虎口朝里","O"的描述为"食指、中指、无名指、小指四指并齐弯曲,拇指跟食指、中指相抵成空拳,虎口朝里"。可以看出其差别仅在于拇指与食指、中指是否接触。这种接触信息无法靠指关节弯曲角度得到,即使用计算机视觉技术也难以准确获取。

毫无疑问,准确的字母识别是系统成功的关键。有些词汇由字母连打组成,如"虽然"、"但是"等;而有些则与其他动作配合给出相应的词汇,如"寓言"、"散文"等。若字母识别出现误差就会影响一批手语词汇的识别。举例来说,"文化"与"文学",对"文"字的手势相同,而"化"取"H"指式,"学"取"X"指式,"H"与"X"的区别仅在于食指是否搭在中指上。相似的例子还包括"团"和"营","司"和"处"等。据统计,这样的例子约为 40 个,并且均是常用词汇。

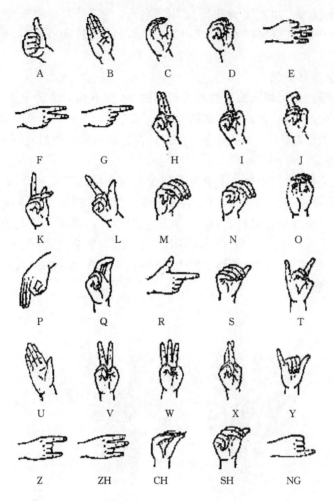

图 9-11　汉语手语字母图

（引自中国特殊教育网：http://www.spe-edu.net/shouyu/ ）

（2）单手势中的接触

典型的例子如"元"和"角"，"少"与"薄"，"小"与"坏"等。"元"的描述为"一手拇指、食指捏成一个较大的圆形"，"角"的描述为"一手拇指、食指捏成一个较小的圆形"。这些词凭借数据手套和三维跟踪装置及视觉都是无法区分的，只有用接触传感器获取到的接触信息才能分析和区分。

（3）手指相互接触

对双手手语词汇来说，右手为主手，左手为从手。顾名思义，从手是配合主手动作的，手型较为简单。但是也有部分词汇指式是对称的，如"人"与"乘"的手型也完全一样,只不过"人"由双手食指搭成"人"字形,"乘"是双手食指交叉搭成"X"形。类似的例子如"工资"与"人民币","方"和"取景","圆"和"心","带子"与"线"等。

(4)右手指各自接触

这类词的特点是用相同的手势表示相同的字,而不相同的那个字其手势区别在于手指是否接触。如"商标"与"商品",对于"商"字的手势一样,而"标"和"品"的手势不同之处主要在于左、右手拇指与食指是否各自相捏。相似的例子还包括"会员"与"会议"等。

基于以上分析,数据手套的主手传感器位置分布图如图 9-12 所示。手指上的弯曲部分、手指端部、手腕弯曲和外展部分都分别有传感器安置,共可获得 20 个信息。从汉语手语分类可以看出,单手手语占去了 1/4,单手手语均为右手做出。双手手语中左手为从手,手型较简单,可归纳出约 30 个手型,因此所需传感器较少,只需在右手传感器分布的基础上减去了中指、无名指和小指的接触传感器,共可获得 17 个信息。

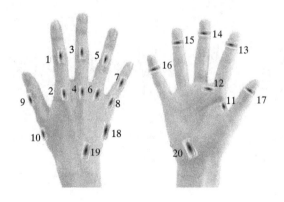

图 9-12　主手传感器的位置分布图

1,2:食指;3,4:中指;5,6:无名指;7,8:小指;9,10:拇指;11:拇指-食指;
12:食指-中指;13:食指接触;14:中指接触;15:无名指接触;16:小指接
触;17:拇指接触;18:手腕外展;19,20:手腕弯曲

采用接触传感器的数据手套的工作原理如图 9-13 所示。当用户带上数据手套后,各接触传感器的输出将随操作者手型的变化而发生相应的变化。计算机手语数据采样系统由 PC 机、插在 PC 机 USB 接口上的 A/D 转换卡以及相应的信号处理电路组成。计算机手语数据采样系统对各个传感器的输出进行实时检测,得到各个手指的接触信息和外展角度信息。由于这种接触传感器本身以及相应的信

号转换电路价格都不太昂贵,因而整个数据手套系统也具有较低的成本。

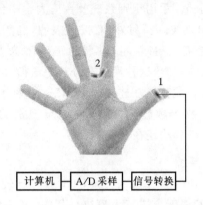

图 9-13　采用接触传感器的数据手套工作原理
1:接触传感器;2:外展传感器

2. 手语识别

自动手语识别采用通过计算机软件设计实现将输入的手语信号识别后翻译成文本,这种尝试始于 20 世纪 90 年代,但是大部分手语识别研究者主要集中在孤立手语词识别研究上,对于连续手语识别的研究较少。台湾大学的研究人员在 1998 年利用单个数据手套作为手语输入设备、隐马尔可夫模型(hidden Markov models,HMM)作为识别技术的系统,可识别台湾手语课本中的 250 个基本词条,识别率为 90.5%。但是系统要求打手语的速度比正常速度慢。

目前最新发展水平的手语识别系统针对非特定人连续手语识别提出了一种分治策略、使用显式分割过程的方法。把精简循环网(simple recurrent network,SRN)作为连续手语的段边界检测器,把 SRN 分段结果作为 HMM 框架中的状态输入。HMM 是众所周知并广泛使用的统计方法,一般拓扑结构下的 HMM 具有非常强的描述手语信号的时空变化能力,在动态手势识别领域一直占据主导地位。在 HMM 框架里使用网格 Viterbi 算法可搜索出一条最佳手语词路径,它可以减少"运动插入"带来的影响,其识别速度比单纯使用 HMM 的识别更快,识别效果更好,从而可较高效地实现从手语信号到文本的转换。相关的基于 SRN 的边界检测和 HMM 框架里的网格 Viterbi 算法请参阅相关参考文献。

从识别技术的发展与对比的角度看,以往手语识别系统主要采用基于人工神经网络(artificial neural networks,ANN)及基于隐 Markov 模型(HMM)等方法。神经网络方法具有分类特性及抗干扰性,然而由于其处理时间序列的能力不强,目前广泛用于静态手势的识别。著名的 Fels 的 GloveTalk 系统就是采用神经网络方法作为识别技术。目前,采用 HMM 方法对手语信息进行模型化是一个潮流。如卡内基·梅隆大学的美国手语识别系统及台湾大学的台湾手语识别系统等均采用 HMM 作为系统的识别技术。另外,有报道表明,利用 HMM 识别由戴数据手套的用户输入的 262 个孤立手语词,识别的正确率为 91.3%。然而正是由于 HMM 拓扑结构的一般性,导致这种模型在分析手语信号时过于复杂,使得 HMM 训练和识别计算量过大。尤其是在连续的 HMM 中,由于需要计算大量的状态概率密度,需要估计的参数个数较多,使得训练及识别的速度相对较慢。目前,HMM 的这些问题的改进算法还在研究中。

3. 文本-语音转换系统

当前,文本-语音转换(text to speech,TTS)技术已较为成熟,其功能模块可分为文本分析、韵律建模和语音合成三大模块。其中,语音合成部分是 TTS 系统中最基本、最重要的模块。图 9-14 所示为一种典型的由文本到语音转换系统的原理示意图。

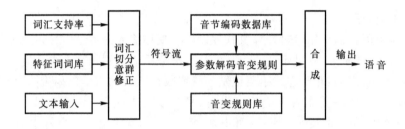

图 9-14　文本-语音转换系统原理图

语音合成的主要功能是:根据韵律建模的结果从原始语音库中取出相应的语音基元,利用特定的语音合成技术对语音基元进行韵律性的调整和修改,最终合成出符合要求的语音。目前,主要的语音合成技术包括共振峰合成技术和基于 PSO-LA 算法的波形拼接合成技术等。在本章的后面还会用一定的篇幅较为详细地介绍语音合成技术的具体方法。

由于手语识别系统对手语词的正确识别是基于数据手套中传感器的有效信号输出,而传感器的高效输出取决于正确的手语输入,这就要求使用者,也就是手语的发出者在使用数据手套时要有一定的技巧。该系统要求使用者的手语手势符合标准的汉语手语手势,尽量减少一些模棱两可的手势,避免自创手势,以增加系统输出的正确率。

9.5.2 手语的合成

手语的合成是使聋哑人理解正常语言表达的最有效手段。在手语合成中涉及以下几个方面的问题：语音到文本的转换或文本输入部分，文本切分部分，文本的分析与手语码转换，手语库的建立与基于手语词的手语合成和手语的显示。

语音到文本的转换是让残疾人听懂正常人语言的第一步，目前已有一些产品问世。文本输入部分的功能是编辑输入汉语句子。文本的切分将句子分成词，标点符号单独成词。系统的分词过程首先采用最大匹配法切分，然后利用第一步分词结果通过查找词条的歧义标志位调用词规则，进而进行歧义校正。文本分析与手语码转换是手语合成的重要部分。

虽然汉语手语是参考汉语制定的，但是两种语言的差别决定了从汉语转换到汉语手语，需要解决的主要问题是基本词汇上的差别，同时考虑部分词汇表达的不同。

在手语合成中，建立手语词库是最重要的工作之一。手语词库应包含每个手语词的手语运动信息。建立手语词库不仅工作量大，而且其质量也直接影响合成手语的结果。目前建立手语词库的方法有两种：运动跟踪方法和手工编辑方法。也有人综合使用这两种方法。运动跟踪的方法是对腕关节及各手指关节的运动由数据手套获取，肩关节与肘关节的运动由位置跟踪传感器获取。而手工的方法是通过手工实验来获取手势的参数。手语是一种可视语言，合成的手语只有显示出来，观察者才能"读"取手语的信息与意义。

实行手语合成与显示的方法是：在虚拟现实技术中有一部分是专门用于描述三维人体模型的 H-anim 标准，根据此标准对虚拟人的定义，一个虚拟人有 47 个关节 96 个自由度，只要确定这 96 个自由度的角度值，应用运动学的方法和计算机图形学的方法，就可以计算出虚拟人每个肢体的位置和方向，由此确定虚拟人的一个姿态。一个手语运动是一个人体手势的序列，按照预定的时间间隔连续显示一个手语运动中的每一个手势，即可以生成对应的手语运动。

手语的研究不仅有助于改善和提高聋哑人的生活学习和工作条件，为他们提供更好的服务，同时也可以应用于计算机辅助哑语教学、电视节目双语播放，虚拟人的研究，电影制作中的特技处理、动画的制作，医疗研究以及游戏娱乐等诸多方面。另外，手语的研究涉及到数学、计算机图形学、机器人运动学、医学等多学科。尽管目前已经实现了一些手语识别翻译系统，但手语识别特别是中文手语与语言的互译仍然面临许多挑战性课题，如手势不变特征的提取、手势之间的过渡模型、手语识别的最小识别基元、自动分割识别基元、词汇量可扩展的识别方法、手语识别的辅助信息、非特定人的手语识别问题、混合手指语和手势语的手语识别以及中国手势语语法等,都有待于进一步研究。

9.5.3　手语翻译系统研究进展

从 20 世纪 90 年代起,在计算机多功能感知技术迅速发展的基础上,专为聋哑人设计的手语自动翻译系统的研究受到了人们空前的重视,在国内外都有一系列的研究成果问世。

1. 5DT 数据手套

图 9 - 15 所示为美国 5DT 公司
(Fifth Dimension Technologies)出品的
数据手套,名为"5DT 数据手套"。该手套
每根手指上有 2 个传感器,可检测手指弯
曲和手指间的外展。该系统通过排线与
串口(RS 232)连接。其特点是具有自校
准功能,可进行 8 位的二进制手指弯曲和
外展分析,佩带舒适,低漂移和开放式结
构。该公司还有一种名为 5DT 数据手套

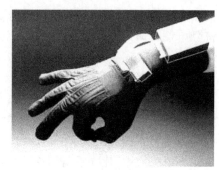

图 9 - 15　5DT 数据手套

16-W 的产品,它是 5DT 数据手套的无线版本,它与电脑的连接是通过无线电实现的(20m 距离内)。左右手模式可转换,且应用 USB 接口。其市价为 3 950 美元,这样高昂的价格是普通人难以接受的。

2. 手语手套

美国《时代》杂志 2002 年评选的 2000
年最佳发明之一就是命名为"手语手套"的手语
翻译系统,见图 9 - 16 所示。

这一手套可感知人手的动作并无线传输到
手持设备上,以文字形式显示出手语的意思,以
帮助聋哑人与听力正常的人们之间更迅捷地进
行交流。该装置其实是一台可以佩戴在胳膊上
的小型电脑,里面有微型电子线路。手套上的各
种传感器与绑在使用者胳膊上的微型控制器协
同工作,把胳膊与手指的位置及移动情况"绘制"
成图,最后将这些信息转化成计算机能够读懂的
数据,再由扬声器把动作读出来,或以文字形式
显示在电脑屏幕上。使用时右手戴上这个特殊

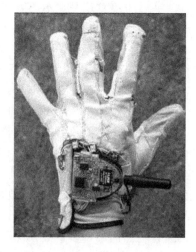

图 9 - 16　手语手套

的"手套",右手臂套上两个小臂带,一个在接近手腕的地方,另一个则在上臂。特别设计的软件在几毫秒内就能把手的动作转换成单词,并通过一个扬声器播放出来,可以清楚地听到"食品"、"饮料"、"餐馆"和"父亲"等常见词汇。这些词也可在电脑屏幕上显示出来。虽然该"手套"在理论上能够将任何一个英语单词都拼写出来,但由于目前这项发明仅有单只手套,拼写单词的速度还比较缓慢。美国手语包括几百种不同的手势,其中大多数需要用两只手来组合表达。而该手套目前仅有一只,所能翻译的单词不到 200 个,其表达能力和范围十分有限。发明者称,右手用手套很快就可以生产并上市销售,双手用的手套将具有比单手用手套更强的表达功能。

要注意的是,目前国外的装置除了价格较高外,手语的识别率、正确率还有待提高,而且这些数据手套都不是专门针对汉语手语识别而设计的。

3. 国内的研究状况

由中科院计算所高文教授带领的团队和哈尔滨工业大学的科研人员一起,研发的能够帮助中国聋人"说话"的计算机系统在 1999 年已通过鉴定。该系统通过数据手套传感器获取聋人手语信息并进行识别,然后通过语音合成,将聋人所要表达的内容转换成正常的语音输出,实现了从聋人手语到正常语音的翻译。同时该系统还可以将正常人输入的语句用计算机特定虚拟人合成技术转换成聋人能够看得懂的聋人手语三维图像序列,实现了由文本语句向手语的转换,从而最终达到了聋人与正常人之间通过"翻译机"进行交流的目的。该成果研究了汉语手语的语言模型和大词汇表上的连续汉语手语识别问题,并取得了良好的识别效果。在汉语手语合成方面,利用计算机虚拟人合成技术首次合成了三千多个基本汉语手语词汇的手势,合成的手语具有较好的可懂度。在特定人虚拟人脸自动合成方面,利用摄像机采集被合成人的人脸图像特征,然后自动合成特定人脸图像,合成结果具有较高的自然度和真实感,实现了特定人的手语合成、表情合成、唇动合成,以及在句子水平上实现了唇动与语音的词内同步。

4. 现有手语翻译系统的缺点

目前,现有手语识别翻译系统有以下缺点:

1)从数据手套给出的信息难以准确地识别相近词汇。由于某些手语词汇的手指姿态相当接近,而用于检测手指动作的数据手套本身又存在一定误差,因此,仅仅利用数据手套给出的手指弯曲角度或外展信息难以准确区分这些词汇。另一方面,在此类词汇的表达过程中手指间往往伴随着接触信息,例如近 18% 的汉语手语存在手指的接触动作,而这些系统目前都还不包括检测接触信息的传感器。所以应利用手指的接触信息,这样才能够更准确地区分这些词汇。

2)获取的信息出现重复或不需要。现有的数据手套获取的左右手共 36 个信息,实际上有些并不需要或产生重复,如测量拇指交叉的传感器。而外展信息中,只有拇指与食指、食指与中指的外展信息需要,所以取消中指与无名指、无名指与小指之间的外展传感器效果可能会更佳。并且对汉语手语来说,主手的手型要比从手复杂得多,所以传感器的放置应作适当调整。

9.6　语音合成技术

语音合成技术经历了一个逐步发展的过程,从参数合成到拼接合成,再到两者的逐步结合,其不断发展的动力是人们认知水平和需求的提高。目前,常用的语音合成技术主要有:共振峰合成、线性预测编译码(linear predictive coding,LPC)、基音同步叠加合成(pitch synchronous overlap and add,PSOLA)和 LMA 声道模型技术等。它们各有优缺点,人们在应用过程中往往将多种技术有机地结合在一起,或将一种技术的优点运用到另一种技术上,以克服另一种技术的不足。

1. 共振峰合成

语音合成的理论基础是语音生成的数学模型。该模型语音生成过程是在激励信号的激励下,声波经谐振腔(声道),由嘴或鼻辐射声波。因此,声道参数、声道谐振特性一直是研究的重点。

在图 9-17 所示的某一语音的频率响应图中,标有 F_{p1}、F_{p2}、F_{p3}……处为频率响应的极点。此时,声道的传输频率响应有极大值。习惯上,把声道传输频率响应上的极点称之为共振峰,而语音的共振峰频率的分布特性决定着该语音的音色。

音色各异的语音具有不同的共振峰模式,因此,以每个共振峰频率及其带宽作为参数,可以构成共振峰滤波器。再用若干个这种滤波器的组合来模拟声道的传

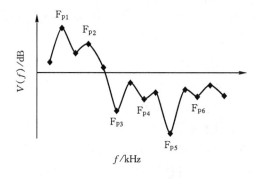

图 9-17　声道的频率特性图

输特性(频率响应),对激励源发出的信号进行调制,再经过辐射模型就可以得到合成语音。这就是共振峰合成技术的基本原理。

基于共振峰的理论有级联型、并联型、混合型三种实用模型。

1)级联型共振峰模型。在该模型中,声道被认为是一组串联的二阶谐振器。该模型主要用于绝大部分元音的合成。

2)并联型共振峰模型。许多研究者认为,对于鼻化元音等非一般元音以及大部分辅音,级联型模型不能很好地加以描述和模拟,因此,构筑和产生了并联型共振峰模型。

3)混合型共振峰模型。在级联型共振峰合成模型中,共振峰滤波器首尾相接,而在并联型模型中,输入信号先分别通过幅度调节再加到每一个共振峰滤波器上,然后将各路的输出叠加起来。将两者比较,对于合成声源位于声道末端的语音(大多数的元音),级联型合乎语音产生的声学理论,并且无须为每一个滤波器分设幅度调节,而对于合成声源位于声道中间的语音,并联型比较合适,但是其幅度调节很复杂。因此,人们将两者结合提出混和型共振峰模型,它是基于对声道的一种较准确的模拟,可以合成出自然度较高的语音。另外,由于共振峰参数有着明确的物理意义,直接对应于声道参数,因此容易用共振峰描述自然语流中的各种现象,最终用于共振峰合成系统。如图9-18展示了一种混合型共振峰模型。

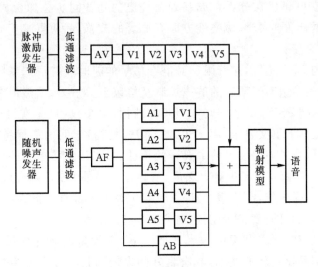

图 9-18 混合型共振峰模型

虽然共振峰模型描述了语音中最基本的部分,但并不能表征影响语音自然度的其他细微的语音成分,从而影响了合成语音的自然度。共振峰合成器控制十分复杂,其控制参数往往达到几十个,实现起来十分困难。

2. LPC 合成

LPC 使用过去的 p 个样本值的线性组合来预测现时刻的采样值 x_n:

$$x_n = a_1 x_{n-1} + a_2 x_{n-2} + \cdots + a_p x_{n-p} = \sum_{i=1}^{p} a_i x_{n-1}$$

式中 x_{n-1},$\cdots$,x_{n-p} 是过去的 p 个样本值,x_n 是预测现在的值。系数 a_i 的值是通过求解偏微分方程得到的,是等效于发音器官的滤波器的系数。它的值不再是声音波形本身的值,而是发音设备的激励参数,依靠参数重构声音。

早先波形编译码器因数据率太高而不受重视。因此 LPC 通过分析话音波形来产生重构话音的波形参数对声音进行编码,大大减低了数据率。接收端使用这些 LPC 参数产生语音基元,并对其作简单拼接合成语音。它简单直观、运算量小,因其拼接的是语音的单个波形数据、因而保存了语音的全部信息。其缺点是孤立基元拼接的结果造成了话音生硬、不连续,没有通常人说话时的韵律感。

3. 基音同步叠加合成

从机理上说,参数合成法在自然度方面肯定赶不上波形拼接。随着计算机数据处理能力和存储技术的提高,实时处理和存储大量波形数据已不再是什么大问题了。20 世纪 90 年代在分析合成基础上提出的基音同步叠加合成(PSOLA)技术,则因为在语音的连贯性、流畅性方面有显著的改善,而使得基于时域波形拼接合成技术异常兴盛。

PSOLA 与 LPC 不同,它着眼于对语音信号的超时段特征如基频、时长、音强的控制。而这些参数对于语音的韵律控制及修改至关重要,虽然最终都要进行波形拼接这一步,但 PSOLA 比 LPC 更具可修改性。PSOLA 技术在拼接语音波形片段之前,首先根据上下文要求,用 PSOLA 算法对拼接单元的韵律特征进行修改,使合成波形既保持了原始发音的主要音段特征,又能使拼接单元的韵律特征符合上下文的要求,从而获得了很高自然度、清晰度。另外 PSOLA 合成器结构简单,易于实时实现。联想佳音、清华 TH-SPEECH 等系统都是在此基础上推出的,其合成汉语普通话的可懂度、清晰度达到了相当满意的水平。

上述技术各有所长,共振峰技术比较成熟,有大量的研究成果可以利用,而 PSOLA 技术则是比较新的技术,具有良好的发展前景。过去这些技术基本上是互相独立发展的,现在许多学者开始研究它们之间的关系,试图将其有效地结合起来,从而合成出更加自然的语流。例如清华大学的研究人员进行了将共振峰修改技术应用于 PSOLA 算法的研究,并用于 Sonic 系统的改进,研制出了具有更高自然度的汉语文本→语音转换系统。

国内的汉语语音合成研究起步较晚,但从 20 世纪 80 年代初就基本与国际同步,它大致经历了共振峰合成、LPC 合成至应用基音同步叠加技术的过程。安徽中科大讯飞公司的中文语音合成(TTS)产品 InterPhonic 4.0 合成的语音效果可以超过了一般自然人。该语音合成系统集多语种、多音色语音合成技术于一身,在开放的多语种架构下提供了对普通话、粤语、英文等多个语种和多种发音风格的支持,对中文和英文都能驾轻就熟。新提供的多引擎管理接口对不同语种的系统提供一致化的访问接口,允许用户在服务过程中动态切换使用的音库,以取得更好的语音效果。

9.7 AAC 技术应用的一个典型例子

一个适合不同残疾状况的个性化 AAC 系统对帮助残疾人增强人际交流无疑是一个重要辅助工具。著名物理学家霍金所使用的辅助交流设备正是 AAC 技术应用的一个范例。

"霍金的世界,我们不懂"。霍金(S. Hawking),这位本世纪最著名的天体物理学家,不幸也是一名肌萎缩性脊髓侧索硬化症患者。肌萎缩性脊髓侧索硬化症会破坏患者大脑和脊髓的神经细胞,使得肌肉的运动功能逐渐消弱,直至丧失。同时还会伴有发音、吞咽、呼吸等障碍。疾病使得霍金发音含糊、无法运动,甚至呼吸困难,是 AAC 系统帮助霍金实现了表达思想的愿望。

1985 年霍金开始丧失语言能力,全身只有两个手指和眼睛还可以运动。他表达自己思想的唯一工具是一台 AAC 装置——电脑语音合成器,其语音合成部分负责将输入电脑的文字文本转化成标准的"美式"英语语音用扬声器输出。他用仅能活动的几个手指操纵一个特制的鼠标器在电脑屏幕上选择字母、单词来造句,然后通过语音合成设备将文本翻译成话音并播放出来。

随着病情的发展,后来他的手指也不能自如活动了。现在,除了霍金的轮椅上设置的专用电脑和语音合成器外,在霍金的眼镜上,还安装了一个红外线发射器和检测器,负责接收眼球发出的眨眼信息(图 9 - 19)。根据霍金眨眼得快与慢,可以分别发出"1"、"0"信号,可运用莫尔斯编码原理输入英文字(参阅本章的 9.3.5 节),电脑需要适应霍金的眨眼速度,以便根据编码的方案准确转换成英文文本。除了利用编码输入方案外,系统还使用了多种提高输入速度的技巧。如字符集合、自动完成、联想等。选定了显示在电脑荧屏上方的文字后,电脑荧屏下方即显示最终文字文本。当他造句完毕后,便传给语音合成器发声。程序内含有数据库,可储存多达五千个字和数以千组的片语段落,方便霍金快速选字造句和发声。但是,即使是这样,他写作的速度还是非常慢,每分钟只能写 3~5 个单词。通常制造一个句子要五六分钟,为了合成一个小时的录音演讲要准备 10 天。但正是这台 AAC 装置,帮助人们了解了这位轮椅上巨人的思想,也为霍金打开了通往神秘宇宙的大门。

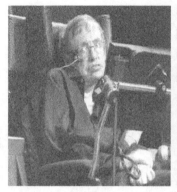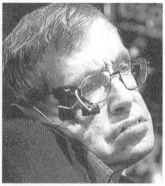

图 9-19　霍金及他使用的 AAC 系统

思考题

1. 什么是语言? 它有哪些主要特点? 试说明。
2. 发音器官包括哪些? 各个器官如何协同工作产生声音?
3. 语言交流链包括几个环节? 这样表示有什么用处?
4. 影响语言交流的疾病有哪些? 如何分类?
5. 失语症的临床表现有哪些?
6. 在计算机上编写一个界面程序,改变光标和字符的显示方式,实现一个可完成特定计算功能的 AAC 系统。要求系统可以实现加法、减法、乘法、除法和乘方运算。
7. 提高 AAC 系统交流速度和流畅性的策略有哪些?
8. Morse 码是世界上较为通用的一种字符符号编码系统。试仿照图 9-7,设计一种基于 Morse 码的图表索引编码系统,尽可能详细地说明所设计电路需要选用的器件和连接关系。
9. 用单片机、液晶显示器、扬声器和自主小键盘等器件设计一个掌上智能 AAC 系统,试尽可能详细地说明其中应有的接口关系与关键技术点,画出系统硬件连接图,说明相关软件的编程思路。
10. 常见的人工喉有哪些种类? 描述每一种的工作原理。
11. 应用三类不同的电子器件,设计一个电子喉,要求其发声频率与幅度在普通人声音能达到的范围内连续可调。

12. 目前应用的电子喉有一个重要缺陷:在应用过程中频率与幅度不可调,这造成患者发音单调。试设计一个自适应反馈式的电子喉,要求在一定程度上可以克服目前电子喉的上述弊病。

13. 指出评价喉切除患者语音恢复效果的常用指标与评价方法。

14. 查资料,写出目前语音到文本转换技术研究的现状与展望。

15. 辅助听觉的 AAC 系统和我们以前理解的助听器有什么区别?

16. 数据手套系统设计了哪些主要技术方法? 估计其中的技术难点,并说明理由。

17. 手语识别系统中,硬件部分主要包括多传感器阵列、信号的调整、A/D 转换和计算机等几个部分,试利用自己所学知识,设计多通道手语信号放大滤波器,说明适合系统应用的 A/D 转换设备的主要技术指标。

18. 查文献资料,研究语音合成包括的主要技术关键点,写出报告。

19. 任选 3 个日常对话类别(如:开场白、问候、要求、信息交换、评论、修正语误),试设计一个 AAC 系统,用一种策略,设计一个词汇表和计算机程序,去完成你所选择的功能(输出结果用中文方式表示),并注明你选择此种策略的理由。

20. 手语合成涉及了哪些技术要点? 分别说明之。

参考文献

[1] 李葆嘉. 现代语言起源的化石解剖学和分子遗传学思考[J].南京师范大学学报(社会科学版),2000,4:94-100.

[2] 王玢. 人体及动物生理学[M].北京:高等教育出版社,1986.

[3] 赵生全,周丽娟. 与神经系统病变有关的言语-语言障碍[J].听力学与言语疾病杂志,1996,4(1):7-8

[4] 吴胜虎. 儿童期听力障碍的研究现状[J].国外医学儿科学分册,2000,27(5):254-258.

[5] 静进. 儿童言语及语言障碍的神经机制[J].国外医学妇幼保健分册,2002,13(6):251-256

[6] 范少光,汤浩,潘伟丰. 人体生理学[M].北京:北京医科大学出版社,2000.

[7] 王斌全. 耳鼻咽喉-头颈应用解剖学[M].北京:人民卫生出版社,2003.

[8] COOK A M, HUSSEY S M. Assistive technologies:principles and practice[M]. St. Louis:Mosby-Year Book Inc. , 1995.

[9] DENES P B, PINSON E N. The speech chain:the physics and biology of

spoken language[M]. 2nd ed. New York：W. H. Freeman and Company，1993.

[10]　ANSON D K. Alternative computer access：a guide to selection[M]. Philadelphia：F. A. DAVIS Company，1997.

[11]　BEUKELMAN D R，Mirenda P. Augmentative and alternative communi- cation[M]. Baltimore：Paul H. Brookes Publishing Co.，Inc.，1992.

[12]　高伟，郭谨. 手语研究的现状与方向[J]. 电子技术应用，2002，11：23-25.

[13]　朱民雄. 计算机语音技术[M]. 北京：北京航空航天大学出版社，2002.

[14]　肖淑芬，李晓明，尚耀东，等. 喉全切除发声重建术后发声功能评估[J]. 临床耳鼻咽喉科杂志，2004，18(9)：530-535.

[15]　卫旭东，金国威. 全喉切除术后发音重建[J]. 现代医学，2004，32(1)：63-65.

[16]　王荣光. 趣说喉全切除术后发音康复的历史[J]. 国外医学耳鼻咽喉科学分册，2005，29(1)：61-62.

[17]　吕春梅，屠规益，唐平章，等. 喉全切除术后食管语音康复训练[J]. 听力学及言语疾病杂志，2004，12(3)：171-173.

[18]　林福宗. 多媒体技术基础[M]. 第 2 版. 北京：清华大学出版社，2002.

[19]　中国聋人协会. 中国手语[M]. 北京：华夏出版社，1998.

[20]　张亚新，原魁，杨学良. 一种用于手语识别的新型数据手套[J]. 北京科技大学学报，2001，23(4)：379-381.

[21]　高文，陈熙霖，马继勇，等. 基于多模式接口技术的聋人与正常人交流系统[J]. 计算机学报，2000，23(12)：1253-1259.

[22]　徐琳，高文. 面向机器翻译的中国手语的理解与合成[J]. 计算机学报，2000，23(1)：60-65.

[23]　宋益波，高文，尹宝才，等. 文本驱动的聋哑人手语合成系统[J]. 计算机学报，1999，22(7)：733-739.

[24]　http：//www. aacinstitute. org/index. html

[25]　http：//search. asha. org/query. html? col＝asha&qt＝aac

[26]　http：//www. cs. wright. edu/

[27]　http：//www. aacintervention. com/

10 视觉、听觉损伤的辅助技术

学习要点

   了解感官辅助的基本方法和途径;助听器的分类和结构特点;人工耳蜗的发展史、分类及其结构;触觉语音辅助器的结构和功能;人工视网膜的分类、研究热点及技术难点;盲文的构成与使用方法;电子技术用于不同盲文系统的主要特点等。

10.1　感官辅助技术的基本方法

如果人的某种感觉器官受到损害,可以利用感官辅助技术对其进行增强或替代,在一定程度上能补偿受损的感觉功能。设计和利用感官辅助技术时,先要确定损伤的程度,如果还存有足够的残留功能,可以考虑增强信息输入,例如使用助听器增强/放大听觉信号;如果感觉功能严重丧失,就必须选择替代的感觉通路进行感官辅助,例如当视觉不能发挥作用时,可采用基于触觉的盲文进行阅读。

1. 感觉通路的增强

对于视觉或听觉仅有部分障碍的人来说,其基本感觉通路仍然是可用的,但其感觉能力可能受限。这种损伤可有下述三种类型:

第一类是信息输入强度不够。对于视觉信息来讲,这意味着接收的信号太弱,不能看清。眼镜是解决这个问题最简单有效的辅助手段。对于听觉信息,可能是声音信号太弱,听不见或听不清,这时需要一个扩音器(听觉辅助或助听装置)来增强信息。

第二类损伤是输入信号的频率或波长受限。对视觉而言,典型的障碍是色盲。这在一定程度上可利用滤光镜或改变对比度(例如白底黑字比黑底白字效果好)来解决这个问题。典型的听觉功能障碍是听不到高频成分,因此,听觉辅助器的设计必须考虑这种情况。

第三类功能障碍是视听范围受限制。视觉损伤患者的视野范围在许多方面受到限制,解决这个问题最简便的方法是使用扩大视野范围的透镜。对听觉损伤患者,声场范围缺陷通常与不完全双耳听力丧失有关,要用双耳听力辅助器具来校正。

2. 感官通路的替代

当感官输入通道完全受损不能有效地利用输入信息时,必须选择其他的感官系统进行替代。最常见的例子是视觉障碍者使用的盲文阅读(触觉替代),失聪患者用手语来表达思想则是对听觉障碍的视觉替代。前者是用触觉系统替代视觉输入信息,后者是用视觉系统替代听觉输入信息。

10.2　听觉损伤

听觉是通过大脑皮层分析后获得的声音感受,由传音器官和感音器官协同完成。这个系统中的任何部位出现结构或功能改变均可引起不同程度的听力损伤,表现为不同频率和强度的听力丧失,因此采取的治疗和康复措施也不同。慢性中耳炎引起的轻度传导性耳聋,通常用药物或/和手术方法改善听力;感音神经性耳聋,应考虑患者的病情和听力丧失程度,选配助听器或人工耳蜗改善听觉能力。需要注意的是,选配助听器时首先要准确评估患者的残余听力,并根据评估结果选择适合的助听器。

10.2.1　听觉损伤的分类

明确听力损伤(hearing loss)的性质和程度是决定如何处理听觉功能障碍、制定干预方案的关键。

1. 按解剖部位分类

根据解剖部位,结合病因、临床表现和检查结果可将听力损伤(耳聋)分为下述三类。

(1)传导性耳聋

外耳或中耳病变,声波在到达内耳之前受到阻碍,内耳功能正常,但因为刺激微弱不能产生神经冲动,声音传导障碍引起传导性听力损失(conductive hearing loss)。常见病因有:

• 外耳道堵塞性病变:外耳道耵聍栓塞、异物、闭锁或肿瘤等;

- 中耳发育不良：中耳畸形或听骨链缺失；
- 中耳炎症：咽鼓管阻塞、鼓膜炎、慢性中耳炎、化脓性中耳炎、中耳结核及肿瘤等；
- 耳硬化症：发生于镫骨与骨迷路的原发性病变，女性多见；多为双侧渐进性的传导性听力损失或混合性听力损失，少数患者伴有眩晕；
- 耳外伤：鼓膜外伤性穿孔、听骨链损伤等。

（2）感音神经性耳聋

耳蜗、听神经或听觉中枢等部位病变，引起对声音感觉和认知功能障碍的听力损失（sensorineural hearing loss）。原因如下：

- 感音性耳聋：病变发生在耳蜗。主要是由于耳蜗螺旋器的听毛细胞出现损伤或坏死，导致通过外耳和中耳传入内耳的声波不能被毛细胞感受，使正常的蜗神经末梢不能出现兴奋性电活动。例如噪声性耳聋和药物性耳聋。
- 神经性耳聋：由于蜗神经及其以后部位病变，使内耳听毛细胞在受到声波刺激后产生的电活动不能继续沿蜗神经传递，使上传到听觉脑干、皮层的通路受阻。例如听神经病变。
- 中枢性耳聋：脑干以下各级听觉传导通路的功能正常，但由于脑干核团、神经传导通路病变，妨碍听觉信息上传到皮层听觉中枢；或者由于皮层病变导致传入信息的感觉障碍和综合分析能力下降，引起听觉功能减退。可因脑肿瘤、脑外伤和其他中枢性疾病引发。

（3）混合性耳聋

任何导致传导性耳聋和感音神经性耳聋的因素同时存在时，均可引起混合性耳聋，兼有传导性耳聋和感音神经性耳聋的特点。常见于慢性化脓性中耳炎、晚期耳硬化症等。

2. 按听力损失时间分类

- 先天性耳聋：指从出生起就有听力损失。常见的原因有遗传因素、孕期因素等。
- 后天性耳聋：出生以后因某些原因导致听力损失。常见因素包括感染、中毒和外伤等。

10.2.2 听觉损伤的常见病因

1. 传导性耳聋

传导性耳聋多通过药物或结合手术的方法改善听力，基本可治愈。但对于某些晚期慢性疾病而言，可能需要辅助其他手段来改善听觉能力。

临床常见的可能导致传导性耳聋的几种疾病如下。

（1）中耳炎

中耳炎是临床上常见的耳科疾病，主要发生于鼓室、乳突或中耳其他部位，根据发病时间可分为急性中耳炎和慢性中耳炎。

（2）耳畸形

先天性耳廓和外耳道闭锁畸形与鳃弓和鳃沟在胚胎期发育障碍有关，多同时发生，常合并鼓室、听小骨、咽鼓管和乳突畸形。外耳畸形合并外耳道、鼓室和听小骨等畸形常引起传导性耳聋；同时合并有内耳畸形时，通常表现为混合性耳聋，应根据病情考虑选配助听器或进行人工耳蜗植入。

（3）耳外伤

一般耳廓外伤不影响听力，但若同时存在鼓膜、听小骨或内耳损伤时，则可引起不同程度的听力损伤。常见的鼓膜外伤多与直接或间接外力作用于鼓膜有关，穿孔多为裂隙状或不规则状；伤者有耳痛、耳鸣、听力减退和眩晕等表现。

2. 感音神经性耳聋

感音神经性耳聋是由于内耳或听觉神经传导通路功能或结构异常而导致的一组疾病。目前使用药物或手术治疗仍存在一定的局限性，因此需要选配合适的助听器。但是部分不明原因的听力损伤疾病，不能简单地应用放大装置来取得令人满意的效果。导致感音神经性耳聋的常见原因如下。

（1）中毒性听力损失

许多药物或化学试剂具有耳毒性，可以引起耳蜗和/或前庭中毒性损害，造成听力损失和/或前庭功能障碍。常见的耳毒性的物质有：氨基甙类抗生素、某些化疗剂、某些利尿剂、水杨酸制剂、奎宁、局部麻醉剂、重金属等。

由于目前对中毒性耳聋尚无有效的治疗方法，一旦出现中度以上的听力损失可选配助听器；前庭功能障碍可通过前庭训练进行矫正。

（2）感染性听力损失

许多致病微生物的感染可以直接或间接损害内耳，引起双耳或单耳感音神经性听力损失和/或前庭功能障碍。这些致病微生物有：脑膜炎双球菌、风疹病毒、流感病毒、带状疱疹病毒、EB病毒、肺炎支原体及沙眼衣原体等。感染性疾病引起迷路炎造成听力损失，而耳毒性药物的应用则更加重了听力损失。

（3）爆震性听力损失及噪声性听力损失

这种损伤可以是一次突然的强烈爆震或声音引起内耳损害，也可以是因长期接触噪声刺激引起内耳损伤。重度以上听力损失者可配戴助听器，常常能获得不错的效果；对于极严重的听力损失并且助听效果有限的人员，也可在排除禁忌证的前提下考虑应用人工耳蜗。

（4）听神经病变

这是一种特殊的神经性听力损失，多表现为中枢性低频感音神经性耳聋，病因不明。患者经常频繁要求提高助听器的放大功率，希望通过这种办法求得最佳的助听效果。然而，由于本病的耳蜗外毛细胞功能大多正常，过大的功率可能造成耳蜗毛细胞损伤。使用助听器时既要兼顾患者的听觉要求，又要避免使用过大功率助听器导致的内耳损伤。

（5）全身及其他系统和器官的慢性疾病引起的听力损失

甲状腺功能减退、肾脏疾病、糖尿病、高血压和高脂血症也可以造成内耳损害，导致感音神经性听力损失和/或前庭功能障碍。有些疾病引起的症状以耳蜗为主，而有些则以引起的前庭功能障碍为主。

（6）特发性突聋

突然发生的听力损失称为突聋。特发性突聋是指突然发生的、原因不明的感音神经性听力损失。病因不明，目前有病毒感染学说、内耳供血障碍学说及迷路窗膜破裂学说。

（7）老年性耳聋

老年性耳聋（presbycusis）被认为是因年龄增加所致，主要表现为双侧对称性感音神经性听力损失，言语辨别能力明显下降。通常认为老年性耳聋的主要病因与听觉器官衰老退化有关，但其程度和速度常因人而异，一般年龄越高老化越快。

使用助听器是老年性耳聋康复的重要手段之一。有人认为尽早配用助听器更为有利，选配时要注意患者的自我感觉，在安静的环境下耐心交谈或用填问卷表的方式进行试配时，效果较好。近年快速发展的人工耳蜗技术同样也适用于老年性耳聋。在排除了中枢退行性病变和全身各系统慢性疾病的基础上，老年性耳聋患者也可以通过进行人工耳蜗植入手术改善听力。

对上述患者，要及早利用残余听力配戴合适的助听器，加强听觉语言训练也是极为重要的。部分患者在选配助听装置后常会取得比较好的听力效果。另外，对部分病人可根据病情和条件选择人工耳蜗植入。

10.3 听觉损伤的辅助技术之一 ——助听器技术

广义地说，能够有效地把声音传入耳朵的各种装置都可以看作是助听器。狭义地说，助听器就是一个声音信号放大器，将外界声音足够地放大，使失聪患者能够听到原来听不清楚或者听不到的声音。

10.3.1　助听器技术的发展史

目前助听器已经成为失聪患者康复的主要工具之一。随着我国医疗卫生事业的不断发展,助听器的研究、制造、选配服务也在不断地改进和完善。助听器的产生和改进经历了碳精时代、电子管时代、晶体管和集成电路时代、数字时代几个发展阶段。这里首先简单介绍助听器从产生到产业的发展历程。

1. 碳精时代

助听器的碳精时代(carbon era)始于 19 世纪末。A. G. Bell 于 1876 年发明了电话,1892 年申请了第一个电话型电动助听器专利。该装置于 1903 年开始生产,直到 20 世纪 30 年代停止使用。该型助听器由碳颗粒麦克风、电池和磁性耳机组成。频响范围为 1000~1800 Hz,增益为 10~15 dB。但是,当身体前后运动时,由于碳颗粒的移动而在声音减弱或完全消失之前会产生很强的静电。

2. 电子管时代

20 世纪 20 年代电子管放大器(vacuum tube amplifiers)的问世是科学发展史中划时代的事件。用电子管制作的助听器增益大、清晰度高,但体积大,使用起来极其不便。20 世纪 30 年代后期,电子管的小型化是助听器发展的一个契机。同时问世的还有小型晶体耳机,这使得制造便携式盒式助听器成为可能。晶体麦克风和耳机在高温下不能工作,不能抵抗高湿度,且容易破碎。

3. 晶体管和集成电路时代

20 世纪 50 年代晶体管的问世取代了电子管,这使得助听器能够做得更小、不易破碎而且使用寿命延长,从而标志着晶体管和集成电路(transistor and IC)时代的到来。晶体管放大器使用的磁性麦克风在言语频率范围内有较理想的频响,但将其体积减小时会对较低和较高的频率造成一定损失。后来发明的场效应晶体管(field effect transistor,FET)麦克风,解决了麦克风高阻抗的问题,提高了麦克风的敏感性,还将低频放大延至 10 Hz,而且耐高温高湿,与磁性麦克风相比更不易碎。最早问世的可戴在头上的耳机助听器就是晶体管电路制作的,图 10-1 为眼镜式耳机助听器。

集成电路的出现使得电子电路具有更小的体积、更低的耗电量、更好的稳定性。电子助听器的研究也深受其益。由于集成电路的发展,产生了耳背式助听器。到 20 世纪 90 年代,完全耳道式助听器的诞生使得佩戴的助听器在外观上达到了

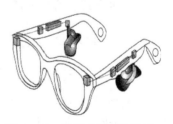

图 10-1　眼镜式耳机助听器
(引自张华所著《助听器》,人民卫生出版社,2004.)

近乎看不到的程度。

4. 数字时代

数字信号处理器(包括微型化的计算机)能力的增强和体积的减小,给助听器设计带来了几个明显的优点。比起前面所述的模拟信号处理方法,数字处理能更精确地匹配听觉系统的声学特性。除此之外,还可以使加到耳朵上的话语信号失真度更低,声反馈更少,保真度和可理解性更高。

直到 1996 年,真正实用的数字式助听器才出现在市场上。数字技术的应用,使得助听器的内置功能也得到了进一步的扩展,有的产品在助听器中设有"内置听力计"。在选配时,还可以通过软件和标准试听助听器来测试言语频率的听阈和不适阈,这使得评价残余听力并选配合适的助听器有了更好的方法。

10.3.2　助听器的分类

随着电子技术的进步和听力康复事业的不断发展,不同功能和式样的助听器相继面市。助听器依其外观和佩戴位置可分为盒式、耳背式及耳内式助听器等类型;依芯片中信号处理技术的不同,可分为模拟助听器和数字助听器;从放大方式看,又可分为线性助听器和非线性助听器;根据助听器的最大声输出不同,可将其分成小功率、中功率、大功率及特大功率 4 类;另外,还有多通道助听器、编程助听器、定制式助听器、双耳助听器、移频助听器、一次性助听器、植入式助听器,等等。本节对常见的几类助听器进行介绍。

1. 盒式助听器

盒式助听器又叫体佩式或口袋式助听器。外形为小型收音机大小的长方形盒子,助听器的麦克风、放大器及电池组装在其中,外边由一根长导线连接耳机及耳塞或特制的耳模。通常放在衣服口袋或特制的小袋中,外观上看好像是在用耳机听收音机一样,如图 10-2 所示。

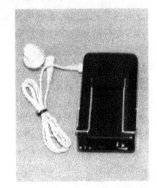

此类助听器体积较大,适于老年人及手指活动不方便的用户使用。助听器的麦克风与耳机距离较远,不易产生声反馈,因而对其最大输出限制

图 10-2　盒式助听器外观图

较小,功率可以做得很大,并可放置多个手动调节旋钮。价格低廉,维修方便,使用 5 号或 7 号电池,也可使用充电电池。

此类助听器体积较大,携带不便,隐蔽性差;多采用普通晶体管元件,本底噪声较高,加之助听器本身及导线与衣服的摩擦,使声音易失真,声音质量降低。另外,盒式助听器的麦克风通常置于胸前,因此其声音定位能力较差。

2. 耳背式助听器

耳背式助听器又叫耳后式或耳挂式助听器(图 10 - 3)。依赖于一个弯曲呈半圆形的硬塑料耳钩挂在耳后,比起盒式助听器,它的体积和重量都小了许多,隐蔽性较好。麦克风、放大器和耳机全部镶嵌在机器内部,患者可以操纵的外部设置包括 M-T-O 开关、音量控制(volume control,VC)钮等都在机器的背面。

目前此类助听器使用较为广泛,适于各种听力损失的患者,麦克风开口向前,利于面对面交谈。耳背式助听器可以实现多种功能,有传统手动调节的,也有通过计算机软件或手掌编程器调节的;既有小功率的,又有特大功率的;既有模拟技术的,又有数字技术的。但由于它是挂在耳后,耳廓的集音作用和定位功能未能利用;其次,对于经常出汗的患者,助听器也易受潮,从而加速元器件的老化,导致损坏;对于一部分对外观要求较高的患者来说,助听器的体积仍显得太大。

VC

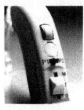
M - T - O

两种耳背式助听器

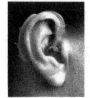
佩戴效果图

图 10 - 3　耳背式助听器

(引自张华所著《助听器》,人民卫生出版社,2004.)

3. 定制式助听器

定制式助听器是根据患者个体的耳甲和外耳道形状来特别定制的个性化助听器。主要有三种类型:耳内式、耳道式和完全耳道式(图 10 - 4)。

(1) 耳内式助听器

耳内式助听器(ITE)的外壳是根据患者的耳甲形状定制的,麦克风、放大器和耳机全部放在外壳内,外部不需任何导线或软管,能全部放在耳甲艇、耳甲腔和外耳道内,比较隐蔽、轻便。此类助听器的麦克风入口位于助听器外侧面,比起耳背式助听器更符合人耳感受声音的自然位置。

(2) 耳道式助听器

耳道式助听器(ITC)比耳内式助听器略小,是目前较为流行的助听器之一。ITC 能够放入耳道更深的位置,从而可以产生更多的增益,对具有相同听力损失的

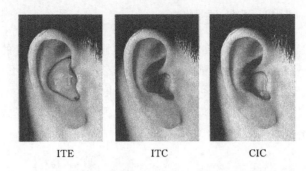

ITE　　　　　ITC　　　　　CIC

图 10 - 4　定制式助听器的三种主要类型的佩戴效果图
(引自张华所著《助听器》,人民卫生出版社,2004.)

患者,配戴 ITC 比 ITE 可以节省 5dB 的增益,能达到更好的听力放大效果。助听器外壳还可依据皮肤颜色定制,因而更加隐蔽。助听器表面可安装音量控制旋钮,便于调整。

(3) 完全耳道式助听器

完全耳道式助听器(CIC)是目前最小型的助听器。能更深地放入耳道内,非常接近鼓膜,其放大特性更接近正常人耳的生理特性。对具有相同听力损失的患者,配戴 CIC 比 ITC 又可以节省 5~10dB 的增益(特别是对高频部分),能达到较好的听力放大效果。由于体积较小,助听器表面通常只有电池仓,而无音量控制旋钮,外下方有一长约 6~7 mm 的塑料线,便于摘戴。不足之处是目前其输出功率有限,仅适于轻、中度听力损失患者使用。

由于定制式助听器的麦克风位于外耳道口附近,与人耳自然接收声音的位置近乎相同,声音自然传入,定位能力增强;耳机与鼓膜间距离缩短,有助于提高增益,同时具有隐蔽性好等优点,已成为 20 世纪 90 年代以来助听器市场的主流。在美国,超过 80% 的佩戴者选用这种助听器。但其体积小,增益不易做得很大,也不能安装太多的功能旋钮,需要根据听力障碍者的外耳形状定制,花费时间多,成本高,价格较贵。

4. 个体训练助听器

个体训练助听器由麦克风、放大器和个人使用的头戴耳机构成,一台机器可以双耳收听。它组装在一个壳体内或小手提箱中,设有正常、低音、中音、高音等音调调节装置,同时也有音量调节旋钮,其输出功率可以很大。常用来对聋儿进行一对一训练,还可接收录音机、收音机输出的信号。但由于其体积较大,携带不便,随着耳背式助听器的出现而被逐渐淘汰。

10.3.3   助听器的结构

助听器是一种将声音信号放大,帮助听力障碍患者听到声音的设备。从实质上讲,助听器是一种通过提高声强来改善听力的装置,主要由以下三个部分组成,包括将声音信号转换为电信号导声器(麦克风)、信号放大和处理电路、将电信号转换为声音信号的受话器。其他部分还包括电源、开关、音量、频率或音调控制。助听器电路的工作原理框图如图 10－5 所示。

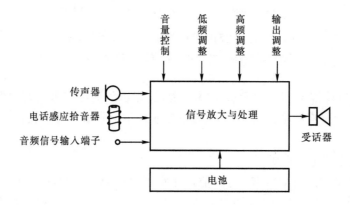

图 10-5   助听器的结构示意图

1. 麦克风

麦克风是将声音信号转换为电信号的传感器;虽然有电磁式、压电式、电容式等不同种类,但目前在助听器中使用得最广泛的还是驻极体电容式麦克风。所谓驻极体,是一种可以长时间存储电荷的材料,如聚四氟乙烯等。将驻极体材料设置在电容器的固定极板上,用可以随声音振动的金属薄膜作为电容器的另一个极板,就构成了驻极体电容式麦克风。在电荷和极板面积不变的条件下,这个电容器上的电压与两极板之间的距离成正比。这就将机械振动形式的声音转换成了随振动形式变化而变化的电信号(图 10－6)。

由于麦克风上产生的电压非常微弱,通常在金属壳内设置一个场效应晶体管(FET)放大器,对这个电压进行放大。起麦克风作用的电容器与 FET 放大器一起封在麦克风的金属壳内。

一般情况下,对于使用者来说,来自前方的声音是希望聆听的信息,而来自后方的是背景噪声。全向麦克风对来自各个方向声音的灵敏度大致相同,噪声和信号被一起放大,使得信噪比较低。使用方向性麦克风可以抑制背景噪声,故早期使用的全向麦克风近年来逐渐被方向性麦克风取代。方向性麦克风的前后各有一个

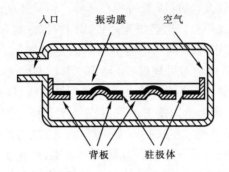

图 10-6　驻极体电容式麦克风剖面示意图

（引自张华所著《助听器》，人民卫生出版社，2004.）

接收声音的端口，分别将声音引入到振动膜片的两侧。在后侧端口内还设有一个声音衰减器（如图 10-7 所示）。

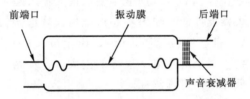

图 10-7　方向性麦克风的结构示意图

　　使用方向性麦克风可以使信噪比提高 2～5 dB。由于信噪比对言语理解度有非常明显的影响，这几个分贝信噪比的改善可以使言语理解度得到多达 50% 的改善。

2. 电话感应拾音器

　　为了方便助听器使用者方便接听电话，除麦克风以外，助听器上通常装有拾取电话音频信号的电话感应拾音器。这是一个用细绝缘导线绕制成的感应线圈。当电话里的电流驱动电话耳机发出声音时，这个电流也在电话耳机的周围产生一个变化的磁场。如果助听器的电话感应拾音器处于这个磁场中，就可以感应出与声音一致的电压。通过助听器上开关的切换（耳背式 M-T-O 开关上的 T 挡，或耳内式的专用 T 挡开关），可以选择将麦克风、电话感应拾音器或两者的信号送入放大器进行放大。电话感应拾音器的主要技术参数是其灵敏度。

3. 放大器

　　声音信号经麦克风接收并转换为电信号后，就被送到助听器的信号处理部分，根据需要进行处理和放大,是助听器的核心部分。信号处理部分包括放大、频率响应调整和输入输出曲线调整。这些处理可以采用模拟方式和数字方式。

据统计,话音信号中大约 60% 的声学能量包含在 500 Hz 以下的频率范围内。然而,话音信号中 95% 以上的可理解性,与 500 Hz 以上的频率有关。因此,人们常常根据话音的可理解性而不是声音的大小来判断助听器的应用是否成功。

值得注意的是,临床上听力损失的程度在整个音频范围内很少是均衡的。依据病因的不同,听力损失通常在某些频率更严重。这就为助听器的设计提出了一个问题,如果把全频率放大同样的量,对使用者来说,声音听上去就不自然了。助听器设计中的另一个问题就是因为元件很小,对麦克风和扬声器的极小化要求明显限制了器件的幅频响应和动态范围,进而会影响到语音的处理效果。

设计的放大器应能将输入信号放大到合适的电平,并且失真最小。助听器的放大器有两个用途:①放大输入信号,特别是频率响应与话语信号相匹配;②限制大的输入信号,防止失真并保护使用者不受外部声音损伤。通常使用两种基本方法:峰值限幅和自动增益控制。人耳所能承受的最大输入是 130～140 dB,在峰值限幅型助听器中,放大器设计使其输出不超过此值。峰值限幅会导致大声音话语信号的可理解度降低。自动增益控制(automatic gain control,AGC)可以自动增加对低电平信号的增益,减小对高电平信号的放大。自动增益控制型助听器在大信号输入时,并不降低话语的可理解性。

4. 音量控制

助听器上通常装有一个标着数字的小轮,即音量控制钮。旋转小轮可以调整助听器音量大小,小轮的下面就是音量控制电位器。电位器可以调整信号的强弱和放大器增益的大小,起到控制音量的作用。现有的编程机和数字机不设置患者自行调整音量的控制钮,需要专业人员通过软件编程设定调节范围,由助听器自行调整。而 CIC 由于体积的限制不能安装音量控制钮,但设有可用小螺丝刀调节的音量控制钮。

5. 微调部件

为了使助听器能够满足不同听力损失的需要,助听器的放大器常常设置一些部件,通过这些部件对放大器的性能进行精细调整。这些部件包括频率响应、最大输出及增益等参数,这些调整常常通过微调型微型电位器实现。一般情况下不建议助听器用户自行调整这些电位器,应由助听器选配师根据用户听力损失特点为其调整。

6. 受话器

助听器的输出装置是扬声器,这种部件也常常被称作受话器或耳机。将放大的音频信号转换成声波,再经耳钩、传声管和耳模输出耦合到耳中。耳机尺寸很小,小尺寸严重限制了助听器的频率响应。大部分受话器都是空气传导型,将话语信号用声学的方法耦合到耳道。当中耳损伤时,可以使用特别的骨传导受话器。在这种情况下,受话器被设计成紧贴着外耳后乳突骨的头部安装。接受器的振动通过皮肤和骨头传送到内耳,并在内耳产生声音的感知。

受话器是利用电磁原理把音频电信号转变为声音信号的换能器。目前,"舌簧"型电磁受话器由于转换效率高,被广泛应用于耳背式、耳内式、耳道式和完全耳道式助听器。这种受话器的剖面结构见图 10-8。由于"舌簧"处于磁铁的两极之间,从放大器送来的音频电信号流过线圈,"舌簧"会随音频信号振动。振动经过连杆驱动振动膜片,发出声音。以目前的技术水平,受话器频率响应上限可以达到8 kHz。

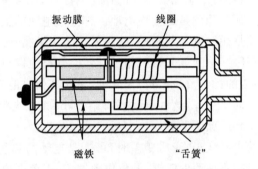

振动膜　　线圈

磁铁　　"舌簧"

图 10-8 "舌簧"型电磁受话器的剖面结构图
(引自张华所著《助听器》,人民卫生出版社,2004.)

7. 电源开关

耳背式助听器的电源开关为便于操作而突出在机壳外面。一般电源开关有两个挡位,一挡是"O(off)"即关断电源,一挡是"M(microphone)"即打开麦克风。复杂一点的助听器开关有三挡,即"O"、"M"和"T"。其中"T"是指前面提到的电话感应拾音器。在这个挡位上,助听器的麦克风从电路中断开,电话感应拾音器接入电路。接听电话时,要将电话机的耳机放在助听器附近。此外使用助听器 T 挡配合安装在房间里的放大器,还可以进行语言训练或收听电视、收音机节目。有的助听器上还设置了"MT"挡。在 MT 挡位,麦克风和电话感应拾音器同时接入电路,因此电磁感应的信号和外部的声音信号都会进入助听器进行放大处理。

8. 音频信号输入端子

有的助听器上设有音频信号输入端子。对于耳背式助听器,音频输入端子为位于助听器下端附近的数个露在机壳外面的金属接点。来自各种设备的音频电信号都可以通过音频信号输入端子连接到助听器上。助听器上的音频信号输入端子接入放大器的位置与麦克风相同,因此输入到这个端子的音频电信号的幅度应当与麦克风的输出相当,即 1 mV 左右。有的助听器上设置了开关来切换麦克风和音频信号输入端子。也有的助听器将二者同时接入放大器。在这种情况下,来自麦克风和音频信号输入端子的信号都被放大器放大。两个来源信号混合比例由各自的阻抗决定。

9. 电池

作为随身携带的电子装置,无疑是靠电池提供工作能源的。根据电池中起化学反应的材料不同,助听器所使用的电池包括锌与氧化汞反应的锌汞电池,锌与氧化银反应的锌银电池,锌与二氧化锰反应的锌锰电池,和锌与氧气反应的锌空气电池等不同种类。目前最常用的是锌空气电池。锌空气电池的正极有进空气用的小孔。出厂时这个小孔是用胶纸封起来的,使用前要将胶纸撕去。撕去胶纸后,空气进入电池,化学反应开始,电池就开始工作了。锌空气电池以空气中的氧气为正极材料,电池中的空间放的都是负极材料,因此,容量比其他电池高 3～10 倍,是所有实用电池系列中最高的。另外,这种电池还有杂音小,工作电流平稳等优点,是耳背式、耳内式、耳道式高级助听器的最佳电源。

当发现助听器的声音变小,音质变差时,可能是电池的容量即将耗尽,要及时更换电池。如果长时间不使用助听器,要将电池取出,以免电池漏液损坏助听器。

10. 声学耦合

声音是通过耳道由声耦合器传入耳内。这种耦合器被做成耳道形状,以便能最大程度地将声能耦合进耳内,在耦合器与耳鼓膜之间只有大约 2 mL 的空间。声学耦合器-耳模型的主要用途是消除声反馈,并防止外来的声音直接进入耳道,干扰已放大了的助听器信号。

10.4　听觉损伤的辅助技术之二——人工耳蜗技术

人工耳蜗是帮助重度耳聋、极重度耳聋或全聋患者恢复或获得听力的一种电子装置。能代替耳蜗,把声音信号转变为电信号直接刺激听神经纤维,从而产生听觉。

对听力正常的人来说,声音由空气传到鼓膜,经听小骨传至内耳,引起基底膜振动。基底膜上毛细胞的纤毛产生扭曲引起细胞膜电位变化,从而释放出神经介质。并使位于毛细胞底部的听神经末梢纤维产生电位变化,这种电位的变化经螺旋神经节细胞传至中枢,产生听觉。

　　绝大多数感音神经性耳聋源于毛细胞的丧失或功能缺陷,少数感音神经性耳聋由听觉中枢通路或皮层病变引起。感音神经性耳聋患者由于不同程度的毛细胞病变,出现不同程度的听力损失。对于轻度、中度和部分重度耳聋患者来说助听器是有效的。可是对于部分重度耳聋、极重度耳聋及全聋患者来说,大量的毛细胞损失以及声音的畸变使得最好的助听器也效果甚微,甚至毫无作用。由于这类患者往往保留着一定数量的听神经纤维和螺旋神经节细胞,如果能把外界声音转化为电信号送入耳内,直接刺激听神经末梢则完全有可能产生听到声音的感觉,人工耳蜗就是这样的一种听障辅助康复工具。

10.4.1　人工耳蜗技术的发展历程

　　早在 1751 年本杰明·富兰克林就提出电刺激可使聋人产生听觉感受。1800年亚力山大·伏特所进行的实验证实了富兰克林的这一设想:他将金属电极置入自己的双耳并接通电源,在失去知觉之前听到了水沸腾的声音,这是历史上关于听觉系统直接实施电刺激的首次正式记录。

　　尽管关于耳电生理方面的基础研究可以追溯到 1790 年,但人工耳蜗技术的快速发展还是从 20 世纪 30 年代开始的。1930 年美国科学家把记录电极插在猫的听神经上,并对着猫耳朵说话,放大听神经上记录到的波形,这个波形就是言语声的波形。如果用这个信号去激励扬声器,人们可以大致听到人对猫所说的话。

　　1957 年法国医生在给患者做手术时,将感应线圈埋于颞肌中,线圈的一端放在术中暴露的听神经上。然后,用外部感应线圈把调制波送到内部感应线圈。患者大致可以听到声音,辨别因刺激速率变化而产生的音调变化,大致区分不同音调词组。

　　20 世纪 60 年代,人们对耳蜗植入的研究投入巨大力量。1960～1961 年美国的一个耳科研究所对镫骨切除术患者的鼓岬和内耳进行电刺激,病人可以感受到随电流强度变化所产生的响度变化及音调变化。继而对两个病例分别做了单电极和多电极的耳蜗植入,并进行了相应的听觉检测。1964 年美国的 K. J. Doyle 等人制作了由四个电极组成的一组电极并插入耳蜗,病人可以重复听到的词汇,这实际上是首次应用了耳蜗内频率位置分布理论来进行电刺激。

　　1970 年,第一个用于临床的人工耳蜗植入装置研制成功,这是一个单通道的耳蜗植入装置,直接将电信号送给插入到内耳的电极,这一装置可使患者感受到语言和声音并有助于唇读,但却无法提高患者对单纯语言的识别能力。后来,美国的 D. K. Eddington 研制了插座式多导人工耳蜗,其体外部分和体内部分之间的信号通过固定在头颅上的经皮插座进行传输。

20 世纪 80 年代,多通道装置的成熟标志着耳蜗植入技术的长足发展,部分患者可抛开唇读而直接识别语言。澳大利亚的 Cochlear 公司在 1982 年研究出 22 导可用于临床的人工耳蜗。这是一种多导联感应式信号传递的在耳蜗内进行电刺激的人工耳蜗。

近年来,随着电子技术、计算机技术以及生物医学电子工程技术的进展,耳蜗植入得到了很快的发展,其装置从早期的插座式发展为感应式,从单导电极发展为多导电极(可多达 24 导),其语音处理器由简单的模拟装置发展为 DSP 系统。随着电极形状的改进、耗电的减少,语言信息的提取方式及言语编码策略的多样化和言语处理器的微型化,听神经动作电位的测试和电刺激听觉脑干反应的测试,以及其他相关技术的改进和手术后听觉、言语训练效果的提高,手术的适应证也在不断扩大。目前,全世界共有 60 多个国家,近 5 万人接受了人工耳蜗植入。在我国,尽管这些技术在 1995 年才开始引入,但开展的医疗机构和使用者在迅速增加,发展前景十分可观。

10.4.2　耳蜗的频率编码

声音经过外耳的收集及中耳的增益传入充满液体的内耳。内耳的耳蜗部分属于听觉器官,为蜗牛形空腔,传入内耳液体的压力变化继而转变成耳蜗内富有弹性的基底膜的振动,在基底膜上有约 15 000 个毛细胞,由于基底膜的振动,位于毛细胞顶端的静纤毛左右摆动,引起毛细胞内电压的改变,这种将机械振动转换为电反应的过程称为传感,主要由占毛细胞总数 1/4 的内毛细胞完成。最后,听神经末梢产生神经动作电位,经听觉神经通路传入听觉中枢。

听觉系统的主要功能为频率分析及编码。依靠耳蜗基底膜的力学特性,不同频率的声音在基底膜不同部位引起不同的振动。低频声在耳蜗内部形成行波,并在靠近蜗尖的基底膜处引起最大位移;而高频声相反,其行波的波峰靠近蜗底。由图 10-9 可见,耳蜗基底膜将人耳听觉频率范围(20～20 000 Hz)由蜗尖到蜗底进行有序排列,因此,耳蜗的功能便像是一个频谱分析仪,将复合的声音分解为各自的频率成分。

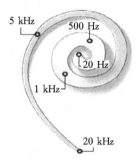

图 10-9　耳蜗基底膜上的频率分布示意图

由于耳蜗基底膜将不同频率的声音分配到不同部位,也就是说分配到不同的毛细胞上,因此,不同的耳蜗部位或螺旋神经节部位编码着不同的频率,这便是"位置学说"。这一学说也就是多导人工耳蜗之所以能传输频率信息的基本出发点。

10.4.3　人工耳蜗的构成

人工耳蜗是用于成人及儿童重度以上的感音神经性耳聋康复的神经假体,其功能是在听神经完整的情况下,通过植入性电极提供刺激,取代病变的内耳毛细胞的功能,直接作用于听神经而产生听觉,是目前唯一应用于人体的商业化神经假体。其在临床上的成功应用,极大地激励了其他神经假体的研究开发,如视网膜假体等。不同厂家的人工耳蜗产品的工作原理都是大致相同的,都含有体外和体内植入两个主要部分。体外部分由麦克风(话筒)、电子处理电路(言语处理器)和变送器组成。电子处理电路从话音信号中提取关键参数,变送器将信息耦合到大脑中。植入部分由电极阵列、接收器和能为电极提供合适的同步和刺激参数的电子线路组成。电极阵列有 1～22 个电极,接收器能将数据和电源耦合到颅内。图 10-10 描绘了人工耳蜗的大致工作过程:声信号(A)被麦克风(B)收集并传给言语处理器(C)进行分析,后者通过经皮肤法(D_1)或跨皮肤法(D_2)传入埋植于耳蜗的电极(E)。电刺激引起听神经反应并经中枢听觉通路(F)传至大脑听觉皮层(G),从而引起听觉及相应的行为,如将听到的句子(A)输入到电脑(H)。图 10-11 显示了人工耳蜗各构成部分与人体的相对位置关系。

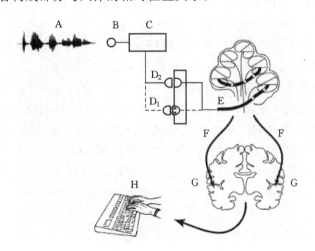

图 10-10　人工耳蜗工作过程的一个例子

(引自韩德民所著《人工耳蜗》,人民卫生出版社,2003.)

下面概要介绍人工耳蜗的各主要构成部分。

1. 麦克风

麦克风能够拾取声信号,将声信号转换成电信号。人工耳蜗系统的麦克风除

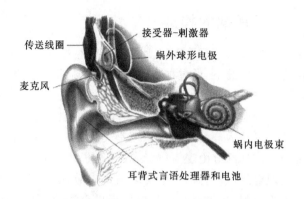

图 10-11　人工耳蜗各构成部分及其与外周听觉系统的相对位置关系

（引自韩德民所著《人工耳蜗》，人民卫生出版社，2003.）

了微型以外，还必须具备较宽的频响范围，并适当抑制低频，以免行走或头颈部活动时引起不必要的噪声。

虽然过去人工耳蜗多选择全向型麦克风，但随着助听器使用的定向型麦克风技术的巨大成功，定向型麦克风和多麦克风系统也开始被人工耳蜗设计所广泛采用。

单向型麦克风有助于收集麦克风敏感方向的声音，并消弱非敏感方向的噪声影响，这一点特别适合人耳的特征。尽管人耳可以听见四面八方的声音，但大多数情况下是更在意前方的声音。单向麦克风更有利于在嘈杂的环境里听取某一方向的声音。多个麦克风系统利用不同麦克风收集到的声音的相位的细微差别而增强某方向来的声音，并消弱其他方向来的声音。总之，麦克风系统的改进，能不同程度地提高患者在信/噪比较低的环境中的言语识别能力。

除了麦克风拾取声音信号外，在某些情况下，还可将现成的语音电信号直接送往言语处理器，如电视、音响系统、（移动）电话，这些设备一般都带有耳机输出接口，通过专用连线，信号可直接经言语处理器上的声音输入插口传入言语处理器。这样，可以进一步提高信/噪比，减少失真，抑制干扰。

2. 言语处理器

耳蜗的植入是为了提供一个与话语和环境声音相关的电触发生理信号。言语处理器的主要作用是将传来的言语信息进行分析，并转换成某种电刺激模式以刺激听神经。良好的言语处理器应能提取关键的言语信息并产生适宜的电刺激模式，使人工耳蜗用户获得最佳的言语识别能力。言语处理器内的言语处理方案是达到这一目的的关键，也是各大研究机构的重点研究课题。

目前,人们对耳蜗、听觉神经和高级中枢处理话语的过程还不完全清楚,很难设计出能给电极阵列提供有生理意义的言语编码。在正常的耳蜗中,频率通过耳蜗基底膜的位置来编码。目前,主要是根据耳蜗处理语音信号的位置学说,对频率、强度和相位模式进行编码。多电极阵列可以在耳蜗基底膜的不同位置提供不同的频率。强度(即幅度,或响度),是依据每一个电极信号的刺激幅度来编码的。然而,正常耳蜗也是通过增强邻近的听细胞来反映强度的增加。更好的编码策略还在研究中。

3. 信号传送与接收

言语处理器产生的指令必须有效地传送到埋植于耳蜗内的电极中。有两种方式可以实现这个目的:直接经皮肤(percutaneous)通过插座的方式和间接地跨皮肤(transcutaneous)通过无线电波的方式。后者需要埋入接受器对传入的无线电波进行解码,然后将言语处理器的指令转换成相应的电刺激送往埋植于耳蜗内的电极。在经皮肤法电极植入后,在外耳后方安置生物陶瓷或金属钛制成的基座,言语处理器与耳蜗内电极经基座上的插口互相连接。这种经皮肤法最大的优点是信号透明度高,言语处理器发出的指令不需转换成其他形式。其次,对于电极的电流场或电极周围的神经电反应来说,经皮肤法显然可直接记录。最后,经皮肤法节省电池能耗,成本亦低得多。目前人工耳蜗动物实验及少数人体实验便是使用经皮肤法进行信号的传送。

经皮肤法的一个潜在的问题便是插座周围皮肤感染。目前商业化的人工耳蜗一律使用跨皮肤法进行信号传送。跨皮肤法需皮外的传送线圈和埋植于皮下的接受线圈以无线电波的方式来实现信号的传送和接收。接受线圈感应到的信号由刺激器进行解码并将电刺激送往相应的耳蜗内电极。接受器-刺激器常用生物陶瓷或硅胶包装,通过手术置放耳后皮下。

4. 电极

电极的用途是产生电流,作用于螺旋神经节细胞的周边末梢或细胞体,后者在电刺激的作用下产生动作电位,经听神经中枢端传入脑干耳蜗核,并经中枢听觉通路传入听觉皮层,产生听觉。设计电极时需要考虑三个主要问题:材料的生物兼容性,电极的安装方法和阵列中电极的数量。目前,大部分电极作用于组织的部分是由铂金制成,它们镶嵌在硅胶类生物兼容材料形成的电极支撑材料上,这些材料质软而富有弹性。用导线将刺激器与铂电极连接起来。导线需要足够柔软,以绕着耳蜗,但又必须具有刚性,当它们插入时不能弯曲。电极阵列和导线都涂覆着聚四氟乙烯或硅,使其相互绝缘,并与组织隔离。如果有小孔或绝缘击穿,靠近击穿部位的组织将暴露在电流之下,这不仅可能损伤导线,而且还会损伤组织。

电极既可放置在耳蜗内，也可放置在耳蜗外。对于耳蜗内电极，其大小尺寸由耳蜗的解剖结构确定。耳蜗的平均长度为 32 mm，对于插入到这个腔中（通常是鼓阶）的电极阵列，可以长达 20 mm，以便电刺激螺旋神经节细胞及其外周末梢。

根据电刺激的生物效应分析，电极作用点之间的最小距离为 0.5～1.0 mm，这限制了电极阵列中最多只能有 22 个电极。目前使用的不同产品中，电极数目不同，有 1 个电极的，也有 4、6、8 或 12 电极，还有使用 22 电极的。

另外，电极作用于组织时可以是单极工作，也可以是双极工作。假设电极是以单极形式作用的，每个电极就可形成一个刺激通道。可以设想，通道数目越多，效果可能越好。但是，还应考虑被刺激处的螺旋神经节残存情况。螺旋神经节残存情况与疾病的病理有关。显然，良好的神经残存率有利于多导人工耳蜗电极的各电极诱导不同的频率反应。

单极工作与双极工作会对组织产生不同的电流作用。双极形式的电流扩散范围小，刺激的区域较小；单极形式的电流扩散范围大，刺激的区域也较大。目前，临床实践表明，患者使用单极形式获得的言语识别率不亚于使用双极形式时的言语识别，甚至更好；且单极比双极更省电，患者的主观评价也多优于双极，故目前常为临床所用。

10.4.4　人工耳蜗的语言处理方案

近 20 年来，多导人工耳蜗随着电极数目的增加、微型化工艺和电极设计等的改善而逐渐提高使用者的言语识别能力。然而，更为重要的改进是在言语处理方案上。

言语处理方案也称为编码策略，决定如何分析言语信号并如何刺激各电极，可以大致分为两类：①特征提取方案，如 Fo/Fz、Fo/F1/Fz 方案和 MPEAK 方案，其策略是首先提取言语信号中的重要特征，然后再将这些特征传送到不同电极以刺激听神经；②波形方案，是将言语信号的波形以不同的方式传送到电极，这一类方案又可分为模拟刺激方案（如 SAS 方案）和脉冲刺激方案（如 ACE、CIS、SPEAK 方案等）。对与人工耳蜗有关的各专业人员来说，透彻理解这些方案是至关重要的。这里不对各言语处理方案进行详细讨论，有兴趣的读者可参考相关专业文献。

近年来，人工耳蜗用户平均开放式言语识别能力都超过 80%，许多患者可用电话进行交谈，交流效果的显著提高是与各种人工耳蜗系统所提供的多种言语处理方案分不开的。临床实践表明，不同的患者会选择不同的方案，但目前无法预料哪种方案最适合哪个患者。因此，人工耳蜗系统能提供多种方案，由患者通过实践再做出决定，选择最佳方案，这一点十分重要。

值得关注的是，无论使用何种方案，少数人工耳蜗用户仍不能得到良好的言语识别能力,开放式言语识别的分数从 0～100％均有分布,这也正是国外多个研究机构目前正努力进行研究的一个重要课题。

10.4.5　人工耳蜗的展望

人工耳蜗研究工作从一开始就面临着几个重要问题:①电极植入并用电流长期刺激内耳是否会产生进一步病变而加重耳聋;②感音神经性耳聋患者的大部分毛细胞已消失并伴有听神经末梢和螺旋神经节细胞的退化,用电流刺激这些细胞是否能产生听觉;③如何将复杂的声音包括言语声转变成电信号使患者感受到频率和强度的变化,以便理解语言;④人工耳蜗如何能使先天性耳聋的小儿理解和表达语言。

尽管为找到这些问题的准确答案科学家们还在辛勤工作,但近年来生物安全性研究格外引起人们的重视。其中主要包括以下几个方面:

• 生物相容性:人工耳蜗使用的材料是否具有生物相容性,即这些材料是否会引起机体的强烈反应,机体是否会对这些材料发生排异作用。实验证实的生物相容材料有钛、铂、铂铱合金、医用硅胶、医用陶瓷等。用这些材料做成的人工耳蜗不会引起明显的机体排异反应。

• 手术安全性:科学家用活体动物和人类尸体的颞骨做电极植入实验,并用组织学切片来观察电极植入过程中所产生的损伤。

• 长期电刺激的安全性:把电极放在动物耳蜗内进行数百上千小时的电刺激,进行生理观察,如电诱发脑干电位,再进行颞骨的组织学观察。当然,这种电刺激必须是安全的,即必须是电荷平衡的交流电,电流的密度在安全范围内等。为了做长期的动物实验,还必须建立适当的动物模型。这种动物必须有感音性耳聋,即有大量毛细胞的病变和丢失,但不能有机械性损伤。另外,还应对使用人工耳蜗而死于其他原因的患者做颞骨研究,对长期使用后的电极做扫描电镜观察以了解是否有电极腐蚀现象。

• 植入物与头颅之间的互相影响:植入物不应影响头颅的正常发育;头颅的发育也不应影响电极位置。

• 中耳感染的问题:人工耳蜗用户患中耳炎时,炎症不应扩散到内耳。

要彻底解决上述问题,还需做大量的研究工作,需要耳科学、听力学、言语病理学、生理学、生物学、声学、心理学、生物物理学、材料学、语音学、电子工程学等多学科专家的密切合作。由于人工耳蜗不但要解决使用者的听力问题,其效果评估还涉及听力康复训练、认知、教育、交流和社会生活等方面,因而还要有更多的专业人员介入到人工耳蜗的研究工作中来。

10.5　听觉损伤的辅助技术之三——触觉型语音辅助感受器

　　触觉型语音辅助感受器的作用是可以用触觉在一定程度上代替声音输入。如图 10-12 所示，在这种装置中，用麦克风接收声音信号，然后将声音信号输出到电子处理电路中。这个处理电路将声音信号放大，然后按照频率不同将其分为不同谱带，这种方法叫做频谱分析，每条谱带代表一个频率范围。在皮肤上安装一个触觉刺激器阵列，每个阵元都与一条频率谱带所代表的信号相连接。皮肤上最常用的刺激位置有手指、手臂及腹部。在每个频谱范围内声音信号的大小决定了应用在相对应阵元上触觉刺激的大小。由于皮肤可以将振动转变成能被中枢神经识别并解释的神经信号，所以皮肤在这里扮演了内耳中人工耳蜗模型的角色。皮肤表面就相当于耳蜗基底膜。人们已经开发出 1～20 个振动刺激阵元的振动触觉型听觉辅助器。耳蜗与触觉之间的关键不同在于二者能感受到的适宜刺激的频率范围不同。一般来说，人耳能感受到振动的频率为 20～20 000 Hz。可是触觉感受器能分辨的最大频率只有几百赫兹。高于这个频率的振动将不会被分辨出来，而且对高于 1 000 Hz 的输入信号，触觉感受将不会做出任何反应。这将难于以触觉形式来描绘声音信号的完整信息。然而，考虑到为声音信号，需要的信号仅为 100～3 000 Hz。

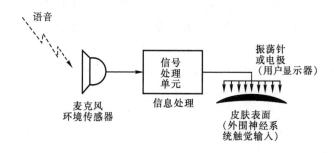

图 10-12　触觉型语音辅助器的电原理框图

　　系统中刺激单元的振幅和声强是相关的，研究表明，在可以忍受的范围内，听觉和触觉所能感受到的振幅范围是不同的。听觉系统可以感受到的振幅变化范围达 50 dB，而皮肤所能感受到的振幅变化范围只有 20 dB。这样，当利用皮肤作为耳蜗的替代系统时，必须压缩振幅的变化量。

　　实验证明，在学校里使用这种辅助器，对于 3～10 岁有严重听力损伤的孩子来说,无论在发音或是辨音方面都能取得更大的提高。在配合使用了助听器之后,孩子们在对声音的认知和发音方面都表现得更好。

另外,训练是非常重要的,经过训练后,患者的听力和理解力都有了明显的进步。

10.6　视觉损伤的辅助技术之一———视网膜假体

10.6.1　视网膜假体的研究意义

视觉的形成需要有完整的视觉通路,包括眼球的屈光系统、视网膜、视路和大脑枕叶皮层。当人们注视外界物体时,物体的影像经过屈光系统聚焦在视网膜上。视网膜的感光细胞(包括视锥细胞和视杆细胞)有着各自的功能,在受到光刺激后,将光信号转变成生物电信号,激活视网膜神经细胞(包括水平细胞、双极细胞、无长突细胞、神经节细胞)间复杂的网络连接,然后通过视神经传至大脑。这些信号在大脑中恢复成图形,再根据人的经验、记忆、分析、判断、识别等极为复杂的过程,构成视觉,在大脑中形成物体的形状、颜色等概念。

视觉通路上任何部位发生病变均可影响视力,严重者导致失明。在西方国家,每年约有数以万计的患者由于眼部疾病缺乏有效的治疗而加入失明的行列,其中约70%是因视网膜疾病而失明。原发性视网膜色素变性(retinitis pigmentosa,RP)及老年性黄斑变性(age-related macular degeneration,ARMD)由于视网膜外层的进行性变性,成为导致老年人失明的最主要原因。这些失明或濒于失明者常依靠放大镜或利用听觉及触觉感受物体,进行有限的活动。

虽然近年来对视网膜色素变性的分子遗传学研究取得了很大进展,但在治疗方面还没有明显突破。采用视网膜色素上皮细胞移植,或包括光感受器在内的视网膜片层移植,在病例选择、免疫排斥、效果和安全性上都存在较大问题。关于老年性黄斑变性的治疗,已经尝试了药物、激光、放射和黄斑转位手术等多种方法,但各自存在一定的适应证和缺点,疗效不尽如人意。

20世纪60～70年代的一系列试验结果表明,视觉系统能被外界电刺激激活。如对因患RP而失明的人眼采用电刺激视网膜,可记录到皮层诱发电位反应。对视网膜外层变性的RCS鼠及患RP的人眼进行的组织学检查结果显示,即使感光细胞受到严重破坏或长期失明,黄斑部视网膜内层组织仍保持完整,神经细胞仍可传递和处理信息。有学者用组织学检查的方法研究因患RP而失明的人眼,发现视网膜组织中仍存在78.4%的内层神经细胞,29.7%的神经节细胞及4.9%的感光细胞。证实了患RP而失明的眼睛,视网膜内层组织中尚存在一定数量的具有功能的神经细胞及其网络联系。以上结果均显示：如果采取一定的方法，产生与光感受相适应的电流或使神经递质相应释放，使内层视网膜即内核层和神经节细胞得到激活，产生神经冲动，并传送给视皮质，就可能引起一定的视觉，有可能使 RP 失明眼重新获得视力。这为视网膜假体的研究提供了实验依据，并激发了人们对视网膜植入假体研究的兴趣和信心。

基于上述结论，人们开始考虑通过人工的方法，在视路的不同部位植入不同的视觉假体，由植入假体接受外界光信息后，转换成生物电信号，刺激并激活视网膜神经细胞及其联接网络，然后经视神经将电信号传入大脑视中枢。对于由 RP 和 ARMD 所致的光感受器丧失，这种装置可替代视网膜的部分功能，使失明或濒于失明的眼重新获得部分视力。这种能够激活内层视网膜的装置称为视网膜假体。目前视网膜假体的研究已经达到一个重要阶段，即给盲人植入装置以代替失去的视网膜部分或全部功能。已有的研究表明，通过视网膜假体使视皮质产生相应动作电位是完全可行的新方法，尽管仍然有许多问题等待解决。

10.6.2　视网膜假体的发展历史

1956 年，Tassiker 报道的一项专利开启了视网膜假体研究的先河。该专利是将一个小而扁平的光敏硒电池置于一位盲人的视网膜后，短期内使患者有光感。随后有人试图将电极植于盲人的视皮质表面，但由于空间分辨有限及光知觉很弱，未能产生有用的图像。近年来，皮质植入物的人体试验似乎有了希望，但神经元兴奋和空间分辨稳定性仍是有待解决的问题。比利时的一个研究组植入的视神经刺激器，将数个电极组成的"袖带"环绕在视网膜色素变性盲人的视神经周围，患者述说看到了与电刺激相应的简单形状，能对单个明亮的光点定位，但不能获得高的空间分辨力。葡萄牙的研究者近年将皮质植入物用于多位患者。Utah 大学和美国国立眼科研究院也在进行皮质植入物的研究。

尽管该研究始于 20 世纪 50 年代，但在相当长的一个时间内，研究处于停滞状态。随着计算机技术、信号处理技术、微电子集成电路技术以及眼科显微手术的发展，从 20 世纪 90 年代起，人工视觉领域的研究才有了显著进展。多数研究集中在以电刺激的方法激活视网膜细胞。但也有用微流体装置，通过目的神经递质释放，化学性激活视网膜。临床及其前期研究以及工程学的发展，使人工视网膜的设计范围包括了从计算机芯片刺激人工视觉到电刺激视网膜细胞的电生理学诸方面。

10.6.3　视网膜假体的特点与类别

从生理结构特点看，人视网膜的厚度不超过 1.016 mm，但却由十层组织构成，其中包含 100 多万个神经细胞、1.5 亿个感光细胞——视锥细胞和视杆细胞，而其面积非常小。为了让失明者看到的图像尽可能清晰,实现功能性视觉,就要求刺激电极必须尽可能小,每个电极的刺激范围也要尽可能集中,使刺激单元尽可能接近感光单元的数目。目前,微纳机械制造、纳米技术、微系统技术等的快速发展为研究的可行性提供了科学依据。而目前研究的视网膜假体电极数目仅有几十到几千个,每个微电极长约 1.5 mm,这些微电极依附在一只厚约 0.2 mm 的底座上,电极之间相隔 0.4 mm。图 10-13 为一个电极阵列的例子。

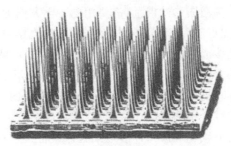

图10-13 一个视网膜假体电极阵列的例子

视网膜假体的基本功能主要包括 3 个方面:①必须能够获取图像;②图像必须能够被转换为刺激图形;③刺激图形必须可被视网膜神经元利用。

为此,要求:①可植入的人工视网膜必须是一种复杂的微型电极排列,由稳定的和相对惰性的材料组成电路,使其对视网膜组织的损害降到最小。而且,用于刺激视网膜神经细胞的电参数必须确定,要求电路能够对环境的对比变化和大的亮度进行调节。②在应用于患者之前,必须建立能将电子装置在眼内植入、取出和固定的技术。③为检测的目的,建立合适的动物模型也是必要的。④确定选择哪些患者适合接受植入物及其医学伦理学方面的问题等。

概括而言,根据在视网膜上呈空间分布的单个电极组成的电极阵列对视神经刺激机制的不同,可将满足以上基本功能的人工视网膜分为三大类:视网膜前假体、视网膜下假体、视皮质假体。

1. 视网膜前假体

视网膜前假体研究以南加州大学 Doheny 视网膜研究所和德国科学家的研究具有代表性。该装置是将电刺激的电极排列紧靠在视网膜内界膜上,不破坏电极排列固定点以外的眼球结构。装置上无感光的功能,直接接收包含图像信息的电信号,电极再直接刺激神经节细胞的轴突。如果需要将电子装置安置在眼球外,则需要右电线经睫状体扁平部导出。目前的表面型人工视网膜都要求有一个图像获取、图像处理、数据和电源转换到植入物的外部系统,所以这种信息转换更易受到外界的控制。

这种装置由一个极小的场传感器组成，类似于照相机，被固定于眼球外或白内障手术中植入的塑料晶状体内，铂包裹的金属线将其与视网膜内层顶端的电极排列连接起来。视网膜上植入物首先是一个读出芯片，它接受传感器传来的图像信息和处理单元的电信号，产生电脉冲，该脉冲刺激节细胞轴突，经轴突传入脑。

此型人工视网膜的最大优点是不需要有完整的视网膜。但植入物很难固定，而且可能有刺激细胞增生的危险；植入物不仅刺激远处的神经节细胞轴突，还刺激近处的细胞胞体，导致刺激图形的混乱，需要用电子学方法加以纠正。

视网膜前假体的优点有：可利用人体本身的视觉光学系统，视网膜假体植入后，眼的光学系统可直接成像；侵入性小，即使发生感染，后果也不会太严重；离光感受器越近，形成实用立体图像越容易；由于移植部位处于视觉通路的远端（远离视中枢），因此，视信号有更多的机会进行加工处理。存在的问题有：电极必须刺激神经节细胞体，刺激神经纤维可能会产生错觉；难以确保电极与神经节细胞体长期紧密接触；电极的包裹将减少电极与神经节细胞体紧密接触；神经节细胞可编码空间觉、色觉、时间觉、明暗觉等，目前尚无法知晓如何通过电刺激获得。眼球的频繁扫视运动会使电极移位，外层视网膜严重变性会限制此方法的应用等。

2. 视网膜下假体

视网膜下假体研究以美国 Optobionics 公司、德国 Tuebingen 大学、Houston 大学的研究较具代表性。该装置在视网膜色素上皮与视网膜感觉层之间。其优点是，植入的电极接近视网膜双极细胞，需要的刺激电流较小。有些装置的设计是由光线直接产生刺激电流，不带外电源。而另一些设计带有外电源，用以放大由光线产生的电信号。

这种装置由 3 500～7 600 个微电极组成，内含光敏性的微光电二极管，集成在厚 $50\sim100\mu m$，直径 $2\sim3\ mm$ 的薄板上。每个微光电二极管约 $20\mu m\times20\mu m$ 大小，连有各自的刺激电极及信号处理系统。光电二极管受到光线照射，在每个微电极上转换成微小电流，电流再被"注入"到视网膜剩余的神经元，而视网膜的中层和内层充当了视觉信息的加工部分。在微光电二极管表面包被糖蛋白（如层粘连蛋白），可增加生物相容性。

此型装置有很多优点：微光电二极管直接替代破坏了的光感受器细胞；视网膜剩余的完整神经网络仍可加工电信号；植入物在视网膜下空间的定位和固定相对容易；不需外源性照相机或外源图像处理；通过眼球运动仍可对物体进行定位等。但活体试验也发现其弱点：如单个微光电二极管通过其小块的光敏区域对环境中光线产生的电流不足以刺激相邻的神经元。因此，现正在研发一种由外在能源支持的视网膜下植入物，如靠近芯片或电磁转换器的、经瞳孔红外线照明的接受器。光线照射后，微光电二极管经过微电极将外来电流转换为局部精密的空间方式传给神经元。在外来能源的协助下,正常环境的光线足够调整每个微电极的刺激电流。但要注意的是,视网膜下假体的移植要求屈光介质清晰。图形刺激能诱发出可分辨的图形视觉或仅仅是一只光斑,目前还尚无定论。

3. 视皮质假体

生理学研究表明,电刺激视皮层的特定区域可产生光感。这引发了人们的思考:能否通过特定模式工作的电极阵列对视皮层进行刺激,为盲人带来光明? 20世纪 60 年代后期及 70 年代早期,人们在此领域进行了广泛研究。研究人员把电极阵列植入在视皮层表面,结果表明:刺激电流在毫安数量级上才会诱发光感,且由于电极之间靠得太近,诱发的光感会相互干扰。因此,20 世纪 90 年代以前,此项研究始终处于停滞不前的状态。

1996 年,Schmidt 等人的研究报告引起了人们的极大关注。他们将微电极串的芯片植入到患者视皮层下,直到正常视放射进入皮层的水平(靠近枕极),这种微电极所需的刺激电流较低,并将一台具有光电转换功能的计算机安置于额部皮下,通过导线把计算机与芯片相连。参加该实验的是一名继发性青光眼失明 20 余年的 42 岁患者。植入的芯片含 38 个微电极,植入后随访 4 个月。诱发光感的双相脉冲电流阈值为 1.5 μm,大多数刺激阈值均在 25 μm 以下。调节脉冲的振幅、频率和时间,可诱发不同的光亮度感。靠近阈值水平刺激时,可诱发出色彩感,随着刺激电流的增加,色彩感可由白到灰到黄。这种芯片的电极数较少(仅 38 个),刺激后只能诱发简单的图形觉。因此,有待进一步完善。据推测,625 个这种微电极组成的芯片移植于盲人的视皮层内就可能使其恢复一定的功能性视力。

视皮层假体的一般结构是:一台数字摄像机安装在患者的眼镜片上,摄像机与一台计算机及其电子软件包用导线相连接,后者置于患者的腰带上。摄像机及计算机把光信号转变成电信号,通过导线输送到皮层内的芯片中。目前的最好结果是患者可识别眼前人的轮廓,视力达眼前数指。

视皮层假体的优点:颅骨是移植芯片牢固的屏障;穿透电极很容易插入皮层;长期成功的动物实验研究基础;这种方法不仅适用于外层视网膜变性患者,也适用于整个视网膜、视神经乃至丘脑病变患者。但也存在不少问题:视皮层结构功能复杂,人类尚未完全弄清其结构功能之间的对应关系;视皮层解剖结构的复杂性也决定了大电极或许多小电极的皮层移植技术困难重重甚至不可能;如发生感染,会对其他皮层区产生严重后果等。

总之,近几年在国外人工视网膜研究成为发展最快的一个领域和热点。经美国食品及药物管理局(Food and Drug Administration,FDA)批准的两个临床试验项目已经开始应用于患者,并取得初步效果。美国南加州大学、北卡州立大学、麻省理工学院及麻省眼耳医院等是美国主要的研究单位。德国、日本等的研究也很活跃。在国内,还未见相关研究报道。

10.6.4　有待研究的内容

- 正常视觉的发生机制,包括光、色对视网膜作用的生理基础;视皮层在方位感、运动知觉、定位和色彩的分辨中的作用机制;视网膜局部刺激是否可产生对整个图像的感知及其产生程度。
- 正常视觉中的电生理机制,特别是视神经动作电位对不同影像的编码规律,这是电极产生合适参数电刺激的必要前提。
- 借助微纳机械制造技术,实现符合视网膜生理规律的微电极制作,实现可植入的微型电极阵列,其材料可由稳定的和相对惰性的材料组成,使其对视网膜组织的损害降到最小;研究其中微尺度条件下的交互与耦合、界面行为、能量转化规律,探索微纳加工中的物理和几何量的表征、检验方法;通过微纳机械设计和制造技术,解决微电极与生物组织相互作用中出现的问题,如电极阵列的安装、散热问题等。
- 确定刺激参数的大小及其安全阈值,要求用于刺激视网膜神经细胞的电参数可根据图像自动确定,且电路参数能够对环境的对比变化和大的亮度进行调节。
- 建立合适的动物模型,完成动物实验,探讨视网膜神经细胞是否能承受长期的电刺激。
- 在应用于患者之前,必须建立能将电子装置在眼内植入、取出和固定的技术。
- 确定哪些患者适合接受植入物及其医学伦理学方面的问题等。
- 研究微电极与生物组织的交互过程中的电作用、机械作用和化学作用;可长期移植的生物相容性材料的研究,实现植入物的长期稳定;视网膜神经元能否耐受长期刺激而不发生自身形态和功能的改变;盲人接受植入后能够感觉到的图像类型等。

10.6.5　展望

通过生物学家、生物医学工程学家及医学家半个多世纪的共同努力,目前已能生产出视网膜假体的样品,其材料的稳定性、生物相容性较好,手术移植技术也日益成熟。但该假体移植仍存在很多问题:人们尚未完全弄清视觉系统信息如何编码,即视觉形成的具体机制,那么,视网膜假体通过光-电刺激患者视网膜或视皮层神经细胞,从而实现使患者获得功能性视力的设想无疑任重道远。神经假体长期植于人体内,本身是否会发生蜕变失效?视网膜或视皮层神经细胞是否能忍受长期刺激,这种刺激是否会引起这些神经细胞形态和功能的改变?视网膜假体的移植适用于原发性视网膜色素变性及老年性黄斑变性且内层视网膜保持完好的患者,假体本身及其移植技术是否会损害患者残存的周边视力还有待观察。虽然假体移植技术最终广泛应用于患者还要走较长的一段路,但我们仍有理由对人工视觉——视网膜假体的应用前景充满希望。

10.7 视觉损伤的辅助技术之二——盲文

10.7.1 盲文的构字方法

视觉障碍者目前最广泛使用的一种触觉替代工具是点字盲文。点字盲文是由法国盲人路易·布莱尔在 1929 年发明的。每一个点字盲文字符是由 6 个或者 8 个点的单元(也称为“方”)构成,图 10-14 为六点盲文字母和数字的例样。第 7 和第 8 个点一般用来实现制做表格、添加下划线、以及与计算机显示和文本编辑相关的其他特殊功能。当把文本(这里仅指英文,汉字盲文在 10.7.4 节介绍)一个字母

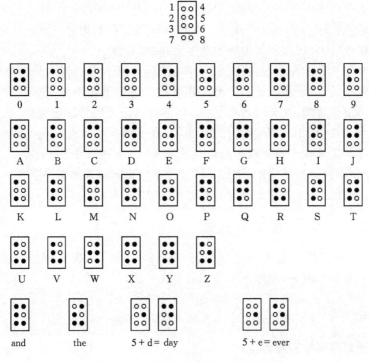

图 10-14 六点盲文字母和数字的例样

接一个字母地直接翻译成盲文,称之为Ⅰ级盲文,图10-14的前四排为Ⅰ级盲文。图中最后一排表示某些常用单词和词缀的盲文编码,使用这种缩写,可大大加快阅读速度。根据其所用缩写的数量和程度,这种盲文称为Ⅱ级或Ⅲ级盲文。对一般盲人来说,Ⅰ级盲文的阅读速度大约仅为每分钟40个单词。用Ⅲ级盲文,阅读速度可以接近每分钟200个单词。

10.7.2　盲文的缺点

盲文书籍与普通书籍不同,它的字符由凸起的点字组成。盲人通过用手触摸点字进行阅读。制作传统的盲文书籍时,首先将普通文字翻译成盲文点字,再制作相应的铁或铝的印版,用牛皮纸等厚纸在盲文印刷机中压出凸起的点字。很明显,盲文所含的信息量远比同样大小的普通书籍相同页面其所含的信息量要少得多,而且成本高,体积大笨重,不便携带和邮寄。另外,阅读过程中点字因被反复触摸会逐渐磨损,阅读的次数有限,因此印刷文献中,仅有非常少的一部分有盲文版。盲文的缺陷与印刷品内容的空间方向有关。当我们扫视特定的一段信息或者编辑文本时,可使用空间方向来找出所需的特定一段文字。当使用压印盲文时,完成这个检索过程就非常困难。部分原因是由于印刷材料体积(厚度)过大,另外也是由于盲文读者在快速扫描(触摸)盲文文本时所特别存在的困难所致。同时,盲文压纹不容易修改,一旦将点阵图形压印在纸上,就很难除去。

从社会学和医学角度看,盲文也有一定缺陷。由于65%以上的失明者是在65岁以后失明的,其中许多人是因为糖尿病所致。在高龄患者中只有非常少的视觉障碍者学习使用盲文,在美国还不足10%。同时,糖尿病会影响触觉,这使得盲文比起其他替代物(比如有声读物)更难以学习和使用。尽管有上述的种种不足,盲文仍是现存的视障人士选择较多的信息获取形式,特别是在盲人学校。近几十年来,一些新技术的研究和应用,使盲文的多种替代形式显著地增强了盲文使用者的效率,上面所述的盲文的缺点也部分地得到了克服。

10.7.3　电子盲文新技术

20世纪70年代以来,国外已相继将电子技术、计算机技术、光电扫描技术、语言合成技术等结合起来,形成了多种无纸盲文系统,并已成功运用于盲人文字的辅助装置中,开发出振动触点阵列输出的光触转换器(OPTACON)、便携式电子盲文阅读器(PBR)、便携式电子盲文笔记本等产品,并相继投放市场。

1. 电子盲文阅读书写器

盲文是由一系列的点表达的,可以用一组可伸缩的针来替代传统的压印纸形式。这种装置为盲文点显器。这种形式的电子盲文有几个优点,首先多是由计算机等智能部件来控制,盲文信息可以电的形式存储,与凹凸压纹形式的盲文相比,体积大大减小;另外,由于文本材料是电子形式,易于编辑、查询,而且盲文资料的电子拷贝容易以电子形式生产。盲文点显器也可以作为盲文自动阅读机的一种输出模式。

盲文点显器的工作,非常像随后提到的盲人阅读器。一组可伸缩的针以标准盲文单元(方)的形状排列,对应于字母、单词符号点的不同模式的针在智能设备的控制下,经处理器处理后,于盲文点字字符库中调出该字符的点字字型,再经点显器"显示"出来。点显器由一系列微型电磁铁组成,某一个针得电即凸起,"显示"出可被盲人摸读到的点,该设计为盲人开辟了一条通往电脑文本的道路。利用将ASCII格式的文本转换成盲文的软件,可以把Ⅰ、Ⅱ级盲文呈现在盲文点显器上。目前,已有1~80个单元的阵列可供选用。类似于图10-15的单机型可刷新盲文单元具有盲文键盘(一个键对应一个点)和一个单元的显示。这是一个袖珍型盲文计算机,还包括计算器、日历、地址簿和记事本等功能。可以保存128页的盲文信息,如另加信用卡大小的外接存储模块,可以扩展基本存储器。整个装置尺寸为7.6 cm×20.3 cm×3.2 cm,质量为0.45kg,可以方便地放在衣袋或手袋中。用户用盲文输入信息,并将信息存储。在某些情况下,还可以连接到个人计算机上,传输每日记录到文字处理器进行编辑。一般情况下,便携式写作器上常常还包含语音输出。

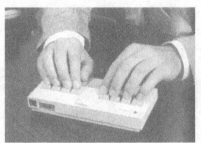

图10-15 电子盲文阅读书写器

对盲人来说,上述盲文点显器阵列通常可以用来代替台式计算机的屏幕。除了将ASCII文本格式转换成Ⅱ级盲文的盲文显示器和软件外,该系统类似一台专用计算机,但包括盲文键盘和一些控制装置。这些控制装置可帮助使用者在文本信息中寻找自己所需要的内容。

2. 盲人读书器

自动阅读普通文本系统的原理一般如图10-16所示。首先,摄像机为系统提供印刷页面的图像,用户信息获取装置可以是基于触觉(盲文点显器或盲文阅读器)的,也可以是基于听觉的(声音合成器)。该装置工作过程包括文本扫描、文字字符识别、文本→盲文或文本→声音转换。大多数阅读器提供声音输出,有些则提供盲文点显输出或者同时提供盲文和声音输出。一些自动阅读装置还利用普通个人电脑和各种软件来进行信息处理。

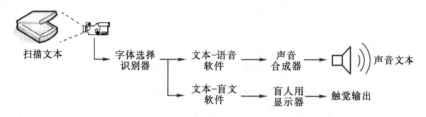

图 10 - 16　盲人读书器

3. 触点阵列式盲人阅读器

对于某些成年后才失明的患者来说,可能受过良好的教育,对一般文字已相当熟悉。对这些用户,可以不用学习盲文,而直接将普通文字转换成点阵,用点显器表示后,通过触摸获取信息。这时,点显器显示的不是一"方"一"方"的盲文,而是我们常见的文字,这有点像传真的原理。在这里,视觉信息只是直接翻译成触觉形式,并没有使用其他的编码形式。

最广泛使用的触觉直接翻译装置就是所谓的触点阵列式盲文阅读器。最初的盲文阅读器在 20 世纪 60 年代末发展起来,并迅速在全球推广。现在的盲文阅读器(见图 10 - 17),包括了图像存取、电脑控制、点显输出。

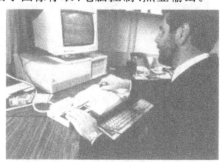

图 10 - 17　触点阵列式盲人阅读器

(引自 A. M. Cook 等人所著 *Assistive Technologies：Principle and Practice*，1995.)

盲文阅读器需要两只手操作。一只手在文本页面上移动扫描装置,另一只手的食指在点显器上接受触觉输入。如同图 10 - 18 所示,扫描装置有一个光敏二极管组成的矩阵,每个光敏二极管检测该区域下方是白或者黑(有线条或者无线条)。

如果它监测到黑色区域,用户显示的相同位置的针脚会伸出,这样用户能够感觉到这是黑色区域。由用户在脑海里把针的排列转化成图像,进而识别是字母或者图片的某一部分。

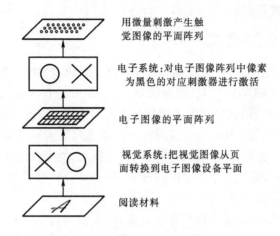

图 10-18 触点阵列式盲人阅读器原理示意

(引自 A. M. Cook 等人所著 *Assistive Technologies：Principle and Practice*，1995.)

触觉系统感受空间和时间信息相当敏感,这是盲文阅读器取得上佳效果的重要保证。针脚以大约每秒 200 次的速度进行伸缩变换,提高了使用者检测和识别文字的速度。盲文阅读器还可有不同的放大或缩小比率(如 2.5：1)以适应不同的打印字体需要,并且触觉成像还可以倒转(白区域伸出,黑区域缩进)。利用阈值控制,用户可以设定阈值级别,照相机和信息处理器将以此辨别亮区和暗区。振动的强度也可以调整,这很重要,因为有些盲人的触觉灵敏度下降(如糖尿病致盲)。盲文阅读器的主要优点是能阅读任何打印材料(即不需要翻译成口语或盲文格式),而且能广泛应用于多个年龄段的视觉缺陷者。

但是,盲文阅读器也有其局限性。最明显的是需通过一个一个字母的触摸来获取信息,用户必须把字母组配成单词。这需要注意力高度集中和长期训练(一般超过 50 小时)。该仪器最大的阅读速度在每分钟 20~40 个单词。第二个问题是对于一个先天性失明的患者来说,由于从未见过字母的形状,盲人阅读器可能就没有任何意义。另外,对于盲文使用者,当同时使用盲文和触点阵列式阅读器时,可能会引起混乱。最后,如前所述,对于某些既存在视觉缺陷,又对触觉不敏感的患者来说,盲文阅读器则没有什么用处。尽管有这些问题,盲文阅读器仍然是视觉障碍人士可选的一种主要辅助工具,能存取阅读几乎任何印刷材料,满足特定盲人的阅读需求。

特别指出的是,触点阵列式盲人阅读器对英文等字母类文字是比较适合的,对类似汉语构形的文字则不太适合,因为汉语单字笔划较为复杂,构形多样,通过触摸识别起来相当困难,所以开发适合我国文字需要的触点阵列式盲人阅读器还是一个具有挑战性的问题。

10.7.4　汉语盲文

现代汉语盲文的构字也采用布莱尔点字盲文的构字方法。我国现行的汉语盲文是一种拼音文字,用 52 个盲文点字表示 18 个汉语拼音声母和 34 个韵母,另用 4 个点字表示四个声调,汉语中所使用的标点符号也都由相应的点字组合来表示。阅读盲文是一个"触觉→拼音→语义"的过程,不通过汉字即可明白语义。另外,为了让盲人比普通人更容易、准确地理解盲文,使盲人文字更精密化、科学化,盲文中采用分词连写规则,即把一个一个的词分开,将一部分音节较少、意义上结合得较为紧密的短词连写在一起。

由于历史原因,我国现在流行几种盲文,即大陆通行的现行盲文、台湾通行的普通话盲文及广东和香港地区通行的粤语盲文。为了适用计算机技术的发展,现在又新推出汉语双拼新盲文。这些盲文都与汉语拼音建立一一对应关系,故同音字、词的盲文符号是相同的。尽管各种汉语盲文的编码原理都相同,但也给不同区域盲人的交流带来困扰,我国盲文的统一是十分必要的。

10.7.5　汉语盲文新技术

1. 汉语-盲文翻译系统

在信息时代,大量的信息存储在计算机中,当务之急是如何让盲人"阅读"计算机中的信息。近几年来,与计算机相连的"显示"盲文的点显器的出现解决了盲文的"显示"问题。虽然我国计算机中的信息主要是以汉字表示,但由于汉语的特殊性,不能像以字母为基础的西文语言可较容易地转换成盲文,而汉盲机器翻译系统可以直接将计算机中的汉字信息翻译成盲文,从而解决了盲人获取电子信息资源的瓶颈问题。

2. 盲文汉字处理系统

该系统实现了盲文点字到汉字文本的转换,并通过对汉字文本的语言合成输出,使得输入点字的盲人可以掌握汉字的编辑操作,为盲人学习使用计算机打开了通路。

3. 汉语盲文阅读器

该阅读器可以将贮存在磁盘上的普通文字信息自动转换成盲文点字并输出到

触摸屏上,盲人通过触摸屏可以进行"阅读"。触摸屏由可控制凹凸的点针阵列组成,不同的凸起点阵表示不同的盲文点字,供盲人触摸。只要拥有这样的盲文阅读机,再加上录有盲文信息的磁盘读物,就可成为盲文电子出版物。

思考题

1. 试分别描述视觉与听觉感觉通路增强技术的适应证,并举例说明这种技术的特征。

2. 感觉通路替代技术有哪些特征?触觉替代听觉的主要困难是什么?

3. 为什么辅助技术工程师要了解听力损伤的病因和分类知识?试举例说明这些知识在听力辅助技术装置的设计以及复制技术服务中是怎样获得应用的。

4. 请描述助听器如何设计才能解决在嘈杂环境中,与人轻声交谈所遇到的特殊问题,即如何使助听器仅放大听者想听的声音,而自适应地去除不想听的杂音。

5. 当耳聋失聪患者配装耳机后,其声道和气道往往被堵塞,影响听声音的效果,并给佩戴者带来不舒服的感觉。请提出你的解决思路和方法。

6. 从工程技术和信号处理的角度出发,有哪些技术和方法可用来增加助听器中话音信号的可理解性?

7. 植入式电子耳蜗需要内置电源,由于植入电池存在寿命问题,请为该装置设计一款小型的感应式充电装置,使之能从体外隔皮对体内装置进行充电。

8. 试从生物材料的角度考虑,为植入式电子耳蜗设计一种生物电池,以去除植入电池(重新开刀替换电池)和感应式充电装置(稳定性与可靠性)的弊病。

9. 电子耳蜗是如何模拟人体耳蜗的功能的?它能完全恢复人的听力吗?为什么?试从其工作原理上叙述之。

10. 试描述人体耳蜗语音编码的特征,提出一种你认为是最佳的电子耳蜗编码策略,并论述其最佳的原因。

11. 数据和能量是如何传递到植入耳蜗内的?

12. 单通道植入耳蜗和多通道植入耳蜗的主要区别是什么?

13. 列举感觉辅助装置的三个主要部分,并叙述每一部分的功能。分别就视觉辅助、听觉辅助和触觉辅助设备各举一例加以说明,描述构成每一辅助设备的三个部分。

14. 触觉型语音感受器的分辨率与听觉语音感受器的分辨率有什么不同？两种感受器功能能相互替代吗？

15. 什么是"触觉模拟"？视觉损失患者如何用它来进行阅读？

16. 试分别描述三种视网膜假体的工作原理。实现其功能存在哪些难点？

17. 目前,国际上在研制视网膜假体过程中,在哪些关键技术方面有重要突破,还存在哪些关键问题尚未解决？

18. 电子盲文技术有哪些优点？如何提高盲文的阅读速度？试提出你的文字处理方案,并叙述其优点。

19. 存贮文章的计算机磁盘或 CD-ROM 能够给盲人提供可阅读的材料。以自适应输出设备为例,分析这样一个设备必须包括哪些部分。

20. 汉语盲文有什么特征？试为汉语盲文机设计一个文字信息处理系统,使之能快速地获取电子信息资源。

参考文献

1　DILLON H. Hearing aids[M]. Sydney：Boomerang Press，2001.

2　BRAD A S. Clinical audiology[M]. London：Singular Publishing Ltd.，1998.

3　ROBERT W. Sweetow, an analysis of entry-level, disposable, instant-fit, and implantable hearing aids[J]. Hearing Journal，2001,54(2):28-43.

4　姜泗长,顾瑞,王正敏.耳鼻咽喉科全书·耳科学[M].第 2 版.上海:上海科学技术出版社,2002.

5　韩德民.人工耳蜗[M].北京:人民卫生出版社,2003.

6　张华.助听器[M].北京:人民卫生出版社,2004.

7　彭玉成.助听器选配知识 280 问[M].北京:人民军医出版社,2003.

8　曹克利.人工耳蜗植入的研究[J].听力学及言语疾病杂志,1994,2(2):109-111.

9　Niparko J K, Kirk K K, MELLON N K, et al. 人工耳蜗植入:原理与实践[M].王直中,曹克利,陈晓巍,等译. 人民卫生出版社,2003.

10　GONZALEZ-MARCOS A P , MARTIN-PEREDA J A. A new approach to a model of the mammalian retina with optically programmable Logic cells[C]//. Proceedings of the 1st International IEEE EMBS Conference on Neural Engineering Capri Island. Italy：[s. n.]，2003.

11　MAHADEVAPPA M, WEILAND J D, YANAI D, et al. Perceptual Thresholds and Electrode Impedance in Three Retinal Prosthesis Subjects

IEEE Trans. Neural & Rehab Eng，2005，13(2)：201-206.

12　WALTER P，SZURMAN P，VOBIG M，et al. Successful long-term implantation of electrically inactive epiretinal microelectrode arrays in rabbits [J]. Retina，1999,19(6)：546-552.

13　GREENBERG R J，VELTE T J，HUMAYUN M S，et al. A computational model of electrical stimulation of the retinal ganglioncell[J]. IEEE Trans Biomed Eng，1999,46(5)：505-514.

14　TROY J B，SHOU T. The receptive elds of cat retinal ganglion cells in physiological and pathological states：where we are after half a century of research[J]. Progress in Retinal and Eye Research，2002,21：263-302.

15　惠延年,王静波,王琳.人工视网膜的研究进展[J].眼科新进展,2003,23(2)：73－75.

16　李宏乔,樊孝忠,李良富.汉语-盲文机器翻译系统的研究与实现[J].计算机应用,2002,22(11)：3-7.

17.　刘力武.计算机盲文阅读系统的研究[J].计算技术与自动化,1999,18(3)：142-144.

$\mathcal{11}$ 假 肢

学习要点

　　了解假肢的定义和功能;了解截肢的原因及其部位;了解残肢装配假肢的理想条件、截肢康复流程;了解假肢分类、常用材料、结构设计特点;掌握各类功能性上肢假肢和装饰性上肢假肢的关节结构特点与适配原理;了解并掌握假肢接受腔的设计与制作方法;掌握肌电控制上肢假肢和智能化肌电假手的设计原理与方法;了解下肢假肢解剖结构、运动评价参数、分类等基本知识;掌握下肢假肢、关节的设计方法;掌握假肢不同部位离断后,进行假肢适配的技能,学会进行步态分析与评价的方法;了解现代假肢技术及其发展趋势。

11.1　概述

　　假肢是用于截肢患者为弥补其肢体缺失和代偿其丧失功能的人工肢体,安装假肢是截肢者康复、回归社会的重要手段。根据 2006 年第二次全国残疾人抽样调查数据推算,全国各类残疾人的总数为 8 296 万人,占全国总人口的比例为 6.34%,其中肢体残疾 2 412 万人,在残疾人中占 29.07%。按照 1987 年"三类残疾人的康复器械状况"抽样调查结果推算,有 11.4% 的肢体残疾者需要安装假肢,则 2 412 万肢体残疾者中需要安装假肢的有 274 万人,而实际假肢装配率还不到 30%,也就是说其中约 192 万人还没有安装假肢。

11.1.1　截肢的原因

　　截肢是为挽救或延长患者的生命而不得不采用的外科手术,是将没有生机或严重损伤的肢体截除。现代假肢康复学的观点认为,截肢不仅是为了挽救患者生命，而且是为患者截肢术后重建人工肢体，配戴假肢创造条件。

常见的截肢原因有：

1）严重外伤 如车祸、工伤等造成肢体血管、神经等组织无修复可能，或造成肢体严重感染、坏死者，最终将采取截肢。因外伤而截肢者在我国占截肢原因的首位。

2）肢体血运障碍 血循环障碍、周围血管疾病导致肢体血运障碍，引起肢体坏死或溃疡、感染久治不愈无法治疗者，需要截肢。如阻塞性动脉硬化症、血栓闭塞性脉管炎、糖尿病合并血管病变等所导致的肢端溃疡和坏死。

3）感染 肢体严重感染造成肢体严重破坏并危及患者生命时，应考虑截肢。如慢性骨髓炎、关节结核、化脓性关节炎、急性坏疽等久治无法根治者。

4）肿瘤 肢体发生恶性肿瘤，一经确诊后，须尽早截肢，以免延误治疗或危及患者生命。少数良性肿瘤，侵犯范围较广，造成肢体无功能者，亦应考虑截肢。

5）神经性疾病 由于肢体神经病变，引起肢体运动、感觉和皮肤神经营养障碍，最后导致肢体溃疡、感染、坏死，久治不愈者应考虑截肢。

6）先天性畸形 先天发育异常的无功能肢体，或者先天肢体发育异常而影响美观和功能者，可以通过截肢手术、早期康复和安装假肢来改善功能。

11.1.2　截肢的部位

截肢部位与假肢装配、代偿功能的发挥、配戴假肢的能量消耗、患者生活活动能力、就业能力等有着直接关系。配戴假肢后功能代偿是通过发挥残肢功能，利用假肢的结构特点来实现的。残肢的肌力是假肢运动的动力，残肢在支配假肢运动时起杠杆作用，假肢关节是运动的枢纽。假肢运动是通过残肢支配及二者的协调动作来完成的，其中残肢是运动的主动部分。因此，进行外科截肢手术时，需要全面周密地对患者生命及截肢术后康复能力做出评估，慎重选择截肢水平。具体应考虑截肢术后能否很好治愈、能否配戴假肢及配戴假肢后能否发挥最佳代偿功能等。截肢水平选择的一般原则是在保障患者肢体原发病变能很好治愈的前提下，在肢体最远的部位进行截肢，尽可能地保留残肢长度。截肢水平越高功能丧失就越严重，患者安装和配戴假肢的难度就越大。

11.1.3　残肢装配假肢的理想条件

1. 装配前假肢对残肢的要求

残肢是人体与假肢接受腔的结合部位，残肢情况直接决定着假肢装配和假肢的功能发挥。从装配假肢上要求，理想的残肢应满足下述条件。

1）残肢应有适当的长度：以中长残肢为理想长度，以保证有足够的杠杆力和良好的肌肉控制力量。装配假肢后，比较容易获得满意的功能。对于截肢患者来说，中长残肢有利于假肢的稳定、安全和控制，降低假肢使用过程中的体能消耗，更有利于发挥假肢的正常功能。

2）残肢应有适度的软组织覆盖：残肢形状应为圆柱状，无神经瘤、骨刺、残肢痛和幻肢痛，应耐压、耐磨，以利于残肢与假肢接受腔全面接触、全面承重。

3）残肢皮肤条件良好：受力处无伤口瘢痕，皮肤愈合良好、平整，感觉正常，少瘢痕粘连，无窦道溃疡。

4）残肢关节应保持正常的活动度，无关节挛缩畸形。

5）残肢无水肿，形态稳定。

2. 早期康复训练

截肢手术后，患者将终身失去肢体的一部分，造成患者身体和心理极大的创伤，表现为全身机能下降、肌肉萎缩、肌力减退、残肢关节活动受限，甚至出现残肢关节挛缩畸形，残肢发凉、肿胀、痛觉敏感。患者出现悲观、焦虑、抑郁，对未来生活丧失信心等心理障碍。

为了截肢术后重建肢体的代偿功能，必须克服上述临床表现，创造良好的配戴假肢条件，因此，截肢术后的早期康复治疗是非常重要的。

康复包括心理治疗、关节活动训练、运动物理治疗和运动训练。运动训练必须包括全身性运动、残端训练、残肢及健肢肌力训练。

3. 截肢康复流程

截肢康复已成为一个系统工程。在经济发达国家的截肢康复病房，由专门从事截肢康复的医生负责截肢者的全面康复工作，采取物理疗法、作业疗法等康复措施，由经过专门训练的治疗师进行训练，假肢制作部门完成各种假肢的制作。此外，还有社会工作者和心理医生解决患者的有关问题。这一系统工程是以截肢康复协作组的形式来完成的，见图 11-1。

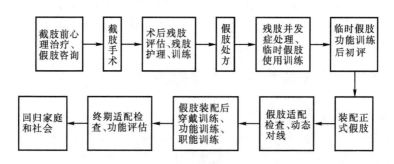

图 11-1　截肢康复流程

11.2 假肢分类与常用材料

11.2.1 假肢分类

1. 按结构分

按结构可分为壳式假肢和骨骼式假肢。壳式假肢亦称为外骨骼式假肢。由制成人体肢体形状的壳体承担假肢外力,特点是结构简单、质量轻,但表面为硬壳,易损伤衣裤。骨骼式假肢亦称为内骨骼式假肢,特点是假肢的中间为类似骨骼的管状结构,外包海绵物,最外层覆盖肤色袜套或人造皮,外观较好,且不易损伤衣裤,调整假肢对线也容易,但结构较复杂,质量较大。

2. 按驱动假肢的动力来源分

按驱动假肢的动力来源可分为自身力源假肢和体外力源假肢。自身力源假肢,如用钢索牵动的前臂假肢;体外力源假肢,如采用电动、气动机构构成力源的假肢。

3. 按主要用途分

按假肢的主要用途分为装饰性假肢和功能性假肢。

11.2.2 常用材料

制造假肢常用的材料有金属材料、工程塑料、皮革、橡胶、木材、石膏材料等。

1. 金属材料

金属材料的共性是都具有良好的机械强度、刚性和耐用性,是制造假肢部件的主要材料,假肢常用的金属材料有不锈钢、铝合金、钛合金等。

不锈钢是根据不同用途在普通钢中加入铬、镍、镁、钼、铝、硅等制成的合金,具有较好的耐腐蚀性和良好的防锈功能,是目前最为广泛使用的金属材料。钢质假肢部件具有体积小、坚固耐用、价格便宜等优点,缺点是质量较大。

铝合金是常见的具有代表性的轻金属材料。高强度铝合金具有机械强度高、密度小、耐腐蚀、价格低等特点,是制造假肢部件常用的材料之一。铝合金假肢部件质量轻,但强度不如钢,多用于体重较轻,活动度不大的截肢患者使用。

钛合金是一种高科技合金材料,具有机械强度高、耐腐蚀、耐磨损等优点,其强度和钢大致相同,但质量只有钢的三分之二,是制造假肢部件的理想材料,但目前价格较贵。

2. 工程塑料

目前在假肢制作中已广泛使用了工程塑料,根据其化学结构和成型工艺性可分为热固性塑料和热塑性塑料两大类,其特点是轻便、美观、卫生。

（1）热固性塑料

树脂单体与增强材料制成的复合材料,称为热固性增强塑料,亦称为层叠塑料。热固性增强塑料大大提高了塑料的机械强度,其机械性能主要取决于所用增强材料的机械性能。常用的增强材料有棉纤维袜套、腈纶袜套、玻璃纤维织物和碳素纤维织物等。玻璃纤维织物、碳素纤维织物、热固性增强塑料具有较高的机械强度。这类材料主要用于制作假肢的接受腔。碳素纤维织物增强塑料强度高、质量轻,已广泛用于制造假肢部件。

（2）热塑性塑料

热塑性塑料在制作假肢中以塑料板材为主,这类塑料板材的特点是经过一定温度加热后塑料板变得软化,随温度降低后又可变硬,具有良好的变形性能。热塑性塑料板材可以通过负压模塑型制造假肢的接受腔。常用的热塑性塑料有以下几种:

1) 聚乙烯板（PE） 按 PE 的相对分子质量（M_r）的不同可分为多种类型。M_r越高,其刚性、硬度、机械强度越好,成型温度也比较高。M_r 较低的聚乙烯板是乳白色、半透明的,有良好的柔韧性,成型温度约 165℃,主要用于制作大腿假肢的硬框式软接受腔（NSNY 接受腔）。中高 M_r 聚乙烯板具有良好的机械性能,成型温度约 185℃,主要用于制作假肢的外接受腔。

2) 聚丙烯板（PP） 聚丙烯板是白色、半透明的,密度是常用塑料中最低的,其质量轻、有高的强度、硬度和刚性,但抗冲击性能差,成型温度约为 185℃～215℃。是制作假肢接受腔的材料之一。

3) 热塑性泡沫塑料板 这类板材多为聚乙烯经发泡、切片成型后的板材,具有质轻、隔热、减震等特性,主要用于制作假肢的内接受腔。

3. 皮革

皮革是动物皮经物理及化学加工转变而成,具有天然质地、柔韧、透气、不易腐烂和较好的耐久性等特点。

皮革在假肢制造中广泛应用,传统假肢中的皮腿接受腔、大腿的皮上鞒、腿的外形、假脚等都用皮革制成,现代假肢中的髋韧带、小腿假肢的皮上鞒、大腿假肢的腰吊带都要用皮革。

4. 橡胶

橡胶是一类具有高弹性的高分子材料。具有在外力的作用下发生变形,除去外力后很快恢复到原来状态的特性,抗撕裂强度高、耐疲劳性能好。橡胶按原材料来源可分天然橡胶和合成橡胶两大类。

天然橡胶是一种从植物分泌物中提炼出的天然高分子材料。天然橡胶的强度大,耐弯曲、抗撕裂、耐磨损,但耐老化性能、耐溶剂和化学药品腐蚀性能差。在假肢制造中主要用于制造假肢和踝部活动的缓冲部件。合成橡胶种类繁多,具有天然橡胶的优点,并且弥补了天然橡胶的不足。目前假肢制造中应用最多的是聚氨酯合成橡胶弹性体,主要用于代替天然橡胶制造假肢的弹性部件、关节铰链的缓冲部件。硅橡胶属特种橡胶,具有一定的抗张强度和伸长率,耐老化性良好,抗撕裂强度低。在假肢制造中主要用于假手的外部套、假手指、各种假肢的残肢套、内接受腔、功能性半足和软衬垫等。

5. 木材

木材具有好加工、易雕刻,透气吸汗性能好,质量轻等特点。木材在假肢制造中主要用于传统假肢的下肢接受腔,木膝关节、假脚等,以及现代假肢中的踝足假肢部件。随着工程塑料在假肢中的广泛使用,木材的使用已经很少了。

6. 石膏材料

在假肢制作中最常用的石膏材料有石膏绷带和石膏粉。用石膏绷带来制作残肢模型的石膏阴型,用石膏粉制作石膏阳型模型。

11.3 上肢假肢

11.3.1 人体上肢的基本知识

1. 上肢的解剖学特点

上肢是生活和劳动中的重要器官,从外观上看,上肢分为肩、上臂、肘、前臂、腕、手(手掌和手指)几个部分。

1)肩关节 肩关节具有三个自由度,可实现上臂的前屈后伸、内收外展和内旋外旋。

2)肘关节 肱骨与尺骨形成的肱尺关节实现前臂的屈伸动作,控制前臂在相对较小的范围内调整手的位置。

3)腕关节 腕关节可实现掌屈背伸、桡偏尺偏运动,可在更小范围内控制手的位置及姿态。

4)手部关节 手部主要功能为抓、捏、握、夹、勾和伸展,等等。各手指在功能上的地位是不同的,其中拇指功能最强,约占手全部功能的50%,食指和中指占

40％,无名指和小指占 10％。

2. 上肢的运动

上肢的机能是由各部分分担的。首先,确定上肢大体位置的是肩;而调节动作半径(手和躯体的间隔)的是肘;手的动作则是通过前臂旋转机构和腕关节来实现的。因此,制作上肢假肢时,一定要充分理解上肢各部分的作用和机能,考虑如何利用机械结构来弥补残肢的缺陷。

1)肩的运动　　完成前屈、后伸,肩向上耸、肩向下垂,上臂内旋、外旋,水平内收、水平外展,肩前伸、肩后缩等运动。肩的动作是控制索控式假手的主要力源,具有操作假手的重要机能。

2)肘的运动　　肘完成前臂的屈曲和伸展动作,肘的活动范围由伸展 0°到屈曲120°～140°。

3)前臂的运动　　前臂的重要功能之一是它的旋转动作(旋前和旋后),其旋转活动范围 180°(由中间位内旋、外旋各 90°)。

对于截肢者来说,上肢假肢手部的旋转动作是非常重要的。前臂残肢的长短,会使前臂假肢的动作发生微妙的变化。

4)腕的运动　　腕可实现掌屈(35°)、背伸(25°)、桡侧偏(27°)、尺侧偏(27°)动作,掌屈和桡侧偏的动作多少伴有一些旋转动作。

掌骨截肢保留了腕关节机能,残肢的实用性比较高。假手的选择要充分考虑到如何发挥腕关节功能及残肢的感觉。

11.3.2　上肢假肢的分类

按截肢部位可将上肢假肢分为肩胛胸廓假肢、肩关节离断假肢、上臂假肢、肘离断假肢、前臂假肢、腕离断假肢、掌骨截肢假手、假手指等;按制作工艺及配件又可分为装饰性假肢、索控式机械假肢、肌电控制假肢、肌电机械混合型假肢等。

但另一种更常见的分类方法是按照上肢假肢的性能、结构和动力将上肢假肢分为被动型上肢假肢和主动型上肢假肢。

1. 被动型上肢假肢

被动型上肢假肢是指假肢的功能部件如手部装置、腕关节和肘关节等不能主动运动而只能被动地运动。目前被动型上肢假肢又可分为装饰性上肢假肢和被动型工具假手两类。

(1)装饰性上肢假肢

装饰性假肢又称美容手(见图 11－2),是为了弥补上肢外观的缺陷,以恢复人手外观为主要目标,而无实际功能。这种假肢只注重肢体外观形状的逼真,其特点

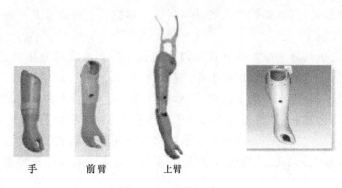

手　　　　前臂　　　　上臂

图 11-2　装饰性假肢

是穿戴简便、结构简单、质量轻、价格低等。该类假肢可以起到外观装饰和平衡身体的作用,但不具备从事日常生活自理和劳动的能力。

装饰性上肢假肢适用于所有上肢截肢部位的患者,多用于截指、经掌骨截肢、肩关节离断、肩胛带切除后难以应用主动型截肢的患者。

(2)被动型工具假手

工具假手是为了从事某种专业性工作或为满足日常生活专用动作需要而设计制造的代手工具。这种假手不一定有正常人手的外形,只注重实用。被动型工具假手完成动作时,需要借助另一只手的帮助才能完成动作,一般单侧上肢截肢者比较适用。这类手结构简单、没有牵引装置、价格低廉,有一定的适用范围,对截肢者独立工作能力的恢复有很大的帮助。

2. 主动型上肢假肢

主动型上肢假肢的功能部件能够主动运动,根据其主动运动的动力来源不同,可分为自身力源上肢假肢、体外力源上肢假肢和综合二者特点的混合力源上肢假肢。

(1)自身力源上肢假肢

自身力源上肢假肢是指截肢者通过自身运动提供操作、控制假肢功能部件运动所需动力的假肢。目前主要有索控式上肢假肢和主动型工具假手。

索控式上肢假肢又称为功能性假手或机械手(见图 11-3),是一种具有手的外形和基本功能的常用假手,在上肢假肢中应用最多。这类假手都

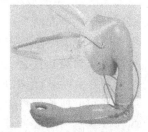

图 11-3　索控式上肢假肢

是通过截肢患者自身残肢和健肢关节的运动,尤其是肩部的运动,通过拉动闭手、

屈肘、开锁等运动,实现抓握物品的基本功能。索拉式上肢假肢是一种典型的自身力源上肢假肢。

索控式假手又分为随意张开式和随意闭合式两类。①随意张开式:平常状态时拇指、食指、中指处于闭合的功能位,捏取物品时,通过拉动牵引索开手,利用弹簧的扭力使手闭合。这种假手结构简单,持物省力,但患者不能随意控制握力的大小。②随意闭合式:平常状态时手指处于自然张开位,提取物品时,通过拉动牵引索,使手指闭合,捏取物品。这种假手取物对握力可由患者自行控制,但持物时需要持续用力,最大开手位的指向距离较小,不能拿较大的物品。这种假手结构较复杂,价格较高。

索控式上肢假肢适用于除部分手部截肢以外的所有截肢患者,对于上肢高位截肢患者特别是肩关节离断截肢者,使用索控式假肢比较困难。索控式上肢假肢的运动功能是通过残肢运动以及肩带控制系统来完成的。为了使各种功能协调一致,患者在装配该类假肢时,就需要进行大量的训练,学会控制假肢的不同功能运动,达到熟练控制假肢的功能。

主动型工具假手又称钩状手,是一种实用型工具假手,也是一种自身力源假肢,其控制原理与索控手相似,也是通过牵引索控制手指钩的开闭。与索控手不同的是没有手的外形,而是呈可分开的钩状。钩状手在夹取、钩取性能方面都超过普通索控手。

主动型工具假手有较好的取物功能、结构简单、耐用、价格低等特点,对于上肢截肢者、成人双上肢截肢者的独立生活、劳动和就业能力的恢复有很大的价值。

(2)体外力源上肢假肢

体外力源上肢假肢采用电动、气动等体外动力装置来驱动上肢假肢功能部件的运动。它克服了索控式上肢假肢用牵引索操纵假肢的困难。体外力源上肢假肢作为人体仿生学的应用,越来越引起生物力学、精密机械、自动控制等方面工程技术人员的关注,该类假肢必将有大的发展。目前,体外力源上肢假肢主要有电动手(开关控制手、肌电控制手)和气动手等。

电动假手是以可重复充电的高效能电池为电源,以微型直流电机为驱动力,通过机械减速和传动装置驱动假手的张开、闭合,按照控制方式不同,电动假手通常可分为机械开关控制、电磁开关控制、肌电信号控制等。

开关控制电动手用身体关节微小动作按压微动开关或牵引拉线开关控制假手的开闭。这类假手的电子电路比较简单,成本较低,但仍需要自身先触动开关才能驱动假肢。作为一种中档假肢,可用于前臂、上臂,有时单独使用,有时与索控假肢或肌电假手混合使用。

利用人体的肌电信号进行控制的电动手称为肌电控制假手,简称肌电假手,见

图 11 - 4。它的工作原理是:通过皮表电极引出残肢肌肉收缩时产生的肌电信号,经肌电放大器放大后来控制微型直流电机运转,再经减速器和增力机构驱动假手的开闭,从而实现大脑的直接控制,即能够按人的意志随意控制假手的动作。这是一种典型的生物电控制的人-机系统。其优点是控制开手、闭手随意性好,没有索控式假手所必需的复杂肩带。缺点则是假肢较重,对装配制作要求严,故障率高,价格高。肌电假手主要适用于前臂和上臂假肢,而且残肢肌肉收缩时必须能引出满意的肌电信号的截肢患者。

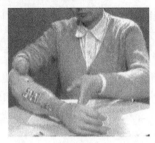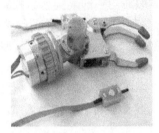

图 11 - 4　清华 TH-1 型肌电假手

气动手是以压缩气体为动力源的外部动力手。气动手是将压缩成液态的二氧化碳气体装在便于携带的钢瓶内,通过管道与手部装置连接,依靠患者的关节运动控制微动气阀,利用气压推动假手运动。这种假手比电动手结构简单,执行机构可靠、作用力大,其特点是控制性能不及电动手,携带和补充液态气源较麻烦。

对于上肢高位截肢患者来说,气动手是一种有发展前途的外部动力手。

(3)混合力源上肢假肢

混合力源上肢假肢是指同时采用自身力源和体外力源控制的上肢假肢。假手的动作由肌电控制,肘关节的运动用背带控制,是由自身力源和体外力源共同发挥作用。混合力源上肢假肢主要用于上肢高位截肢患者。

11.3.3　上肢假肢的组成及其结构特点

11.3.3.1　上肢假肢的组成

上肢假肢是由两个部分组成,一部分为由专业假肢工厂生产的上肢假肢功能部件,另一部分为专业假肢技师制作的接受腔、悬吊装置和控制系统。

1. 上肢假肢功能部件

上肢假肢的先进性主要由假肢功能部件来决定,只有不断研究制造出先进的功能部件,才能满足上肢截肢患者对上肢假肢功能上的康复要求。目前常用的上肢假肢功能部件有：手部装置、腕关节、肘关节和肩关节。

（1）手部装置

手部装置是代偿手部外观和功能的假肢部件。种类较多。

1）装饰性上肢假肢的手部装置　该装置主要是替代失去手部外形的手部装置，主要类型有装饰手和被动型手部装置。装饰手适用于部分手指、手掌截肢的患者和装饰性假肢。被动型手部装置适用于各个上肢截肢部位的装饰性假肢。这类手部装置由机械手架、内手套和美容手套组成。

2）索控式假肢的手部装置　索控式假肢的手部装置适用于各个部位的索控式上肢假肢。常用的有常闭式假手和常开式假手。

3）工具型假肢的手部装置　工具型假肢的手部装置的种类较多，根据截肢患者的不同需要可选用，它通过一个连接件与工具型上肢假肢灵活方便地连接。

4）体外力源假肢的手部装置　体外力源假肢的手部装置分为电动手或电动夹，通过特殊的腕关节与前臂实现机械和电气连接。主要用于各个部位的肌电假肢。

（2）腕关节

上肢假肢的腕关节是手部装置与前臂连接的部件。正常人的腕关节有掌屈、背伸、尺侧偏和桡侧偏四种基本动作。由于前臂截肢患者还丧失了前臂的旋前、旋后动作，所以上肢假肢的腕关节结构就更起到代偿这些动作功能的作用。目前使用的腕关节的最基本的作用是安装假手的构件及发挥屈伸、旋转的功能。

1）装饰性假肢的腕关节　装饰性假肢的腕关节种类较多，主要类型有带螺栓的连接器、带内螺栓的连接器、屈曲连接器、滚花旋盘和木制腕关节。

2）索控式假肢的腕关节　索控式假肢的腕关节也有多种类型，带双头螺栓的各种固定可将假手与不同的腕关节相连，而腕关节又与前臂筒式接受腕相连。主要类型有摩擦式腕关节、快换式腕关节、门向式腕关节、屈腕式腕关节和旋腕式腕关节。

3）体外力源假肢的腕关节　带连接器和同轴插座的腕关节将电动手或电动夹与前臂筒连接起来，这种结构允许被动调整到所要求的旋前、旋后位置，手部装置可以随时互换。适用于中等长度前臂残肢的旋腕装置具有旋前及旋后功能，残肢的旋转运动机械性地传递到电动手或电动夹上。电动旋腕装置借助电机使电动手或电动夹作旋前和旋后运动，有两种不同的部件可控制电动旋腕装置。旋腕控制装置可用于残肢的旋转运动，四通道控制系统的肌电信号即可控制旋前、旋后动作，亦可控制手部装置的动作。电动旋腕装置适用于除了前臂残肢外的所有长度的残肢。

（3）肘关节

上肢假肢的肘关节用于肘关节以上截肢的患者,肘关节结构是上肢假肢的重要部件。若前臂残肢过短,假肢则需要使用一种特殊的肘关节链。正常人的肘关节是一种复合关节,肘关节主要有屈曲和伸展动作,同时肘关节屈曲时前臂的旋转也起很大的作用。到目前为止,所设计制作的肘关节以代偿肘部的屈伸功能为主,用于装饰性和索控式上肢假肢中,通常采用肩带来控制肘关节。

1）装饰性假肢的肘关节　装饰性假肢的肘关节常用的是一种单轴式机构,有带锁和不带锁之分,每种关节又可分为组件式或塑料外壳式。常用类型有组件式肘关节、塑料外壳式肘关节和肘关节铰链等。

2）索控式上肢假肢的肘关节　索控式上肢假肢的肘关节常用类型有索控式单轴肘关节和铰链式肘关节。

3）工具型铰链肘关节　工具型前臂假肢多采用双轴式的支条铰链肘关节,特点是容易屈曲。

（4）肩关节

上肢假肢的肩关节常用于肩关节离断假肢和上肢假肢连接肘关节与肩部接受腔,主要代偿肩部的屈曲、外展功能。常用类型有:

1）装饰性假肢的肩关节　常用类型有普通肩关节、万向肩关节和外展肩关节。

2）索控式假肢的肩关节　常用类型有隔板式肩关节和万向球式肩关节。

2. 上肢假肢的接受腔、悬吊装置和控制系统

上肢假肢的这部分结构是由专业技师来完成的,这部分制作的优劣对上肢截肢患者穿戴假肢的舒适程度和上肢假肢的功能发挥起关键性的作用。

（1）接受腔

上肢假肢的接受腔是假肢上用于容纳残肢、传递残肢与假肢间的作用力、连接残肢与假肢的腔体部件,对悬吊和支配上肢假肢有重要作用。上肢假肢接受腔必须与残肢有很好的服贴适配,并且要符合运动解剖学的要求。

1）接受腔的制作材料　制作上肢假肢接受腔的材料要求:质量轻而且刚柔适度,对人体无毒性,便于加工制作。常用的制作上肢假肢接受腔的材料有皮革、塑料、高分子材料和复合材料,其中丙烯酸合成软树脂是现代假肢中重要的标志性材料之一,碳纤维复合材料使接受腔向轻型化发展。

2）接受腔的传统制作方法　一般来说为保证假肢接受腔与残肢服贴适配,制作假肢接受腔时都要求按规范进行。首先测量残肢和健肢的相关尺寸,然后在残肢相关部位用石膏绷带取残肢的石膏阴型,再灌注石膏浆,凝固后,剥去石膏绷带即为残肢的石膏阳型,根据解剖学和生物力学要求在一定部位上添加或削刮石膏阳型,最后选用制作接受腔的材料,按工艺要求,制作完成接受腔。

(2)悬吊装置

上肢假肢悬吊装置亦称固定装置,是上肢假肢的重要组成部分,采用背带、悬吊带等起固定牵引的带状装置。

上肢假肢的悬吊和固定是通过悬吊带系统利用残肢的解剖结构即接受腔对肘关节、肩关节、肩胛带的包容来实现的。截肢患者在穿戴上肢假肢时受到假肢自重和所提携物品所产生的向下拉力,必须通过必要的接受腔结构或附加的固定装置不定期实现假肢的悬吊,以防假肢的脱落,同时还必须克服假肢接受腔与残肢之间的相对旋转与侧向运动,使截肢患者能够利用残肢较好地操纵假肢的各种动作。上肢假肢的悬吊与固定装置的背带及控制系统将假肢与截肢患者身体相连接,并操纵假手及关节的运动,起到悬吊假肢、操纵假手装置的开合、肘关节的屈曲和肘关节的锁定等作用。

(3)控制索系统

控制系统主要指在自身力源假肢中,利用控制索系统或在体外力源假肢中利用残肢肌电信号、微动开关或声音控制上肢假肢动作的结构装置。

控制索系统是指在索控式上肢假肢中,连接于上肢假肢背带与肘关节或手部装置之间,能有效地传递上肢区域或躯干动作的绳索系统结构。控制索功能执行情况取决于肩胛带的活动度、残肢的条件以及肌力的状态等,接受腔更依靠背带悬吊于肩胛带上。常用的控制索系统有:

1)单式控制索系统　采用一根绳索进行单一控制的系统。常用于索控式前臂假肢的手部装置操纵系统。

2)复式控制索系统　采用一根绳索起到两个控制功能效果的控制系统。常用于索控式肩部假肢和索控式上臂假肢,主要用来操纵肘关节的屈曲和手部装置的开闭。

3)三重控制索系统　采用三组单式控制索控制上肢假肢的系统。分别控制手部装置的开闭、屈肘和锁肘。常用于索控式肩部假肢和索控式上臂假肢。

11.3.3.2　上肢假肢的结构特点

1. 部分手假肢

部分手假肢包括假手指、掌骨截肢假肢、掌骨截肢肌电控制假肢、掌骨截肢的半掌肌电手和电动手指假肢。

(1)装饰性手指和部分手指截肢假肢

假手指是用于手指截肢的装饰性假指。适用于各种手指截指、指掌关节离断及掌骨远端截肢的患者。由橡胶、皮革或聚氯乙烯树脂、硅橡胶等制作,形式多样,一般仅起弥补手部外形的作用。单指截肢可以配戴指套,而截肢范围较大时,需要配戴相应的内手套即可弥补其外观的缺陷。

(2)掌部截肢假肢

掌部截肢假肢不仅要恢复其外观,而且要考虑恢复其功能。这种假肢采用多轴连杆式机械假手,主要依靠患者的伸腕、屈腕运动来操纵手指的开闭。此种假肢适用于第一腕掌关节离断和掌骨近端截肢而腕关节屈伸功能良好的截肢患者。

(3)掌骨截肢肌电控制假肢

这种假肢肌电手悬吊依靠腕端膨大,接受腔比腕离断假肢更短,腕关节有绞链部装置连接,不会影响接受腔自然伸屈和前臂自然施转,由肌电控制手指,其功能强于其他类型的前臂肌电手。

这种假肢适用于截肢部位在手掌靠近腕关节处,失去了五个手指,腕关节功能仍然完好的残肢患者。

(4)掌骨截肢的半掌肌电手

半掌肌电手依靠可充电电池供能使微型直流电机带动四指与拇指做对掌运动,实现抓握功能。适用于手掌切除一半,拇指保留、四指缺损的截肢患者。

(5)电动手指假肢

电动手指假手采用三个直径仅为 10 mm 的微型齿轮马达装置,装入假手指中,分别驱动拇指、食指和中指。在部分手截肢假肢中,肌电控制和开关控制都可用。

2. 腕关节离断假肢

腕关节离断假肢适用于腕关节离断或前臂残肢过长的截肢患者。腕关节离断假肢接受腔由于腕关节残肢远端膨大,接受腔的上缘可能低于肘关节,高达肘下的全接触式接受腔就足以保证残肢的稳定悬吊,不需采用背带等悬吊装置,且不会限制假手的旋前及旋后运动。腕关节离断假肢有以下几种结构类型。

(1)装饰性腕关节离断假肢

装饰性腕关节离断假肢外臂筒构成假肢的外形并与装饰美容手连接,美容手套在外形、色泽上都与正常手相似,使得假肢更逼真。装饰性腕关节离断假肢的特点是质量轻、操纵简便,只具备有限的被动功能,可作为辅助手。这种假肢特别适用于那些放弃配戴功能性假肢的腕关节离断患者。

(2)索控式腕关节离断假肢

索控式腕关节离断假肢又称为机械手,由机械手头、前臂接受腔和开手的牵引索控制系统构成。借助肩背带来完成假手的抓握运动,由于残肢保留有较好的前臂旋转功能,故可用残肢直接带动假手做旋前及旋后运动,高达肘下的全接触式接受腔通过残肢远端的膨大部分就足以保证残肢的悬吊稳定性,且不妨碍其旋前、旋后运动,但必须配戴背带控制系统来控制手部装置的功能活动。外臂筒构成假肢的外形并与手部装置相连接。索控式腕关节离断假肢适用于需要配戴功能性假肢而不能配戴肌电假肢的腕关节离断患者。

（3）肌电控制腕关节离断

肌电控制腕关节离断假肢靠电极传导的肌电信号来控制假手的功能活动,电极弹性地悬挂在接受腔内。外臂筒构成假肢的外形,导线、电极和可充电电池都装在接受腔内,通过固定在臂筒上积层成型的旋盘,可分别将臂筒与电动手或电动夹相连。

肌电控制腕关节离断假肢适用于装配功能性假肢,且有足够的肌电信号来控制电动手的腕关节离断的患者。

3. 前臂假肢

前臂假肢适用于残肢长度为前臂长度 $1/4\sim4/5$ 的前臂截肢患者。

（1）接受腔

制作前臂假肢接受腔时应考虑悬吊机制、前臂的旋转功能和稳定的适配性等几方面的因素。常见的前臂接受腔有以下几种形式：

插入式接受腔适用于残肢比例约为前臂长度 $11/20\sim4/5$ 的截肢患者。依靠较大面积的残肢与接受腔的接触面,可稳定悬吊和控制,且避免了包容肘部而妨碍残肢旋转功能的利用。

全接触式接受腔,即残肢残端全面与接受腔接触。根据残肢的长度,接受腔上缘的高度就有所不同,短残肢时接受腔的上缘更高些,长残肢时接受腔的上缘要低一些。

明斯特式接受腔是一种包髁式前臂接受腔,采用包容肱骨髁和鹰嘴上部的悬吊,接受腔口型尽量接近肱二头肌腱,口型成一个腱槽,可省去固定于上臂的皮围背带、环带和肘关节铰链。这种接受腔适用范围广,适用于各种前臂截肢患者,尤其适用于安装前臂肌电假手。

诺斯伟思顿式接受腔也是一种髁部悬吊式前臂接受腔,与明斯特式接受腔的区别在于接受腔的前臂肘弯处根据前臂残长割出一定长度的口型。由于前侧开口,更适宜肘关节的屈伸动作。另外,髁部的包容性和弹性更大,更适用于中残肢、长残肢。

（2）背带及控制索系统

前臂假肢的背带及控制索系统是由背带、上臂围箍、肘关节铰链和开手单式控制索构成。固定在上臂的围箍和与之相连的肘关节铰链主要起固定前臂和较短残肢假肢的作用,而背带和牵引索构成开手力的传递系统。有以下几种形式：

前臂"8"字形背带,用于前臂假肢的一种背带。因固定于健肢侧腋窝部的环带交叉于背部而使背带看上去呈"8"字形而得名。"8"字形背带通常采用 2.5 cm 宽的涤纶带制成。

前臂"9"字形背带,用于前臂假肢的一种背带。因固定于健肢侧腋窝部的环带与控制索相连接而使背带看上去呈"9"字形而得名。

上臂围箍,用于前臂假肢的一种悬吊装置。由皮革制成,系于上臂半周与肘铰链相连接,起悬吊固定假肢的作用。背带的背后交叉中心应处于第 7 颈椎突起的下方,自中央略偏向健侧,它由腋窝套环、前吊带的控制系带组成,前吊带从三角肌的上部引出,分成两支固定于围箍;控制索带通过肩胛骨下方,用吊环与控制索相连,并可用皮带扣调节控制索带的松紧,截肢者操纵假肢开手时,利用残侧上臂的前屈运动以及双肩的前屈动作环与固定于围箍的导向架之间距离增大,从而拉动控制索带打开手指。

肘关节铰链主要用于前臂残肢过短的假肢,它将两根支条安装在接受腔两侧。

(3) 装饰性前臂假肢

装饰性前臂假肢通过包肘全接触式接受腔固定在残肢上,臂筒构成假肢的外形并与假手相连接,装饰手和被动型假手借助不同的腕关节连接到前臂上。外形和色泽都近似于正常人手的美容手套使假手更加逼真。装饰性前臂假肢具有质量轻,操作简便,但只具备有限的被动功能的特点,可作辅助手。这种假肢适用于不同截肢平面的前臂残肢,特别适用于放弃穿戴功能假肢的截肢患者。

装饰性前臂假肢的腕关节是前臂假肢的主要功能部件之一,种类较多,常用的有:

• 带螺栓的连接器 带螺栓的连接器借助远端的螺栓和近端的卡箍装置连接装饰手与前臂筒。手的旋前及旋后位置可以调整。

• 带内螺栓的连接器 带内螺栓的连接器借助远端的内螺栓和近端的卡箍装置连接假手与前臂筒。手的旋前及旋后位置可以调整。

• 屈曲接连器 屈曲连接器既是屈曲部件又是连接部件,它借助远端的螺栓和近端的卡箍装置连接假手与前臂筒。可以调整手的旋前、旋后以及屈曲。

• 滚花旋盘 滚花旋盘分别通过近端和远端的螺栓连接装饰手与屈曲调节器。

• 木制腕接头 木制腕接头被固定在前臂筒上并借助螺栓与装饰手连接。

• 摩控腕关节 摩擦控制腕关节通过旋盘被固定于前臂筒上,并借助于远端的螺栓与假手相连接。手的旋前及旋后位置可以无级调节。

(4)索控式前臂假肢

索控式前臂假肢由机械手、腕关节结构、残肢接受腔及牵引索构成。这种假肢的接受腔多用塑料制作,腕关节机构可以被动地屈伸和旋转,也可用肩背带完成假手的抓握动作。外臂筒构成假肢的外形,通过不同的腕关节与手部装置形成可拆式连接。索控式前臂假肢与体外力源假肢相比具有质量轻的优点,但必须配戴背带来控制手部装置的功能活动,影响穿戴的舒适性。这种假肢适用于不同截肢平面的前臂残肢,特别适用于不能配戴肌电控制假肢的截肢患者。

索控式假肢的腕关节也有各种类型,常用的有:

• 摩擦式腕关节　摩擦式腕关节是通过旋紧手部装置螺栓,利用其产生的摩擦力防止手部装置旋转的腕关节。

• 快换式腕关节　快换式腕关节带有卡槽反锥机构,可迅速更换手部装置的腕关节,在手部装置上装有专用连接头。

• 万向式腕关节　万向式腕关节采用球面结构,可将手部装置在半球面任意位置上固定。

• 屈腔式腕关节　屈腕式腕关节采用手动方式被动屈曲,可选择 2～3 个角度位置随意锁定。

• 旋腕式腕关节　旋腕式腕关节利用前臂的回旋动作使手部装置随意锁定。

(5)体外力源前臂假肢

• 电动前臂假肢　以微型电机为腕关节或手部装置的动力,通过残存的前臂进行控制。

• 肌电控制前臂假肢　肌电控制前臂假肢依靠由皮肤电极引出的肌电信号来控制假手的功能活动,其旋前、旋后运动可由不同的机械结构来完成。肌电控制假肢的能源是由一个装在假肢接受腔里的可充电电池供给。

肌电控制前臂假肢由一个肘全接触式接受腔和一个树脂积层成型的外臂筒构成,借助腕关节假肢上部与电动手相连。体外力源假肢的腕关节是一种带连接器和同轴插座的腕关节,它将快换式电动手或电动夹与前臂筒连接起来,可被动调整到所要求的旋前、旋后位置,手部装置可以随时互换,这种假肢适用于要求配戴功能性前臂假肢且有足够强的肌电信号来控制手部装置的前臂截肢患者。

4. 肘关节离断假肢

肘关节离断假肢适用于肘关节离断或上臂残肢较长的截肢患者。肘关节离断假肢接受腔的形式基本上与上臂中长残肢的要求相同。现代肘关节离断假肢的全接触式接受腔不用包住肩部,通过肱骨髁部残肢末端的膨大部分就足以保证假肢的稳固悬吊,肘关节铰链连接假肢的前臂和上臂。肘关节离断假肢有以下几种结构类型。

(1)装饰性肘关节离断假肢

上缘在肩下的全接触式接受腔借助髁部残肢末端的膨大部分可以保证假肢的

稳固悬吊,且不妨碍肩关节的活动。外臂筒借助侧支条与假肢前臂相连接,铰链关节可自由运动或由线闸操纵。

装饰手或被动型假手可借助不同的腕关节与前臂相连接。外形、色泽都与正常手相似的美容手套构成假手的外形,使假手具有逼真的外形。装饰性肘关节离断假肢具有质量轻、操作简便等特点,但只具备有限的被动功能,可作辅助手。这种假肢适合于肘关节离断的截肢患者,尤其适合于那些放弃配戴功能型假肢的肘关节离断截肢患者。

（2）索控式肘关节离断假肢

索控式肘关节离断假肢的手部、腕关节采用前臂假肢相同的机构,前臂筒多用塑料制成,上臂接受腔用合成树脂积层成型,肘关节采用被动式侧面带锁的铰链,可使肘关节被动地固定在几种屈肘位上,假肢的功能活动是借助残肢的运动及肩胛带牵引索来完成的,其三重控制索分别控制着手部装置、屈肘和锁肘。

上缘在肩下的全接触式接受腔借助髁部残肢末端的膨大部分可以保证假肢的稳固悬吊,且不妨碍肩关节的活动。系列假手或钩状手可作为手部装置,借助于不同的腕关节与前臂相连,且可互换。索控式肘关节离断假肢与体外力源假肢相比,具有质量轻的特点,但必须配戴背带以控制手部装置和锁肘功能活动,影响穿戴的舒适性。这种假肢适合于要求配戴功能性假肢有肘关节离断患者,尤其适合于不可能配戴肌电控制假肢的患者。

（3）混合力源肘关节离断假肢

混合力源肘关节离断假肢采用自身力源和体外力源共同作用。接受腔形式同索控式肘关节离断假肢。外臂筒包住电极和导线,电极弹性地悬吊在接受腔中,并借助单轴关节支条与假肢前臂相连接,铰链可自由运动或用线闸控制。肘关节靠肩背带来驱动,屈肘和锁肘功能活动受肩带控制。而假手的功能活动受到肌电信号的控制,腔部和手部装置与前臂假肢相同。系列电动手或电动夹可作为手部装置,借助于腕关节与前臂相连接,且可互换。这种假肢适用于要求配戴功能性假肢且有足够强的肌电信号来控制电动手或电动夹的肘关节离断的截肢患者。

5. 上臂假肢

上臂假肢适用于上臂截肢患者。上臂假肢一般由一个包裹肩部、带背带的全接触式接受腔和一个树脂积层成型的外臂筒组成,外臂筒通过肘关节与假肢远侧部件相连。

（1）上臂假肢的接受腔

上臂假肢接受腔一般要包住肩峰,采用全接触式,除了与残肢全面接触,还要求具有自身悬吊功能,肩关节的运动不受限制。其上缘高度随残肢长度不同而不同,残肢越短,接受腔的上缘越高。上臂短残肢其上缘至少要包过肩峰2.5～

4 cm,腋窝部分接受腔的壁尽可能抬高;上臂中长残肢接受腔的上部要略低于肩峰,以免影响肩关节的外展。

(2)上臂假肢的背带及控制索系统

上臂假肢的背带及控制索系统由背带的控制索构成。该系统主要实现三种功能:①控制手部装置的开闭;②前臂的屈曲运动;③肘关节的闭锁及解除。

通过利用肩胛带和上臂残肢的运动来带动背带及控制系统实现上述功能,肩背带的形式及其操纵比较复杂,式样较多,有采用两根控制索的二重控制系统,其中一根同时控制开手和屈肘,另一根控制肘关节的松锁和伸肘;也有采用二根控制索的三重控制系统,分别控制开手、屈肘和伸肘。

(3)上臂假肢类型

上臂假肢有以下几种结构类型:

1)装饰性上臂假肢　装饰性上臂假肢全接触式接受腔借助一根背带悬吊于肩胛带上。外臂筒通过肘关节与假肢前臂相连。装饰手或被动手作为手部装置使用,借助于不同的腕关节固定于前臂上,外形与色泽都近似正常人手的美容手套使假手具有逼真的外形。肘关节常见用一种单轴式机械机构,有带锁和不带锁之分,每种关节又可分为组件式或塑料外壳式。装饰性上臂假肢具有质量轻,操作简便的特点,但只能被动运动,可作为辅助手。这种假肢特别适用于放弃穿戴功能性假肢的上臂截肢患者。

2)索控式上臂假肢　索控式上臂假肢是一类常见的上臂功能性假肢,其手部、腕关节装置与前臂功能性假肢应用的手部、腕关节装置相同,前臂筒与上臂筒多用塑料制成,肘关节屈肘机构为主动式带锁结构,可实现主动屈肘。假肢功能部件的手部运动、屈肘和锁肘是通过利用残肢、肩胛带的运动带动三重控制索来实现的。外臂筒和假肢前臂通过肘关节相连,系列假手或钩状手可作为手部装置,借助于不同的腕关节与前臂相连,并可互换。肘关节常用索控单轴肘关节,关节内的棘轮锁可将关节调整到不同的屈肘位,由控制索锁紧和开锁,内装升降器可调整弹簧张力,有助于抬高前臂。

索控式上臂假肢与体外力外源假肢相比,具有质量轻的优点,但必须配戴背带控制索,影响穿戴的舒适性。这种假肢适用于不同截肢平面的上臂残肢,尤其适用于不可能配戴体外力源假肢的上臂截肢患者。

3)混合力源上臂假肢　混合力源上臂假肢采用自身力源、体外力源共同作用,包裹肩部的全接触式接受腔由一根背带悬吊在肩胛带上。外臂筒包住电极和导线,并通过一个装有无极调整锁的机械肘关节与假肢前臂相连,借助肩背带来完成假肢的屈肘和锁肘动作。系列电动手或电动夹可作为手部装置,借助于腕关节与假肢前臂相连接,且可互换,手部装置的活动受肌电控制。

这种假肢适用于不同截肢平面的上臂残肢,但必须要有足够强的肌电信号来控制电动手或电动夹的活动。

4) 肌电控制上臂假肢 肌电控制上臂假肢的接受腔与其他功能性上臂假肢相同。弹性悬挂在接受腔里的电极接受了肱二头肌和肱三头肌产生的肌电信号,它们在控制系统里转换为四种脉冲信号,然后向手部装置和肘关节传导,手部和腕部结构与前臂假肢相同,肌电信号分别控制手部装置和肘关节的功能活动。

这种假肢适用于不同截肢平面的上臂残肢,但必须有不同的肌电信号分别来控制手部装置和肘关节的功能活动。

6. 肩关节离断假肢

肩关节离断假肢适用于肩关节离断、上肢带解脱术用上臂残肢长度小于上臂全长 30％的上肢截肢患者。肩关节离断假肢都是由一个包肩的全接触式接受腔和树脂积层成型外臂筒构成,通过肩关节与假肢上臂相连,并借此与远端部件相连。

(1)肩关节离断假肢的接受腔

肩关节离断假肢的全接触式接受腔的形状似一顶帽子扣在肩部,根据不同的截肢平面有以下两种形式。

肩关节离断时,在不妨碍肩胛骨内收、外展的情况下做得深些,肩峰处应留有一定的空间,后缘沿着肩胛骨脊柱缘,前缘达乳线的位置。

上肢带解脱术时,接受腔的包裹范围要加大,可延伸到对侧肩包住锁骨,以增加支撑力。按与对侧肩平齐的位置,将接受腔补接出肩部,以便安装肩关节。

(2)肩关节离断假肢的背带及控制系统

肩关节离断假肢的背带及控制系统由胸廓、肩背带、弹力悬吊带及控制索构成。由于残肢及肩部的运动受限,带动背带控制系统的能力下降,所以背带控制系统控制的肘关节的屈曲、肘关节锁的开闭和手指的开闭等主动运动也相对比较困难,肩关节仅能被动地屈曲和外展,不能进行主动控制。

(3)肩关节离断假肢的类型

肩关节离断假肢有以下几种类型。

1) 装饰性肩关节离断假肢 包裹肩部的接受腔通过背带固定在肩胛带上,肩关节与假肢上臂相连,上臂以下部分的结构与上臂假肢相同。国内制作的这种假肢由塑料上臂筒、前臂筒和装饰手构成。装饰性组件或肘关节借助组件或连接件连接上臂与前臂筒,可分别调整肩关节。普通肩关节可借助铰链与假肢的上臂连接,借助积层成型盘与肩峰罩连接,肩关节的前后位置及外展均可调整,万向肩关节借助连接器与上臂筒连接,通过叉形肩支架与肩峰罩连接。万向肩关节运动的自由度是可以调整的。

装饰性肩关节离断假肢具有质量轻、操作简便、只能被动运动的特点。这种假肢适合于肩关节离断和胸肩胛区截除的患者,尤其适合于放弃配戴或控制功能性假肢有困难的上肢高位截肢患者。

2)索控式肩关节离断假肢　索控式肩关节离断假肢接受腔借助背带悬吊于肩胛带上,由肩关节连接假肢上臂,上臂通过肘关节与前臂相连,系列假手或钩状手可作为手部装置,借助于不同的腕关节与前臂相连。三重控制索通过肩胛带的运动带动,分别控制手部装置、屈肘和锁肘,相对于上臂索控式假肢背带更难发挥功能活动。

索控式肩关节离断假肢与体外力源假肢相比,具有质量轻的优点,但必须配带控制索,影响穿戴的舒适性。这种假肢适合于需要配戴功能性假肢但又不可能配戴体外力源假肢的肩关节离断患者。

3)混合力源肩关节离断假肢　混合力源肩关节离断假肢属自身力源、体外力源共同作用。肩关节连接假肢上臂,上臂通过肘关节与前臂相连,通过肩背带来完成假肢的屈肘和锁肘动作,电动手或电动夹均可作为手部装置使用,借助腕关节与假肢前臂相连,并且可以互换。

混合力源肩关节离断假肢可用于肩关节离断和胸肩胛区截除的患者,且要有足够强的肌电信号来控制电动手或电动夹。

11.3.4　上肢假肢的设计

由于上肢假肢承受的载荷比较小,因此上肢假肢主要侧重于外观仿真和运动功能设计。进行装饰性上肢假肢设计时,主要考虑外观仿真造型;对于功能性上肢假肢,则要考虑工作能力和运动功能设计。肌电假手是典型的机电一体化产品,也是最常用的上肢假肢。下面以肌电假手为例,简要介绍上肢假肢设计的四个阶段。

1. 调查决策阶段

与一般的产品开发一样,设计上肢假肢时首先要进行需求分析和市场调研。根据用户需求,综合考虑市场上现有产品的功能、技术水平、专利情况、利润空间等竞争因素,拟定产品开发计划。开发计划书一般包含市场同类产品的调研结果分析,相关技术现状及其发展趋势,设计方案的构思和建议,投资、成本、价格和利润,日程安排等。

2. 研究设计阶段

(1)机械结构设计

根据产品预期功能和指标进行机械结构的设计,截肢者安装肌电假手的目的是在掩饰手缺失的同时,能够实现真手具有抓握物体等最基本的功能。因此肌电假手在大小和形状上要与真手相似,这就要求在进行假手结构设计时,手掌、手指的大小和位置要模仿人手的生理结构参数,假手的运动要符合人手运动的规律。一般通过在假手本体外面套一个仿人手外观和皮肤的硅橡胶手套,因而对假手机械结构的体积和形状有很高要求。

假手机构一般由电机、减速器、手指连杆机构等组成。设计的重点在于驱动电机的选择以及减速器的设计。手指连杆机构可以参照人手和现有假手产品的参数进行设计,其设计相对简单,在此不再赘述。

1) 电机的选择 假手手指的运动是由电机驱动的,根据假手设计指标——手指开合速度和最大握力(负载力矩)选择电机的转速和输出力矩,假手通常选用 1~3 W 的 6 V 直流伺服电机。

2) 减速器的设计 减速器的主要参数是减速比,减速比等于电机的转速与假手转速的比值。对于假手来说,电机的功率很小,如果减速器以满足手指运动速度约 1 rad/s 设计时,则手指的捏紧力只有几个牛顿,不能满足使用性能。因此既要保证空载时有比较高的转速,又要保证抓握时力矩足够大,是假手设计的主要难点。通常的解决办法是设计一个具有两个减速比的减速器,空载时用小减速比保证假手具有较高的转速,当有负载时,由一个自动切换机构自动切换到大减速比,增加输出力矩,使得假手有足够的力抓住物体。也就是说,当手指接触到物体时,自动由小速比换成大速比的自动切换机构是假手机械设计的难点,国产的假手多数都是因这部分的设计不过关,切换不自如,影响假手的使用性能和品质。

自动切换机构主要有超越离合器式和双螺旋机构式。图 11-5 是典型的超越

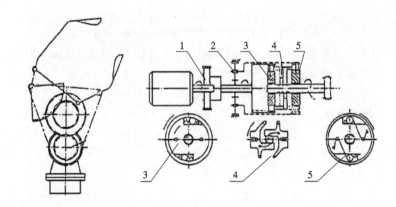

图 11-5 超越离合器式自动切换机构假手

1:齿轮减速器;2:行星齿轮减速器;3:超越离合器;4:切换器;5:自锁机构

(引自李平林等人所著《一种肌电控制假手的新型自适应增力机构》,中国生物医学工程学
报,1996,15(2):159-163.)

离合器式自动切换机构假手,其原理是采用两套串联的齿轮传动进行速比切换来实现的。速比切换是通过超越离合器实现的,超越离合器的切换动作由一个力反馈弹性元件控制。当假手抓握住物体时,负载以力的形式经手指机构反馈到力反馈弹性元件,使超越离合器产生离或合的动作,将第二级行星齿轮传动串接到传动系统,这样手的握力就可以增大,可以满足使用要求。图 11-6 是典型的双螺旋自动增力机构假手,其原理是采用螺距不同的两个串联螺旋,内外螺旋材料的摩擦系数不同,空载时大导程的外螺旋工作,假手以较快的速度运动,而假手抓握住物体时,外螺旋由于摩擦系数小发生相对滑动不能正常工作,此时小导程的内螺旋工作,输出较大的力矩。

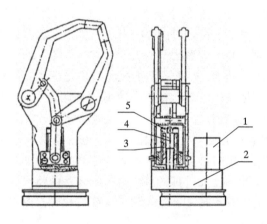

图 11-6　双螺旋自动增力机构假手
1:电机;2:减速器;3:大螺旋;4:小螺旋;5:切换器
(引自李平林等人所著《一种肌电控制假手的新型自适应增力机构》,中国生物医学工程学报,1996,15(2):159-163.)

(2) 控制系统设计

控制系统的作用是操纵电机转动,使假手模仿人手的动作,实现对物体的抓取和释放。肌电假手的控制系统主要由带前置放大器的有源表面电极、放大滤波电路、比较器电路和电机驱动电路等组成。

控制系统设计的难点是有源表面电极的设计,它的性能直接影响假手控制的灵活性和抗干扰能力。因为人体表面肌电信号不仅很微弱,而且往往被淹没在工频等干扰信号中,只有位于有源表面电极里面的前置放大器能够把肌电信号从噪声中有效地分离出来,才能控制假手按照配带者的意愿进行动作。前置放大器通常都采用三运放差动放大电路,将两个同相运放电路并联后,与一个基本差动放大电路串联。

典型的肌电假手分别从前臂残端屈肌和伸肌的表面提取肌电信号,一路经过放大滤波后控制手指"合",一路控制手指"张"。比较器电路的作用是比较来自屈肌和伸肌的信号,由信号强者决定假手是"张"还是"合",这对减少因噪声引起假手误动作是比较有效的方法。

3. 试制阶段

设计完成后就进入加工制造样机阶段,根据对样机的测试结果再改进设计,往往一个新产品的开发需要多次反复,才能设计出技术先进可靠、经济合理、造型美观的新产品。

肌电假手性能的测试要求首先要满足国家的相应标准。在国家标准《GB/T 18027—2000 电动上肢假肢通用件》中明确规定了电动假手和电动肘关节转动范围、空载和额定载荷下的角速度、最大负载力矩、空载和额定负载输入功率、噪声、质量、自锁力矩,以及使用温度和一次充电转动的次数等,并且对这些参数的测试方法都有专门的规定。按照国家相应标准检测合格后还要进行临床试验,根据临床试验的结果对假手进行改进设计,确认满足客户要求,达到预期功能和指标之后,方可开发模具,进行小批量生产和临床试用。

4. 投产和销售阶段

目前假肢尚不需要办理生产和销售许可证,如果需要办理,则在正式上市销售之前还须按照相关部门的要求,办理相应的许可手续。

假肢正式投产销售之后,要对装配人员进行安装和使用方法培训,并且进行售后的维修服务,以及定期的跟踪调查,健全"三包"制度等。这样做不仅有利于保证产品质量,提高产品的信誉,而且还可以从反馈的信息中及时发现产品存在的不足,对产品的进一步完善、产品更新换代或者开发新产品都有积极的意义。

11.3.5 现代上肢假肢技术的发展

在上肢假肢的发展中,动作的精巧、准确和控制方式自然是人们追求的目标。具有对被抓取物体形状适应的假手,对握力和温度感觉反馈功能的假手均已取得了一定进展。肌肉电信号控制假手,由于可与人的意念相一致而受到人们的重视,在单自由度假肢中得到广泛应用。在多自由度假肢控制中,准确率不高一直是困扰康复工作者的一个问题,由于多自由度假肢适用于高位截肢者,可利用的信息源少,解决的方法之一便是进行残端再造,开发新信息源。另一个途径是研究人体关节运动的协调关系,建立协调元空间,减少系统的自由度。本节介绍一些现代上肢假肢技术。

1. 肌电控制上肢假肢

肌电控制上肢假肢属于体外力源型假肢,又称肌电控制人造假肢,是一种利用生物电控制的人-机系统。肌电控制上肢假肢可用于腕关节以上的所有截肢平面,其使用的前提条件是患者能单独控制相关的肌群并使肌群产生足够的收缩力,即利用伸肌控制开手动作,利用屈肌控制闭手动作。

(1)肌电假肢的基本原理

当机体做某种动作时,大脑通过脊髓,再由脊髓通过神经系统给有关肌肉发出一组生物电脉冲,促使某块肌肉收缩,产生相应的动作。动作力越大,肌肉发放的相应电信号也越强。这种受意志控制的肌肉所产生的电位,对于假肢的控制是最理想的信号。因此,利用残肢者本身的残端肌肉产生的电信号,通过电路的适当处理,就可以控制假手的动作。同时,通过装在假手上的传感器产生的电信号反馈给大脑又可调整假手的动作。

(2)表面肌电信号

近年来,对表面肌电信号的研究已引起人们越来越大的兴趣,这些研究所涉及的理论可分为:时域法、频域法、时域-频域法、高阶谱及混沌与分形等五个方面。针对肌电图(electromyography,EMG)这一生理信号的非线性,混沌与分形作为非线性时间序列的重要处理手段,将在 EMG 信号的研究中占主要地位。肢体运动时的表面肌电信号常常是非平衡的、时变的,故仅从信号整体上提取某种平均的非线性统计特征值,是很难完全提示出相应的动力学过程,于是人们考虑利用多重分形思想(multifractal approach 或称为分形测度 fractal measure)来研究表面 EMG 信号,对控制假肢更有好处,即从信号分形的不同层次上来研究系统的整体特征。

在这方面的研究中,特征提取是基础,有效分类是关键技术。目前,用于表面肌电信号的模式分类方法总体上可归为两大类:模糊分类器和神经网络分类器。神经网络是一门活跃的边缘性交叉学科。它在表面 EMG 研究中主要用于模式识别方面。如用 BP 网构造表面 EMG 运动模式识别模式分类器,只要能够给足够数量的训练样本,网络就可以通过学习获得对运动模式进行分类的能力。

(3)肌电假肢的结构

肌电假肢控制系统的一般结构主要由以下部分构成:从机体取出控制电信号,信号滤波及放大器,信号处理装置,执行机械,由假肢到机体的各种反馈装置。图11-7显示的是简单的动力肌电假肢的工作原理图,为前臂切断者用的假手系统。这一系统能完成端水杯、拿笔等动作。

目前肌电控制假手种类很多,如肌电控制上/前臂假肢、被动旋腕式肌电控制上/前臂假肢、主动旋腕式肌电控制上/前臂假肢、电动旋腕式肌电控制上/前臂假肢、肌电控制旋腕式上/前臂假肢等等。

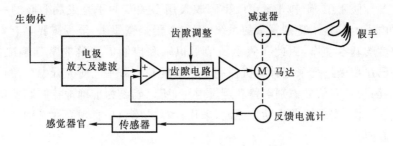

图 11-7 动力肌电假肢工作原理图

2. 智能肌电假手

这是一种人有感知能力的智能肌电假手的控制模式,它装有力觉传感器和滑觉传感器,可以感知力和滑动信息,实现握力与速度的适应性调节,使抓取物体更自然,控制更灵活。其控制模式框图如 11-8 所示。

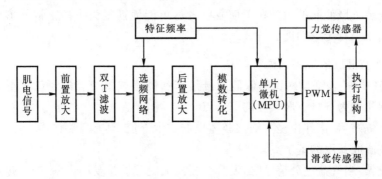

图 11-8 智能假手控制模式框图

具有握力与滑觉感知力的智能肌电假手应具有如下特点:较高的灵敏度和可靠性;握力与开合速度应是无级可调的,即能根据物体形状和手的位置自动选择速度和力度大小;对手指与物体的相对滑动能自动反馈跟踪,根据反馈信息施加最佳握力;响应迅速,无明显延迟。

3. 再造"指"的电子假手

我国率先利用显微外科技术在残肢臂端上再造一个"指"作为控制信号源,再用物理学方法(如温度、压力、位移)将控制信息转化为操作指令,实现对电子假手的准确控制,这在国际上是没有先例的。实践证明,再造"指"作为控制信号源从根本上改变了原有的模式,已在首例残肢者身上获得成功,为多自由度电子假手的准确控制提供了新方法。

在各种假手中,研制儿童用假手和成人用多关节假手是发展假肢的一个重要内容。由于上肢是个特别复杂的系统,例如对于全臂假手,至少需要具有六个至七个自由度的基本动作,因此在假手的信号识别和控制方面是非常难解决的问题。国内外已在积极进行采用计算机控制多自由度动力假手的研究开发。用计算机控制假手,因为具有信号识别电路和逻辑电路,所以能更为准确地控制和操作假手的多自由度动作,实现协调运动。因此,采用计算机控制是实现高效能动力假手控制的发展方向。

11.4　下肢假肢

11.4.1　下肢的基本知识

人体下肢的主要功能是站立、行走、跑、跳,目前已有的下肢假肢仅能代偿部分功能。安装下肢假肢的目的在于使截肢者尽可能地恢复失去的正常外形,重建已失去的站立与行走等功能。

1. 下肢假肢的相关部位与名称

• 髂骨棘:该部位对大腿假肢的悬吊带和髋假肢接受腔的定位有重要作用。髂前上棘还作为测量下肢长度的基准点。

• 坐骨结节:该部位是大腿假肢体重的支承部位,具有重要作用。此外也作为测定下肢假肢长度的基准点。

• 耻骨:当骨盆过分前倾时,耻骨会抵压大腿假肢接受腔内壁,产生疼痛。

• 股骨大转子:矢状面重力线大致应通过该部位。

• 股骨髁部:膝关节瞬间旋转中心位于该部位。由于髁部隆起,所以作为下肢假肢接受腔的悬吊部。

• 膝关节间隙:该部位是测定小腿长度的基准点。

• 胫骨粗隆:该部位是髌韧带(肌腱)的附着部。

• 腓骨头:该部位与腓骨骨端均为小腿接受腔的重要免压部位。

• 胫骨前嵴:该部位是小腿假肢及赛姆假肢接受腔的重要免压部位。

• 胫骨、腓骨踝部:该部位也称为内踝和外踝,是赛姆接受腔的悬吊部位,也作为测定下肢长度及小腿长度的基准点。

2. 下肢关节的运动

人体关节与机械关节相同,都具有运动轴。在关节中也有多个运动轴的,关节动作的自由度与关节结构有关。各个关节主要的运动有:

(1)髋关节

屈曲、外展——髋关节屈曲90°,做外展动作;

划弧——膝关节伸展位、抬腿做圆锥划弧动作。

(2)膝关节

内翻、外翻——在膝伸展位上,小腿做内收或外展动作,此不属生理动作,是被动动作。此外,膝关节在生理上约外翻5°;

反张——在180°伸展位上做进一步的伸展动作,这也是非生理性的被动运动。

(3)踝关节

背屈——距跗关节在90°肢位时足端部向脚背方向动作;

跖屈——与背屈动作方向相反的动作;

旋内——围绕足的中心轴,足部做内旋动作;

旋外——围绕足的中心轴,足部做外旋动作;

内翻——距骨下关节内收与足部旋外合并的动作,即足底向内侧的动作;

外翻——距骨下关节外展与足部旋内合并的动作,即足底向外侧的动作。

11.4.2 下肢假肢的分类

下肢假肢中按截肢部位分为髋离断假肢、大腿假肢、膝离断假肢、小腿假肢、赛姆假肢、踝足矫形器式假半脚、靴形假半脚和假脚趾等;按结构分为壳式假肢和组件式假肢;按功能分为日常生活用假肢和运动专用假肢。

下肢假肢按其考虑的角度不同,有多种分类方法,临床常用的有以下几种分类方法:

• 按截肢部位分类 按截肢部位可分为部分足假肢,赛姆假肢(踝部假肢)、小腿假肢、膝关节离断假肢、大腿假肢和髋部假肢等。

• 按假肢的结构特点分类 按假肢的结构特点可分为传统壳式假肢和现代骨骼式假肢。

• 按假肢装配时间分类 按假肢装配的时间可分为训练用的临时假肢和永久性假肢。

• 按不同用途分类 按假肢的不同用途可分为生活用假肢、游泳用假肢和运动用假肢等。

11.4.3 下肢假肢的组成及其结构特点

11.4.3.1 下肢假肢的组成

下肢假肢的基本构成包括假脚、关节、连接件等功能部件和下肢假肢接受腔及悬吊装置两部分。标准的下肢假肢是用下肢功能部件与接受腔及悬吊装置进行装配,根据医学解剖及生物力学原理进行对线调整而成。

1. 下肢假肢的主要功能部件

(1)假脚与踝关节

假脚与踝关节是各种小腿假肢、大腿假肢、髋部假肢等所共用的基本功能部件,按其材料和结构,有很多种不同的假脚和踝关节,可供不同需要的截肢患者选用。常用的假脚与踝关节有下述几种。

• 单轴动踝关节及假脚　单轴动踝关节具有一个垂直于矢状面的转动轴,可使假脚实现跖屈和背屈功能。在转动轴的前后方各放置一块用硬橡胶制成的弹性缓冲块,以缓冲假脚所受的跖屈力和背屈力,有助于步行的舒适和自然。

单轴动踝假脚脚芯为木质材料制成,脚底面及前脚部分为橡胶或聚氨酯材料制成,具有弹性。单轴动踝假脚的特点是踝关节部分只能做跖屈和背屈运动,不能做内、外翻和水平面上的运动,对不平整的路面适应性差。

• 定踝软跟脚　定踝软跟脚,又称 SACH 脚(solid ankle cushioned heel, SACH),其踝关节没有可转动的轴,而是利用螺栓固定假脚和假肢。定踝软跟脚是用橡胶或聚氨酯材料制成,其脚后跟处有一弹性较好的缓冲垫,其作用相当于单轴动踝脚的跖屈缓冲块,假脚整体具备弹性,假脚的背屈功能是靠前脚掌的弹性变形来实现的。定踝软跟脚的特点是结构简单、质量轻、价格低、外观近似于真脚。其不足之处是不能像单轴动踝假脚那样方便地调整跖屈和背屈角度,而且随着橡胶材料的老化假脚会逐渐失去弹性甚至断裂。

• 万向踝假脚　万向踝假脚结构较复杂,一般是在踝部有一球形弹性圈,通过弹性圈的变形可以实现假脚跖屈、背屈、内翻、外翻等各个方向的运动。适用于各种不同的路况。这种假脚价格较贵,维修率高。

• 储能假脚　储能假肢是一种经过改进的定踝类假脚,假脚的主体采用高弹性能的材料作为脚芯的"龙骨",具有在假肢支撑后期储存能量并在后蹬时释放能量,推动人体前行,适合于患者运动的需要。

(2)膝关节

下肢假肢膝关节是代偿正常人体膝关节的重要功能部件,为大腿假肢和髋部假肢所共用,根据膝关节制作的材料和结构不同,膝关节有多个种类,可供患者的不同需要而选用,常见的膝关节有下述几种。

• 手动锁定膝关节　手动锁定膝关节有一个控制膝关节屈伸的锁定结构,在伸直位站立行走时,膝关节自动锁住,不能屈曲,当患者需要坐下时,必须用手将锁打开,膝关节才能屈曲。这种膝关节的假肢具有可靠的稳定性,适用于老年和短残肢下肢截肢的患者。

• 承重自锁膝关节 承重自锁膝关节是一种单轴具有承重自锁性能的膝关节,这种关节有两个可以相对运动的摩擦面,当假肢膝关节在支撑期承重时,靠重力使摩擦面压紧,膝关节自动锁定,当由支撑期进入摆动期时,膝关节会自动打开锁自由屈曲。这种膝关节适用于要求稳定性较高的患者。

• 多轴膝关节 多轴膝关节,又称连杆膝关节,如有四连杆膝关节、六连杆膝关节和七连杆膝关节等。正常人体膝关节的转动轴心随关节屈伸运动而变化,连杆膝关节可以模拟正常人体膝关节实现这种变化。多轴膝关节在支撑期可以减少为稳定膝关节所需伸髋的力量,增加了关节的稳定性。

• 液压和气压膝关节 这类膝关节分别有一套液压活塞缸或气压活塞缸控制装置,具有很好的稳定性。这类关节行走速度可慢可快具有很好的跟随性。

• 智能仿生膝关节 这种膝关节依据来自脚部和膝部传感器的反馈信息,通过内置的微处理器,来控制膝关节的运动形式,使假肢的行走、站立更接近人体的自然状态。

• 动力型下肢假肢膝关节 这是目前最新型的膝关节,这种膝关节通过可充电电池提供能量,可使膝关节自动运动。在此之前,所有的膝关节均为被动型膝关节。

(3)髋关节

下肢假肢髋关节是一种单轴结构装置,有带锁和不带锁之分。髋关节用于髋关节离断假肢和大腿残肢过短而不能装配大腿假肢的截肢患者的假肢。

2. 下肢假肢接受腔及悬吊装置

(1)下肢假肢接受腔

下肢假肢接受腔是由假肢装配技师根据截肢患者的残肢情况,按照生物力学原理和一定的制作工艺,选用不同材料而制作的,其主要作用是容纳残肢、承担体重、传递动力、控制运动和使假肢悬吊在残肢上。不同类型的下肢假肢,接受腔的结构特点不同。相同类型的下肢假肢,也因所用材料的不同而有多种类型的接受腔。

(2)悬吊装置

悬吊装置是保证下肢假肢在使用中悬吊在残肢上不脱落的装置。悬吊功能大部分可通过接受腔结构来实现而不需要特别的悬吊装置,少部分由于残肢过短等情况则需要另外附加悬吊装置,如小腿假肢用的大腿围帮和髋上环带,大腿假肢用的腰带等。

11.4.3.2　下肢假肢的结构特点

1. 部分足假肢

部分足假肢是用于足部截肢如经跖骨截肢、跖趾关节离断、跗间关节离断等的假肢、俗称假半脚。常见的有靴形假半脚和足支架假半脚。这种假肢的特点是以足底部承重,用橡胶等材料弥补外观缺陷。

2. 赛姆假肢

赛姆假肢是用于赛姆截肢的踝部假肢。这种假肢结构简单,一般由接受腔和静踝脚构成。赛姆假肢的特点是残肢末端承重,且利用残肢末端的膨大部位可引起悬吊作用。

3. 小腿假肢

小腿假肢是用于膝关节以下、踝关节以上部位截肢的假肢。一般由假脚、踝关节、连接件、接受腔及悬吊装置构成。现代小腿假肢接受腔采用热固性塑料和增强材料,通过石膏阳型真空成型而成,是一种全接触式接受腔。其特点是主要承重部位在髌韧带、胫骨内髁、胫骨前嵴两侧、腘窝和小腿后部的软组织,利用接受腔上缘具有弹性的软树脂悬吊在股骨髁上部位,不用大腿皮靴悬吊,穿脱方便。

4. 膝关节离断假肢

膝关节离断假肢用于膝关节离断、大腿极长残肢和小腿极短残肢的假肢。一般由假脚、踝关节、膝关节、连接件、接受腔及悬吊装置构成。现代膝关节离断假肢接受腔分为内、外二层,内层为柔软的泡沫树脂、外层为硬树脂真空成型而成,膝关节采用轴膝关节如四连杆关节。这种假肢的特点是残肢末端完全承重,且利用宽大的股骨髁形成良好的悬吊功能,不用腰带悬吊。

5. 大腿假肢

大腿假肢用于膝关节以上、髋关节以下部位截肢的假肢。一般由假脚、踝关节、膝关节、连接件、接受腔及悬吊装置构成。现代大腿假肢接受腔采用合成树脂真空成型的全接触吸着式接受腔。这种假肢的特点是坐骨结节承重,且能通过真空吸着自身悬吊。

6. 髋部假肢

髋部假肢是用于髋关节离断、半骨盆切除及大腿极短残肢截肢的假肢。一般由假脚、踝关节、膝关节、髋关节、连接件及接受腔构成。髋部假肢接受腔为合成树脂加强材料制成,包容整个残肢端,采用坐骨结节承重,两侧髂嵴和坐骨结节三点固定,提高了接受腔的稳定性。这种假肢的特点是具有良好的坐骨承重功能和悬吊功能。

11.4.4 下肢假肢的设计

行走是一个周期性运动过程,下肢假肢在正常行走过程中受到 1.2 倍体重以上的交变力作用,比上肢假肢承受的载荷要大得多,它的灵活性和运动空间要比上肢假肢小。下肢假肢设计与上肢假肢设计一样也包括调查决策阶段、研究设计阶段、试制阶段和上市销售阶段,除了研究设计阶段有明显的不同外,其他几个阶段都大同小异。对于下肢假肢设计来说,技术要求相对比较高的是大腿假肢膝关节设计,因此下面以假肢膝关节设计为例,重点介绍下肢假肢的研究设计阶段中核心部件的设计。

目前下肢假肢除了冰岛奥索公司新推出的 POWER KNEE 外,其他假肢基本上都相当于依靠残肢向前摆动而带动的无动力单摆,在惯性和助伸装置作用下,实现膝关节的屈伸(下面如没有特殊说明,所提到的下肢假肢都是指这种无动力假肢)。因此下肢假肢膝关节设计与上肢动力假肢不同,设计重点围绕支撑期的安全性和摆动期的步态跟随性。

1. 下肢假肢支撑期设计要点

为了保证假肢在行走过程中能给身体提供安全可靠的支撑,要求在由假肢侧支撑体重时,即假肢处于支撑期时,假肢膝关节能够自锁——阻尼很大,转动困难甚至不能转动。实现支撑期膝关节自锁的方式主要有两种,一种是通过一个附加的承重自锁机构,一种是利用多杆机构膝关节机构的几何自锁位置实现。

(1)承重自锁机构的设计

尽管承重自锁机构的类型很多,但是其原理都是利用在假肢侧进入支撑期时重力使一弹性零件产生变形,变形通过一些机构,传递到关节轴,致使其不能转动,达到承重自锁的目的。

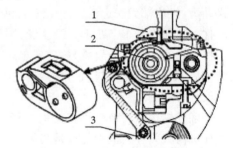

图 11-9(专利 ZL20052001679.2)是比较常见的一种承重自锁机构。当进入支撑期时,由于重力的作用使制动器窄缝的间隙变小,从而使关节轴不能转动,实现承重自锁。图 11-10(引自专利 ZL96104342.3)与图 11-9 的制动原理类似,也是利用当重力作用时,窄缝间隙变小,区别是弹性体是两个零件缝隙之

图 11-9 机械自锁膝关节
1:上连接体;2:弹性体;3:下连接体
(引自韩春森等人的专利"气压式人工膝关节结构"ZL20052001679.2,2005.)

间的橡胶活塞,压力使活塞下移挤压腔内的液体,使制动套抱紧关节轴,最后实现承重自锁。

　　在设计承重自锁机构时,要注意自锁机构的制动力要能够调整,以适应不同体重的使用者。此外,还要注意是否侵犯他人专利的问题,很多膝关节专利都是关于承重自锁机构的。

　　(2)多杆机构的自锁性能

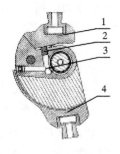

图 11-10　液压自锁膝关节
1:上连接体;2:橡胶活塞;3:油腔;4:下连接体
(引自曼弗雷德·克鲁肯博格的专利"制动式假肢关节"ZL96104342.3,1996.)

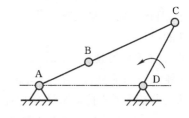

图 11-11　四杆机构的死点位置

　　多杆机构膝关节多采用平面连杆机构来实现。为实现关节自锁,可以利用平面连杆机构具有"死点"的特性来实现支撑期的自锁,以提高假肢使用的安全性。死点是指传动角为零的机构位置,这时推动从动件的分力为零,所以无论给多大的推动力,机构都无法运动。图 11-11 所示的就是这种情况,CD 杆为原动件,因从动件 AB 和连杆 BC 处于共线位置,则机构处于死点位置无法运动。杆件数目越多机构可能的死点位置就越多,死点既有有利的一面,也有不利的一面。当支撑期结束后,如何突破死点位置,自然地进入摆动期是多杆膝关节设计需要注意的,也是设计的难点之一。

　　多杆机构膝关节除了常见的四杆机构外,还有五连杆和六连杆假肢膝关节。多杆机构膝关节的最大优点是其瞬心不像单轴膝关节那样是一个点,而是由各杆长决定的一条曲线。因此多杆机构膝关节能够模仿人体膝关节屈膝过程中股骨与胫骨相对转动时的瞬时转动中心(瞬心)的变化规律,在一定范围内,杆件的数量越多,运动规律模仿得越真实,但是杆件过多会给机构的空间布置和加工制造带来很大难度,这也是大于六杆的多杆机构膝关节很少见的主要原因。

2. 下肢假肢摆动期设计要点

　　下肢假肢屈膝是靠大腿带动的,伸膝由助伸弹簧辅助,在屈膝过程中,助伸弹簧被压缩储存能量,在伸膝时弹簧伸长释放能量。助伸弹簧的设计一般按照伸膝速度接近屈膝速度两倍来计算参数,以模仿健康人行走时伸膝比屈膝快近一倍的特点。由于弹簧的可控性比较差,不仅使摆动期步态比较生硬,而且往往会伸直时产生较大的冲击。

为了使摆动期的步态更逼真,许多假肢膝关节都可以根据配带者的情况调节关节阻尼的大小。市场上常见的带有摩擦锥的四杆机构膝关节、带有气缸或者液压缸的假肢膝关节,以及用微处理器控制的智能膝关节,都是为了达到使摆动期的步态仿生性好,能对行走速度的变化及时做出反应,使两侧腿的步态更接近。在设计阻尼器时,可以利用特殊的气缸或液压缸的回路结构来获得比较好的阻尼器输出特性,来提高假肢的性能。

图 11-12 和图 11-13 给出了两个通过气缸结构设计方案,其目的是使假肢有比较好的阻尼特性,能够适用于比较大的步速变化。图 11-12 的 3 幅图中气缸活塞的位置分别对应于膝关节弯曲角度为 0、稍微弯曲和最大弯曲位置。这个方案是用活塞把气缸分成两个气室 1 和 2(图(a)),气室 2 对应于屈膝(图(b)),当膝关节弯曲到一定角度时,气室 2 又被分隔成 3 和 4 两个子气室(图(b)、(c))。通过缸壁上的各气室及气室间的节流通道,使气缸的阻尼力矩变化比较平缓(图(d))。图 11-13 所示的方案与图 11-12 所示方案的主要区别是,气室 2 被分隔成 3 和 4 两个子气室后(图(b)),随着弯曲角度增加,气室 4 又被分成 5 和 6 两个子气室(图(c))。从图(d)的特性曲线来看,可分隔的气室越多,得到的特性曲线就有可能越平缓,假肢摆动期的性能就越好。但是气室的数目和多杆机构膝关节杆件的数目一样,气室越多则空间布置越困难,加工难度也成倍增加,所需的成本也越高。

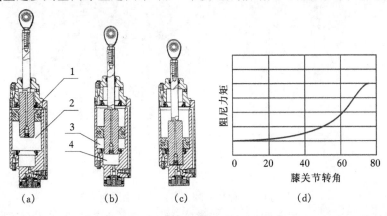

图 11-12　三气室膝关节阻尼气缸
(引自中矢贺章等人的专利"假肢用气缸装置"中国,ZL00138067.2,2000.)

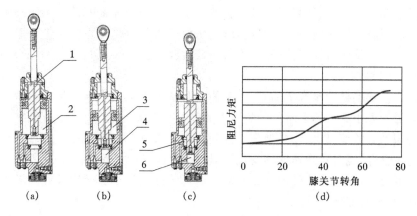

图 11-13　四气室膝关节阻尼气缸

(引自中矢贺章等人的专利"假肢用气缸装置"中国，ZL00138067.2，2000.)

随着计算机技术的普及，由微处理器控制的智能假肢产品也日渐增多。无论是气缸、液压缸还是磁流变阻尼器的智能下肢假肢，其控制原理都类似：用力传感器检测假肢是否接触到地面，来判断是摆动期还是支撑期；用角度传感器检测关节角度和角速度，来判断行走的速度和速度的变化。最后根据检测到的信息自动控制阻尼器，使之输出合适的阻尼力矩。与图 11-12 所示普通假肢阻尼器相比，智能假肢可以根据需要控制输出阻尼力矩。

图 11-14 是一种智能膝关节液压阻尼控制方案。图 11-14（a）和（b）是表示

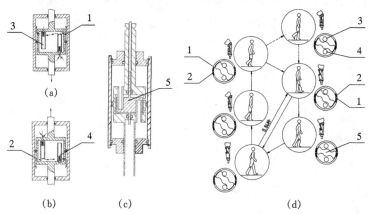

图 11-14　一种智能膝关节液压阻尼控制方案

1:屈膝节流孔；2:伸膝节流孔；3:伸膝单向阀；4:屈膝单向阀；5:电动调节阀

(引自凯尔文·B·詹姆斯的专利"在膝上假肢中控制人造膝关节动作的系统"中国，

ZL92112993.9，1992.)

膝关节弯曲和伸展时阻尼器上下单向阀工作状态。图 11-4（c）是阻尼器总图，在活塞中空的部分设计有控制流量的调节阀，电机与伸出气缸中空活塞杆的细长轴相连，电机根据角度传感器和力传感器检测到的数据控制调节阀的位置，使之输出需要的最佳力矩。图 11-4(d)给出了在行走时，不同位置对应的调节阀的位置。

11.4.5 下肢假肢性能的评价

下肢假肢开发设计完成后，首先要按照国家标准《GB 14723—93 下肢假肢通用件》和《GB 14725—93 下肢假肢结构强度试验方法》进行静态结构强度和动态结构强度检测试验，达到国家标准后才能上市销售。下肢假肢使用性能不仅取决于其技术含量，而且与残端状况、接受腔适配性、安装对线，以及假肢穿戴者的行走习惯等因素都有关。

下肢假肢使用性能评价主要有两种方法。第一种评价方法是对假肢穿戴者使用情况进行回访调查，例如 Datta 和 Howitt 调查了 22 名安装同一种摆动期气动智能控制膝关节使用者，对涉及假肢使用性能的 15 个问题进行了问卷调查。对同一问题回答的结果有的有很大差别，譬如一致性较好的一个问题"在不同速度下行走的感觉"：有 14 人认为"非常容易"，7 人认为"容易"，1 人认为"困难"。这个调查结果也说明，对于假肢这种个体适配性产品，技术含量高不能等同于使用性和舒适性一定高。因此安装假肢时，最重要的是要根据截肢者具体情况选择最适合的假肢。第二种评价方法是对假肢穿戴者进行步态观察和测试，根据步态分析来定性或者定量地评价假肢性能。

对于第一种假肢评价方法，主要包括问卷调查表的设计、被调查者筛选分类、问卷发放回收和结果统计分析，相对简单，在这里不做赘述。而第二种评价方法相对复杂，因此下面将重点介绍基于步态分析的下肢假肢运动学、力学和能量消耗的检测与评价方法。

11.4.5.1 运动学检测与评价

1. 目测评价

目测是最简单实用的评价方法，医生通过对下肢假肢穿戴者步频、步速、稳定性、流畅性、对称性、重心偏移、手臂摆动、关节姿态与角度、患者神态与表情进行仔细观察，根据步态这些特征的异常情况评价假肢的性能。表 11-1 列出了膝上截肢患者穿戴大腿假肢的常见异常步态及其可能的产生原因。

表 11 - 1　膝上假肢异常步态及原因

异常步态	假肢的原因	解剖学的原因
侧倾步态	假肢长度过短；足部相对于接受腔过于靠外；外展对线不良；接受腔外侧或内侧壁不合适	外展肌无力；残肢外展肌挛缩；髋痛、股部有创伤、化脓等；残肢很短；不稳定
外展步态	假肢长度过长；接受腔内壁过高；接受腔外侧壁侧向压力不足	残肢外展肌挛缩；内收组织卷摺；不稳定
划圈步态	侧壁内收不充分；外展对线不良	残肢外展肌挛缩；膝关节控制不良
踮脚步态	假肢过长；假肢的膝关节屈曲不良；悬吊不合适；接受腔小	残肢外展肌挛缩；膝关节控制不良
假肢产生回旋摆动	假肢过长；假肢膝关节屈曲困难	
假肢内外抖动	足跟缓冲垫太硬；假肢过度外旋；接受腔过松	
脚掌拍打地面踵上升不均齐	膝机构活动不良；接受腔轮廓缺陷；足跟缓冲垫太软；患者过早将体重移到假肢侧	
腰椎前凸	膝关节转轴摩擦力不足；膝部伸展辅助装置松或紧	髋关节有屈曲挛缩；髋伸肌无力；腹部肌力过弱
足尖扭动	接受腔后侧壁形状不良；接受腔的前侧壁支撑不良；坐骨承重不充分；接受腔的前后径过大	
迈步终期发出撞击声步长不均匀	接受腔初始屈曲角度不足；膝轴的位置异常；接受腔过紧；膝关节转动轴摩擦力不足；膝伸展辅助拉力过大；接受腔轮廓缺陷；膝部伸展辅助装置松或紧	髋肌无力；髋关节有屈曲挛缩；不稳定

　　还有一种常用的目测评价方法是将一个步态周期划分成为不同的期，根据不同期的运动特征进行评价。步态分期的方法很多，传统上将一个步态周期分为足跟着地期、脚掌着地期、足跟离地期和足趾离地期。

　　根据 RLA(Rancho Los Amigos)分期方法，步行时，主要承担三个基本任务：

承受体重、单肢站立和迈步向前。同时,可将整个步态周期分为七个独立的期,即:

- 承重期(loading response):由一侧下肢开始着地到对侧下肢离开地面,相当于双足支撑期。
- 支撑中期(midstance):由对侧下肢离地,到身体正好在支撑面上。
- 支撑末期(terminal stance):随支撑中期之后到对侧下肢开始离地。
- 摆动前期(preswing):从对侧下肢开始着地到支撑腿足趾即将离地。
- 摆动初期(initial swing):从足尖离地以后到摆动腿到身体正下方的一瞬间,双足相邻(feet adjacent)。膝关节屈曲到最大限度。
- 摆动中期(midswing):由足相邻到最大限度继续向前摆动到胫骨与地面竖直。
- 摆动末期(terminal swing):由胫骨与地面竖直开始直到再次开始着地之前。

2. 运动学参数检测装置

由于只有经验丰富的医生才能用目测方法进行准确评价,评价结果对医生经验和水平依赖性较大,因此借助于人体运动学参数检测装置分析与评价下肢假肢性能的越来越多。较常见的人体运动学参数检测装置主要有基于电子测角器和摄像设备两种。

1)通过电子测角器记录运动过程中关节角度变化,这种方法不能得到绝对坐标,使用时需固结在待测关节两侧的肢体上,对人体运动有一定影响。国外制造基于电子测角器的人体运动检测系统的厂商主要有 Biometrics、Market-USA 等,国内有多家研究机构研发过类似系统,如上海第二医科大学附属第九医院开发的 S9-2 系统,上海交通大学开发的固体记录器式步态分析系统,解放军 208 医院开发的靴式步态分析系统等,但至今未见正式产品。

2)通过拍摄运动过程图像然后分析其运动规律,这种方法早在 19 世纪末摄影技术刚刚兴起时就被用于研究四蹄动物奔跑时的运动规律。最初人们用摄影胶片摄取运动图像,然后逐张胶片进行处理,整个分析过程复杂、周期长。目前应用的商业系统大多数都解决了图像自动处理问题,具有实时检测分析功能。这类系统通常比较复杂、成本较高,但是它比基于电子测角器的对人体运动影响要小且可以得到关节的空间绝对坐标。国外主要制造厂商有 Ariel, BTS, Charnwood Dynamics, Motion Analysis, Northern Digital, Oxford Metrics, Peak Performance 和 Qualisys;国内清华大学也开发过类似系统。此外,还有人利用频闪摄影、陀螺仪、超声定位等方法获取人体运动信息。

目前比较先进的基于摄像技术人体运动检测设备主要是通过摄取标志点发出或反射的红外线得到关节位置,使系统只对标志点敏感,这样大大简化了图像处理的难度,但是增加了硬件成本。譬如:Charnwood Dynamics 生产的 CODA mpx30 系统,将红外发光二极管作为标志点安置在待测部位,利用摄像机记录有源标志点发出的红外光点得到人体各标志点运动信息;以 VICON 为代表的运动捕捉系统利用对红外线非常敏感的反光材料作为标志点安置在待测部位,工作时镜头周围特殊装置发出红外线使人体上的无源标志点发射出特殊波长的光,用对这个波长光比较敏感的相机可以很容易得到标志点的位置坐标。与此同时,利用普通摄像设备代替专用设备开发低成本人体运动图像检测系统的工作在国内外也有所开展,如清华大学研制的基于普通标志点的人体运动图像分析系统等。

3. 运动学参数评价

利用人体运动学参数检测系统可以得到标志点坐标(基于电子测角器的系统直接得到的是关节角度),根据标志点与关节相对位置的关系,通过坐标变换可以计算出关节几何中心坐标,进而对其进行运动学评价。

(1)运动曲线分析

根据关节几何中心坐标,可以计算得到各关节角度、角速度和角加速度等曲线。这些曲线能反映在运动过程中(如一个步态周期)各关节的变化和这种变化与运动特征(如步态周期时相)的对应关系,根据这些数据来评价下肢假肢的性能。

图 11 - 15 是一位大腿假肢穿戴 4 种不同的假脚时(膝关节不变),假肢侧和健康侧膝关节角度曲线,其中 TO 为脚尖离地时刻,HS 为脚跟着地时刻。由图可见,对应 4 种不同假脚的膝关节角度变化趋势基本相同。摆动期屈膝角度最大值

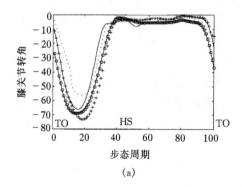
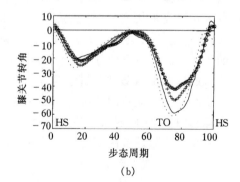

图 11 - 15　膝关节角度曲线

(a)假肢侧;(b)健康侧

(引自 M. H. J. Jaegers 所著 *Prosthetic gait of unilateral transfemoral amputees: a kinematic study*. Arch Phys Med Rehabil,1995, 76, 736-743.)

有明显差别,且假肢侧小的健康侧反而大。在整个支撑期假肢膝关节几乎完全处于伸直状态,健康侧膝关节则在支撑期初期有20°左右的屈膝角。可见,运动曲线中包含了大量步态信息,但是信息量大也导致了统计分析复杂、工作量大的不足。因此特征参数分析和步态对称性评价指标等可以压缩步态数据量的方法越来越受到重视。

(2)特征参数分析

利用人体运动学检测装置获得的数据,可以很精确地得到步态特征参数。这些参数比运动曲线更容易进行统计分析。

步态周期(gait cycle):指从足跟着地到同侧腿足跟再次着地所经历的时间。正常步态周期可分为两个时相(phase):支撑期和摆动期。

支撑期(stand phase):从足跟着地到足尖离地,即足部接触支撑面的时间。约占步态周期60%。

摆动期(swing phase):从足尖离地到足跟着地,即足部离开支撑面的时间,约占步态周期40%。

步长(step length):从足跟着地处至对侧足跟着地处之间的线性距离,见图11-6。步长与身高有关,身材越高,步长越大。正常人步长大约为50~80 cm。

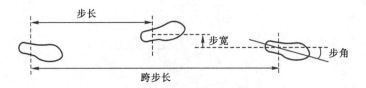

图 11-16   几种步态参数

跨步长(stride length):从足跟着地处到同侧足跟再次着地处之间的线性距离,通常也称为步幅,见图11-6。正常人跨步长是步长的两倍,约为100~160 cm。

步宽(walking base):两足行进线之间的宽度,见图11-6。

步角(toe out angle):足跟中点至第二趾之间连线与行进线之间的夹角,见图11-6。一般步角小于15°。

步频(cadence):指每分钟的平均步数。

步速(velocity):指步行的平均速度,等于跨步长除以步态周期。

(3)步态对称性指标

人体下肢正常步态的一个突出特点是运动的对称性,特殊或者异常情况在步态整体特征上的反映是破坏了行走的对称性。因此步态的对称性成为步态运动功能评定的重要指标。

　　• 时间对称性指标　时间对称性指标是通过步态周期中特殊姿态持续时间来判断左右侧步态的对称性。

　　时相对称性指数

$$I_{ps} = \sqrt{\frac{T_0}{T}} \left(0.62\,\frac{S_{\min}}{S_{\max}} + 0.38\,\frac{W_{\min}}{W_{\max}}\right) \tag{11-1}$$

式中 T_0 为常数,健全人步态周期统计平均值,s;T 为被测对象步态周期实测值,s;$S_{\min}$ 为支撑期的最小值,s;$S_{\max}$ 为支撑期的最大值,s;$W_{\min}$ 为摆动期的最小值,s;$W_{\max}$ 为摆动期的最大值,s。左右侧完全对称时步态时相对称性为 1。

　　单足支撑不对称性指标

$$ASI = \left|\frac{2(X_{\rm L} - X_{\rm R})}{X_{\rm L} + X_{\rm R}}\right| \times 100\% \tag{11-2}$$

$X_{\rm L}$、$X_{\rm R}$ 为单支撑相左、右脚的支撑时间,左右完全对称时单足支撑不对称性为 0。

　　• 空间对称性指标　空间对称性指标是通过步态周期中特殊姿态空间坐标来判断左右侧步态的对称性。下面介绍一组由 Fitts 定律推导而来的步态综合评价指标:

$$I_{sd} = \frac{\log_2(2S_{\min}/S^0)}{\log_2(2S_{\max}/S^0)} \tag{11-3}$$

$$I_{sp} = \frac{\log_2(2ST_{\min}/ST^0)/t_{\min}}{\log_2(2ST_{\max}/ST^0)/t_{\max}} \tag{11-4}$$

$$I_{sd}^{\theta} = \frac{\log_2(2\theta_{\rm S,\min}/\theta_{\rm S}^0)}{\log_2(2\theta_{\rm S,\max}/\theta_{\rm S}^0)} \tag{11-5}$$

$$I_{sd}^{\rho} = \frac{\log_2(2\rho_{\rm S,\min}/\rho_{\rm S}^0)}{\log_2(2\rho_{\rm S,\max}/\rho_{\rm S}^0)} \tag{11-6}$$

$$I_{sp}^{\theta} = \frac{\log_2(2\theta_{\rm ST,\min}/\theta_{\rm ST}^0)/t_{\min}}{\log_2(2\theta_{\rm ST,\max}/\theta_{\rm ST}^0)/t_{\max}} \tag{11-7}$$

$$I_{sp}^{\rho} = \frac{\log_2(2\rho_{\rm ST,\min}/\rho_{\rm ST}^0)/t_{\min}}{\log_2(2\rho_{\rm ST,\max}/\rho_{\rm ST}^0)/t_{\max}} \tag{11-8}$$

上式中:S 和 ST 是步长和跨步长,θ 和 ρ 为脚跟相对于髋关节的极角和极径差值的绝对值;$S_{\min}$ 和 $S_{\max}$ 为本步长的最小值和最大值;S^0 和 ST^0 为肢体健全人正常步态下步长和跨步长的精度误差值;$ST_{\min}$ 和 $ST_{\max}$ 为本跨步长的最小值和最大值;$\theta_{\rm S}^0$、$\rho_{\rm S}^0$ 和 $\theta_{\rm ST}^0$、$\rho_{\rm ST}^0$ 为肢体健全人正常步态下步长和跨步长 θ 和 ρ 的精度误差值;$\theta_{\rm S,\min}$、$\rho_{\rm S,\min}$ 和 $\theta_{\rm ST,\min}$、$\rho_{\rm ST,\min}$ 为步长和跨步长中 θ 和 ρ 的最小值;$\theta_{\rm S,\max}$、$\rho_{\rm S,\max}$ 和 $\theta_{\rm ST,\max}$、$\rho_{\rm ST,\max}$ 为步长和跨步长中 θ 和 ρ 的最大值;$t_{\min}$ 和 $t_{\max}$ 为 $ST_{\min}$ 和 $ST_{\max}$ 的完成时间;$t_{\min *}$ 和 $t_{\max *}$ 为 $\rho_{\rm ST,\min}$ 和 $\rho_{\rm ST,\max}$ 所对应的跨步长完成时间。为了消除身高的影响,S、ST 和

ρ 都先除以身高进行归一化处理。

式(11-3)和式(11-4)是笛卡尔坐标系下步长和跨步长对称性指标,式(11-5)至式(11-8)是极坐标下对应的指标。在极坐标下指标的极径和极角中包含了下肢关节角度的信息,利用这 6 个指标可以评价步长和关节角度等空间参数对步态对称性的影响,左右完全对称时所有指标都为 1。

11.4.5.2 力学参数检测与评价

1. 动力学参数检测装置

常见的动力学参数检测装置就是用于检测行走或者站立过程中人与地面之间作用力的地面反力检测系统,它主要有两类,一类是检测足底压力分布的装置,另一类是检测作用力合力的测力平台。

(1)压力分布检测装置

早在 1882 年英国人 Beely 就开始进行足底压力分布测量技术的研究,但直到 20 世纪 50 年代该技术才被广泛应用于临床。近几年,足底压力分布测量技术发展很快,美国、加拿大、德国、英国、印度和日本等国都先后推出了这类测量系统。足底压力分布测量系统按力测试方式主要可分为脚印式、光学式和高密度阵列传感器式三种。

脚印式足底压力分布测量系统利用具有弹性的橡胶或泡沫制成垫子,其上表面平滑,下表面制成脊状突起,并均匀涂上墨。当垫子上表面受力时,橡胶发生形变,在支撑面上留下墨线,墨痕迹线的宽度正比于受力大小。这种方法简单,制造成本低廉。

光学式足底压力分布测量系统通过光学的方法,依据在某种特定条件下检测图像亮度与所受压力呈线性关系的特点,通过图像便可以计算出所受压力大小,图像的每个像素点就相当于一个力传感器,这种方法成本低廉,位置分辨率高,缺点是装置总体高度较高,应用场合因此受到限制。

目前国外应用最为广泛的是用很薄很密的力传感器阵列构成的足底压力分布测试装置,有力板(地垫)式,也有直接做成鞋垫放在鞋里的。而根据测量原理的不同通常分为电容式和力敏电阻式(force sensoring resistor,FSR)两种。电容式的结构是由两块电极片中间夹有可压缩不导电橡胶材料制成,在压力的作用下,电极片之间的距离缩小,导致电容值变小,对应于压力值的变化。力敏电阻式由内表面有印刷电路的两层弹性塑料贴合而成,中间隔有一薄层粘结层,其中存在空洞,由金属模块附着在一边的弹性塑料上,当有压力时,金属模块接触印刷电路,形成电阻电路,压力增大,引起电阻值变小,从而最终指示压力值的变化。这些测试装置的缺点是传感器比较容易损坏,是易损件。

(2)测力台

测力台一般由测力板、信号调理电路和数据采集与处理装置三部分构成。测力板多为长方形,由踏板、力传感器和底座三部分构成。踏板和底座之间由传感器连接,当受试者踏在踏板上时,力传感器就可以检测出足对踏板作用力的大小。测力台根据传感器类型的不同可以分为石英压电晶体式和电阻应变片式。测力台根据传感器的维数又分为只能测量竖直方向力的单维测力台和能测量竖直、前后和左右三个方向力的多维测力台。单维测力台主要用于测量人体站立时的平衡能力,多维力台主要用于行走过程中的力学检测。单维测力台比较简单,相当于简化的多维测力台,其原理和结构可以参考多维测力台,在此不做赘述。

石英压电晶体式测力台以瑞士 Kistler 公司产品为代表,测力台有 4 个对称分布在踏板 4 个角上的力传感器。传感器是由三组环状的石英压电晶体叠加在一起形成圆柱形,这三组压电晶体由于其分别沿平行于 x、y 和 z 轴三个不同方向从单晶硅上切割,每组检测一个方向的力。由于电荷量和力的大小成正比,通过对电荷量的测定,就可以得到相应方向力的大小。压电晶体式测力台精度和价格较高,但一般只能测 5 Hz 以上的信号。

电阻应变片式测力台传感器的形式多种多样,常用的有圆环式、双环式、圆柱式以及轮辐式。由于应变式力传感器的变形与力大小成正比,所以通过测量传感器的变形就可以得到力的大小。电阻应变片测力平台非线性误差和滞后误差小,维修方便,制造工艺成熟简单,受温度影响小,价格低廉,适合静态和低频率测量。图 11-17 是清华-Ⅰ型三维测力台,三维测力传感器对称地分布在踏板的 4 个角下面。信号调理电路、USB 接口数据采集电路、电源电

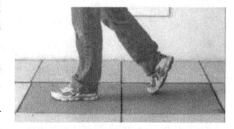

图 11-17　清华-Ⅰ型三维测力台

路等都集成在踏板和底座之间,与外界只通过一根交流电源线和一根 USB 数据线连接。测力台的外形设计成与通用机房地板匹配的尺寸,这样就可以快速方便地采用机房地板来做步道,三维测力台就像其中的一块地板一样,安装和拆卸都非常方便。

2. 三维地面反力评价

(1)地面反力曲线分析

利用三维测力台可以测量得到行走过程中竖直、前后和左右三个方向的力-时间曲线,并由此可以计算得到矢状面和额状面的力矢量图,压力中心(center of pressure，COP)轨迹等曲线。

图 11 - 18 是图 11 - 15 对应的竖直和前后方向的力-时间曲线,第一个测力台测量的是健康侧脚支撑期的地面反力,第二个测力台测量的是假肢侧脚支撑期的地面反力。由图可见,假肢侧提供的支撑力明显小于健康侧,而且正常步速行走时假肢侧提供的最大支撑力比体重小。健全人行走时支撑力最大值一般要高于体重20%左右,只有快速行走时健康侧提供的支撑力达到了这个水平。

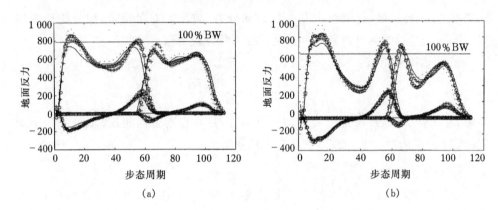

图 11 - 18　竖直和前后方向受力曲线
(a)正常步速；(b)快速

(引自 M. H. J. Jaegers 所著 *Prosthetic gait of unilateral transfemoral amputees：a kinematic study*. Arch Phys Med Rehabil,1995，76，736-743.)

(2)特征参数分析

地面反力的特征参数主要是指力-时间曲线特征点的幅值和出现的时间等。以图 11 - 18 所示的双峰曲线为例,特征参数为两个峰值的大小和位置、中间谷值的大小和位置。在进行不同样本地面反力分析时,为了消除体重的影响,要先把数据除以体重进行归一化处理之后再进行对比评价。

(3)综合评价指标

· 竖直分力对称性指数

$$S_{VF} = \sum_{i=1}^{3} A_i Q_i P_i \qquad (11-9)$$

式中 A_i 为常数,指健全人统计平均的个项权重;Q_i 为左右竖直分力曲线相应峰谷值之比;P_i 为左右竖直分力曲线相应峰谷相位之比。

· 行走平衡功能指数

$$I_{EF} = \left(\sum X_{min} / \sum X_{max} \right)^{(|B_L - \sum X_L| + |B_R - \sum X_R|)} \qquad (11-10)$$

式中 $B_L(B_R)$ 为常数,指健全人左(右)侧向分力(左右方向)积分统计平均值;$\sum X_L(\sum X_R)$ 为测试对象左(右)侧向分力积分值;$\sum X_{min}/\sum X_{max}$ 为左右侧向分力最小值 / 左右侧向分力最大值。

　　• 制动功能指数

$$I_{BF} = \frac{(\mid N_L \mid /C_L + \mid N_R \mid /C_R)}{2} \qquad (11-11)$$

式中 $C_L(C_R)$ 为常数,指健全人左(右)制动分力(与行走方向相同)积分统计平均值;$\mid N_L \mid (\mid N_R \mid)$ 为测试对象左(右)制动分力积分绝对值。

　　• 驱动功能指数

$$I_{DF} = \frac{(P_L/D_L + P_R/D_R)}{2} \qquad (11-12)$$

式中 $D_L(D_R)$ 为常数,指健全人左(右)驱动分力(与行走方向相反)积分统计平均值;$P_L(P_R)$ 为测试对象左(右)驱动分力积分值。

3. 关节力矩评价

　　如果已知测试对象身体各个环节长度、质量、质心位置,以及运动的位置、速度、加速度和所受外力的方向和大小,通过建立人体生物力学模型和动力学方程,利用逆向动力学计算方法,就可以得到关节力矩。

　　计算关节力矩需要地面反力和运动学两类参数,常规的步态分析系统都包括运动学参数检测装置和两块三维测力台,有的系统还带有关节力矩计算软件,只要

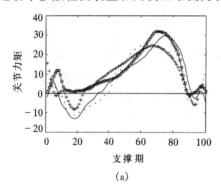
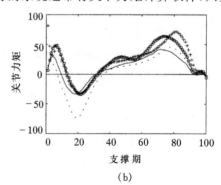

(a)　　　　　　　　　　　　　　　(b)

图 11-19　矢状面膝关节力矩曲线

(a)假肢侧;(b)健康侧

(引自 M. H. J. Jaegers 所著 *Prosthetic gait of unilateral transfemoral amputees: a kinematic study*. Arch Phys Med Rehabil,1995,76,736-743.)

按操作说明在关键点粘贴标志点,软件就可以直接给出关节力矩。图 11-19 是图 11-15 对应的矢状面膝关节力矩曲线。

11.4.5.3　能量消耗检测与评价方法

安装下肢假肢最重要的目的是代偿运动功能,对下肢假肢功能性的要求要高于上肢假肢。评价下肢假肢性能的核心指标不在于它采用了多少高新技术、外观多么漂亮,而在于截肢者安装假肢后,是否能轻松自如地行走。因此,下肢假肢穿戴者行走时能量消耗是评价假肢总体性能的重要指标。

评估运动时能量消耗的指标主要有能量消耗指数和步行时单位体重的氧耗量两种。前者通过测量步行时的心率来评价,后者通过测量步行时的氧气消耗量来评价。由于后者的准确性比前者高,因此越来越多地应用于下肢假肢性能的评价。

11.4.6　现代下肢假肢技术的发展

纵观假肢发展趋势,以新材料、传动方式以及智能化等方面的研究为主。新材料的应用主要以强度高、质量轻的一类材料为主,如钛合金、碳素纤维以及其他复合材料;而新技术则以液压、气压等传动方式为主;控制方面则趋向于智能控制等。

随着现代科学技术的迅速发展,在 20 世纪中期,组件式假肢应运而生,这种假肢结构科学合理,加工精密,标准化程度高,适合大批量工业化生产,迅速为假肢行业所接受。组件式假肢是将假肢的各个特定功能部件(如假脚、踝关节、膝关节、髋关节等)制成单独标准化部件,其间用带有标准接口的连接件连接,使用时根据患者的情况选用不同功能的标准部件进行快速组装,可节约装配时间。

根据目前现代下肢假肢技术的发展状况,其研究主要集中于以下几个方面。

1. 假肢膝关节的控制技术

膝关节直接关系到摆动期的步态以及支撑期的稳定性。动力学研究表明,在步行的一个周期内,膝关节力矩是变化的,而且变化规律与步行速度和路面状况有关,为了适应这些变化,膝关节力矩应具有可控性。在传统的膝关节中,力矩可以由摩擦力、弹簧力、气动装置、液动装置提供。但它们只能在装配时根据患者情况依次调定。

膝关节的构造可概括为四大类:带锁定器的膝关节、可承重自锁的膝关节、具有可变瞬时转动中心的多轴膝关节、全功能膝关节。

为了适应同一患者不同步行速度时所需膝力矩的模式,日本于 20 世纪 80 年代初开始研究用单片机控制的智能型膝关节,并于 1989 年报告了研究成果,历时 9 年。日本研制的智能膝关节,用光电方式测出患者步行速度,自动选定已存储于单片机内的力矩模式,控制气动阻尼力装置,以适应几种不同的步行速度。

为了提高人体假肢对环境的适应性,德国 OttoBock 公司研制出真正意义上的智能仿生膝关节。当微电脑接收到由传感器输出的信号后,经过数字处理再发出控制信号,控制微型马达转动来调节液压缸的阀门运动,从而达到控制膝关节的状态。微电脑以 50 Hz/s 的采样频率采集传感器信号,可以达到整个步态周期的全过程都是在微电脑的控制范围内。安装在踝部的两只传感器,控制假肢的支撑期稳定性,安装在膝关节内部的角度传感器,控制膝关节的摆动期状态。这种微电脑与传感器的有效设计,可以确保假肢的支撑期稳定性和摆动期的动态性,患者在走路时不用考虑怎样控制假肢,从而为患者节省了能量损耗,为患者长时间行走打下了良好的基础。

我国的研究人员进行了有路况识别功能的智能型膝关节的原理与方法的研究,增加了膝关节对路面小障碍物的识别能力。

膝关节的控制技术归结为以下两类。

(1)连杆机构

四连杆机构的膝关节最主要特点是其瞬时转动中心是移动的。人们在设计膝关节时,将假肢在支撑的膝关节瞬间转动中心放在较高的位置上,从而使残肢控制假肢的能力有了很大提高,增强了假肢支撑的安全性和稳定性。而在摆动期间,膝关节的瞬间转动中心则迅速下降,不影响截肢者的正常行走。同时,某些四连杆膝关节在摆动期其小腿部分的摆动半径还可相应回缩一定的尺寸,这样就减少了假肢在摆动期蹭地的可能性,更有利于患者步行。

进入 20 世纪 90 年代后,国际上出现了五连杆和六连杆的膝关节,杆件数目的增加亦会增加机构的复杂性,但是由于设计参数的增加,能使大腿、小腿的相对运动以及踝关节的轨迹更逼近正常步态,同时也增加了假肢在支撑期的安全可靠性。

(2)流体控制装置

流体控制装置包括气压和油压两种方式。最适合于腿摆动时的控制,能产生与肌肉运动相似的非线性阻力,与连杆机构装置相比,流体控制装置使腿的摆动过程更为平滑。气压和油压的差别在于介质有无压缩性,气压方式可产生与变位同期的阻力,而油压方式则产生与速度同期的阻力。因此,在中、低速度步行时采用气压方式较为合适,而在中、高速步行时则采用油压方式较好。气压和油压控制方式是通过安装在膝关节内部的气缸或油缸及活塞来实现的。

2. 储能假脚

人脚的主要功能是支撑体重,在运动中产生推力和保持姿态,代偿这些功能的假脚在 20 世纪 80 年代发生了革命性变化,储能脚的出现是假脚发展进入新阶段的里程碑。从动力学观点来看,脚在支撑前期储存能量,在后期释放能量,正常人的放/储能比大于 100%,由于假脚不能产生能量,这个比值总小于 100%,储能脚由于特殊的设计和材料,放/储能比一般在 50％以上,远比传统假脚高。在储能脚中,尤其是采用高弹性、高强度的碳素纤维复合材料的假脚最高,可高达 95％以上,我国研制的采用玻璃纤维复合材料储能脚的放/储能比能达到 80％。近年来不少人对"残端-假肢"系统进行了动力学模拟,建立了系统分析的数字模型。最早的储能脚是美国的 Seatfle 脚,后来发展起来的是用碳素纤维复合材料制作的 Flex 假肢。假肢承重后会因弹性材料变形而储存部分能量,而在后蹬时则将能量放出,不仅脚部有储能作用,而且小腿也有储能功能,从而成为储能作用最大的假肢。这些新结构、新材料的储能假肢为残疾者适应不同的路面、不同速度的行走乃至于进行激烈的田径运动提供了更广阔的选择余地。

德国 OttoBock 公司的弹性储能脚采用碳素纤维制成骨架,新型 C 形圈结构设计集舒适、储能、万向功能为一体,使假脚更接近正常人的脚功能,可适应各种不同的路面。

3. 智能大腿假肢

大腿假肢由假脚、踝关节机构、小腿部件、膝关节机构、大腿连接件、接受腔等装置构成。小腿假肢是由假脚、踝关节、支撑管、接受腔等组成。

日本 Nabco 智能假肢膝关节是由内置型可编程控制的气压式膝关节,即用光电方式测出假肢的摆动速度,提供实时、可变的速度节律来自适应截肢者步行速度的改变,使截肢者获得更平稳、更自然、更协调的步态。英国 Blatchford 公司生产的 EndoLite 新型智能大腿假肢,是先进的微处理技术应用于大腿假肢的第二代产品,采用无线遥控装置配上自动反馈系统,能自动纠正步态的偏差,减轻行走的不适,精确地适应截肢者不同的行走速度。

智能人工腿与以前研制的人工腿最大的不同之处在于膝关节弯曲和伸展的控制,在智能人工的膝关节内装有速度传感器,尾部带有小型直线电机的气缸、微处理器以及电池等,速度传感器能实时检测出步行速度,气缸尾部的电机可以控制气缸内一个针阀的开度,通过改变阀门开度可以调节膝关节弯曲和伸展的阻尼,从而达到改变膝关节弯曲和伸展速度的目的。

智能腿是目前唯一能够覆盖从慢到非常快的较宽步速范围的人工腿,某些截肢者使用智能腿后能够实现 120 m/min 左右这样一种接近跑步的速度。但由于目前研制的这些智能人工腿使用的都是气动式膝关节,所以若要达到赛跑的速度,需要改用油压式膝关节。

4. 智能仿生腿

智能仿生腿是一种高级智能假腿,目前它已经成为许多发达国家康复医疗领域的研究热点。德国 OttoBock 公司最新产品智能仿生腿是完全由微机控制的液压膝关节,小腿连接管中有两个电子传感器:一个位于小腿管中,分别测取脚跟踏地和脚前掌的压力,为假肢支撑期的稳定性控制提供信息;另一个位于膝关节的支撑框架中,测量膝关节屈度和膝关节摆动速度的变化,为假肢摆动期的活动性控制提供信息。这两个传感器可将假肢的运动状态以每秒 50 次的采样频率向电脑提供测定值。微处理器可以瞬间识别使用者的假肢状态、位置。同时,微处理器将所得信号进行加工处理,通过伺服电机控制膝关节液压系统。智能仿生腿可以实现日常生活遇到的所有运动要求:站立、跑步、坐下、下楼梯、下斜坡(30°)、蹲下、骑自行车以及开车,在有扶杠情况下上楼梯或斜坡、在不平整的路面上行走等。整个反馈过程能够实现因人而宜的调整。

　　智能仿生腿的关键技术为步态分析与智能检测、运动学与动力学分析、可控多轴膝关节设计制造、步态实时全相智能规划与控制、支撑期自适应弯曲结构与控制等。

11.5　现代假肢制造新技术

11.5.1　现代假肢接受腔技术

　　接受腔是假肢与残肢连接的主要方式,在假肢功能构成中,除了假肢本身的生理功能外,与残肢端接触的接受腔是影响患者使用假肢舒适度和功能恢复的关键因素,也是假肢适配中的关键因素。

1. 假肢接受腔的测量技术

　　制作个性化假肢接受腔,首先要对残肢进行测量。目前,对残肢的轮廓测量有以下几种方法。

　　1) 浸水法和圆周测量　浸水法的测量装置包括透明水箱和支持水箱的升降机,测出升降机的位置和残肢浸水的深度,就可得到残肢的断面体积和整体体积。这种方法可以测出不同水平面上的残肢横截面面积。

　　2) 接触式测量　对残肢的石膏模型进行接触式测量可以得到数字化轮廓特征。在测量前,首先制作一个残肢阴模,测量时将阴模垂直放置,测量探头接触模型内侧,模型围绕纵轴旋转时,通过探头的位移就可以测出残肢的外表面轮廓,测量数据将自动记录在计算机内(见图 11 - 20)。

　　3) 激光三维扫描　用激光扫描残肢表面,产生的激光线被记录在视频照相机内,记录线代表残肢形状,用计算机记录这些数据并生成残肢的三维轮廓。

　　4) 侧面影像　通过从各个方向的二维影像综合得到三维形状。测量时,光线照射到残肢上,视频照相机记录侧面影像,通过关联侧面轮廓图像和照相机位置,

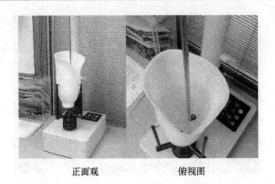

正面观　　　　　　俯视图

图 11-20　接触式测量装置图

（由美国 Wright State University 何平教授提供）

就能构建出残肢的三维特征。

5）超声测量和 MRI 测量法　以上这些方法只能得到残肢外轮廓，无法对骨骼轮廓进行测量。而残肢穿戴假肢接受腔的舒适度主要取决于骨骼、皮肤、肌肉等组织的受力程度，因此，只有对残肢的外轮廓以及骨骼、皮肤、肌肉等组织都进行测量，才能制作出真正适合的假肢接受腔。

测量残肢内部构造和轮廓一般采用 CT 或 MRI 等方法，不仅价格昂贵，而且还会产生电离辐射。

超声测量是利用声波在被测物体的两种介质交界面发生回波反射的原理，对残肢内部结构和轮廓进行测量。通过测量回波与零点脉冲的时间间隔，计算出各面到零点的距离。He Ping 等研制了一个用于同时获取残肢内外轮廓信息的超声系统，包括水箱、座位装置、B 超扫描器和计算机四部分。测量时，残肢浸没在水箱中，超声探头以 5 mm 垂直间隔在不同水平面进行纵向扫描，在每个水平面上，探头以每 10 度的间隔绕着残肢进行横向扫描，在每个水平面上得到 36 帧图像，将这 36 帧图像进行复合，就可得到这一横截面的内轮廓组织图像，对多幅纵向扫描图像进行融合，得到外轮廓形状。这种测量方式无论是从设备还是从操作来讲价格都比较低廉，安全无辐射，容易与其他设备进行接口，并且测量时残肢处于自然位置，使患者更容易接受。

由西安交通大学承担的国家“863 计划”项目“个体性假肢数字化及快速成型技术研究与开发”课题研究就是利用超声系统对残肢端进行测量，并制造出相应的假肢接受腔。该测量系统（见图 11-21）包括：医学影像工作站、B 超诊断仪、超声波测量装置以及工控机。其中，医学影像工作站与 B 超诊断仪相连，用于对超声影像信息进行采集、存储和图像预处理；超声波测量装置用于对残肢进行测量；工控机对超声波测量探头的直线运动和旋转运动进行位置及精度控制。

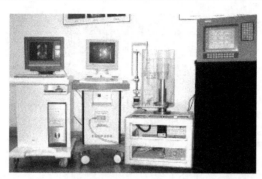

图 11-21　用于测量残肢端内外轮廓的超声测量装置
（由西安交通大学赵万华教授提供）

　　这种测量方式解决了接受腔制造的关键技术和瓶颈问题,为研发经济型和普及型假肢接受腔提供了新的方法和途径,在最大程度上发挥了自动化技术在假肢接受腔临床上的应用效能。测量系统获取残肢端外轮廓及骨骼的二维数据,经过处理后进行三维重建,能够准确获得残肢端的具体内外轮廓参数。通过对患者穿戴舒适度的仿真分析,优化设计出接受腔的三维结构,使设计更科学合理,减少或避免穿戴过程中的修改工作量。

2. 假肢接受腔的制作

　　1) 假肢接受腔计算机辅助设计与制造系统（CAD/CAM）　2001 年北京市民政部假肢科学研究所进行了"假肢接受腔计算机辅助设计与制造系统"研究,利用计算机辅助设计 CAD,将假肢接受腔的数学模型以三维图形显示出来,并进行各种修改,将修改的数据转换成数控加工设备的控制代码输出。CAM 系统接收 CAD 的设计数据并能自动转化为 CNC 加工的刀具进给数据,加工精度优于 0.1 mm。这是在国内首次对不同残肢的假肢接受腔建立数学模型,建立了假肢接受腔辅助设计平台,开发出了我国第一套自主版权的专用软件,实现了假肢接受腔计算机辅助设计与制造系统的集成。CAD/CAM 技术在假肢接受腔制作方面的应用是传统假肢装配技术的一项革命,将手工制作模式转变成现代化生产模式,为我国假肢理论研究特别是假肢装配技术研究提供了科学化、现代化手段。这一技术的应用从根本上克服了手工操作的人为差异,提高了假肢接受腔的制作成功率,同时还节省了时间,降低了成本。通过建立信息网络,推广 CAD/CAM 技术,能够实现异地和远距离装配,减少边远地区截肢患者装配假肢的间接费用,同时也为残疾人带来了极大方便。

　　2) 快速成型技术在假肢接受腔制造中的应用　传统的接受腔制造技术主要靠人工完成,装配质量主要依赖技师的经验和水平。20 世纪 80 年代发展起来的计算机辅助设计和制造系统可以减少人工介入,但制作过程仍没有摆脱原来的工艺流程。20 世纪 90 年代以后随着快速成型技术(rapid prototyping)的发展,已有不少研究者试图将该技术用于假肢接受腔的制作,从而开创一种崭新的制作过程,但一直存在材料成本高、时间长和精度不能满足要求等问题。目前,新加坡国立大学在此研究领域已取得了重大突破。他们研制的快速接受腔制造机将半融状态的聚丙烯一层层喷射形成接受腔,其刚性、强度和抗疲劳性能都达到要求,而且材料并不昂贵,可在 4 小时内完成制作。他们还进一步把用有限元方法进行接受腔力学分析的软件与该制造机联合使用,制作的接受腔压力分布与分析结果误差在10%以内。该大学在几年前研究的直接式薄板小腿接受腔制作方法,将碳素纤维与聚丙烯的树脂制品直接敷于残端,在一定压力下成型为接受腔,能在 1.5 小时内完成制作。

11.5.2　植入式骨整合假肢

1.传统假肢中存在的问题

传统假肢的力传导方式不符合人体生物力学和运动力学的原理。人工假肢与正常肢体的力传导方式有很大区别。如使用小腿假肢时,体重是从大腿、膝关节通过小腿胫骨、腓骨肌肉以及其他软组织,再通过接受腔相连的结合面传导到假肢,这比正常人体解剖结构多了一个力传导面——接受腔界面;而大腿假肢是通过坐骨和股骨及其肌肉传到假肢,这又比正常结构少了一个生理关节界面——膝关节。这种结构和力传导方式与人体解剖结构和生理规律不符,为假肢佩戴者带来许多痛苦。

为了提高力学效能,传统假肢在设计上通常要求接受腔与人体残肢端连接紧密。因此,结合处的透气性能较差,特别是在环境温度较高时,接受腔内的残肢排出的汗液无法释放,长时间刺激皮肤,不仅会产生气味,而且会出现皮肤炎症。如果残肢端与假肢运动不协调,会在接受腔内反复摩擦,擦伤皮肤后,形成慢性溃疡,难以愈合,不仅会给假肢用户带来新的痛苦,而且会降低假肢的使用效能。用户在休息时摘下假肢,清理残肢端的汗液和污渍,反复摘卸会使假肢连接部位松动,甚至出现假肢脱落现象。另外,接受腔制作工序较多,制造成本较高。残肢端由于血液供应较差,活动相对较少而出现肌肉逐渐萎缩,这时原先的假肢接受腔与残肢端连接界面密合不严,容易松动,无法继续使用,必须更换新的假肢,使得假肢使用成本更高。

2.植入式骨整合假肢

植入式骨整合假肢(osseointegrated prosthesis, endoexo-prosthesis, transcutaneous prosthesis)是 1995 年瑞典的 R. Branemark 教授在第 6 届国际假肢矫形器学会(The International Society for Prosthetics and Orthotics，ISPO)大会上首次提出的假肢安装新技术。骨整合是指植入体与具有活性的骨组织产生持久性的骨性接触，而界面无纤维介入。植入式骨整合假肢是将人工骨的一端与患者残端骨骼进行生物相容性连接，另一端经皮与假肢相接，这种装配方法克服了接受腔带来的诸多弊病，并且还能使使用者感觉路面状况。

这种植入式骨整合假肢技术借鉴种植牙原理，将假肢与人骨组织直接结合，消除了传统假肢与残肢端通过接受腔间接相连的缺陷。这不仅使残肢受力合理，符合人体生物力学特征，从根本上解决了传统假肢所产生的一系列临床问题，使用户对假肢的体感性强，而且假肢的安装和截肢手术可同时进行，更有利于用户对假肢的适应和肢体功能的恢复。

植入式骨整合假肢技术已经在德国、英国、韩国、意大利、葡萄牙及中国的大陆和香港地区开展了研究和临床应用。英国 Surrey 大学对骨植入式假肢进行了研究，它引进瑞典哥德堡应用生物技术研究所 R. Branemark 教授的骨植入假肢技术，并和伦敦玛丽王后大学医院合作进行临床试验。主要的研究涉及：经皮植入材料的生物相容性与组织的结合性，经皮密封对细菌传播的阻滞能力和使用寿命；植入式假肢的计算机有限元分析(finite element analysis，FEA)，包括经皮植入体和外接假肢的材料形态、结构和功能最佳设计；得出植入体在体内的应力-应变分布，分析了它们对骨生长和植入体强度的影响；增强整个植入体-假肢系统的性能和安全性的智能材料的研究，目的是设计一种新的植入体与假肢间的连接组件。伦敦玛丽王后大学医院观察了安装连骨假肢后 6 个月的患者，尽管植入体与皮肤界面密封的情况不是非常理想，但一直都没有出现感染等不良现象。

目前，植入式骨整合假肢技术日趋成熟，但植入材料的生物相容性及其与机体各种组织的结合性质仍是研究重点。假肢植入材料一端经皮肤、肌肉等组织植入人体残肢骨腔内，与机体形成植入体界面，这一界面是假肢植入体从体内环境延伸到体外环境的重要交界部位，容易受到细菌等微生物的侵入继发感染，导致植入失败。英国伦敦工学院将基于鹿角与肉茎界面特点的仿生结构，用于经皮密封的假肢系统，这种结构能使皮肤生长并附着在植入体表面，在皮肤、软组织和植入体之间形成密封，有希望克服经皮的感染、撕裂等问题。

我国四川大学国家"863 计划"项目"生物活性经皮骨植入材料和植入式智能假肢研究"已取得初步进展。该项目瞄准经皮骨内植入材料面临的主要问题，通过采用新型的表面改性技术，赋予生物材料特殊的表面性质，实现了材料与皮肤的动态生物密封，并实现了与骨组织高强度的结合。同时，通过压电触滑觉传感器和肌电传感器的配合，实现了假肢功能的智能化。主要应用于肢残患者的康复、介入治疗器件以及骨内修复体。

植入式骨整合假肢技术的研究已经取得突破性进展,但在界面研究和临床应用,改进假肢性能,保护植入体和骨腔冲击损伤等方面还需进一步研究。在实质性进入临床应用方面还需要较长的时间。另外植入式骨整合假肢技术难度高,手术周期较长,推广应用进展较慢。

11.5.3　有待研究的内容

随着研究的深入,假肢技术有望从以下方面得到发展和完善。

1. 控制方式及信号源的多样性

假肢研究的关键问题在于运动控制,运动控制的关键问题在于信息源,采用新的提取信号源方式是以后研究的重点。信号源除了人体的机械运动位移、肌肉生物电外,声音、呼气压力、眼球的运动以及各种神经信号源等都将被积极探索,智能控制方式必将是控制方式的主导。

2. 传感技术在假肢上的应用

对于在未来的假肢系统中增加和改善传感器是增加职能的重要手段。如何使人体感觉到真实的热觉、压觉等感觉,根据传感器的信息采用的反馈方式也至关重要。

3. 微型机械在假肢上的应用

随着计算机技术、纳米技术等的发展,微型马达、微型传感器、微电极等各种微型产品及微型操作系统不断产生,若将这些技术和产品应用于假肢上,对于减轻假肢质量、美化外观有举足轻重的意义。

4. 软机器人技术的应用

假肢给人的感觉是生硬、呆板的,如果应用软机器人技术,不但会给假肢的外观带来很大的改善,而且对着肢者的心理也是很大的慰藉。

5. 生物制造工程技术的应用

人的皮肤是一个真正意义上的分布式传感器,借鉴生命科学和生长技术,有望制造出集分布式传感器、控制器与动作器为一体的,并可实现与外部通讯功能的、可以受控的类生物智能体作为假肢的构件。

思考题

1. 什么是假肢? 它有什么作用? 安装假肢应该满足什么样的条件?

2. 什么是截肢？为什么需要截肢？截肢应遵循哪些原则？如何确定残肢长度？手术后残肢应如何处理？

3. 截肢后康复要经过哪些过程？如果你是康复治疗师，如何全程监护并治疗一个需要截肢的病人？

4. 试描述假肢（含上肢假肢和下肢假肢）的分类。

5. 使用假肢时受到哪些力的作用？

6. 假肢的制作材料主要有哪些？各种材料的特点是什么？

7. 试分析"伸手去拿东西"这一动作在上肢各部位的作用和机能。

8. 现代上肢假肢主要应用了哪些技术？

9. 假肢设计一般都包含哪几个阶段？试为一位双大腿截肢患者设计并配置一对下肢假肢。

10. 上肢假肢的设计与下肢假肢的设计主要有哪些区别？侧重点有哪些不同？

11. 假手自适应增力机构有什么作用，它有几种实现方式？

12. 有几种膝关节承重自锁机构？各种机构的特点是什么？

13. 多杆机构膝关节有什么优点？

14. 试叙述步态分析的要点。控制大腿假肢摆动期的目的是什么，有哪几种方式可以达到控制的目的？

15. 假肢性能测试和评价方法主要有哪些？如果你是康复治疗师，如何评价你的患者的下肢假肢性能？

16. 现代下肢假肢主要应用了哪些新技术？

17. 试叙述快速成型技术制造假肢接收腔的优缺点。

18. 与传统假肢相比，植入式骨整合假肢有什么优点？这种假肢安装新技术在克服传统假肢安装技术诸多弊病的同时，会不会产生其他负面作用？怎样克服这些新的弊端？

19. 试分析植入式骨整合假肢在行走时的生物力学特性。

20. 分别陈述上肢假肢、下肢假肢的发展趋势。

参考文献

[1]　DELISA J A, GANS B M, WILLIAM L. Rehabilitation medicine principles and practice [M]. 3rd ed. Philadelphia: Lippincott-Raven Publishers, 1998.

[2]　陈景藻. 康复医学[M]. 北京:高等教育出版社, 2001.

[3]　泽村诚志. 假肢学[M]. 孙国凤, 译. 北京:中国社会出版社, 1992.

[4]　张晓玉. 人体生物力学与矫形器设计原理[M]. 武汉:武汉大学出版社, 1989.

[5]　VEEN P V D. Principles of multiple-bar linkage mechanisms for prosthetics knee joints

[C]//. Proc 7th World Confer: ISPO. Chicago: [s. n.], 1994:223-226.

[6] WANG R C, JIN Z M, DEWE N, et al. A study of method for gait evaluating based on Fitts' Law[C]//. The 27th Annual International Conference of the IEEE Engineering in Medicine and Biology Society. Shanghai: [s. n.], 2005.

[7] AEYELS B, VANDER S J, PEERAER L, et al. Development of an above-knee prosthesis equipped with a microcomputer-controlled knee joint: first test results [J]. J Biomed Eng, 1992, 14(5):199-202.

[8] BAR A. Adaptive microcomputer control of an artificial knee in level walking [J]. J Biomed Eng, 1983, 5(2):145-150.

[9] Buckley J S, SOLOMONIDIS S E. Energy cost of walking: comparison of "intelligent prosthesis" with conventional mechanism [J]. Arch Phys Med Rehabil, 1997, 78(3):330-333.

[10] RADCLIFFE C W. Four-bar linkage prosthetic knee mechanisms: kinematics, alignment and prescription criteria [J]. Prosthetics and Orthetics International, 1994,18:159-173.

[11] CHIN T, SAWAMURA S, SHIBA R, et al. Effect of an intelligent prosthesis (IP) on the walking ability of young transfemoral amputees: comparison of IP users with able-bodied people [J]. Am J Phys Med Rehabil, 2003, 82(6):447-451.

[12] POPOVIC M D, STEIN R B. Optimal control for an above-knee prosthesis with two degrees of freedom [J]. J Biomech, 1995, 28(1):89-98.

[13] DATTA D H B, HOWITT J. A comparative evaluation of oxygen consumption and gait pattern in amputees using intelligent prostheses and conventionally damped knee swing-phase control [J]. Clin Rehabil, 2005, 19(4):398-403.

[14] DATTA D H J. Conventional versus microchip controlled pneumatic swing phase control for trans-femoral amputees: user's verdict [J]. Prosthet Orthot Int, 1998, 22(2):129-135.

[15] DEJAN B, POPOVIC V D K. Output space tracking control for above-knee prosthesis [J]. IEEE Trans Biomed Eng, 1993, 40(6):549-557.

[16] ENG J J, WINTER D A. Kinetic analysis of the lower limb during walking: what information can be gained from a three-dimensional model [J]. Biomech, 1995, 28(6):753-758.

[17] HALE S A. The effect of walking speed on the joint displacement patterns and forces and moments acting on the above-knee amputee prosthetic leg [J]. J of Prosthetics and Orthotics, 1986, 3(2):59-78.

[18] HOFFMAN M D, BULEY K J, SANDFORD P R. Physiological comparison of walking among bilateral above knee amputee and able-bodied subjects, and a model to account for the differences in metabolic cost [J]. Arch Phys Med Rehabil, 1997, 78(4):385-392.

[19] JAEGERS M H J, ARENDZEN J H, JONGH D E, et al. Prosthetic gait of unilateral

transfemoral amputees: a kinematic study [J]. Arch Phys Med Rehabil, 1995, 76:736-743.

[20]　PTIL K M, CHAKRABORTY J K. Analysis of a new polycentric above-knee prosthesis with a pneumatic swing phase control [J]. J Biomech, 1991, 24(3/4):223-233.

[21]　PEERAER L, TILLEY K, PERRE G, et al. A computer-controlled knee prosthesis: a preliminary report [J]. J Medical Eng Technology, 1989, 13(1/2):103-110.

[22]　ZARMGH M Y, RADCLIFFE W. Simulation of swing phase dynamics in above-knee prostheses [J]. J Biomech, 1976, 9:283-292.

[23]　POWERS M P, TORBURN L, PERRY J, et al. Influence of prosthetic foot design on sound limb loading in adults with unilateral below-knee amputations [J]. Arch Phys Med Rehabil, 1994, 75:825-829.

[24]　BAWAB G S, WALDRON K J. Rectified synthesis of six-bar mechanisms with well-defined transmission angles for four-position motion generation [J]. J of Mechanical Design, 1996, 118(9):377-383.

[25]　SCHMALZ T B S, JARASCH R. Energy expenditure and biomechanical characteristics of lower limb amputee gait: the influence of prosthetic alignment and different prosthetic components [J]. Gait Posture, 2002, 16(3):255-263.

[26]　SNYDER R D, POWER C M, FONTAINE C, et al. The effect of five prosthetic feet on the gait and loading of the sound limb in dysvascular below-knee amputees [J]. J Rehabil Res Dev, 1995, 32(4):309-315.

[27]　WANG T K, JU M S. Adaptive control of above knee electro-hydraulic prosthesis [J]. J Bio Eng Trans ASME, 1992, 114(8):421-424.

[28]　SHIEH W B, AZARM S, TSAI L W, et al. Multi-objective optimization of a leg mechanism with various spring configurations for force reduction [J]. J of Mechanical Design, 1996, 118:179-185.

[29]　崔寿昌, 赵辉三, 赵利, 等. 对影响假肢穿戴的非理想残肢康复问题的探讨[J]. 中国康复理论与实践, 2000, 6(1):1-5.

[30]　崔寿昌, 赵辉三, 赵利, 等. 对截肢问题的探讨[J]. 中国康复理论与实践, 2002, 8(1):48-50.

[31]　崔寿昌, 赵辉三, 赵利, 等. 对截肢者康复问题的探讨[J]. 中国康复理论与实践, 2002, 8(3):169-171.

[32]　邓晓楠, 王人成. 人体动态和静态地面反力检测系统的研制[J]. 中国康复医学杂志, 2006, 21(11):1019-1021.

[33]　胡天培, 王森章, 刘国庆, 等. 手臂残端再造"指"控制的电子假手研究[J]. 中国生物医学工程学报, 1997, 16(2):142-146.

[34]　胡晓, 王人成. 植入式骨整合假肢的研究进展[J]. 中国康复医学杂志, 2005, 20(7):496-498.

[35] 贾晓红，张明，王人成，等. 小腿截肢患者残端应力的三维有限元动态分析[J]. 中国康复医学杂志，2004，19(5):334-336.

[36] 贾晓红，张明，王人成，等. 惯性载荷对截肢患者残肢/接受腔界面应力的影响研究[J]. 生物医学工程学杂志，2005，22(3):468-471.

[37] 姜明文，王人成，罗志增，等. 具有触滑觉功能的肌电假手[J]. 清华大学学报，2004，(8):1051-1053.

[38] 金德闻，刘志泉. 从第 11 届 ISPO 世界大会看假肢矫形学的新进展[J]. 中国康复医学杂志，2004，19(10):765-767.

[39] 金德闻，王人成. 人工智能假肢[J]. 中国临床康复，2002，6(20):2994-2995.

[40] 金德闻，王人成，白彩勤，等. 电流变液智能下肢假肢摆动相控制原理与方法[J]. 清华大学学报，1998，38(2):40-43.

[41] 金德闻，张培玉，王人成，等. 膝上假肢使用者步态对称性分析[J]. 中国康复医学杂志，1997，12(3):112-115.

[42] 李平林，杨晓延，黄敬远，等. 一种肌电控制假手的新型自适应增力机构[J]. 中国生物医学工程学报，1996，15(2):159-163

[43] 刘永斌，闫宁. 行走功能定量评定方法研究[J]. 中国康复理论与实践，1996，2(4):154-158.

[44] 刘志泉. 我国肢体残疾人概况[J]. 中国康复医学杂志，2003，18(8):493-494.

[45] 孙临湘，张济川. 上臂假肢肘关节设计[J]. 中国康复医学杂志，1988，3(5):205-207.

[46] 谭冠政，吴立明. 国内外人工腿(假肢)研究的进展及发展趋势[J]. 机器人，2001，23(1):91-96.

[47] 王人成. 假肢技术的研究热点及发展趋势[J]. 中国康复医学杂志，2005，20(7):483.

[48] 王人成，董华，黄昌华，等. 低成本人体步态在线检测系统[J]. 清华大学学报，2002，42(2):165-167.

[49] 王人成，金德闻. 步态分析在假肢设计中的应用[J]. 中国临床康复，2002，6(20):2994-2995.

[50] 王人成，杨年峰，朱长虹，等. 人体下肢摆动相冗余肌力分析[J]. 清华大学学报，1999，39(11):104-106.

[51] 瓮长水. 下肢永久性假肢装配后的功能训练和步态分析[J]. 中国临床康复，2002，6(24):3635-3637.

[52] 杨建坤，季林红，王人成，等. 四杆机构膝关节控制力矩分析[J]. 中国康复理论与实践，2004，10(5):264-265.

[53] 张济川，严普强，祖志翔，等. 肌肉电控制的两自由度前臂假肢[J]. 中国康复理论与实践，1996，2(1):26-29.

[54] 张瑞红，金德闻，张济川. 六连杆假肢膝关节优化设计[J]. 中国康复医学杂志，1999，14(4):162-165.

[55] 赵辉三. 假肢穿戴后的适合性检查[J]. 中国临床康复，2002，6(24):3642-3643.

[56]　中华人民共和国国家质量监督检验检疫总局. GB/T 18027-2000 电动上肢假肢通用件
　　　[S]. 北京:中国标准出版社,1993.

[57]　国家技术监督局. GB 14723-1993 下肢假肢通用件[S]. 北京:中国标准出版社,1993.

[58]　国家技术监督局. GB/T 14725-1993 下肢假肢结构强度试验方法[S]. 北京:中国标准出
　　　版社,1993.

[59]　韩春森,郑荣结. 气压式人工膝关节结构:中国,200520001679.2[P]. 2006-03-08.

[60]　凯尔文 B 詹姆斯. 在膝上假肢中控制人造膝关节动作的系统:中国,92112993.9[P].
　　　1993-07-14.

[61]　曼弗雷德 克鲁肯博格. 制动式假肢关节:中国,96104342.3[P]. 1996-11-13.

[62]　王人成,姜明文,金德闻,等. 基于全内反射原理的足底压力分布检测装置:中国,
　　　01139802.7[P]. 2002-05-22.

[63]　中矢贺章,富樫勤,奥田正彦,等. 假肢用气缸装置:中国,CN00138067.2[P]. 2001-
　　　06-06.